高等卫生职业教育创新实验(训)教材

护理综合性实训指导

主　编　豆银霞　李福琴
副主编　王玲玲　张　莉　高　玲　吕东霞
编　委　(按姓氏笔画排序)

王书香	郑州澍青医学高等专科学校	杨　峥	郑州澍青医学高等专科学校
王华一	郑州澍青医学高等专科学校	豆银霞	郑州澍青医学高等专科学校
王玲玲	郑州澍青医学高等专科学校	张　莉	郑州澍青医学高等专科学校
王珊珊	郑州市第九人民医院	张晓丽	郑州阳城医院
王美丽	郑州澍青医学高等专科学校	陈亚静	郑州澍青医学高等专科学校
王晓静	郑州澍青医学高等专科学校	陈梦霞	郑州澍青医学高等专科学校
王雅娟	郑州澍青医学高等专科学校	陈燕芳	郑州澍青医学高等专科学校
代　瑛	郑州澍青医学高等专科学校	赵宿睿	郑州澍青医学高等专科学校
宁　静	郑州市第九人民医院	禹　瑞	郑州澍青医学高等专科学校
吕东霞	郑州澍青医学高等专科学校	姚秀翠	郑州大学第一附属医院
任梦园	郑州澍青医学高等专科学校	高　玲	郑州澍青医学高等专科学校
闫梦华	郑州澍青医学高等专科学校	郭娟娟	郑州澍青医学高等专科学校
孙茜宇	郑州澍青医学高等专科学校	常晓芳	郑州澍青医学高等专科学校
李福琴	郑州澍青医学高等专科学校		

河南大学出版社
HENAN UNIVERSITY PRESS
·郑州·

图书在版编目(CIP)数据

护理综合性实训指导/豆银霞,李福琴主编. -- 郑州:河南大学出版社,2023.8

ISBN 978-7-5649-5599-1

Ⅰ.①护… Ⅱ.①豆…②李… Ⅲ.①护理学 Ⅳ.①R47

中国国家版本馆 CIP 数据核字(2023)第 169894 号

策划编辑	阮林要
责任编辑	孙增科
责任校对	陈 巧
封面设计	史林英

出版发行	河南大学出版社		
	地址:郑州市郑东新区商务外环中华大厦2401号	邮编:450046	
	电话:0371-86059750(高等教育与职业教育分公司)		
	0371-86059701(营销部)		
	网址:hupress.henu.edu.cn		
排　版	郑州宁昌印务有限公司		
印　刷	郑州市运通印刷有限公司		
版　次	2023年8月第1版	印　次	2023年8月第1次印刷
开　本	787 mm×1092 mm　1/16	印　张	39.75
字　数	871千字	定　价	99.00元

本书如有印装质量问题,请与本社联系调换。

编审委员会名单

主 任 委 员 王左生　孟宪锋　徐玉芳
副主任委员 王　晨　潘守政　江开春　贺　生
委　　　员 王丙申　侯小丽　任　文　李福琴
　　　　　　　张佩琛　严　巍　王宪龄　高洪君
　　　　　　　李　省　廖仲夏　齐　蕊

前　言

　　护理学是一门实践性很强的应用学科，高职高专的护理教育目标是培养技术技能型人才。根据党的二十大会议精神及《国家职业教育改革实施方案》，编写组始终坚持"岗、课、赛、证"四位一体的全面育人原则，遵循"厚基础、强临床"的理念，强调了护士"三基"（基本理论、基本知识、基本技能）训练，书稿内容精练，体例新颖，文-表-图并茂，符合教学特点，便于学生学习及实践应用。

　　本书适用于护理、助产专业，分为基础护理技术、专科护理技术两篇，其中基础护理技术包含基础护理、护理礼仪、护士角色3章共计67项工作任务；专科护理技术包含内科护理、外科护理、母婴护理、老年护理、健康评估、康复护理、社区护理、急救护理、中医护理、口腔护理等10章共计88项工作任务。

　　本书以全国护理技能大赛的竞赛模式为指导，以任务驱动形式为引领，反映了护理综合技能的新标准、新技术、新方法，明确了知识目标、技能目标、素质目标的具体要求，引导学生临床实践应掌握的护理理论和基本技能；侧重拓展护理专业综合实践技能，实现学校教育与临床实践的无缝衔接；通过案例导入的方式启发学生思考，培养学生的临床思维能力及应变能力；采用客观测量及主观评价相结合的方式进行总评，实现了操作流程与评分标准的融合，突出客观评价的同时兼顾职业素养、专业素养、沟通能力、解决问题能力、人文关怀能力的评价。

　　本书编写工作得到了单位领导、教学医院及出版社的大力支持与帮助，由于水平有限，时间紧迫，教材中难免存在不足与疏漏之处，恳请专家、使用本教材的师生及护理界同人不吝指正。

编写组

2023年8月

目 录

第一篇 基础护理技术

第一章 基础护理 ········ 003
- 任务一 备用床 ········ 003
- 任务二 暂空床 ········ 007
- 任务三 麻醉床 ········ 010
- 任务四 运送患者法 ········ 015
- 任务五 协助患者移向床头法 ········ 019
- 任务六 协助患者翻身侧卧法 ········ 022
- 任务七 轴线翻身法 ········ 025
- 任务八 保护具的应用 ········ 028
- 任务九 过床易协助卧位变化 ········ 031
- 任务十 手卫生 ········ 034
- 任务十一 无菌技术 ········ 037
- 任务十二 穿脱隔离衣 ········ 042
- 任务十三 穿脱防护服 ········ 045
- 任务十四 特殊口腔护理 ········ 048
- 任务十五 床上梳发 ········ 051
- 任务十六 床上洗发 ········ 054
- 任务十七 床上擦浴 ········ 058
- 任务十八 会阴部护理 ········ 061
- 任务十九 预防压疮的护理 ········ 065
- 任务二十 卧有患者床更换床单法 ········ 068
- 任务二十一 生命体征的测量 ········ 072

任务二十二	鼻饲法	077
任务二十三	导尿术	081
任务二十四	密闭式膀胱冲洗术	086
任务二十五	大量不保留灌肠法	090
任务二十六	肛管排气法	094
任务二十七	口服给药法	097
任务二十八	超声雾化吸入法	100
任务二十九	氧气雾化吸入法	103
任务三十	青霉素皮试液配制及皮内注射法	106
任务三十一	皮下注射法	110
任务三十二	肌内注射法	113
任务三十三	静脉注射法	116
任务三十四	动脉注射法	119
任务三十五	微量注射泵的应用	122
任务三十六	密闭式周围静脉输液法	125
任务三十七	输液泵的应用	129
任务三十八	PICC输液法	132
任务三十九	密闭式周围静脉输血法	137
任务四十	颈内(外)静脉穿刺置管输液法	141
任务四十一	锁骨下静脉穿刺置管输液法	145
任务四十二	冰袋使用法	149
任务四十三	冰帽使用法	153
任务四十四	冷湿敷法	156
任务四十五	乙醇或温水拭浴法	159
任务四十六	热水袋使用法	163
任务四十七	烤灯使用法	166
任务四十八	热湿敷法	169
任务四十九	热水坐浴法	172
任务五十	温水浸泡法	175
任务五十一	静脉血标本采集法	178
任务五十二	动脉血标本采集法	183
任务五十三	尿标本采集法	186
任务五十四	粪便标本采集法	189
任务五十五	痰标本采集法	192
任务五十六	咽拭子标本采集法	195

		任务五十七　吸氧法 …… 197
		任务五十八　吸痰法 …… 201
		任务五十九　洗胃法 …… 204
		任务六十　尸体护理 …… 207
		任务六十一　体温单的绘制 …… 210
	第二章　护理礼仪 …… 214
		任务一　日常社交礼仪 …… 214
		任务二　护士实用礼仪 …… 217
		任务三　患者入住病区时的接待礼仪 …… 222
		任务四　求职礼仪 …… 225
	第三章　护士角色 …… 230
		任务一　针刺伤的护理 …… 230
		任务二　角色扮演 …… 232

第二篇　专科护理技术

	第四章　内科护理 …… 239
		任务一　呼吸系统综合性实训 …… 239
		任务二　循环系统综合性实训 …… 243
		任务三　消化系统综合性实训 …… 247
	第五章　外科护理 …… 252
		任务一　手术人员的术前准备 …… 252
		任务二　外科常用器械辨认 …… 257
		任务三　外科打结法 …… 262
		任务四　外科缝合法 …… 267
		任务五　手术区皮肤准备 …… 270
		任务六　常用止血法 …… 273
		任务七　绷带包扎法 …… 278
		任务八　外科换药 …… 282
	第六章　母婴护理 …… 287
		任务一　女性生殖系统解剖 …… 287
		任务二　妊娠生理 …… 291
		任务三　妊娠诊断 …… 295
		任务四　分娩机制 …… 300
		任务五　产前检查 …… 304

任务六 胎心音听诊技术	308
任务七 妊娠期保健操	311
任务八 产时外阴消毒	315
任务九 平产接生	318
任务十 会阴侧切缝合术	321
任务十一 产后乳房护理	325
任务十二 产褥期保健操	328
任务十三 骨产道异常	332
任务十四 胎头吸引术	338
任务十五 产钳术	343
任务十六 臀助产、臀牵引	348
任务十七 后穹隆穿刺术	354
任务十八 人工剥离胎盘术	359
任务十九 人工流产术	363
任务二十 妊娠中期引产术	368
任务二十一 妇科检查	373
任务二十二 妇科治疗一	378
任务二十三 妇科治疗二	383
任务二十四 宫内节育器放取术	388
任务二十五 输卵管通液术	394
任务二十六 婴幼儿体格测量	398
任务二十七 更换尿布法	402
任务二十八 约束保护法	405
任务二十九 母乳喂养指导	409
任务三十 人工喂养	413
任务三十一 新生儿沐浴	418
任务三十二 新生儿抚触	422
任务三十三 新生儿游泳	425
任务三十四 新生儿疫苗接种	428
任务三十五 新生儿听力筛查技术	433
任务三十六 新生儿足底血采集技术	436
任务三十七 新生儿经皮胆红素测定技术	440
任务三十八 温箱光照疗法	443
任务三十九 换血疗法	447
任务四十 婴儿被动操	452

任务四十一　婴儿排气操 ……………………………………………………… 455
　　任务四十二　头皮静脉输液法 …………………………………………………… 458
　　任务四十三　婴幼儿灌肠法 ……………………………………………………… 462
　　任务四十四　新生儿心肺复苏术 ………………………………………………… 465

第七章　老年护理 ……………………………………………………………………… 469
　　任务一　老年护理学综合性实训一 ……………………………………………… 469
　　任务二　老年护理学综合性实训二 ……………………………………………… 475
　　任务三　老年护理学综合性实训三 ……………………………………………… 480

第八章　健康评估 ……………………………………………………………………… 486
　　任务一　基本评估法和一般评估 ………………………………………………… 486
　　任务二　头部和颈部评估 ………………………………………………………… 491
　　任务三　胸廓和肺部评估 ………………………………………………………… 496
　　任务四　心脏和血管评估 ………………………………………………………… 501
　　任务五　腹部评估 ………………………………………………………………… 507
　　任务六　脊柱、四肢和神经系统评估 …………………………………………… 513
　　任务七　心电图描记 ……………………………………………………………… 520

第九章　康复护理 ……………………………………………………………………… 526
　　任务一　良肢位的摆放 …………………………………………………………… 526
　　任务二　体位转移 ………………………………………………………………… 530
　　任务三　步行功能训练 …………………………………………………………… 534

第十章　社区护理 ……………………………………………………………………… 540
　　任务一　社区健康教育 …………………………………………………………… 540
　　任务二　慢性病患者的康复与护理 ……………………………………………… 543

第十一章　急救护理 …………………………………………………………………… 547
　　任务一　心肺复苏术 ……………………………………………………………… 547
　　任务二　心电监护技术 …………………………………………………………… 551
　　任务三　吸痰术 …………………………………………………………………… 554
　　任务四　电除颤 …………………………………………………………………… 557

第十二章　中医护理 …………………………………………………………………… 562
　　任务一　艾灸法 …………………………………………………………………… 562
　　任务二　针刺法 …………………………………………………………………… 566
　　任务三　穴位按摩法 ……………………………………………………………… 570
　　任务四　拔罐法 …………………………………………………………………… 575
　　任务五　耳穴压豆法 ……………………………………………………………… 579
　　任务六　刮痧法 …………………………………………………………………… 583

任务七　湿敷法 ·· 586
任务八　涂药法 ·· 590
任务九　熏洗法 ·· 593

第十三章　口腔护理 ·· 597
任务一　口腔综合治疗台的维护与保养 ··· 597
任务二　口腔门诊常用器械的认知 ··· 602
任务三　口腔四手操作技术 ··· 607
任务四　材料调拌技术 ·· 612
任务五　口腔器械清洗消毒灭菌技术 ··· 616

参考文献 ··· 623

第一篇 基础护理技术

第一章 基础护理

任务一 备用床

一、学习目标

【知识目标】
1. 掌握备用床操作流程及方法、力学原理。
2. 熟悉备用床的目的、原则及注意事项。
3. 了解床单位。

【技能目标】
1. 能够按照要求省时、节力铺好备用床,准备接收新患者。
2. 保持病室整洁美观,使患者舒适安全。

【素质目标】
1. 动作娴熟、有较强的职业感和责任心。
2. 能够正确运用人体力学原理,运用节力原则。

二、任务导入

赵阿姨,50岁,退休教师,糖尿病10年。2周前因血糖较高入院,经过治疗血糖稳定,医生开具出院医嘱,赵阿姨离开医院后,护士小张重新铺好备用床。

三、任务要求

认识床单位和相关设施,明确铺备用床的目的和评估内容,能够熟练完成铺备用床的实践操作任务。(备用床见图1-1)

四、任务实施

【评估】
1. 评估患者床单位功能是否完好,设施是否齐全。

2.评估床旁设施,如供氧及负压吸引管道是否通畅,有无漏气,呼叫器及照明灯是否完好。

3.床上用品规格与患者床单位大小是否相符、齐全,用物是否清洁。

【计划】

1.护士准备　衣帽整洁,修剪指甲,洗手,戴口罩。

2.用物准备　床、床垫、床褥、大单、被套、棉胎、枕套、枕芯、治疗车。

3.环境准备　清洁、安静、通风、光线充足、温湿度适宜。同病室内无患者进食或做治疗。

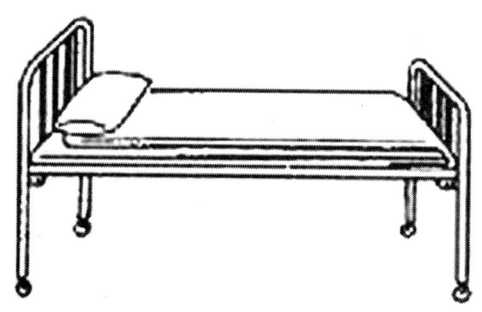

图 1-1　备用床

【实施】　见表 1-1。

表 1-1　备用床操作考核评分标准

评分类型 M=客观测量 J=主观评价	项目描述	分值	得分
分值:实操(85%)+主观(15%)			
M	操作步骤	85	
M1	护士要求:仪表端庄,服装整洁,无长指甲,铺备用床前正确洗手,戴口罩,推车入病房	2	
M2	治疗车放于床尾,距离床尾约 20 cm;治疗车上层物品准备齐全,按照使用先后顺序摆放	2	
M3	评估病室内有无患者做治疗、护理或进食,床单位用物是否齐全、完好	2	
M4	移床旁桌距床 20 cm,床旁椅移至床尾	2	
M5	将床褥齐床头平放于床垫上,向下拉至床尾,铺平	3	

第一章 基础护理

续表

评分类型 M=客观测量 J=主观评价	项目描述	分值	得分
分值:实操(85%)+主观(15%)			
M6	将大单平齐床头、对齐中线放于床褥上,向对侧床头打开,①第一层塞置床垫下,向后展开大单;②按照先床头后床尾,先近侧后对侧铺床角	5	
M7	铺近侧床角,①一手托起床垫一角,另一手伸过床头中线,将大单平整折于床垫下;②托床垫的手在距离床头约30 cm处提起大单边缘,使其与床沿垂直,呈一等腰三角形;③以床沿为界,将三角形分为两半,上半三角覆盖于床面上,下半三角平整塞在床垫下,再将上半三角翻下塞入床垫下	8	
M8	至床尾拉紧大单,同法铺好近侧床尾床角	5	
M9	拉紧大单中部边沿,双手掌心向上将大单平整塞入床垫下	4	
M10	转至对侧,同法铺好对侧大单,大单铺好后应平、紧、整,中线对齐床中线,铺单手法正确	6	
M11	将被套中线对齐大单中线,头端平齐床头,分别向床两侧、床尾打开,展被套于床面上	4	
M12	将被套尾端开口处的上层打开至1/3处,①将折好的"S"形棉胎放于被套开口处,拉棉胎上缘中部至被套头端;②将棉胎向两边打开,分别套好床头两角和棉胎两侧(先远侧,后近侧),使棉胎两侧与被套平齐;③至床尾逐层拉平棉胎及被套,系好带子或拉上拉链	12	
M13	铺成被筒,边缘向内折叠与床沿平齐,被尾与床尾平齐后向内折叠。转至对侧,同法折叠另一侧盖被	6	
M14	盖被铺好后要求棉胎平整,内面与表面整齐,被头充实,中线对齐,手法正确	6	
M15	双手伸入枕套内抓住双角,对准枕芯双角,翻转枕套套于枕芯上,使四角充实,系好系带,开口处背门,横放于床尾,再用两手平拉至床头	4	
M16	枕头平整,四角充实	2	
M17	将床旁桌、椅归还原处,推车离开病室	1	
M18	正确处理垃圾,整理用物	2	
M19	按照《医务人员手卫生规范(WS/T 313—2019)》,认真洗手	3	

续表

评分类型 M = 客观测量 J = 主观评价	项目描述			分值	得分
M20	注意评估同病室内其他患者,沟通时体现人文关怀,有良好的护患关系			2	
M21	护士保持合适的身体姿势,注意节力原则			2	
M22	过程自然流畅,规定时间内完成所有任务			2	
J	主观评价			15	
序号	主观方面	差	一般	良好	优秀	分值
J1	职业素养	0	1	2	3	3
J2	专业素养	0	1	2	3	3
J3	沟通能力	0	1	2	3	3
J4	解决问题能力	0	1	2	3	3
J5	人文关怀能力	0	1	2	3	3
总分值					

分值:实操(85%)+主观(15%)

【评价】

1.病室及床单位整洁、美观。

2.护士操作规范、熟练,动作轻巧,注意节力原则。

3.大单铺好后平整、紧扎、整洁,中线对齐床中线,四角成型;盖被棉胎平整,内面与表面整齐无皱褶,被头充实,中线对齐,两侧及被尾内折对称;枕头平整,四角充实。

五、要点提示

1.用物按使用的先后顺序准备齐全,折叠正确。

2.避开患者进餐、治疗时间。

3.护士动作轻柔,避免尘埃飞扬。

4.注意使用节力原则,减少走动次数,两腿分开,以扩大支撑面,维持身体的平衡与稳定。

任务二 暂空床

一、学习目标

【知识目标】
1. 掌握暂空床操作流程及方法、力学原理。
2. 熟悉暂空床的目的、原则及注意事项。
3. 了解床单位。

【技能目标】
1. 能够按照要求省时、节力铺好暂空床,供新入院或暂时离床活动的患者使用。
2. 保持病室整洁美观,使患者舒适安全。

【素质目标】
1. 操作中能做到动作协调、连贯,有较强的职业责任感。
2. 能够正确运用人体力学原理,遵守节力原则。

二、任务导入

陈爷爷,60岁,退休工人。今晨在外活动时突然扭伤腰部,由家属护送至医院,初步诊断为急性腰扭伤,需住院接受治疗。

三、任务要求

认识床单位和相关设施,确定陈爷爷入院后铺暂空床(见图1-2)的目的和评估内容,能够熟练完成铺暂空床的实践操作任务。

四、任务实施

【评估】
1. 评估患者的病情、年龄及自理情况。
2. 评估床上用物是否洁净、齐全,床单位设施性能是否完好。
3. 评估患者病情是否允许暂离床活动或外出做检查。

【计划】
1. 患者准备　熟悉病室环境,暂离床时注意安全。
2. 护士准备　衣帽整洁,修剪指甲,洗手,戴口罩。
3. 用物准备　同备用床,必要时准备橡胶中单、中单。
4. 环境准备　同备用床。

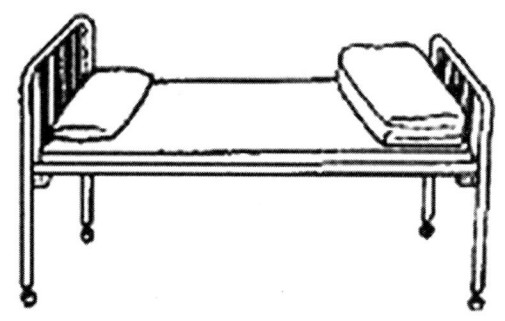

图1-2 暂空床

【实施】 见表1-2。

表1-2 暂空床操作考核评分标准

分值:实操(85%)+主观(15%)

评分类型 M=客观测量 J=主观评价	项目描述	分值	得分
M	操作步骤	85	
M1	护士要求:仪表端庄,服装整洁,无长指甲,铺暂空床前正确洗手,戴口罩,推车入病房	2	
M2	治疗车放于床尾,距离床尾约20 cm;治疗车上层物品准备齐全,按照使用先后顺序摆放	2	
M3	评估病室内无患者做治疗、护理或进食,床单位用物是否齐全、完好	2	
M4	移床旁桌距床20 cm,床旁椅移至床尾	2	
M5	将床褥齐床头平放于床垫上,向下拉至床尾,铺平	3	
M6	将大单平齐床头、对齐中线放于床褥上,向对侧床头打开,第一层塞置床垫下,向后展开大单;按照先床头后床尾、先近侧后对侧铺床角	5	
M7	铺近侧床角,一手托起床垫一角,另一手伸过床头中线,将大单平整折于床垫下;托床垫的手在距离床头约30 cm处提起大单边缘,使其与床沿垂直,呈一等腰三角形;以床沿为界,将三角形分为两半,上半三角覆盖于床面上,下半三角平整塞在床垫下,再将上半三角翻下塞入床垫下	8	
M8	至床尾拉紧大单,同法铺好近侧床尾床角	5	
M9	拉紧大单中部边沿,双手掌心向上将大单平整塞入床垫下	4	

续表

分值:实操(85%)+主观(15%)

评分类型 M=客观测量 J=主观评价	项目描述	分值	得分
M10	转至对侧,同法铺好对侧大单,大单铺好后应平、紧、整,中线对齐床中线,铺单手法正确	5	
M11	将被套中线对齐大单中线,头端平齐床头,分别向床两侧、床尾打开,展被套于床面	4	
M12	被套尾端开口处上层打开至1/3处,将折好的"S"形棉胎放于被套开口处,拉棉胎上缘中部至被套头端;将棉胎向两边打开,分别套好床头两角和棉胎两侧(先远侧,后近侧),使棉胎两侧与被套平齐;至床尾逐层拉平棉胎及被套,系好带子或拉上拉链	10	
M13	铺成被筒,边缘向内折叠与床沿并齐,被尾与床尾平齐后向内折叠。转至对侧,同法折叠另一侧盖被	5	
M14	盖被铺好后要求棉胎平整,内面与表面整齐,被头充实,中线对齐,手法正确	5	
M15	双手伸入枕套内抓住双角,对准枕芯双角,翻转枕套套于枕芯上,使四角充实,开口处背门,横放于床尾,再用两手平拉至床头	4	
M16	枕头平整,四角充实	2	
M17	拉起铺好的盖被上端向内折,扇形三折(四折)于床尾,使之与床尾平齐	5	
M18	将床旁桌、椅归还原处,推车离开病室	1	
M19	正确处理垃圾,整理用物	2	
M20	按照《医务人员手卫生规范(WS/T 313—2019)》,认真洗手	3	
M21	注意评估同病室内其他患者,沟通时体现人文关怀,有良好的护患关系	2	
M22	护士保持合适的身体姿势,注意节力原则	2	
M23	过程自然流畅,规定时间内完成所有任务	2	
J	主观评价		15	
序号	主观方面	差	一般	良好	优秀	分值	
J1	职业素养	0	1	2	3	3	

续表

分值:实操(85%)+主观(15%)

评分类型 M=客观测量 J=主观评价	项目描述					分值	得分
序号	主观方面	差	一般	良好	优秀	分值	
J2	专业素养	0	1	2	3	3	
J3	沟通能力	0	1	2	3	3	
J4	解决问题能力	0	1	2	3	3	
J5	人文关怀能力	0	1	2	3	3	
总分值							

【评价】

1.病室及床单位整洁、美观。

2.护士操作规范、熟练,动作轻巧,注意节力原则。

3.大单铺好后平整、紧扎、整洁,中线对齐床中线,四角成型;盖被棉胎平整,内面与表面整齐无皱褶,被头充实,中线对齐,两侧及被尾内折对称;枕头平整,四角充实。

4.方便患者上下床,所准备的用物满足患者的需要。

五、要点提示

1.用物按使用先后顺序准备齐全,(大单、棉胎)折叠正确。

2.避开患者进餐、治疗时间。

3.护士动作轻柔,避免尘埃飞扬。

4.护士注意使用节力原则,减少走动次数,两腿分开,以扩大支撑面,维持身体的平衡与稳定。

任务三 麻醉床

一、学习目标

【知识目标】

1.掌握麻醉床操作流程、方法及力学原理。

2.熟悉麻醉床的目的、原则及注意事项。

3.了解麻醉护理盘。

【技能目标】
1.能为手术、昏迷患者准备舒适安全的床单位,满足护理要求。
2.保护床上用物不被呕吐物、药物、血渍等污染,并便于更换。

【素质目标】
1.操作中能做到动作协调、连贯,有较强的职业责任感。
2.能够正确运用人体力学原理,遵守节力原则。

二、任务导入

黄某,36岁,公司职员。1周前洗澡时发现左侧乳房有肿块,来院就诊。查体:生命体征正常,左侧乳房外上象限触及3 cm×2.5 cm×2.5 cm的肿块,质硬,表面不光滑,边界不清,活动度小,同侧腋窝未触及肿大的淋巴结。初步诊断为"乳腺癌",拟行乳腺改良根治术,患者已进入手术室。

三、任务要求

明确黄某手术后铺麻醉床(图1-3)的目的和评估内容,更换清洁被单,准备接收术后患者回病室;根据手术部位铺好橡胶中单和中单;准备好麻醉护理盘及术后抢救、治疗时所需要的药物和器械。能够熟练完成铺麻醉床的实践操作任务。

四、任务实施

【评估】
1.评估患者实施手术名称、部位及麻醉方式。
2.评估床单位及床旁设施是否齐全、舒适、清洁,床旁设施是否完好。
3.评估患者手术后所需的抢救、治疗和护理用物。

【计划】
1.患者准备　麻醉手术后的患者。
2.护士准备　衣帽整洁,修剪指甲,洗手,戴口罩。
3.用物准备
(1)铺床用物:同备用床,另备橡胶中单和中单各两条。
(2)治疗盘:血压计、听诊器、护理记录单及笔、弯盘、纱布等。
(3)根据手术情况备麻醉护理盘:①无菌巾内置开口器、舌钳、压舌板、镊子、治疗碗、通气导管、牙垫、氧气导管或鼻塞、纱布数块、吸痰导管;②无菌巾外置治疗巾、棉签、胶布、手电筒、小剪刀等。
(4)其他:输液架、心电监护仪、给氧装置、胃肠减压器、负压吸引器、引流袋、延长管、输液泵、微量泵。

4.环境准备 安静、整洁、安全,周围无患者进食或治疗。

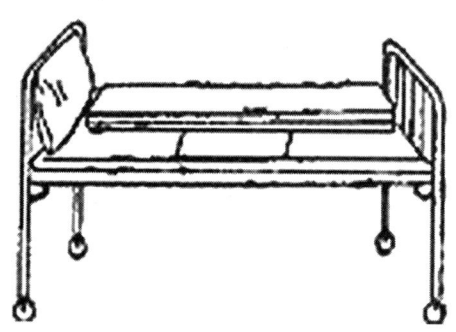

图1-3 麻醉床

【实施】 见表1-3。

表1-3 麻醉床操作考核评分标准

分值:实操(85%)+主观(15%)

评分类型 M=客观测量 J=主观评价	项目描述	分值	得分
M	操作步骤	85	
M1	护士要求:仪表端庄,服装整洁,无长指甲,铺麻醉床前正确洗手,戴口罩,推车入病房	2	
M2	治疗车放于床尾,距离床尾约20 cm;治疗车上层物品准备齐全,按照使用先后顺序摆放	2	
M3	评估病室内有无患者做治疗、护理或进食。床单位及用物完好、齐全,患者麻醉方式、手术部位	3	
M4	移床旁桌距床20 cm,床旁椅移至床尾	2	
M5	将床褥齐床头平放于床垫上,向下拉至床尾,铺平	2	
M6	将大单平齐床头、对齐中线放于床褥上,向对侧床头打开,第一层塞置床垫下,向后展开大单;按照先床头后床尾、先近侧后对侧铺床角	4	
M7	铺近侧床角,一手托起床垫一角,另一手伸过床头中线,将大单平整折于床垫下;托床垫的手在距离床头约30 cm处提起大单边缘,使其与床沿垂直,呈一等腰三角形;以床沿为界,将三角形分为两半,上半三角覆盖于床上,下半三角平整塞在床垫下,再将上半三角翻下塞入床垫下	7	

续表

评分类型 M=客观测量 J=主观评价	项目描述	分值	得分
分值:实操(85%)+主观(15%)			
M8	至床尾拉紧大单,同法铺好床尾床角	4	
M9	拉紧大单中部边沿,双手掌心向上将大单平整塞入床垫下	2	
M10	将橡胶中单和中单的纵中线与床面的纵中线对齐,于床中部和齐床头各放置一条橡胶中单和中单,逐层打开,两单边缘下垂部分一并平塞入床垫下	5	
M11	转至对侧,同法铺好对侧大单、橡胶中单和中单,铺好后各单平、紧、整,中线对齐床中线,铺单手法正确	5	
M12	将被套中线对齐大单中线,头端平齐床头,分别向床两侧、床尾打开,展被套于床面	4	
M13	被套尾端开口处上层打开至1/3处,将折好的"S"形棉胎放于被套开口处,拉棉胎上缘中部至被套头端;将棉胎向两边打开,分别套好床头两角和棉胎两侧(先远侧,后近侧),使棉胎两侧与被套平齐;至床尾逐层拉平棉胎及被套,系好带子或拉上拉链	9	
M14	铺成被筒,边缘向内折叠与床沿并齐,被尾与床尾平齐后向内折叠。转至对侧,同法折叠另一侧盖被	5	
M15	棉胎平整,内面与表面整齐,被头充实,中线对齐,手法正确	5	
M16	将盖被三折叠于背门一侧床边,开口向门	3	
M17	双手伸入枕套内抓住双角,然后对准枕芯双角,翻转枕套套于枕芯上,使四角充实,开口处背门,横立于床头	4	
M18	枕头平整,四角充实	2	
M19	将床旁桌归还原处,床旁椅移至盖被同侧	2	
M20	将麻醉护理盘放于床旁桌上,其余用物按需要放于合适位置	2	
M21	推车离开病室,正确处理垃圾,整理用物	2	
M22	按照《医务人员手卫生规范(WS/T 313—2019)》,认真洗手	3	
M23	注意评估同病室内其他患者,沟通时体现人文关怀,有良好的护患关系	2	
M24	护士保持合适的身体姿势,注意节力原则	2	

续表

评分类型 M＝客观测量 J＝主观评价	项目描述				分值	得分
分值:实操(85%)+主观(15%)						
M25	过程自然流畅,规定时间内完成所有任务				2	
J	主观评价				15	
序号	主观方面	差	一般	良好	优秀	分值
J1	职业素养	0	1	2	3	3
J2	专业素养	0	1	2	3	3
J3	沟通能力	0	1	2	3	3
J4	解决问题能力	0	1	2	3	3
J5	人文关怀能力	0	1	2	3	3
总分值						

【评价】

1.病室及床单位整洁、美观。

2.护士操作规范、熟练,动作轻巧,注意节力原则。

3.大单铺好后平整、紧扎、整洁,中线对齐床中线,四角成型;盖被棉胎平整,内面与表面整齐无皱褶,被头充实;枕头平整,四角充实。

4.所备用物满足手术后患者抢救、治疗和护理的需要。

五、要点提示

1.用物按使用先后顺序准备齐全,折叠正确。

2.避开病室内患者进餐、治疗时间。

3.护士动作轻柔,避免尘埃飞扬。

4.护士注意使用节力原则,减少走动次数,两腿分开,以扩大支撑面,维持身体的平衡与稳定。

5.铺麻醉床时应更换新被单,保证患者术后舒适安全,预防并发症。

6.中单需要完全覆盖橡胶中单,避免患者与橡胶中单直接接触而引起不适或并发症。

任务四　运送患者法

一、学习目标

【知识目标】
1.掌握轮椅及平车运送法的操作流程及方法。
2.熟悉轮椅及平车运送法的目的、注意事项。
3.了解挪动法。

【技能目标】
1.在护士的指导下,根据患者的情况合理制订运送计划,保护患者安全。
2.指导患者操作中配合护士摆好体位。
3.在运送过程中,护士应正确运用人体力学原理,以减轻操作疲劳。

【素质目标】
1.通过实践树立爱伤观念。
2.具有良好的沟通能力、综合分析问题及处理问题的能力。
3.具有细心、爱心、耐心、责任心。

二、任务导入

王某,男,65岁,体重80 kg,退休工人。有高血压病史十余年。2天前,王某早晨起床出现眩晕、头痛、肢体麻木以及言语不清,由家人陪伴坐轮椅来医院就诊,经医生检查,初步诊断为"脑血栓",需住院治疗。住院期间患者一直坐轮椅检查身体。经过治疗王某的症状没有减轻,医生决定今日上午行介入治疗,护士通过平车将王某运送至介入室,术后入ICU观察。

三、任务要求

根据上述案例,按照王某的情况制订可行的运送计划,并根据运送要点完成轮椅运送法、平车运送法的实践操作任务。

四、任务实施

【评估】
1.评估患者的年龄、病情、体重,病损部位与肢体活动情况。
2.评估患者的意识情况,对轮椅、平车的认识程度及配合能力。
3.评估轮椅、平车各部件性能是否完好。

4.评估地面是否平坦,有无水、油等。

【计划】

1.患者准备　了解轮椅、平车运送的目的、方法及注意事项,并能够配合。

2.护士准备　衣帽整洁,修剪指甲,洗手,戴口罩。

3.用物准备　轮椅、平车(各部件性能良好)。

(1)轮椅上根据季节放置毛毯、别针、软枕。

(2)平车上置带套棉被或毛毯、枕头,根据患者情况放置木板、帆布中单或布中单。

4.环境准备　光线充足,道路通畅,地面干燥、防滑。

【实施】　见表1-4。

表1-4　运送患者法操作考核评分标准

评分类型 M=客观测量 J=主观评价	项目描述	分值	得分
分值:实操(85%)+主观(15%)			
M	操作步骤	85	
M1	护士要求:仪表端庄,服装整洁,无长指甲,接触患者前正确洗手,戴口罩	2	
M2	仔细检查轮椅、平车各部件性能是否完好	3	
M3	认真核对患者的姓名、床号、住院号,向患者解释搬运的过程、方法及运送途中的注意事项	4	
M4	轮椅运送法		
M4.1	轮椅推至床旁,椅背与床尾平齐,面向床头,固定车闸,翻起脚踏板	2	
M4.2	冬季需用毛毯,将毛毯铺于轮椅上,两边三折于扶手上,毛毯上端高过患者颈部15 cm左右	2	
M4.3	掀开盖被扶患者坐起,协助患者穿衣裤,鞋袜	1	
M4.4	嘱患者将双手置于护士肩上,护士面对患者,双脚分开站稳,双手环抱患者的腰部,协助患者下床站立	3	
M4.5	协助患者转身,将患者一手扶住轮椅把手,协助患者慢慢坐于轮椅中	2	
M4.6	翻下脚踏板,让患者双脚置于其上	1	
M4.7	嘱患者双手扶住两侧把手,身体尽量向后靠,叮嘱患者运送途中不可前倾、不可中途下车,必要时可使用约束带	3	

续表

	分值:实操(85%)+主观(15%)		
评分类型 M=客观测量 J=主观评价	项目描述	分值	得分
M4.8	①将毛毯上端边缘向外翻转10 cm,围在患者颈部,在胸前用别针固定;②并用毛毯围裹双臂做成两个袖筒,分别用别针在腕部固定;③再用毛毯围好上身,用毛毯将双下肢及双脚包裹好	4	
M4.9	整理好床单位,铺暂空床	2	
M4.10	观察患者,确定无不适后,松开车闸,推患者至目的地	2	
M4.11	下轮椅时,将轮椅推至床尾,椅背与床尾平齐,固定车闸,翻起脚踏板,打开毛毯	3	
M4.12	护士立于患者面前,屈髋屈膝,双手置于患者腰部,患者双手放于护士肩上。协助患者站起,慢慢坐回床沿,协助其脱去鞋子	3	
M4.13	协助患者取舒适卧位,盖好盖被	1	
M4.14	整理床单位,观察病情,推轮椅回原处放置	1	
M5	平车运送法		
M5.1	将平车推于床旁,安置好患者身上的各种导管	2	
M5.2	根据患者的病情和体重,选择合适的搬运方法	2	
M5.3	挪动法:①移开床旁桌、椅,松开床尾盖被,将平车推至紧靠床边。大轮靠床头,车闸制动;②协助患者依次将上半身、臀部、下肢向平车挪动,患者头部卧于大轮端;③由平车回床时,顺序相反,依次挪动下肢、臀部、上半身	5	
M5.4	一人搬运法:①移床旁椅置于对侧床尾,将平车推至床尾,大轮靠近床尾,使大轮端与床尾呈钝角,将车闸制动;②松开盖被,协助患者穿好衣物;③护士站于钝角内的床边,一手臂自患者腋下伸到对侧肩部外侧,另一手臂伸到患者大腿下;④患者双手交叉于护士颈后,双手用力握住;⑤护士抱起患者,移步转身,轻放于平车上,使其平卧于平车中央	5	
M5.5	二人搬运法:①-②同一人搬运;③操作者甲、乙二人站于床边,将患者双手交叉于胸前;④患者移至床边,护士甲一手臂托住患者的头、颈、肩部,另一手臂托住腰部。护士乙一手臂托住臀部,另一手臂托住患者腘窝处,合力抬起,患者身体稍向护士侧倾斜;⑤两人同时移步至平车,屈膝轻放于平车中央,使患者平卧舒适	6	

续表

分值:实操(85%)+主观(15%)					
评分类型 M=客观测量 J=主观评价	项目描述				分值	得分
M5.6	三人搬运法:①-②同一人搬运;③操作者甲、乙、丙三人站于床边,将患者双手交叉于胸前;④护士甲托住患者的头颈部、肩背部,护士乙托住患者的腰、臀部,护士丙托住患者腘窝、小腿部;⑤三人同时移步至平车,屈膝轻放于平车中央,使患者平卧舒适				6	
M5.7	四人搬运法:①移开床旁桌椅,推平车紧靠床边,在患者腰臀下铺布中单,将患者双手交叉于胸前;②护士甲、乙站于病床的首、尾端,分别托起患者的头颈肩及双腿;③护士丙、丁站于病床和平车两侧,紧紧抓住布中单四角;④四人同时抬起,将患者放于平车中央,使患者平卧舒适				7	
M5.8	安置患者于舒适卧位,先盖脚部,盖被两侧向内折,两侧头部边角向外折,暴露出头部				2	
M5.9	整理患者床单位,铺成暂空床				2	
M5.10	松开车闸,运送患者至目的地				2	
M6	按照《医务人员手卫生规范(WS/T 313—2019)》,认真洗手,记录				3	
M7	护士保持合适的身体姿势,注意节力原则				2	
M8	过程自然流畅,规定时间内完成所有任务				2	
J	主观评价				15	
序号	主观方面	差	一般	良好	优秀	分值
J1	职业素养	0	1	2	3	3
J2	专业素养	0	1	2	3	3
J3	沟通能力	0	1	2	3	3
J4	解决问题能力	0	1	2	3	3
J5	人文关怀能力	0	1	2	3	3
总分值						

【评价】

1.患者运送过程中安全、舒适,未中断治疗。

2.护士操作规范、熟练,动作轻巧、节力协调。

3.与患者沟通有效,能主动配合。

五、要点提示

1. 搬运患者时注意保护患者，上下轮椅、平车时均要固定车闸。
2. 患者如有下肢水肿、溃疡或关节疼痛，可在踏板上垫一软枕，使患者舒适。运送患者时速度要慢，并随时观察患者的病情变化，例如患者的面色、呼吸、脉搏。
3. 平车运送上下坡时，患者头部始终位于高处，头部置于大轮端。
4. 推车出入门时应先将门打开，不可用车撞门，避免震动引起患者不适或损坏建筑物。
5. 搬运骨折患者，在平车上应垫木板，注意固定好骨折部位再搬运。
6. 有静脉输液管及引流管的患者，须注意保持输液管和引流管道通畅。

任务五 协助患者移向床头法

一、学习目标

【知识目标】

1. 掌握协助患者移向床头的操作流程、方法及人体力学原理。
2. 熟悉协助患者移向床头的目的、原则及注意事项。
3. 了解移动法。

【技能目标】

1. 能够按照节力要求协助滑向床尾而不能自行移动的患者移向床头。
2. 使患者舒适安全。

【素质目标】

1. 操作中能做到动作协调、连贯，有较强的职业责任感。
2. 能够正确运用人体力学原理，遵守节力原则。

二、任务导入

刘奶奶，61岁，事业单位退休干部。高血压病史15年，口服降压药物治疗。1个月前，活动时跌倒，导致右侧髋部骨折，在医院行髋关节置换手术。刘奶奶目前情况：反应迟钝，害怕跌倒，不敢自行活动，导致日常生活不能自理，但意识清楚可以交流。

三、任务要求

根据上述案例，对刘奶奶进行评估，明确主要的护理问题，能够熟练完成协助患者移向床头的实践操作任务。

四、任务实施

【评估】
1.评估患者的病情、年龄、体重、意识状况及肢体肌力。
2.评估患者有无约束,各种管道情况。
3.评估患者心理状态及配合情况。

【计划】
1.患者准备　患者及家属了解移向床头的目的、过程及注意事项,能够配合。
2.护士准备　衣帽整洁,修剪指甲,洗手,戴口罩(根据患者的体重决定护士的人数)。
3.用物准备　根据患者的病情适当准备软枕。
4.环境准备　整洁、安静、光线明亮,必要时遮挡。

【实施】　见表1-5。

表1-5　协助患者移向床头法操作考核评分标准

分值:实操(85%)+主观(15%)			
评分类型 M=客观测量 J=主观评价	项目描述	分值	得分
M	操作步骤	85	
M1	护士要求:仪表端庄,服装整洁,无长指甲,正确洗手,戴口罩,入病房	3	
M2	核对患者床号、姓名,向患者及家属解释操作目的、方法、注意事项及操作中的配合要点,取得患者的同意及配合	4	
M3	了解患者的病情、自理能力及心理状态、身高、体重、引流管及伤口情况	4	
M4	移开床旁桌,了解患者身上有无约束,将各管道安置妥当	3	
M5	将盖被折叠于床尾或一侧,将枕头横立于床头,协助患者移位	3	
M6	一人协助:①患者仰卧屈膝,双手握住床头栏杆,护士用手扶住患者的双脚,协助患者双脚蹬床面;②护士双腿分开,一手托住患者肩背部,一手托住臀部助力,协助患者移向床头	18	
M7	二人协助:①患者仰卧屈膝;②护士甲、乙分别站于床的两侧,交叉托住患者颈肩部和臀部;③或两人同侧,一人托住颈肩及腰部,一人托住臀部及腘窝部,两人同时抬起患者移向床头	23	

续表

分值:实操(85%)+主观(15%)			
评分类型 M=客观测量 J=主观评价	项目描述	分值	得分
M8	移动后观察各引流管是否通畅,导管固定情况,皮肤情况及病情变化,询问有无不适	5	
M9	放回枕头,移回床旁桌,整理床单位,协助患者取一个舒适卧位	4	
M10	按照《医务人员手卫生规范(WS/T 313—2019)》,认真洗手,记录	4	
M11	注意评估同病室内其他患者,沟通时体现人文关怀,有良好的护患关系	4	
M12	护士保持合适的身体姿势,注意节力原则	5	
M13	过程自然流畅,规定时间内完成所有任务	5	
J	主观评价	15	

序号	主观方面	差	一般	良好	优秀	分值
J1	职业素养	0	1	2	3	3
J2	专业素养	0	1	2	3	3
J3	沟通能力	0	1	2	3	3
J4	解决问题能力	0	1	2	3	3
J5	人文关怀能力	0	1	2	3	3
总分值						

【评价】

1.能够进行有效的护患沟通。

2.护士操作规范、熟练,动作轻巧,注意节力原则。

3.患者能配合护士操作,感觉舒适、安全。

五、要点提示

1.护士应注意节力原则,两腿分开,以扩大支撑面,维持身体的平衡与稳定。两人同时协助患者时,动作应协调。

2.避开患者进餐、治疗时间。

3.护士动作轻柔,协助患者移向床头时应注意保护其头部,防止头部碰撞床头栏杆。

任务六　协助患者翻身侧卧法

一、学习目标

【知识目标】
1. 掌握协助患者翻身侧卧的操作流程、方法及人体力学原理。
2. 熟悉协助患者翻身侧卧的目的、原则及注意事项。
3. 了解移动法。

【技能目标】
1. 能够按照节力要求协助患者变换姿势、增进舒适。
2. 使患者安全,预防并发症,如压力性溃疡等。

【素质目标】
1. 操作中能做到动作协调、连贯,有较强的职业责任感。
2. 能够正确运用人体力学原理,遵守节力原则。

二、任务导入

患者王某,男,45岁,农民。上腹剧痛伴恶心呕吐于1周前急诊入院,经检查医生初步判断急性胃穿孔入院治疗。手术后患者恢复较好。现患者精神状态佳,平时活动勉强自理。

三、任务要求

根据上述案例,对王某手术后的自理情况进行评估,选择合适的方法协助不同时期王某体位的变换,以满足治疗和护理需要,能够熟练完成协助患者翻身侧卧的实践操作任务。

四、任务实施

【评估】
1. 评估患者的病情、年龄、体重、意识状况及肢体肌力。
2. 评估患者各管道及伤口情况,手术部位,局部皮肤受压情况。
3. 评估患者对变换卧位的目的、配合方法和操作过程的认知程度及配合情况。

【计划】
1. 患者准备　患者或家属了解翻身侧卧的目的、过程及注意事项,能够配合。
2. 护士准备　衣帽整洁,修剪指甲,洗手,戴口罩(根据患者的体重或病情决定护士的人数)。

3.用物准备 根据患者的病情适当准备软枕、床档。
4.环境准备 整洁、安静、光线明亮,温湿度适宜,必要时遮挡。

【实施】 见表1-6。

表1-6 协助患者翻身侧卧法操作考核评分标准

分值:实操(85%)+主观(15%)

评分类型 M=客观测量 J=主观评价	项目描述	分值	得分
M	操作步骤	85	
M1	护士要求:仪表端庄,服装整洁,无长指甲,正确洗手,戴口罩,入病房	2	
M2	核对患者床号、姓名,向患者及家属解释操作目的、方法、注意事项及操作中的配合要点,取得患者的配合	3	
M3	了解患者的病情、自理能力及心理状态,身高、体重、引流管及伤口情况	3	
M4	移开床旁桌,了解患者身上有无约束,将各管道安置妥当	3	
M5	嘱患者仰卧,两手放于腹部,两腿屈曲,将枕头移向近侧	3	
M6	一人协助:①先将患者的双下肢移向护士近侧的床沿,再将患者肩部及臀部移向近侧;②护士一手扶肩,一手扶膝,轻轻将患者翻转至对侧,使其背向护士	22	
M7	二人协助:①护士甲、乙分别站于床的同侧,护士甲双手伸至对侧分别托住患者颈肩部、腰部,护士乙双手伸至对侧分别托住患者臀部、腘窝,同时用力将患者抬起移向护士一侧;②护士甲、乙分别托起患者肩、腰部、臀和膝部,轻轻将患者翻转至对侧,使其背向护士	25	
M8	按照侧卧位原则用软枕将患者背部、胸部和肢体垫好,使患者安全舒适	5	
M9	移动后检查各引流管是否脱落、移位、扭曲、受压	4	
M10	安置患者肢体,使患者肢体各关节保持功能位,移回床旁桌	4	
M11	正确处理垃圾,整理用物	2	
M12	按照《医务人员手卫生规范(WS/T 313—2019)》,认真洗手	3	
M13	注意评估同病室内其他患者,沟通时体现人文关怀,有良好的护患关系	2	

续表

分值:实操(85%)+主观(15%)					
评分类型 M＝客观测量 J＝主观评价	项目描述				分值	得分
M14	护士保持合适的身体姿势,注意节力原则				2	
M15	过程自然流畅,规定时间内完成所有任务				2	
J	主观评价				15	
序号	主观方面	差	一般	良好	优秀	分值
J1	职业素养	0	1	2	3	3
J2	专业素养	0	1	2	3	3
J3	沟通能力	0	1	2	3	3
J4	解决问题能力	0	1	2	3	3
J5	人文关怀能力	0	1	2	3	3
总分值					

【评价】

1.患者舒适、安全,受压部位皮肤完好。

2.护士操作规范、熟练,动作轻巧,注意节力原则。

3.有良好的护患关系。

五、要点提示

1.护士翻身时应注意节力原则,尽量让患者靠近护士,降低重心。

2.移动患者时动作轻稳,协调一致,不可拖、拉、推,以免擦伤皮肤,应将患者身体先抬起,再移动。

3.翻身时注意为患者保暖并防止坠床。

4.根据病情及受压部位皮肤情况,确定翻身间隔时间,如发现皮肤发红,应增加翻身次数以防止出现压疮,并做好交接班,准确记录翻身记录卡。

5.为手术患者翻身时,翻身前先检查敷料是否脱落或潮湿,如有脱落或潮湿,应先换药后翻身;颅脑手术后的患者,头部翻转不可过猛,以防引起脑疝,应卧于健侧或平卧;颈椎或颅骨牵引的患者,翻身时不可放松牵引;石膏固定和伤口较大的患者,翻身后应将患处放于适当位置,防止受压。

任务七 轴线翻身法

一、学习目标

【知识目标】
1.掌握轴线翻身法的操作流程、方法及人体力学原理。
2.熟悉轴线翻身法的目的、原则及注意事项。
3.了解移动法。

【技能目标】
1.能够按照节力要求协助颅骨牵引、脊椎损伤、脊椎手术、髋关节术后的患者变换姿势,增进舒适,预防并发症,如压力性溃疡等。
2.预防患者关节脱位及脊椎再损伤。

【素质目标】
1.操作中能做到动作协调、连贯,有较强的职业责任感。
2.能够正确运用人体力学原理,遵守节力原则。

二、任务导入

患者余某,男,35岁,在职员工。上班途中遭遇车祸,由120送至医院,经医生诊断患者出现颈椎损伤,一侧髋关节粉碎性骨折,同侧大腿小腿均有不同程度的骨折情况,紧急进入手术室治疗。查体:T 35.5 ℃,P 60 次/min,R 12 次/min,BP 90/50 mmHg。手术后转入骨科病房继续治疗和护理。

三、任务要求

根据上述案例,对余某的情况进行评估,选择合适方法帮助患者翻身侧卧,以满足治疗和护理需要,预防并发症的发生。熟练完成轴线翻身的实践操作任务。

四、任务实施

【评估】
1.评估患者的病情、年龄、体重、意识状况及需要变换卧位的原因。
2.评估患者各管道及伤口引流情况,手术部位、骨折牵引、局部皮肤受压情况。
3.评估患者对变换卧位的目的、配合方法和操作过程的认知程度及配合情况。

【计划】
1.患者准备 患者或家属了解轴线翻身的目的、过程及注意事项,能够配合。

2. 护士准备　衣帽整洁,修剪指甲,洗手,戴口罩(根据患者的病情决定护士的人数)。
3. 用物准备　根据患者的病情适当准备软枕、中单、床档,必要时备颈托。
4. 环境准备　整洁、安静、光线明亮,温湿度适宜,必要时遮挡。

【实施】　见表1-7。

表1-7　轴线翻身法操作考核评分标准

分值:实操(85%)+主观(15%)

评分类型 M=客观测量 J=主观评价	项目描述	分值	得分
M	操作步骤	85	
M1	护士要求:仪表端庄,服装整洁,无长指甲,正确洗手,戴口罩,入病房	2	
M2	核对患者床号、姓名,向患者及家属解释操作目的、方法、注意事项	3	
M3	了解患者的病情、自理能力及心理状态,身高、体重、引流管及伤口情况	3	
M4	移开床旁桌,了解患者身上有无约束,将各管道安置妥当	3	
M5	移去枕头,松开被尾,拉起对侧床档,嘱患者仰卧,两手放于腹部,两腿屈曲	4	
M6	二人协助患者轴线翻身:①护士甲、乙站于患者两侧,在患者身下垫中单,两位护士抓住靠近患者肩、腰、髋部中单,平移患者至护士甲床旁,升起床档;②护士甲绕至对侧,将患者近侧手臂置于头侧,远侧手臂置于胸前,对侧下肢屈膝;③护士甲抓住患者肩、腰部中单的远侧,护士乙抓住患者髋部、大腿等处中单的远侧;④由护士甲指挥,两人动作一致,将患者身体滚轴式翻至面对护士的一侧	20	
M7	三人协助患者轴线翻身:①甲、乙、丙三位护士站于患者的同侧,护士甲托住患者头部,沿纵轴向上略加牵引,使头、颈沿躯干一起缓慢移动;护士乙将双手分别置于患者肩部、腰部;护士丙将双手分别置于患者臀部、膝部,移至近侧;②同时用力将患者抬起移向护士的近侧;③使头、颈、肩、腰、髋部同时处于一条直线翻至侧卧位	26	
M8	将一软枕放于患者的背部支撑身体,另一软枕放于双膝间并使双膝呈自然弯曲状	5	
M9	移动后检查各引流管是否脱落、移位、扭曲、受压	4	

续表

分值:实操(85%)+主观(15%)					
评分类型 M=客观测量 J=主观评价	项目描述				分值	得分
M10	安置患者肢体,使患者肢体各关节保持功能位,移回床旁桌				4	
M11	正确处理垃圾,整理用物				2	
M12	按照《医务人员手卫生规范(WS/T 313—2019)》,认真洗手				3	
M13	注意评估同病室内其他患者,沟通时体现人文关怀,有良好的护患关系				2	
M14	护士保持合适的身体姿势,注意节力原则				2	
M15	过程自然流畅,规定时间内完成所有任务				2	
J	主观评价				15	
序号	主观方面	差	一般	良好	优秀	分值
J1	职业素养	0	1	2	3	3
J2	专业素养	0	1	2	3	3
J3	沟通能力	0	1	2	3	3
J4	解决问题能力	0	1	2	3	3
J5	人文关怀能力	0	1	2	3	3
总分值					

【评价】

1.患者舒适、安全,受压部位皮肤完好。

2.护士动作规范、熟练、协调,注意节力原则。

3.有良好的护患关系。

五、要点提示

1.护士翻身时应注意节力原则,尽量让患者靠近护士,降低重心。

2.多人移动患者时动作轻稳,协调一致,不可拖、拉、推,以免擦伤皮肤,移动前应将患者身体先抬起,再移动。

3.翻转患者时注意保持脊椎平直,以维持脊柱的正常生理弯曲,避免加重脊柱骨折、脊椎损伤和关节脱位;颈椎损伤患者,翻身时勿扭曲或旋转患者的头部,以免加重神经损伤引起呼吸肌麻痹而死亡。

4.根据病情及受压部位皮肤情况,确定翻身间隔时间,如发现皮肤发红,应增加翻身次数以防压疮发生,并做好交接班,准确记录翻身卡。

5.为手术后患者翻身时,翻身前先检查敷料是否脱落或潮湿,如有脱落或潮湿,应先换药后翻身;颅脑手术后的患者,头部翻转不可过猛,以防引起脑疝,应卧于健侧或平卧;石膏固定、伤口较大的患者,翻身后应处于适当位置,防止受压。

任务八　保护具的应用

一、学习目标

【知识目标】
1.掌握保护具的使用指征、操作流程、方法及注意事项。
2.熟悉保护具的使用目的、原则。
3.了解各种保护具的构造。

【技能目标】
1.能够按照要求对患者使用保护具,并保证患者舒适安全。
2.科学评价使用情况,准确记录使用相关内容。
3.预防患者出现并发症,如压力性溃疡等。

【素质目标】
1.操作中能做到人文关怀,有较强的职业责任感。
2.能够做到有效的护患沟通,有良好的护患关系。

二、任务导入

黄某,男,80岁。因脑血栓、低血钾、高血压于4天前入ICU治疗。患者神志清楚,一侧肢体偏瘫。近日患者出现不配合医疗护理工作,多次拔掉心电监护及各种管道,全身乱动不接受治疗。

三、任务要求

根据上述案例,针对黄某的情况选取相应的保护具,以满足治疗和护理的需要,过程中注意保护患者和进行有效的护患沟通,熟练完成保护具的应用实践操作任务。

四、任务实施

【评估】
1.评估患者的病情、年龄、意识状况、生命体征及肢体活动情况。

2.评估患者因使用保护具可能出现的心理反应,如恐惧、不安等。
3.评估患者对保护具使用方法的认知程度及配合情况。
4.评估需要保护具的种类及使用时间。

【计划】
1.患者准备　了解使用保护具的目的、过程及注意事项,能够配合。
2.护士准备　衣帽整洁,修剪指甲,洗手,戴口罩。
3.用物准备　根据患者的情况准备合适的保护具。
4.环境准备　整洁、安静,温湿度适宜,必要时进行遮挡。

【实施】　见表1-8。

表1-8　保护具的应用操作考核评分标准

分值:实操(85%)+主观(15%)

评分类型 M=客观测量 J=主观评价	项目描述	分值	得分
M	操作步骤	85	
M1	护士要求:仪表端庄,服装整洁,无长指甲,正确洗手,戴口罩,入病房	2	
M2	核对患者床号、姓名,向患者(家属)解释操作目的、方法、注意事项,以取得患者(家属)的配合	4	
M3	了解患者的病情、自理能力及心理状态,身高、体重及管道情况	3	
M4	将患者身上各管道安置妥当	3	
M5	拉起双侧床档,确认床档固定稳妥	3	
M6	肢体约束:①将患者双手放身体两侧靠床沿,保持功能位;②用棉垫包裹手腕;③约束带打成双套结,套在棉垫外稍拉紧,以肢体不易脱出,不影响血液循环为宜	12	
M7	肩部约束:①让患者肩部套进袖筒,在腋窝处垫棉垫;②两袖筒上端系带在胸前打结;③把两条长带子系于床头,以肢体不宜脱出,不影响血液循环为宜,观察局部血液循环,了解患者主诉	16	
M8	膝部约束:①协助患者双腿伸直,裤腿平整;②约束带横于双膝下,在双膝及膝下衬棉垫;③将约束带分别绕膝部一周,松紧适宜,在膝上打结;④将约束带两端分别系于两侧床沿	16	
M9	支被架:掀起患者床尾盖被,将支被架放于下肢及足部,在支被架上盖好盖被	9	

续表

分值:实操(85%)+主观(15%)					
评分类型 M=客观测量 J=主观评价	项目描述			分值	得分
M10	整理床单位,按照《医务人员手卫生规范(WS/T 313—2019)》,认真洗手			3	
M11	记录保护具使用原因、时间、观察结果、解除时间			5	
M12	注意评估患者心理,沟通时体现人文关怀,有良好的护患关系			5	
M13	护士保持合适的身体姿势,注意节力原则			2	
M14	过程自然流畅,规定时间内完成所有任务			2	
J	主观评价			15	
序号	主观方面	差	一般	良好	优秀	分值
J1	职业素养	0	1	2	3	3
J2	专业素养	0	1	2	3	3
J3	沟通能力	0	1	2	3	3
J4	解决问题能力	0	1	2	3	3
J5	人文关怀能力	0	1	2	3	3
总分值					

【评价】

1.护士操作规范、熟练,动作轻巧,患者舒适、安全。

2.使用保护具后可以进行有效的治疗、护理。

3.患者同意使用保护具,操作中进行良好的护患沟通,体现人文关怀。

五、要点提示

1.使用保护具时,应保持肢体及各关节处于功能位,协助患者经常更换体位,保证患者的安全、舒适。

2.使用约束带时,首先应取得患者及家属的知情同意。使用时,其下须垫衬垫,松紧适宜,并定时松解,每2 h放松约束带一次。注意观察受约束部位的末梢循环情况,每15 min观察一次,发现异常及时处理。必要时进行局部按摩,促进血液循环。

3.确保患者能随时与医务人员取得联系,如呼叫器的位置适宜等,保障患者的安全。

4.准确记录使用保护具的原因、时间、观察结果、相应的护理措施及解除约束的时间。

第一章 基础护理

任务九　过床易协助卧位变化

一、学习目标

【知识目标】

1.掌握过床易的使用指征、操作流程、方法及注意事项,减少因不当搬运导致的患者伤害。

2.熟悉过床易使用的目的,护士节力原则。

3.了解过床易的构造。

【技能目标】

1.通过对患者使用过床易以协助患者变换体位,并保证患者舒适安全。

2.患者了解使用过床易的原因、配合方法。

3.预防患者出现并发症,如压力性溃疡等。

【素质目标】

1.操作中能做到人文关怀,有较强的职业责任感。

2.能够做到有效的护患沟通,有良好的护患关系。

二、任务导入

患者孙某,女,35岁。近半年出现月经过多,经期延长,周期缩短,不规则出血,白带增多,味道难闻。洗澡时可触及腹部硬块,并时常感到腹痛、下腹部坠胀不适。于4日前来院就诊,经医生检查诊断为"子宫肌瘤",今晨行子宫肌瘤切除术。术后患者需转运至ICU观察。

三、任务要求

根据上述案例,对孙某手术后麻醉的情况进行评估并使用过床易帮助患者转移,以减少不当搬运导致的患者伤害或意外,能够保证患者的血压及各项生理指标正常,转运过程中注意保护患者安全和进行有效的护患沟通,熟练完成过床易的实践操作任务。

四、任务实施

【评估】

1.评估患者的病情、体重、意识状况、生命体征及各管道情况。

2.评估环境及用物准备情况。

3.评估患者对过床易使用方法的认知程度及配合情况。

【计划】

1. 患者准备　患者了解使用过床易的目的、过程及注意事项,能够取得患者的理解与配合。

2. 护士准备　衣帽整洁,修剪指甲,洗手,戴口罩。

3. 用物准备　一个性能良好的过床易。

4. 环境准备　整洁、安静,温湿度适宜。

【实施】　见表1-9。

表1-9　过床易协助卧位变换操作考核评分标准

评分类型 M＝客观测量 J＝主观评价	项目描述	分值	得分
分值:实操(85%)+主观(15%)			
M	操作步骤	85	
M1	护士要求:仪表端庄,服装整洁,无长指甲,正确洗手,戴口罩	4	
M2	核对患者床号、姓名,向患者(家属)解释操作的目的、方法及注意事项以取得患者(家属)的配合	4	
M3	了解患者的病情、各管道情况、身高、体重。将管道安置妥当	5	
M4	移开床旁桌椅,推平车与病床或手术台平行并紧靠床沿	3	
M5	平车与病床或手术台的平面处于同一水平,固定平车,护士甲、乙分别站于病床或手术台的两侧	3	
M6	护士甲双手扶住患者的肩部和臀部,将患者侧搬30°左右	6	
M7	护士乙将过床易滑入患者身体下方1/3或1/4处	9	
M8	护士甲托住患者的肩部和臀部向上45°左右用力慢慢往前推	9	
M9	护士乙也托住患者的肩部和臀部,防止滑得太快,帮助患者转移至平车上	7	
M10	同法由平车过床至床单位	6	
M11	操作过程中密切观察患者有无不适	4	
M12	按照《医务人员手卫生规范(WS/T 313—2019)》,认真洗手	5	
M13	记录使用原因、观察结果、患者生命体征等	5	
M14	注意评估患者心理,沟通时体现人文关怀,有良好的护患关系	5	
M15	护士保持合适的身体姿势,注意节力原则	5	

续表

分值:实操(85%)+主观(15%)					
评分类型 M=客观测量 J=主观评价	项目描述				分值	得分
M16	过程自然流畅,规定时间内完成所有任务				5	
J	主观评价				15	
序号	主观方面	差	一般	良好	优秀	分值
J1	职业素养	0	1	2	3	3
J2	专业素养	0	1	2	3	3
J3	沟通能力	0	1	2	3	3
J4	解决问题能力	0	1	2	3	3
J5	人文关怀能力	0	1	2	3	3
总分值					

【评价】
1.护士操作规范、熟练,动作轻巧,注意节力原则。
2.患者舒适安全,无不良反应
3.转移患者过程中注意护患沟通。

五、要点提示

1.护士要熟练掌握使用过床易的方法,以发挥其功效。
2.床和平车之间不能有太大的间隙,其距离以不超过15 cm为宜。
3.过床时要把平车的四轮锁住,以免过床时平车移位。
4.用力均匀,注意节力原则,禁止粗暴、用力过猛。
5.患者过床时,护士应以托力为主,减少患者与床面摩擦。
6.过床易要一人一消毒。

任务十　手卫生

一、学习目标

【知识目标】
1.掌握三种手卫生的方法、指征及目的。
2.熟悉手卫生的注意事项。
3.了解手部微生物。

【技能目标】
1.能明确手卫生的原则。
2.学会手卫生流程,做到揉搓面面俱到。
3.掌握手卫生时机。

【素质目标】
1.通过实践,树立无菌观念,保护患者和工作人员免受病原体的侵袭而导致交叉感染。
2.手卫生过程中具有细心、责任心。

二、任务导入

市中心医院对新入职的护士培训隔离技术,感染科护士长讲了手卫生的分类、洗手指征和方法,并指导护士们练习。临走时护士长告诉所有人下午要进行手卫生知识与技能的考核。

三、任务要求

根据手卫生规范的要求,明确手卫生的指征,掌握手卫生的方法,完成手卫生的实践操作任务。

四、任务实施

【评估】
1.评估所处环境的清洁程度、对手卫生的要求。
2.评估手部污染情况。

【计划】
1.护士准备　衣帽整洁,修剪指甲,取下手表、饰物,卷袖过肘。

2.用物准备 流动水洗手设施、洗手液、手消液、一次性纸巾(或清洁毛巾)、手刷、手消毒剂。

3.环境准备 整洁、宽敞、明亮。

【实施】 见表1-10。

表1-10 手卫生操作考核评分标准

分值:实操(85%)+主观(15%)

评分类型 M=客观测量 J=主观评价	项目描述	分值	得分
M	操作步骤	85	
M1	护士要求:仪表端庄,服装整洁,无长指甲,去掉手表、饰物,卷袖过肘	4	
M2	检查洗手设备完好,手消毒剂在有效期内	2	
M3	洗手		
M3.1	非手触式打开水龙头,调节合适水流和水温	2	
M3.2	在流动水下使双手充分淋湿	2	
M3.3	用手背按压取适量洗手液,均匀涂抹至整个手掌、手背、手指和指缝	4	
M3.4	按照《医务人员手卫生规范(WS/T 313—2019)》,洗手,认真揉搓至少15s	3	
M3.5	操作步骤:①双手掌心相对,五指并拢相互揉搓;②手心对手背沿指缝相互揉搓,两手交换进行;③掌心相对,双手交叉沿指缝相互揉搓;④弯曲一手手指使关节在另一手掌心旋转揉搓,两手交换进行;⑤一手握另一手大拇指旋转揉搓,两手交换进行;⑥一手五指指尖并拢在另一掌心揉搓,两手交换进行;⑦一手握住另一手腕部回旋式揉搓,两手交换进行	8	
M3.6	非手触式打开水龙头,在流动水下彻底冲洗双手,冲洗时肘部应高于手掌位置,让水从指尖处流下	4	
M3.7	非手触式关闭水龙头,取一次性纸巾(或清洁毛巾)擦干或在干手器下烘干双手	2	
M3.8	注意清洗指甲下的污垢和手部皮肤的皱褶	2	
M4	卫生手消毒		
M4.1	按洗手步骤洗手并保持手的干燥	3	

续表

分值:实操(85%)+主观(15%)			
评分类型 M=客观测量 J=主观评价	项目描述	分值	得分
M4.2	用手背按压取适量手消液,均匀涂抹至整个手掌、手背、手指和指缝	3	
M4.3	按着揉搓洗手的步骤揉搓双手,直至手部干燥	3	
M5	外科冲洗手消毒		
M5.1	取检查清洁指甲,流动水冲洗	3	
M5.2	取适量清洗剂,涂抹双手、前臂和上臂下1/3(肘上10 cm),按照《医务人员手卫生规范(WS/T 313—2019)》,认真洗手,清洗双手时应注意清洁指甲下的污垢和手部皮肤的褶皱处(必要时刷手)	5	
M5.3	流动水冲洗双手、前臂和上臂下1/3,冲洗时指尖向上,水由手部流向肘部	4	
M5.4	取适量清洗剂,涂抹双手、前臂和上臂下1/3(肘上10 cm),按照《医务人员手卫生规范(WS/T 313—2019)》,洗手,并认真揉搓3~5 min	4	
M5.5	在流动水下从指尖到肘部单一方向冲净双手、前臂和上臂下1/3,用经灭菌的布彻底擦干	4	
M6	外科免洗手消毒		
M6.1	按照外科洗手的方法完成外科洗手	3	
M6.2	取适量手消毒剂放置左手掌上,将右手手指尖浸泡在手消毒剂中(≥5 s),将手消毒剂涂抹至右手、前臂直至上臂下1/3	3	
M6.3	将手消毒剂完全覆盖皮肤区域,持续揉搓10~15 s,直至消毒剂干燥	5	
M6.4	取适量手消毒剂于右手掌上,重复M6.2和M6.3的动作	4	
M6.5	取适量手消毒剂放在手腕上,揉搓从手直到手腕	4	
M7	保持合适的洗手姿势,注意节力原则	2	
M8	过程自然流畅,规定时间内完成所有任务	2	
J	主观评价	15	

序号	主观方面	差	一般	良好	优秀	分值
J1	职业素养	0	1	2	3	3
J2	专业素养	0	1	2	3	3

续表

分值:实操(85%)+主观(15%)							
评分类型 M＝客观测量 J＝主观评价	项目描述					分值	得分
序号	主观方面	差	一般	良好	优秀	分值	
J3	沟通能力	0	1	2	3	3	
J4	解决问题能力	0	1	2	3	3	
J5	人文关怀能力	0	1	2	3	3	
总分值							

【评价】

1.手的清洗与卫生手消毒、外科手消毒方法正确,严格按照冲洗原则。

2.符合《医务人员手卫生规范》。

五、要点提示

1.认真清洗指甲、指尖、指缝和指关节等易污染不易清洗的部位。

2.手部不佩戴戒指等饰物。

3.应当使用一次性纸巾或者干净的小毛巾擦干双手,毛巾应当　用　消毒。

4.手未受到患者血液、体液等物质明显污染时,可以使用速干手消毒剂消毒双手代替洗手。

任务十一　无菌技术

一、学习目标

【知识目标】

1.掌握无菌技术的基本概念及操作原则。

2.熟悉无菌持物钳、无菌溶液、无菌包的使用方法和无菌盘的铺法。

3.了解各种无菌物品使用时的注意事项。

【技能目标】

1.能够正确独立地完成无菌技术操作。

2.能初步识别正确与错误的无菌操作。

3.能正确区分无菌区域和非无菌区域、无菌物品与非无菌物品。

【素质目标】

1.具有无菌观念,能明确无菌技术在医疗护理工作中的重要性。

2.工作认真、求实,预防和控制医院感染的发生。

二、任务导入

护士小王在某医院门诊换药室工作,今为一脚部受伤的患者进行伤口换药时,发现伤口部位呈现轻度红肿,有少量脓性分泌物,现需为患者准备无菌换药盘。

三、任务要求

能够说出常用的无菌技术操作有哪几项,熟练掌握无菌技术原则及各项操作流程,完成无菌技术(铺盘等)的实践操作任务。

四、任务实施

【评估】

1.评估操作区域和操作台是否清洁、宽敞、干燥,操作前30 min通风。

2.评估无菌物品灭菌日期、保存情况、存放情况、灭菌是否彻底。

【计划】

1.护士准备 衣帽整洁,修剪指甲,卷袖过肘,洗手,戴口罩。

2.用物准备 治疗盘;无菌包2个:包内分别置无菌巾若干和治疗碗;无菌容器内置无菌持物钳;棉签;碘伏;无菌容器内置无菌持物镊;无菌缸:内置纱布若块;无菌生理盐水;无菌橡胶手套;弯盘2个;储槽:内置一个治疗碗。

3.环境准备 操作区域和操作台清洁、宽敞、干燥,操作前30 min通风,停止清扫,减少人员走动。

【实施】 见表1-11。

表1-11 无菌技术操作考核评分标准

分值:实操(85%)+主观(15%)			
评分类型 M=客观测量 J=主观评价	项目描述	分值	得分
M	操作步骤	85	
M1	护士要求:仪表端庄,服装整洁,无长指甲,洗手,戴口罩	2	
M2	评估环境:操作区域和操作台清洁、宽敞、干燥,操作前30 min通风,停止清扫,减少人员走动	1	

续表

	分值:实操(85%)+主观(15%)		
评分类型 M=客观测量 J=主观评价	项目描述	分值	得分
M3	评估无菌物品,均在有效期,无潮湿、无破损、无漏气,保存完好	2	
M4	检查治疗盘:清洁干燥,在有效期内可以使用	2	
M5	开无菌治疗巾包:检查包布无潮湿、无破损,系带无脱落、无松动,在有效期内,3M胶带变色均匀,可以使用	2	
M6	拇指示指揭开包布外角,再揭开左右两角,检查化学指示卡已变色,打开无菌包时手不触及内面,操作时不跨越无菌区	3	
M7	拿无菌持物钳:检查在有效期内,3M胶带变色均匀,检查化学指示卡已变色,可以使用	2	
M8	用无菌持物钳夹取一块无菌巾放入无菌盘内,操作时不跨越无菌区	2	
M9	包内物品未用完时,将无菌包按原折痕包好,打"一"字结,注明开包日期、时间、开包人的姓名,24 h内有效,要求书写工整	2	
M10	铺无菌盘:①双手捏着无菌巾一边外面两角,轻轻抖开,双折铺于治疗盘内,上下层无菌巾边缘对齐;②用拇指和示指无菌巾开口两角上层外侧面轻轻抖开;③上层扇形3折,开口边向外暴露无菌区	3	
M11	治疗巾内面为无菌区,不可触及衣袖或其他有菌物品	2	
M12	检查储槽:在有效期内,3M胶带变色均匀,检查化学指示卡已变色,侧孔、底孔已闭合,可以使用	2	
M13	用持物钳从储槽内取治疗碗放于无菌盘内,持物钳不可触及储槽内面	2	
M14	开无菌治疗碗包:检查包布无潮湿、无破损,系带无脱落、无松动,在有效期内,3M胶带变色均匀,可以使用	2	
M15	将无菌包托于手上,另一手依次打开四角,检查化学指示卡已变色,用四角把托包之手包裹,稳妥将无菌治疗碗放于无菌盘内	3	
M16	手不可触及无菌包内面,碗与无菌盘不可相碰	2	
M17	检查无菌持物镊:在有效期内,3M胶带变色均匀,检查化学指示卡已变色,可以使用	2	

续表

分值:实操(85%)+主观(15%)			
评分类型 M=客观测量 J=主观评价	项目描述	分值	得分
M18	检查无菌缸:在有效期内,3M胶带变色均匀,检查化学指示卡已变色,可以使用,打开后左手持缸盖,开口朝下平行于桌面	2	
M19	用无菌持物镊夹取纱布放于无菌盘中治疗碗内	2	
M20	倒无菌液体:①检查液体在有效期,瓶身干净,标签完整,字迹清楚,液体名称、浓度符合,检查瓶盖无松动、瓶身无裂痕,对光检查液体无浑浊、沉淀、变色及絮状物;②去瓶盖	4	
M21	检查棉签无漏气,在有效期内,碘伏在有效期内,可以使用	2	
M22	棉签蘸碘伏从标签对侧瓶口开始,旋转消毒瓶口,共消毒2遍	3	
M23	用无菌持物镊从无菌缸内夹取纱布,一手持纱布,用其无菌面包裹瓶盖后打开	2	
M24	手握标签在弯盘处倒少许溶液冲洗瓶口,由原处倒出所需液体于无菌治疗碗内,倒液后塞紧瓶塞	3	
M25	在标签上注明开瓶日期、时间并签全名,书写工整放回原处	2	
M26	铺无菌盘:①双手捏无菌巾外面两角,轻轻抖开后从远侧至近侧平铺于治疗盘上,上下两层边缘对齐;②反折边缘包裹无菌盘;③无菌盘上需注明铺盘日期、名称、铺盘人姓名,有效期4 h,书写工整	4	
M27	戴无菌手套:检查手套,在有效期内,挤压无漏气,检查化学指示卡已变色,手套型号合适	2	
M28	将手套放置于工作台上,两手拇指和示指同时掀起手套开口处,一手持手套反折部分同时取出两只手套	3	
M29	将两手套五指对准,一手捏住手套反折部分,一手对准五指戴上;戴好手套的手插入另一手套反折边内,同法戴好另一只手套	4	
M30	将戴好的手套反折边套在工作衣袖外面,要求完全包裹工作衣袖	3	
M31	双手对合使手套与手更加贴合,检查是否漏气	2	
M32	脱无菌手套:戴手套的手捏住另一手套外面翻转脱下,再将脱下手套的手插入另一手套内捏住内面将其脱下,丢入医疗垃圾桶内	3	
M33	污染面不可碰触皮肤,戴好手套的双手应保持在腰部以上	2	

续表

评分类型 M = 客观测量 J = 主观评价	项目描述			分值	得分
分值:实操(85%)+主观(15%)					
M34	整理用物,按照《医务人员手卫生规范(WS/T 313—2019)》,认真洗手			4	
M35	护士保持合适的身体姿势,注意节力原则			1	
M36	过程自然流畅,规定时间内完成所有任务			1	
J	主观评价			15	
序号	主观方面	差 一般 良好 优秀		分值	
J1	职业素养	0　　1　　2　　3		3	
J2	专业素养	0　　1　　2　　3		3	
J3	沟通能力	0　　1　　2　　3		3	
J4	解决问题能力	0　　1　　2　　3		3	
J5	人文关怀能力	0　　1　　2　　3		3	
总分值					

【评价】

1.铺好的无菌盘边缘及内面无污染。

2.取放无菌持物钳、镊时,未触及容器口边缘,使用时开口端始终向下。

3.包扎无菌包方法正确,松紧适宜,开包日期及时间记录准确。

4.无菌手套未污染。

五、要点提示

1.执行无菌操作时,必须明确物品的无菌区和非无菌区。

2.进行无菌操作时,凡未经消毒的手、臂均不能直接接触无菌物品或跨越无菌区取物。操作者操作时应与无菌区保持一定距离,以免污染无菌区。

3.无菌物品必须保存在无菌包或无菌容器内,不可暴露在空气中过久。无菌包一经打开,凡已取出的无菌物品不可再放回至无菌容器内,超过24 h后必须重新灭菌,不得继续使用。

4.无菌包应按消毒顺序放置,保持清洁干燥,与非无菌物品分开。

(张莉　陈亚静　孙茜宇)

任务十二　穿脱隔离衣

一、学习目标

【知识目标】
1. 掌握隔离原则及穿、隔离衣的目的、操作程序、注意事项。
2. 熟悉常见隔离类型及相应的隔离措施。
3. 了解隔离的种类。

【技能目标】
1. 正确穿、脱隔离衣,且未出现污染情况。
2. 正确进行手消毒,隔离衣未被溅湿。

【素质目标】
1. 将隔离观念及无菌观念贯穿于整个操作过程。
2. 在工作中认真、求实,预防和控制院内感染的发生。

二、任务导入

护士陈某,今天值班期间,接收一位确诊为甲型 H1N1 流感的患者,为其安排单独的病室,并告知患者住院期间不得进入内走廊和医护办公室,可通过床头呼叫器与护士和医生联系。随后,遵医嘱要为患者进行静脉输液治疗。

三、任务要求

根据上述案例,采取正确的防护措施,为患者实施治疗和护理,熟练完成穿脱隔离衣的实践操作任务。

四、任务实施

【评估】
评估患者病情,目前采取的隔离种类,是否符合以下情形之一:
1. 接触确诊的感染性疾病患者,如传染病患者、多重耐药菌感染患者时。
2. 对患者实施保护性隔离时,如为大面积烧伤、骨髓移植等患者进行诊疗、护理时。
3. 可能受到患者血液、体液、分泌物、排泄物喷溅时。

【计划】
1. 护士准备　衣帽整洁,修剪指甲,取下手表、饰物,卷袖过肘,洗手,戴口罩。
2. 用物准备　隔离衣、挂衣架、手消毒用物、污物袋。

3.环境准备 整洁、宽敞。

【实施】 见表1-12。

表1-12 穿脱隔离衣法操作考核评分标准

分值:实操(85%)+主观(15%)

评分类型 M=客观测量 J=主观评价	项目描述	分值	得分
M	操作步骤	85	
M1	护士要求:衣帽整洁,无长指甲,卷袖过肘且无饰品、手表,操作前正确洗手,戴口罩	2	
M2	物品准备:物品准备齐全,摆放合理	2	
M3	评估环境:整洁、宽敞	1	
M4	穿隔离衣法		
M4.1	检查隔离衣的完整和清洁情况,确认长短、型号合适	3	
M4.2	手持衣领取下隔离衣,清洁面向自己,衣领两端向外折齐,露出肩袖内口	4	
M4.3	右手持衣领,左手伸入袖内,右手上拉衣领,将左手露出。换左手持衣领,右手伸入袖内,同法使右手露出。此过程中衣袖未触及面部、衣领	8	
M4.4	两手持衣领,由衣领中央顺着边缘向后,将领带系(扣)好。此过程袖子未触及衣领、帽子、面部和颈部	8	
M4.5	扣好袖口(或系上袖带)	4	
M4.6	逐渐向前拉隔离衣的一边,见到衣边捏住其外边缘,同法捏住另一侧边缘。双手在背后将边缘对齐,向一侧折叠(折叠处不能松散)。一手按住折叠处,另一手将腰带拉至背后,压住折叠处,将腰带在背后交叉,回到前面打一个活结	10	
M5	脱隔离衣法		
M5.1	解开腰带,在前面打一个活结	2	
M5.2	解开袖带并上拉衣袖,拉至肘部后,将部分衣袖塞入工作服袖下,露出双手	8	
M5.3	按照正确的方法消毒双手	8	
M5.4	解开衣领系带(或领扣)	2	

评分类型 M=客观测量 J=主观评价	项目描述		分值	得分
分值:实操(85%)+主观(15%)				
M5.5	(隔离衣不再使用时) 双手持衣领系带,将隔离衣从胸前向下拉,再分别捏住对侧衣领内清洁面下拉,脱去袖子	(隔离衣需继续使用时) 一手伸入对侧衣袖内,拉下衣袖过手,用被衣袖遮住的手拉住另一个衣袖的外侧,将其拉下过手。衣袖遮盖的双手轮换拉对侧衣袖,双臂逐渐退出	8	
M5.6	将隔离衣的污染面向内,衣领及衣边卷至中央,一次性隔离衣投入医疗垃圾袋中,可重复使用的布质隔离衣放入污衣袋内待清洗消毒	双手持衣领,将隔离衣两边对齐,挂在衣钩上;如挂半污染区,则清洁面向外;如挂污染区,则污染面向外	6	
M5.7	按照《医务人员手卫生规范(WS/T 313—2019)》,认真洗手		2	
M6	护士保持合适的身体姿势,注意无菌、隔离原则		5	
M7	过程自然流畅,规定时间内完成所有任务		2	
J	主观评价		15	

序号	主观方面	差	一般	良好	优秀	分值
J1	职业素养	0	1	2	3	3
J2	专业素养	0	1	2	3	3
J3	沟通能力	0	1	2	3	3
J4	解决问题能力	0	1	2	3	3
J5	人文关怀能力	0	1	2	3	3
	总分值					

【评价】
1.隔离观念强,护士、环境、物品无污染。
2.采用正确的方法进行手消毒,冲洗彻底且隔离衣未被溅湿。

五、要点提示

1. 穿隔离衣前,操作所需一切用物应准备齐全。
2. 穿脱隔离衣只能在规定区域进行,穿前检查隔离衣有无潮湿、破损,长短能遮盖工作服。
3. 穿脱隔离衣时避免污染清洁面、衣领、帽子及面部。
4. 隔离衣需要每日更换,如出现潮湿或污染应立即更换,接触不同病种患者时也应更换。
5. 穿好隔离衣后,双臂保持在肩部以下、腰部以上视野范围内,且不得进入清洁区、接触清洁物品。
6. 消毒手时不能沾湿隔离衣,且隔离衣不能触及其他物品。
7. 脱下的隔离衣还需再使用时,如挂在污染区,则污染面向外;挂在半污染区,则清洁面向外。

任务十三 穿脱防护服

一、学习目标

【知识目标】
1. 掌握隔离原则及穿防护服的目的、操作程序、注意事项。
2. 熟悉常见隔离类型及相应的隔离措施。
3. 了解隔离的种类。

【技能目标】
1. 在隔离原则下,正确穿、脱防护服,未出现污染情况。
2. 正确进行手消毒,隔离衣未被溅湿。

【素质目标】
1. 将隔离及无菌观念贯穿于整个操作过程。
2. 在工作中认真、求实,预防和控制院内感染的发生。

二、任务导入

护士陈某,今天值班期间,接住院处通知,即将接收一位新型冠状病毒感染的患者。

三、任务要求

根据上述案例,采取正确的防护措施,为患者进行入院护理,熟练完成穿脱防护服的实践操作任务。

四、任务实施

【评估】

评估患者病情,目前采取的隔离种类,是否符合以下情形之一:

1. 需接触甲类或按甲类传染病管理的传染病患者时。
2. 接触经空气或飞沫传播的传染病患者,可能受到患者血液、体液、分泌物、排泄物喷溅时。

【计划】

1. 护士准备　衣帽整洁,修剪指甲,取下手表,卷袖过肘,洗手,戴口罩。
2. 用物准备　医用防护口罩、护目镜、帽子、手套、胶鞋、鞋套、防护服一件(套)、非触摸式流动洗手设施、医疗垃圾袋(筒)。
3. 环境准备　整洁、宽敞。

【实施】　见表1-13。

表1-13　穿脱防护服操作考核评分标准

分值:实操(85%)+主观(15%)

评分类型 M=客观测量 J=主观评价	项目描述	分值	得分
M	操作步骤	85	
M1	护士要求:衣帽整洁,无长指甲,操作前正确洗手,戴口罩	2	
M2	物品准备:物品准备齐全,摆放合理	2	
M3	评估环境:整洁、宽敞	1	
M4	按照《医务人员手卫生规范(WS/T 313—2019)》,认真洗手	2	
M5	取出口罩,下方系带系于颈后,上方系带系于头顶中部,口罩罩住口、鼻、下巴。双手示指指尖放在鼻夹,根据鼻梁形状塑造鼻夹,并检查密闭性	5	
M6	将帽子由额前向脑后罩于头部,尽量不让头发外露	3	
M7	穿防护服		
M7.1	检查防护服是否干燥、完好、大小合适,确定内面和外面	2	
M7.2	穿下衣	6	
M7.3	穿上衣(衣袖未触及面部)	6	
M7.4	戴帽子,戴N95口罩	4	

第一章 基础护理

续表

分值:实操(85%)+主观(15%)

评分类型 M = 客观测量 J = 主观评价	项目描述	分值	得分
M7.5	拉拉链	2	
M8	戴护目镜,调节舒适度	3	
M9	穿胶鞋,将防护服裤脚罩于胶鞋外面,再穿上鞋套	4	
M10	戴一次性橡胶手套,将防护服袖口罩于手套内,再戴第二层防护手套	5	
M11	脱防护服		
M12	操作完毕后,脱掉第一层手套,抓住护目镜一侧边缘,轻轻摘下,弃入医疗垃圾袋	8	
M12.1	(脱连体防护服)拉开防护服拉链	2	
M12.2	上提帽子使其脱离头部	3	
M12.3	先脱袖子,再由上向下,边脱边卷,污染面向里,全部脱下后卷成包裹状,放入医疗垃圾袋内	10	
M13	脱掉第二层手套,取下口罩,内面朝外,弃入医疗垃圾袋	3	
M14	将帽子内面朝外取下弃入医疗垃圾袋	3	
M15	按照《医务人员手卫生规范(WS/T 313—2019)》,认真洗手	2	
M16	护士保持合适的身体姿势,注意无菌、隔离原则	5	
M17	过程自然流畅,规定时间内完成所有任务	2	
J	主观评价	15	

序号	主观方面	差	一般	良好	优秀	分值
J1	职业素养	0	1	2	3	3
J2	专业素养	0	1	2	3	3
J3	沟通能力	0	1	2	3	3
J4	解决问题能力	0	1	2	3	3
J5	人文关怀能力	0	1	2	3	3
	总分值					

【评价】
1.隔离观念强,护士、环境、物品无污染。
2.采用正确的方法进行手消毒。

五、要点提示

1.穿防护服前,操作所需一切用物应准备齐全。
2.穿脱防护服只能在规定区域进行,穿前检查防护服有无潮湿、破损,长短是否合适。
3.接触多个同类传染病患者时,防护服可连续使用;接触疑似患者时,防护服应每次更换。
4.防护服如有潮湿、破损或污染,应立即更换并做好有效防护消毒。

任务十四　特殊口腔护理

一、学习目标

【知识目标】
1.掌握口腔护理的操作步骤、注意事项、常用溶液及其作用。
2.熟悉口腔卫生保健的知识与技能。
3.了解牙线剔牙法。

【技能目标】
1.正确按照操作步骤实施口腔护理,擦洗时无口腔黏膜损伤。
2.动作轻巧且操作规范。

【素质目标】
1.在工作中态度严谨求实,有爱伤观念,确保患者安全。
2.具有良好的沟通能力、综合分析问题及处理问题的能力。
3.尊重、关爱患者。

二、任务导入

患者,女,67岁。7日前因在晨练的时候突然昏倒、神志不清而进入当地卫生院就诊,入院诊断为脑栓塞,患者左侧肢体偏瘫,生活不能自理。后转院至省级医院,入院体检:左侧肢体活动不便,右侧肢体活动正常,口腔无活动性义齿,但散发出较重异味。日常与人沟通交流正常,无法独立进行进食、穿衣、上下床、如厕等,需要护士协助。

三、任务要求

根据上述案例,确定患者目前存在口腔问题,制订可行的口腔护理计划,并根据计划完成特殊口腔护理的实践操作任务。

四、任务实施

【评估】
1. 评估患者病情及自理能力。
2. 评估患者的心理反应及合作程度。
3. 评估患者口腔状况包括口唇、口腔黏膜、牙龈、牙齿、舌、腭、唾液及口腔气味等。

【计划】
1. 患者准备　了解口腔护理的目的、方法、注意事项及配合要点;取舒适卧位。
2. 护士准备　衣帽整齐,洗手,戴口罩。
3. 用物准备

(1)治疗车上层:治疗盘内放口腔护理包、水杯(内盛漱口溶液)、吸水管、棉签、手电筒、纱布数块、治疗巾及口腔护理液。治疗盘外备手消毒液。必要时备开口器和口腔外用药。

(2)治疗车下层:生活垃圾桶、医疗垃圾桶。

4. 环境准备　整洁、安静、舒适、安全,光线充足或有足够的照明。

【实施】　见表1-14。

表1-14　特殊口腔护理操作考核评分标准

评分类型 M=客观测量 J=主观评价	项目描述	分值	得分
分值:实操(85%)+主观(15%)			
M	操作步骤	85	
M1	护士要求:衣帽整洁,无长指甲,操作前正确洗手,戴口罩	2	
M2	物品准备:物品齐全,摆放合理	2	
M3	评估环境:整洁、宽敞、光线充足	1	
M4	沟通:自我介绍,问候患者;使用姓名和腕带来核对患者身份;解释来访目的,征得患者同意后,方可实施护理;询问患者有无其他需求(如厕等)	4	
M5	协助患者侧卧或仰卧、半坐位,头偏向护士一侧	3	
M6	将治疗巾铺于患者下颌及胸前,弯盘置于口角旁。倒漱口水,湿润棉球并清点数量	5	
M7	湿润患者口唇	2	

续表

分值:实操(85%)+主观(15%)				
评分类型 M=客观测量 J=主观评价	项目描述	分值	得分
M8	嘱患者张口,一手持压舌板,一手持手电筒,观察患者口腔情况	2	
M9	协助患者漱口(昏迷患者省略此步骤)	2	
M10	按顺序擦拭口腔		
M10.1	用弯止血钳夹取含有口腔护理液的棉球,拧干(不滴水为宜)	5	
M10.2	嘱患者咬合上、下齿,用压舌板撑开左侧颊部,纵向擦洗牙齿左外侧面,由臼齿洗向门齿。同法擦洗牙齿右外侧面	8	
M10.3	嘱患者张开上、下齿,擦洗牙齿左上内侧面、左上咬合面、左下内侧面、左下咬合面、弧形擦洗左侧颊部。同法擦洗右侧牙齿(擦洗动作轻柔,全程密切观察患者有无不适反应)	15	
M10.4	由内向外横向擦洗上颚、舌面及舌下,不要触及咽部,以免引起恶心	6	
M10.5	擦洗完毕,再次清点棉球数量,确保无棉球遗漏在口腔	5	
M11	协助患者漱口,纱布擦净口唇	2	
M12	再次评估患者口腔情况	2	
M13	口唇涂液状石蜡油或润唇膏,酌情按需涂药	2	
M14	撤去用物,协助患者取舒适卧位	3	
M15	正确处理垃圾,整理用物	2	
M16	按照《医务人员手卫生规范(WS/T 313—2019)》,认真洗手	2	
M17	记录(包含患者主要问题、干预措施、重要数值及效果)	4	
M18	操作过程中保持合适的身体姿势,注意节力原则	3	
M19	过程自然流畅,规定时间内完成所有任务	3	
J	主观评价	15	

序号	主观方面	差	一般	良好	优秀	分值
J1	职业素养	0	1	2	3	3
J2	专业素养	0	1	2	3	3
J3	沟通能力	0	1	2	3	3

分值:实操(85%)+主观(15%)						
评分类型 M=客观测量 J=主观评价	项目描述				分值	得分
序号	主观方面	差	一般	良好	优秀	分值
J4	解决问题能力	0	1	2	3	3
J5	人文关怀能力	0	1	2	3	3
总分值						

【评价】

1.患者感觉口腔清洁、舒适;擦洗时无口腔黏膜损伤。

2.操作规范,动作轻巧。

3.护患沟通有效,患者能主动配合,同时获得口腔卫生保健的知识与技能。

五、要点提示

1.昏迷患者不可漱口,使用开口器时应从臼齿处放入,牙关紧闭者不可暴力开口。

2.擦洗时动作要轻,以免损伤口腔黏膜,特别是凝血功能较差的患者尤其需要注意。

3.擦拭的棉球不应过湿,防止溶液渗出吸入呼吸道。

4.血管钳夹紧棉球,且一次只能夹取一个,完成操作后清点棉球数量防止遗留在患者口腔内。

5.长期应用抗生素患者,观察口腔黏膜有无真菌感染。

6.取下的活动义齿应用牙刷刷干净,用冷水冲洗干净,待操作结束后给患者戴上。暂时不用的义齿,可浸于冷水中备用,每天更换一次清水。

7.不可将义齿浸于热水或乙醇中,以防义齿变色、变形及老化。

8.传染病患者用物按传染病原则处理。

任务十五 床上梳发

一、学习目标

【知识目标】

1.掌握床上梳发的操作步骤、注意事项。

2.熟悉头发、头皮保健的知识与技能。
3.了解相关疾病或治疗妨碍患者头发清洁的因素。
【技能目标】
1.正确按照操作步骤为患者梳发。
2.方法正确，动作轻柔。
【素质目标】
1.在工作中态度严谨求实，有爱伤观念，确保患者安全。
2.具有良好的沟通能力、综合分析问题及处理问题的能力。
3.尊重、关爱患者。

二、任务导入

患者，女，67岁。7日前因在晨练的时候突然昏倒、神志不清而进入当地卫生院就诊，入院诊断为脑栓塞，患者左侧肢体偏瘫，生活不能自理。后转院至省级医院，入院体检：左侧肢体活动不便，右侧肢体活动正常，日常与人沟通交流正常，无法独立进行洗漱、进食、穿衣、上下床、如厕等。现因头发打结不易梳通，需要护士协助梳发。

三、任务要求

根据上述案例，确定患者目前存在的主要头发问题，制订可行的头发护理计划，并根据计划完成床上梳发的实践操作任务。

四、任务实施

【评估】
1.评估患者年龄、病情、意识、自理能力；日常梳洗习惯。
2.评估患者的自理能力及配合程度。
3.评估患者头发状况包括头发的分布、长度、颜色、韧性和脆性及清洁情况等，头皮有无抓痕、擦伤及皮疹等，有无头屑，有无虮虱。
【计划】
1.患者准备　明确操作目的，了解操作过程，能配合取适合体位。
2.护士准备　衣帽整齐，修剪指甲，洗手，必要时戴口罩。
3.用物准备
(1)治疗车上层：治疗盘内备梳子、治疗巾、纸袋。必要时备发夹、橡皮圈、30%乙醇。治疗盘外备手消毒液。
(2)治疗车下层：生活垃圾桶、医疗垃圾桶。
4.环境准备　宽敞，光线充足或有足够的照明。

【实施】 见表1-15。

表1-15 床上梳发操作考核评分标准

评分类型 M=客观测量 J=主观评价	项目描述	分值	得分
分值:实操(85%)+主观(15%)			
M	操作步骤	85	
M1	护士要求:衣帽整洁,无长指甲,操作前正确洗手,戴口罩	4	
M2	物品准备:物品齐全,摆放合理	4	
M3	评估环境:整洁、宽敞、光线充足	2	
M4	沟通:问候患者,自我介绍;使用姓名和腕带来核对患者身份;解释来访目的,征得患者同意后,方可实施护理;询问患者有无其他需求(如厕等)	8	
M5	根据病情协助患者取合适体位(平卧、坐位或半坐卧位)	5	
M6	将治疗巾铺于枕头上或围于患者的颈部	6	
M7	把患者头发从中间分成两股,一手握住一股头发,一手持梳子,由发根梳同发梢;遇到打结不易梳理时,用30%乙醇湿润后,再小心梳顺,避免强行梳拉	16	
M8	根据患者的喜好,将长发编辫或扎成束	10	
M9	将脱落的头发置于纸袋中,丢入生活垃圾桶内,撤去治疗巾,协助患者取舒适卧位	10	
M10	按照《医务人员手卫生规范(WS/T 313—2019)》,认真洗手	6	
M11	记录(包含患者主要问题、干预措施、重要数值及效果)	7	
M12	操作过程中保持合适的身体姿势,注意节力原则	7	
J	主观评价	15	

序号	主观方面	差	一般	良好	优秀	分值
J1	职业素养	0	1	2	3	3
J2	专业素养	0	1	2	3	3
J3	沟通能力	0	1	2	3	3

续表

分值:实操(85%)+主观(15%)

评分类型 M=客观测量 J=主观评价	项目描述					分值	得分
序号	主观方面	差	一般	良好	优秀	分值	
J4	解决问题能力	0	1	2	3	3	
J5	人文关怀能力	0	1	2	3	3	
总分值							

【评价】

1.患者感觉清洁、舒适,自尊得到保护。

2.操作方法正确有效,动作轻巧。

3.护患沟通有效,患者能主动配合,同时获得头发护理的知识与技能。

五、要点提示

1.为患者进行头发护理时,注意个人喜好,尊重患者习惯。

2.对于将头发编成辫的患者,每天至少将发辫松开一次,梳理后再编好。

3.头发梳理过程中,可用指腹按摩头皮,促进头部血液循环。

任务十六 床上洗发

一、学习目标

【知识目标】

1.掌握床上洗发的操作步骤、注意事项。

2.熟悉头发、头皮保健的知识与技能。

3.了解相关疾病或治疗妨碍患者头发清洁的因素。

【技能目标】

1.按照正确操作步骤为患者洗发。

2.方法正确,动作轻柔。

【素质目标】

1.在工作中态度严谨求实,有爱伤观念,确保患者安全。

2.具有良好的沟通能力、综合分析问题及处理问题的能力。

3.尊重、关爱患者。

二、任务导入

患者,女,67岁。7日前因在晨练的时候突然昏倒、神志不清而进入当地卫生院就诊,入院诊断为脑栓塞,患者左侧肢体偏瘫,生活不能自理。后转院至省级医院,入院体检:左侧肢体活动不便,右侧肢体活动正常。日常与人沟通交流正常,无法独立进行洗漱、进食、穿衣、上下床、如厕等,需要护士协助。入院第3天,巡视病房时,发现患者头发油腻、蓬乱,而且一直抓挠不停,自诉头皮瘙痒难耐,且头屑比较严重。

三、任务要求

根据上述案例,确定患者目前存在的主要头发问题,制订可行的洗发护理计划,并根据计划完成床上洗发的实践操作任务。

四、任务实施

【评估】

1.评估患者年龄、病情、洗发习惯和自理能力、个人卫生习惯。

2.评估患者的心理反应、合作程度。

3.评估患者头发状况:观察患者头发的分布、光泽、清洁状况等,头皮有无损伤、瘙痒、感染等。

【计划】

1.患者准备　明确操作目的,了解操作过程,能配合取适合卧位。

2.护士准备　衣帽整齐,修剪指甲,洗手,戴口罩。

3.用物准备

(1)治疗车上层:治疗盘内:橡胶单、浴巾、毛巾、别针、眼罩或纱布、耳塞或棉球、量杯、洗发液、梳子。治疗盘外:洗头器、水壶(内盛40 ℃热水)、脸盆或污水桶、手消毒液、电吹风。

(2)治疗车下层:生活垃圾桶、医疗垃圾桶。

4.环境准备　室内安静、光线充足,调节室温,酌情关闭门窗,必要时设置遮挡。

【实施】 见表1-16。

表1-16 床上洗发操作考核评分标准

分值:实操(85%)+主观(15%)

评分类型 M=客观测量 J=主观评价	项目描述	分值	得分
M	操作步骤	85	
M1	护士要求:衣帽整洁,无长指甲,操作前正确洗手,戴口罩	4	
M2	物品准备:物品齐全,摆放合理	4	
M3	评估环境:宽敞、光线充足、温度适宜	2	
M4	沟通:问候患者,自我介绍;使用姓名和腕带来核对患者身份;解释来访目的,征得患者同意后,方可实施护理;询问患者有无其他需求(如厕等)	5	
M5	松开患者衣领向内折,毛巾围于颈下,别针固定	3	
M6	将橡胶单和浴巾铺于枕头上,保护床上用品不被沾湿	4	
M7	①洗头盆洗发:移枕至床旁,将洗头盆置于患者头颈下(洗头盆位于枕头位置),患者颈部枕于洗头盆的突起部位,头部置于洗头盆内 ②洗头车洗发:将洗头车置于床头侧边,协助患者斜角仰卧或侧卧,头部枕于洗头车的头托上,将接水盘置于患者头下	5	
M8	用棉球或耳塞塞好双耳,用纱布或眼罩遮盖双眼	5	
M9	先取少许热水放于患者头部试温后,充分润湿头发,取适量洗发液均匀涂抹于头发上,由发际至脑后部反复揉搓,用指腹轻轻按摩头皮	15	
M10	温水冲洗干净泡沫及残留的洗发液	6	
M11	解下颈部毛巾,擦去头发水分。取下眼罩和耳内棉球或耳塞。用毛巾包裹患者头发,擦干面部	5	
M12	撤去洗发用物,协助患者取舒适体位	4	
M13	解下包头毛巾,浴巾擦干头发,用风筒将头发彻底吹干,梳理整齐	6	
M14	协助患者取舒适卧位,整理床单位	4	
M15	按照《医务人员手卫生规范(WS/T 313—2019)》,认真洗手	4	
M16	记录(包含患者主要问题、干预措施、重要数值及效果)	4	

续表

评分类型 M = 客观测量 J = 主观评价	项目描述				分值	得分
分值:实操(85%)+主观(15%)						
M17	操作过程中保持合适的身体姿势,注意节力原则				5	
J	主观评价				15	
序号	主观方面	差	一般	良好	优秀	分值
J1	职业素养	0	1	2	3	3
J2	专业素养	0	1	2	3	3
J3	沟通能力	0	1	2	3	3
J4	解决问题能力	0	1	2	3	3
J5	人文关怀能力	0	1	2	3	3
总分值						

【评价】

1.患者感觉清洁、舒适、心情愉快。

2.操作时动作轻柔,无损伤患者头皮。

3.护患沟通有效,患者及家属同时获得头发卫生保健的知识与技能。

五、要点提示

1.操作过程中,观察患者病情变化,如出现面色、呼吸、脉搏等异常,应立即停止操作,酌情通知医生。

2.病情危重和身体特别虚弱的患者不宜洗发。

3.操作时间不宜过长,以免引起患者头部充血、疲劳,造成患者不适。

4.注意调节水温、室温,并注意保暖,及时为患者擦干头发,避免着凉。

5.操作过程中保持患者舒适体位,保护伤口和各种管道,并防止污水溅入患者眼睛、耳朵,避免沾湿衣物及床上用品。

6.操作过程中利用人体力学原理,身体尽量靠近床边和患者,节力省力。

任务十七　床上擦浴

一、学习目标

【知识目标】
1. 掌握床上擦浴的操作步骤、注意事项。
2. 熟悉皮肤保健的知识与技能。
3. 了解相关疾病或治疗妨碍患者皮肤清洁的因素。

【技能目标】
1. 按照正确操作步骤为患者擦浴。
2. 方法正确,动作轻柔。

【素质目标】
1. 在工作中态度严谨求实,有爱伤观念,确保患者安全。
2. 具有良好的沟通能力、综合分析问题及处理问题的能力。
3. 尊重、关爱患者。

二、任务导入

患者,女,67岁。7日前因在晨练的时候突然昏倒、神志不清而进入当地卫生院就诊,入院诊断为脑栓塞,患者左侧肢体偏瘫,生活不能自理。后转院至省级医院,入院体检:左侧肢体活动不便,右侧肢体活动正常。日常与人沟通交流正常,无法独立进行洗漱、进食、穿衣、上下床、如厕等,需要护士协助。经过住院治疗,患者病情好转,日常积极配合进行肢体康复锻炼,天气逐渐炎热,患者锻炼后出汗,加之患者本身体重较重且活动受限,需要进一步加强皮肤护理。

三、任务要求

根据上述案例,确定患者目前存在的主要皮肤问题,制订可行的床上擦浴护理计划,并根据计划完成床上擦浴的实践操作任务。

四、任务实施

【评估】
1. 评估患者年龄、病情、个人沐浴习惯及自理程度。
2. 评估患者的心理反应、合作程度。
3. 评估患者的皮肤状况,如完整性、肤色、温度、弹性、感觉、清洁度等。

【计划】

1.患者准备　明确床上擦浴的目的,了解操作过程及配合要点。

2.护士准备　衣帽整齐,修剪指甲,洗手,戴口罩。

3.用物准备

(1)治疗车上层:两条浴巾、两条毛巾、浴液、小剪刀、梳子、浴毯、按摩油/乳/膏、护肤品、两个脸盆、清洁衣裤和被服、手消毒液。

(2)治疗车下层:两个水桶、便盆、生活垃圾桶、医疗垃圾桶。

4.环境准备　调节室温在22 ℃以上,关闭门窗,拉上窗帘或使用屏风遮挡。

【实施】　见表1-17。

表1-17　床上擦浴操作考核评分标准

分值:实操(85%)+主观(15%)

评分类型 M=客观测量 J=主观评价	项目描述	分值	得分
M	操作步骤	85	
M1	护士要求:衣帽整洁,无长指甲,操作前正确洗手,戴口罩	2	
M2	物品准备:物品齐全,摆放合理	2	
M3	评估环境:宽敞、光线充足,室温调至22~26 ℃	1	
M4	沟通:问候患者,自我介绍;使用床头卡和腕带来核对患者身份;解释来访目的,征得患者同意后,方可实施护理;询问患者有无其他需求(如厕等)	3	
M5	关闭门窗,屏风遮挡,保护患者隐私	3	
M6	协助患者移近护士,取舒适体位,并保持身体平衡	1	
M7	松开盖被并移至床尾,为患者盖上浴毯	1	
M8	将脸盆和肥皂放于床旁桌上,倒入适量温水	2	
M9	将一条浴巾铺于患者枕上,另一条浴巾盖于患者胸部,将毛巾叠成手套状,在温水中彻底浸湿	2	
M10	擦拭患者眼部,由内眦至外眦,用毛巾不同部位轻轻擦干眼部。再洗净和擦干前额、面颊、鼻翼、耳后、下颌直至颈部	4	
M11	先脱健侧,再脱患侧,将患者上衣褪去,盖好浴毯	4	
M12	移去近侧上肢浴毯,其下纵向铺上浴巾,先用涂有浴液的小毛巾由远心端向近心端擦洗,外展手臂擦洗腋下;再用湿毛巾拭去浴液,直至擦干净为止,最后用浴巾边按摩边擦干	7	

续表

分值:实操(85%)+主观(15%)			
评分类型 M=客观测量 J=主观评价	项目描述	分值	得分
M13	同法擦另一侧	7	
M14	浴巾对折放床边,将脸盆放于浴巾上,协助患者将双手浸泡于脸盆内,洗净并擦干,根据情况修剪指甲	3	
M15	更换盆中温水,将浴巾铺于患者胸腹部,另一条纵向盖于患者胸、腹部,浴毯向下折叠于会阴部。护士一手掀起浴巾,一手擦洗患者胸部,擦洗乳房时环形用力,乳房下褶皱处擦拭干净;擦至腹部时以肚脐为中心,顺结肠走向擦拭。彻底擦干胸、腹部皮肤	6	
M16	拉起对侧床档,协助患者翻身侧卧,背对护士,将浴巾铺于患者身下,浴毯盖于肩部和腿部,依次擦拭后颈→背部→臀部	6	
M17	协助患者换上清洁上衣,先穿患肢,后穿健肢,并协助患者平卧	3	
M18	更换盆中温水,脱下患者裤子,并用浴毯覆盖,将浴巾铺于擦洗部位下面,露出近侧下肢,依次擦洗踝部、膝关节、大腿,着重擦净腹股沟	7	
M19	同法擦另一侧	7	
M20	将盆移至患者足下,盆下先铺好浴巾,协助患者屈膝,将双脚移入盆内,洗净足部及脚趾	3	
M21	移去盆,两脚下放浴巾,擦干,酌情涂抹润肤露	1	
M22	换水、盆和毛巾,盖好上下肢,只暴露会阴部,协助患者清洗会阴部	3	
M23	协助患者穿好清洁的裤子,为患者整理头发,取舒适体位	2	
M24	按照《医务人员手卫生规范(WS/T 313—2019)》,认真洗手	2	
M25	整理床单,必要时更换床单,清理用物	2	
M26	操作过程中保持合适的身体姿势,注意节力原则	1	
J	主观评价	15	

序号	主观方面	差	一般	良好	优秀	分值	
J1	职业素养	0	1	2	3	3	
J2	专业素养	0	1	2	3	3	
J3	沟通能力	0	1	2	3	3	

续表

分值:实操(85%)+主观(15%)							
评分类型 M=客观测量 J=主观评价	项目描述						分值	得分
序号	主观方面	差	一般	良好	优秀	分值	
J4	解决问题能力	0	1	2	3	3	
J5	人文关怀能力	0	1	2	3	3	
总分值								

【评价】

1.患者感觉清洁、舒适、心情愉快,无不良反应。

2.操作时动作轻巧,患者安全,能够及时处理异常情况。

3.护患沟通有效,取得患者信任,家属及患者获得皮肤卫生保健的知识与技能。

五、要点提示

1.擦浴时应注意患者保暖,控制室温,随时调节水温,及时为患者盖好浴毯。天冷时可在盖被内操作,操作后根据情况更换棉被。

2.操作时动作敏捷、轻柔,减少翻动次数。通常于15~30 min内完成擦浴。

3.擦浴过程中注意观察患者病情变化及皮肤情况,如出现寒战、面色苍白、脉速等情况,应立即停止操作,并给予恰当处理。

4.操作过程中注意保护患者隐私,避免身体不必要的暴露。

5.操作过程中保持患者舒适体位,保护伤口和各种管道,避免伤口受压、引流管打折或扭曲脱落。

6.操作过程中利用人体力学原理,两脚分开,降低身体重心,避免引起过度疲劳。

任务十八　会阴部护理

一、学习目标

【知识目标】

1.掌握会阴部护理的操作步骤、注意事项。

2.熟悉预防泌尿系统感染的知识与技能。

3.了解相关疾病或治疗妨碍患者皮肤清洁的因素。

【技能目标】

1.正确按照操作步骤为患者进行会阴部护理。

2.方法正确,动作轻柔。

【素质目标】

1.在工作中态度严谨求实,有爱伤观念,保护患者隐私。

2.具有良好的沟通能力、综合分析问题及处理问题的能力。

3.尊重、关爱患者。

二、任务导入

患者,女,59岁。自述一个半月前开始反复出现肉眼血尿,近半个月加重,且出现尿频、尿急、尿痛等排尿刺激症状。入院后,在全麻下行"经尿道膀胱肿瘤切除术+膀胱灌注"治疗。术后第2天,患者自主卧位,意识清醒,留置三腔气囊导尿管持续膀胱冲洗,尿管固定良好,引流通畅,引流液色深,尚清亮,未诉不适,暂未进食。为保持会阴部皮肤清洁、干燥,遵医嘱给予会阴部护理,预防泌尿系统感染。

三、任务要求

根据上述案例,按照医嘱要求,完成会阴部护理的实践操作任务。

四、任务实施

【评估】

1.评估患者年龄、病情、意识、心理状态、合作程度。

2.评估留置导尿管的情况及会阴部清洁程度。

【计划】

1.患者准备　明确会阴护理的目的,了解操作过程及配合要点。

2.护士准备　衣帽整齐,修剪指甲,洗手,戴口罩。

3.用物准备

(1)治疗车上层:治疗盘内备毛巾、浴巾、清洁棉球、无菌溶液、镊子、大量杯、一次性手套、卫生纸。治疗盘外放橡胶单、中单、手消毒液、水壶(内盛50~52 ℃温水)。

(2)治疗车下层:便盆、生活垃圾桶、医疗垃圾桶。

4.环境准备　调节室温,使用屏风遮挡患者。

【实施】 见表1-18。

表1-18 会阴部护理操作考核评分标准

分值:实操(85%)+主观(15%)

评分类型 M=客观测量 J=主观评价	项目描述	分值	得分
M	操作步骤	85	
M1	护士要求:衣帽整洁,无长指甲,操作前正确洗手,戴口罩	2	
M2	物品准备:物品齐全,摆放合理	4	
M3	评估环境:宽敞、光线充足,室温调至22~26 ℃	1	
M4	沟通:问候患者,自我介绍;使用姓名和腕带来核对患者身份;解释来访目的,征得患者同意后,方可实施护理;询问患者有无其他需求(如厕等)	4	
M5	关闭门窗,屏风遮挡,保护患者隐私	4	
M6	在盖被下协助患者褪去裤子,将橡胶单、中单铺于患者臀下。将盖被折于会阴部以下,用浴巾盖住患者胸腹及会阴部	5	
M7	脸盆放温水,并将其和卫生纸放于床旁桌上,毛巾放于盆内,并戴好一次性手套	3	
M8	协助患者取仰卧屈膝外展位,将浴巾反折暴露会阴部,清洗并擦干两侧大腿的上部	3	
M9	一手合上阴唇,另一手擦洗阴唇外黏膜部分和皮肤褶皱处,从会阴部向肛门方向擦洗	8	
M10	一手分开阴唇,暴露尿道口和阴道口。另一手从会阴部向肛门方向轻轻擦洗各个部位,彻底擦净阴唇、阴蒂及阴道口周围部分	8	
M11	置便盆于患者臀下	2	
M12	一手持装有温水的大量杯,一手持夹有棉球的大镊子,边用温水冲洗边擦洗会阴部。从会阴部冲洗至肛门部,冲洗后,将会阴部彻底擦干	10	
M13	撤去便盆后,协助患者放平双腿,取舒适卧位	4	
M14	将浴巾翻下,覆盖会阴部;协助患者侧卧	4	
M15	擦洗肛周及肛门部位	3	

续表

分值:实操(85%)+主观(15%)					
评分类型 M=客观测量 J=主观评价	项目描述			分值	得分
M16	脱手套,撤去浴巾,撤出橡胶单及中单				5	
M17	协助患者穿好衣裤,取舒适卧位,整理床单位				4	
M18	整理用物				3	
M19	按照《医务人员手卫生规范(WS/T 313—2019)》,认真洗手				2	
M20	记录(至少包含患者主要问题、干预措施、重要数值及效果)				4	
M21	操作过程中保持合适的身体姿势,注意节力原则				2	
J	主观评价					15
序号	主观方面	差	一般	良好	优秀	分值
J1	职业素养	0	1	2	3	3
J2	专业素养	0	1	2	3	3
J3	沟通能力	0	1	2	3	3
J4	解决问题能力	0	1	2	3	3
J5	人文关怀能力	0	1	2	3	3
总分值					

【评价】

1.患者感觉会阴部清洁、舒适,无不良反应。

2.操作时动作轻巧,减少暴露,保护患者隐私。

3.护患沟通有效,取得患者信任,家属及患者获得会阴部清洁的知识与技能。

五、要点提示

1.进行会阴部擦洗时,每擦洗一个部位需更换毛巾部位。如用棉球擦洗,每擦洗一处更换一个棉球。

2.擦洗时动作轻稳,并按照从污染最小部位至污染最大部位的顺序进行,避免交叉感染。

3.运用人体力学原则,注意节省时间和体力。

4.操作中减少暴露,注意患者保暖,并保护患者隐私。

5.留置尿管者,要注意做好尿管的清洁与护理。注意:①清洁尿道口及尿管周围,擦洗顺序由尿道口向远端一侧擦洗尿管的对侧→上方→近侧→下方;②检查留置尿管及尿袋开始使用的时间;③操作过程中尿管置于患者腿下并妥善固定;④操作后注意导尿管是否通畅,避免脱落或反折等。

6.操作过程中注意观察会阴部黏膜情况,如发现异常,及时向医生汇报,并配合处理。

任务十九　预防压疮的护理

一、学习目标

【知识目标】

1.掌握预防压疮的护理操作步骤、注意事项。

2.熟悉压疮的知识与技能。

3.了解相关临床压疮护理的新进展。

【技能目标】

1.正确按照操作步骤为患者进行预防压疮的护理。

2.方法正确,动作轻柔。

【素质目标】

1.在工作中态度严谨求实,有爱伤观念,确保患者安全。

2.具有良好的沟通能力、综合分析问题及处理问题的能力。

3.尊重、关爱患者。

二、任务导入

王阿姨,76岁,因摔伤致右侧髋关节肿痛伴活动受限2天入院。患者2天前在院子里活动时不慎摔倒,右侧髋部着地,当时感到右髋部疼痛,伴局部肿胀,不能站立行走。后由家人将患者送至医院,入院后行右髋关节X线检查,提示"右股骨颈骨折"。入院后持续右下肢皮牵引,第3天在全麻下行右侧人工股骨头置换术。术后卧床休息,患者诉手术部位疼痛,但拒绝使用止痛药,且不配合翻身。术后第2天责任护士发现患者骶尾部皮肤有压红。

三、任务要求

根据上述案例,确定患者目前存在的主要皮肤问题,制订可行的预防压疮护理计划,并根据计划完成预防压疮的护理实践操作任务。

四、任务实施

【评估】

1. 评估患者年龄、体重、营养状况、意识及合作程度。
2. 评估患者的病情及对皮肤的影响,特别是骨折的部位及术后所需采取的卧位。
3. 仔细检查患者骶尾部、枕骨粗隆、肩胛部、肘部等骨隆突部位受压情况。

【计划】

1. 患者准备　舒适体位,右下肢外展中立位。
2. 护士准备　衣帽整齐,洗手,戴口罩。
3. 用物准备　体位变更卡、清洁皮肤及按摩所需用物。
4. 环境准备　整洁、安全,光线充足,温湿度适宜。

【实施】　见表1-19。

表1-19　预防压疮的护理操作考核评分标准

分值:实操(85%)+主观(15%)

评分类型 M=客观测量 J=主观评价	项目描述	分值	得分
M	操作步骤	85	
M1	护士要求:衣帽整洁,无长指甲,操作前正确洗手,戴口罩	2	
M2	物品准备:物品齐全,摆放合理	2	
M3	评估环境:宽敞、光线充足,室温调至22~26 ℃	1	
M4	沟通:确认患者,自我介绍;使用床头卡和腕带来核对患者身份;解释来访目的,征得患者同意后,方可实施护理;询问患者有无其他需求(如厕等)	4	
M5	减轻局部受压		
M5.1	被动变换患者体位,患者右侧股骨颈骨折,可采用仰卧位和侧卧位交替进行,每1~2 h变换一次,填写体位变更卡	6	
M5.2	若发现受压部位皮肤在解除压力30 min后,红色压痕不能消退,则缩短变更体位的时间	5	
M5.3	骨隆突部位使用透明贴或减压贴等减压敷料进行局部皮肤的保护	6	

续表

评分类型 M = 客观测量 J = 主观评价	项目描述	分值	得分
	分值:实操(85%)+主观(15%)		
M6	协助功能锻炼		
M6.1	协助患者在床上进行单桥运动,嘱患者健侧肢体的足底踏在床面上,健侧肢体做屈膝屈髋,患侧腿伸直,然后伸髋、抬臀,用力使臀部抬离床面,并保持10~15 s	10	
M6.2	持续训练2~3 min,每小时1~2次	4	
M7	保护局部皮肤		
M7.1	保持床单位清洁、干燥,床面平整无褶皱	4	
M7.2	温水擦拭皮肤,使受压皮肤清洁干燥	4	
M7.3	骶尾部皮肤涂抹保护膜	3	
M8	按摩受压皮肤		
M8.1	洗净并擦干双手,沾少许按摩油或按摩膏	3	
M8.2	用双手掌的大小鱼际紧贴受压部位皮肤,稍施加压力,均匀地向心方向环形按摩,由轻到重,再由重到轻	8	
M8.3	持续按摩3~5 min	5	
M8.4	按摩完毕,用毛巾将多余的按摩油或按摩膏拭去,并清洁皮肤	3	
M9	协助患者整理衣物并取舒适体位	3	
M10	指导患者加强营养,少食多餐,尽量摄入高热量、高蛋白、高纤维素及高维生素饮食	4	
M11	整理床单,清理用物,必要时更换床单	2	
M12	记录(至少包含患者主要问题、干预措施、重要数值及效果)	4	
M13	操作过程中保持合适的身体姿势,注意节力原则	2	
J	主观评价	15	

序号	主观方面	差	一般	良好	优秀	分值	
J1	职业素养	0	1	2	3	3	
J2	专业素养	0	1	2	3	3	

续表

分值:实操(85%)+主观(15%)							
评分类型 M=客观测量 J=主观评价	项目描述						分值	得分
序号	主观方面	差	一般	良好	优秀	分值	
J3	沟通能力	0	1	2	3	3	
J4	解决问题能力	0	1	2	3	3	
J5	人文关怀能力	0	1	2	3	3	
总分值								

【评价】

1.患者感觉安全、舒适。

2.操作时动作轻稳、节力,能够及时处理异常情况。

3.护患沟通有效,取得患者信任,家属及患者获得皮肤护理的相关知识与技能。

五、要点提示

1.进行皮肤清洁时,避免使用肥皂或含乙醇的用品,以免引起皮肤干燥或碱性物质残留刺激皮肤,可适当使用润肤品。

2.进行单桥锻炼及按摩等操作时,注意保护患者,防止坠床等意外的发生。

3.在按摩皮肤时,应用手掌大小鱼际部分紧贴皮肤进行,按摩力度大小应足够刺激肌肉组织为宜。

4.若皮肤出现局部压疮的早期症状,则受损部位禁止按摩;可在受损部位外周用大拇指指腹进行环状向外按摩。

任务二十　卧有患者床更换床单法

一、学习目标

【知识目标】

1.掌握卧有患者床更换床单法的操作步骤、注意事项。

2.熟悉皮肤保健的知识与技能。

3.了解相关疾病或治疗影响床单位清洁的因素。

【技能目标】
1.正确按照操作步骤为患者整理床单位并更换床上用物。
2.方法正确,动作轻柔。
【素质目标】
1.在工作中态度严谨求实,有爱伤观念,确保患者安全。
2.具有良好的沟通能力、综合分析问题及处理问题的能力。
3.尊重、关爱患者。

二、任务导入

患者,男性,53岁。因头痛、恶心、呕吐3 h,意识障碍2 h入院。患者3 h前与人发生争执,情绪激动,在发生肢体冲突时,突然出现剧烈头痛,伴恶心、呕吐,随后出现意识障碍,无肢体抽搐、大小便失禁。经急诊进行紧急降颅压处理后转至神经内科继续保守治疗。目前患者意识清,生命体征平稳,右侧肢体肌力2级,尚不能自主进食、穿衣、如厕等日常活动。护士巡视病房时,发现患者床单位有污渍。

三、任务要求

根据上述案例,确定患者目前床单位存在的问题,制订可行的床单位整理或更换的计划,并根据计划完成更换床单的实践操作任务。

四、任务实施

【评估】
1.评估患者的病情、意识状态、活动能力、合作程度,身上有无导管及伤口。
2.评估患者床单位的清洁程度。

【计划】
1.患者准备　明确操作目的,了解操作过程及配合要点。
2.护士准备　衣帽整齐,洗手,戴口罩。
3.用物准备　护理车、大单、中单、被套、枕套、床刷及套、污衣袋、手消毒液,清洁衣裤。
4.环境准备　病室内光线充足,无患者进餐或治疗;调节合适室温。

【实施】 见表1-20。

表1-20 卧有患者床更换床单法操作考核评分标准

分值:实操(85%)+主观(15%)

评分类型 M=客观测量 J=主观评价	项目描述	分值	得分
M	操作步骤	85	
M1	护士要求:衣帽整洁,无长指甲,操作前正确洗手,戴口罩	2	
M2	物品准备:物品齐全,摆放合理	2	
M3	评估环境:宽敞、光线充足,室温调至22~26 ℃;同室无患者及家属进餐或治疗	1	
M4	沟通:问候患者,自我介绍;使用床头卡和腕带来核对患者身份;解释来访目的,征得患者同意后,方可实施护理;询问患者有无其他需求(如厕等)	2	
M5	放平床头及床尾支架,移开床头桌距离床头约20 cm,移开床旁椅至不影响操作的地方,拉起对侧床档	2	
M6	松开床尾盖被,将患者枕头移至对侧。协助患者侧卧于床的对侧,背对护士	3	
M7	松开近侧各层床单,将中单向内卷并卷入患者身下,清洁橡胶中单,并将其搭于患者身上	3	
M8	将大单向内卷,卷至中线并塞于患者身下	2	
M9	从床头至床尾扫净床褥上的渣屑,特别扫净枕下及患者身下的渣屑	2	
M10	放上清洁大单。按铺床法铺好近侧大单,将铺对侧的一半大单内卷并塞于患者身下	5	
M11	放平橡胶中单,在其上铺清洁中单,将对侧中单内卷塞于患者身下,再将近侧中单、橡胶中单一起塞于床垫下铺好	4	
M12	协助患者平卧,拉起近侧床档,转至床对侧	3	
M13	放下操作侧床档,将枕头移至对侧,再协助患者侧卧于铺好的一边	4	
M14	松开各层床单,取出污染中单放于床尾	3	
M15	清洁橡胶中单,并将其搭于患者身上	3	
M16	将污染的大单从床头卷至床尾,包裹住污染中单一起放于污衣袋内	2	

续表

分值:实操(85%)+主观(15%)			
评分类型 M=客观测量 J=主观评价	项目描述	分值	得分
M17	扫净床褥上的渣屑,取下床刷套丢于垃圾桶内	2	
M18	将患者身下大单拉平,按铺床法铺好近侧大单	4	
M19	放平橡胶中单,拉平患者身下中单,再将这一侧的中单、橡胶中单一起塞于床垫下	4	
M20	协助患者平卧,放下两侧床档	2	
M21	松开被筒,将清洁被套正面朝外平铺于原盖被上,被套中线与床中线对齐,并打开被尾1/3	3	
M22	将污染被套内的棉胎竖叠三折,按"S"形折叠拉出,取出的棉胎不能接触污染被套的外面	3	
M23	将取出的棉胎放入清洁被套内,拉棉胎上缘中部至被套被头中部,充实对侧棉胎角于被套顶角处,展开远侧棉胎,平铺于被套内	4	
M24	充实近侧棉胎角于被套顶角处,平铺于被套内	3	
M25	移至床尾中间处,一手持被套下层底边中点、棉胎底边中点、被套上层底边中点于一点,一手展平一侧棉胎;两手交换,展平另一侧棉胎,拉平盖被	4	
M26	系好被尾开口处系带	1	
M27	从床头至床尾撤出污染被套,放于污衣袋内	2	
M28	盖被两侧叠成被筒,被尾向内塞于垫下	2	
M29	一手托患者头颈部,另一手取出患者枕头,更换枕套后拍松,开口背门放置于患者头下	3	
M30	协助取舒适卧位,按需支起床头、床尾支架和床档	1	
M31	移回床旁桌椅,清理用物	1	
M32	按照《医务人员手卫生规范(WS/T 313—2019)》,认真洗手	1	
M33	操作过程中保持合适的身体姿势,注意节力原则	1	
M34	过程自然流畅,规定时间内完成所有任务	1	

续表

评分类型 M=客观测量 J=主观评价	项目描述				分值	得分
J	主观评价				15	
序号	主观方面	差	一般	良好	优秀	分值
J1	职业素养	0	1	2	3	3
J2	专业素养	0	1	2	3	3
J3	沟通能力	0	1	2	3	3
J4	解决问题能力	0	1	2	3	3
J5	人文关怀能力	0	1	2	3	3
总分值						

分值:实操(85%)+主观(15%)

【评价】

1.患者感觉舒适、安全。

2.与患者进行有效沟通,满足患者身心需要。

3.护士动作轻稳,节力。

五、要点提示

1.保证患者安全、舒适,防止患者坠床或各种导管脱落。

2.操作过程中观察患者病情变化,一旦出现异常情况,立即停止操作,及时处理。

3.及时更换床单、被套,一般每周更换1~2次,如被血液或体液污染,应及时更换。

4.操作过程中保护伤口和各种管道,避免伤口受压、引流管打折或扭曲脱出。

5.操作过程中利用人体力学原理,两脚分开,降低身体重心,避免引起过度疲劳。

任务二十一 生命体征的测量

一、学习目标

【知识目标】

1.掌握生命体征的正常值、测量要点及注意事项。

2.熟悉生命体征的生理性变化,异常生命体征的相应护理措施和健康指导。
3.了解与生命体征有关的解剖和生理学知识。
【技能目标】
1.能够正确地测量和记录生命体征。
2.能有效除去或避免影响生命体征测量数值准确的各种因素。
【素质目标】
1.在工作中具有慎独精神,操作规范,数值准确。
2.具有良好的沟通能力、综合分析问题及处理问题的能力。
3.尊重、关爱患者。

二、任务导入

患者,女,50岁。因黑便7天,加重3天,呕血2次入院。患者7天前出现黑色大便,近3天黑便次数增多,最多可达4~5次/天,胃部有灼烧感,时有反酸、腹胀、乏力。今晨呕吐暗红色液体1次,约100 mL。患者入院后,责任护士协助其卧床休息,准备进行入院评估。

三、任务要求

根据入院护理要求,对新入院患者进行评估,熟练完成生命体征测量的实践操作任务。

四、任务实施

【评估】
1.评估患者年龄、病情、意识、治疗等情况。
2.评估患者在30 min内有无影响测量生命体征的因素存在。
3.评估患者的心理反应、合作程度。
【计划】
1.患者准备　了解操作的目的、方法、注意事项及配合要点;体位舒适,情绪稳定。
2.护士准备　衣帽整齐,修剪指甲,洗手,戴口罩。
3.用物准备
(1)治疗盘内备容器2个(一个盛放已消毒体温计,另一个盛放测温后的体温计)、血压计、听诊器、秒表、记录单、笔、弯盘。
(2)治疗车下层:生活垃圾桶、医疗垃圾桶。
4.环境准备　整洁、安静、安全、舒适。

【实施】 见表1-21。

表1-21 生命体征的测量操作考核评分标准

分值:实操(85%)+主观(15%)

评分类型 M＝客观测量 J＝主观评价	项目描述	分值	得分
M	操作步骤	85	
M1	护士要求:衣帽整洁,无长指甲,操作前正确洗手,戴口罩	2	
M2	物品准备:物品齐全,摆放合理	2	
M3	评估环境:整洁、安全、舒适	1	
M4	沟通:问候患者,自我介绍;使用姓名和腕带来核对患者身份;解释来访目的,征得患者同意后,方可实施护理;询问患者有无其他需求(如厕等)	4	
M5	协助患者取仰卧位	2	
M6	测体温:解开患者上衣第一颗扣子,用纱布擦干腋下汗液,将体温计水银端放于患者腋窝处,紧贴皮肤,协助患者屈臂过胸夹紧体温计,测量10 min	8	
M7	测脉搏:嘱患者手臂放在舒适位置,腕部伸展。护士以示指、中指、无名指指端按压桡动脉表面,压力大小以能清楚触及脉搏跳动为宜,测量30 s	8	
M8	测呼吸:护士继续保持诊脉手势,观察患者胸部或腹部起伏,一起一伏为一次呼吸,持续计数30 s。同时观察呼吸节律、声音、深浅等	8	
M9	测血压		
M9.1	取血压计打开,测量时保持血压计零点、患者肱动脉及心脏在同一水平	5	
M9.2	驱尽袖带内空气,平整地缠于患者上臂中部,松紧以能放入一指为宜,袖带下缘距肘窝2~3 cm	7	
M9.3	准确判断肱动脉搏动位置,并将听诊器置于其位置上	5	
M9.4	关闭加压气球的气门,充气至动脉搏动音消失,再加压20~30 mmHg,平视血压值,再以4 mmHg/s的速度缓慢放气,听到搏动音突然减弱或消失,再彻底放尽余气	10	

续表

评分类型 M=客观测量 J=主观评价	项目描述	分值	得分
	分值:实操(85%)+主观(15%)		
M9.5	测量完毕,解开袖带,放下患者衣袖,排尽系带余气,叠平整后放入盒内	7	
M9.6	血压计向右倾斜45°,水银全部回流至水银槽,关闭水银槽开关,盖上血压计盒盖	5	
M10	取出体温计,读取数值后,放于盛有消毒液的容器内	4	
M11	整理床单位,清理用物	2	
M12	记录生命体征数值	3	
M13	操作过程中保持合适的身体姿势,注意节力原则	2	
J	主观评价	15	

序号	主观方面	差	一般	良好	优秀	分值
J1	职业素养	0	1	2	3	3
J2	专业素养	0	1	2	3	3
J3	沟通能力	0	1	2	3	3
J4	解决问题能力	0	1	2	3	3
J5	人文关怀能力	0	1	2	3	3
	总分值					

【评价】

1.患者焦虑心理得到缓解,情绪平和稳定。

2.患者了解疾病相关知识,理解护理工作,积极配合治疗。

五、要点提示

1.为患者测量体温时,应注意以下几点:

(1)直肠或肛门手术、腹泻、心肌梗死者不宜测量肛温。

(2)婴幼儿、危重患者、躁动患者,应设专人守护,防止意外。

(3)临床有些患者不宜采用口腔测温,如婴幼儿、精神异常、昏迷、口腔疾患、口鼻手术、张口呼吸者等。

(4)腋下有创伤、手术、炎症,腋下出汗较多者,肩关节受伤或消瘦夹不紧体温计者不宜测量腋温。

(5)若患者不慎咬破体温计,应先及时清除玻璃碎屑,再口服蛋清或牛奶,若病情允许,可服用粗纤维食物,加速汞的排出。

(6)若患者测温前有运动、进食、冷热饮、冷热敷、洗澡、坐浴、灌肠等活动,应休息30 min后再测量。

(7)发现体温与病情不相符时,应在病床旁监测,必要时做肛温和口温对照复查。

(8)甩体温计时腕部用力,避免触及他物,以防撞碎;切忌把体温计放在热水中清洗或沸水中煮,以免爆裂。

(9)测量值若差别较大,一定要看着患者测量。

2.为患者测量脉搏时,应注意以下几点:

(1)不能使用拇指诊脉,因拇指小动脉的搏动较强,易与患者的脉搏相混淆。

(2)测量脉搏前,如患者有剧烈运动、紧张、恐惧、哭闹等,应安静休息30 min后再测。

(3)测量脉搏时应同时注意节律、强弱等情况。脉搏细弱难以触诊时,应测心尖搏动1 min。

(4)正常脉搏测量30 s乘以2,异常脉搏及危重患者应测量1 min。脉搏短绌者,应由两名护士同时测量脉率与心率1 min,由听心率者发出"开始"和"结束"的指令。

(5)为偏瘫患者测量脉搏,应选择健侧肢体。

3.为患者测量血压时,应注意以下几点:

(1)测量前,确认血压计及听诊器符合要求。

(2)如患者测量前有运动、情绪激动、吸烟、进食等,应安静休息30 min后再测。

(3)对需密切观察血压者,应做到四定,即定时间、定部位、定体位、定血压计。

(4)选择恰当的肢体进行测量,有偏瘫者应选择健侧肢体;一侧肢体正在输液或实施过手术,应选择对侧肢体测量。

(5)发现血压听不清或异常时应重新测量。重测时,待水银柱降至"0"点,让患者休息2~3 min再测量,必要时进行双侧对照。

(6)充气不可过猛、过快,放气不可过快、过慢,以免造成测量值误差。

4.为患者测量呼吸时,应注意以下几点:

(1)测呼吸前如有剧烈运动、情绪激动等,应休息30 min后再测。

(2)呼吸受意识控制,因此测量呼吸前不必刻意解释,在测量过程中尽量不让患者察觉,以免紧张,影响测量的准确性。

(3)危重患者呼吸微弱,可用少许棉絮置于患者鼻孔前,观察棉花被吹动的次数,计数1 min。

(4)呼吸不规律的患者及婴儿,应当测量1 min。

(陈亚静　王雅娟)

任务二十二　鼻饲法

一、学习目标

【知识目标】
1.掌握鼻饲法的适应证、禁忌证及注意事项。
2.了解鼻饲法的概念。

【技能目标】
1.能熟练、规范完成鼻饲法的操作。
2.能正确运用检查胃管是否在胃内的三种方法。

【素质目标】
1.具有严谨求实的工作态度,严格执行查对制度。
2.具有细心、爱心、耐心、责任心,对患者关心体贴及尊重。

二、任务导入

患者,女,68岁。患"高血压"12年。4年前因"脑血栓"入院治疗,经配合治疗和积极康复锻炼后身体恢复,生活能够完全自理。1天前与人争吵,回家后开始出现头痛、头晕、右侧肢体活动无力,现由家属轮椅推入医院。查体:神志清楚,精神萎靡,右侧肢体肌力1级,无法正常进食,生命体征平稳,需鼻饲高蛋白、高维生素流质饮食来供给营养。

三、任务要求

根据上述案例,明确患者的主要护理问题,能正确、规范地为该患者插入胃管并正确讲述鼻饲法的注意事项,熟练完成鼻饲法的实践操作任务。

四、任务实施

【评估】
1.评估患者年龄、病情、治疗情况。
2.评估患者意识状态、心理状况,对鼻饲的认识及合作程度。
3.评估患者鼻腔的通畅性,有无炎症、肿胀、息肉、鼻中隔偏曲等。

【计划】
1.患者准备　了解鼻饲饮食的目的、操作过程、注意事项和配合要点;鼻孔通畅;取下活动义齿和眼镜并妥善放置。
2.护士准备　衣帽整洁,修剪指甲,洗手,戴口罩。

3.用物准备

(1)治疗车上层:①插管时准备:无菌鼻饲包(内含:治疗碗、镊子、止血钳、压舌板、纱布、胃管、50 mL注射器、治疗巾;可根据鼻饲持续时间、患者耐受度等选用橡胶、硅胶或新型胃管)、无菌橡胶手套、液状石蜡、棉签、胶布、橡皮圈或夹子、别针、手电筒、听诊器、弯盘、鼻饲流食(38~40 ℃)、水温计、温开水适量;②拔管时准备:治疗碗(内放纱布)、治疗巾、弯盘、棉签、松节油、乙醇、漱口杯(内盛温开水)、手套。医嘱执行本、手消毒液。

(2)治疗车下层:医用垃圾桶、生活垃圾桶。

4.环境准备　环境清洁,安静,舒适,安全,光线适宜,温湿度适宜。

【实施】　见表1-22。

表1-22　鼻饲法操作考核评分标准

分值:实操(85%)+主观(15%)

评分类型 M=客观测量 J=主观评价	项目描述	分值	得分
M	操作步骤	85	
M1	护士要求:仪表端庄,衣帽整洁,无长指甲,洗手,戴口罩	2	
M2	物品准备齐全,摆放合理;携用物至患者床旁	2	
M3	问候患者,自我介绍;核对患者床号、姓名、腕带(操作前查对);向患者解释操作目的和配合要点,征得患者同意,询问患者有无其他需求(如厕等)	4	
M4	协助患者,安置卧位,能配合者协助患者采取半坐卧位或坐位;有活动义齿者应取下并妥善放置	6	
M5	铺治疗巾围在患者颌下,弯盘置于方便取用处	3	
M6	检查患者鼻中隔有无偏曲,鼻腔是否通畅,用湿棉签清洁鼻腔,备好胶布	5	
M7	打开无菌鼻饲包,倒少许液状石蜡在纱布上,戴好无菌手套,检查胃管并测量需插入的长度,做好标记;插入胃管的长度测量方法:前额发际至胸骨剑突的距离或由鼻尖经耳垂至胸骨剑突的距离,成人插入长度一般为45~55 cm(口述)	8	
M8	倒少许液状石蜡在纱布上,用石蜡油纱布润滑胃管前段	2	

续表

分值:实操(85%)+主观(15%)

评分类型 M = 客观测量 J = 主观评价	项目描述	分值	得分
M9	①一手持纱布托住胃管,一手持胃管前端沿选定侧鼻孔缓缓插入;②插入约10~15 cm(咽喉部)时,嘱其做吞咽动作,顺势将胃管向前插进,插至预定长度。若插管不畅时应稍停片刻,检查胃管是否盘曲在口腔内,或将胃管回抽少许,再小心插入;若出现恶心、呕吐可暂停插入,嘱患者深呼吸,症状缓解后再插入;若出现呛咳、发绀、呼吸困难,应立即拔出胃管,休息片刻后再重新插入	8	
M10	插至预定长度时,检查胃管是否在胃内(三种方法)	8	
M11	确认胃管在胃内后,用胶布将胃管固定在患者鼻翼及同侧面颊部	3	
M12	①在胃管末端连接注射器抽出胃液,确认在胃内后,先注入少量温开水;②再缓慢灌注流质饮食或药液;③鼻饲完毕后,再注入少量温开水冲净胃管	8	
M13	用胃管塞封住末端开口处并反折,用纱布包好,再用橡皮圈扎紧或用夹子夹紧,用别针固定于大单、枕旁或患者衣领处	2	
M14	清洁患者鼻孔、口腔,撤去治疗巾,整理床单位,嘱患者维持原卧位20~30 min;冲净鼻饲用的注射器,用纱布盖好放于治疗盘内备用;脱去手套,洗手	3	
M15	向患者交代注意事项,若鼻饲后有不适,及时告知医护人员	2	
M16	清理用物,洗手,记录鼻饲时间、鼻饲液的种类、量以及患者反应	3	
M17	拔管,备齐用物至患者床旁,核对,解释,洗手	2	
M18	铺治疗巾于患者颌下,弯盘置于方便取用处,夹紧胃管末端放入弯盘内,轻轻揭去固定的胶布,用纱布包裹鼻孔处的胃管,嘱患者深呼吸,在患者呼气时拔管,边拔边用纱布擦胃管,拔到咽喉处时快速拔出,将胃管盘曲于弯盘内,撤去弯盘	7	
M19	清洁患者口鼻及面部,擦去胶布痕迹,协助患者漱口,撤去治疗巾,取舒适卧位,整理床单位	3	
M20	再次核对,交代注意事项	2	
M21	整理用物,按照《医务人员手卫生规范(WS/T 313—2019)》,认真洗手,记录拔管时间和患者的情况	2	

续表

分值:实操(85%)+主观(15%)					
评分类型 M=客观测量 J=主观评价	项目描述				分值	得分
J	主观评价				15	
序号	主观方面	差	一般	良好	优秀	分值
J1	职业素养	0	1	2	3	3
J2	专业素养	0	1	2	3	3
J3	沟通能力	0	1	2	3	3
J4	解决问题能力	0	1	2	3	3
J5	人文关怀能力	0	1	2	3	3
总分值					

【评价】

1.护士操作规范、熟练,动作轻柔,插管安全,无黏膜损伤或其他并发症。

2.胃管固定牢固,清洁、美观、舒适,关心体贴患者。

3.鼻饲灌注食物规范、熟练。

4.护患沟通有效,患者理解操作目的并积极配合。

五、要点提示

1.插管时,能配合者取半坐卧位或坐位,可减轻患者咽反射和插管时的不适,便于胃管的插入,无法坐起或病情较重者采取右侧卧位,因为根据解剖原理,右侧卧位有利于胃管插入。昏迷患者插管前去枕,头向后仰。

2.小儿插管长度为眉间至剑突与脐中点的距离。

3.插管时动作要轻柔,通过食管3个狭窄部位(环状软骨水平处、平气管分叉处、食管通过膈肌处)时,动作要轻柔,避免损伤食管黏膜。

4.胃管插入至10~15 cm(咽喉部)时,若为清醒患者,嘱其做吞咽动作,可帮助胃管进入食管,必要时可让患者饮少量温开水;若为昏迷患者,护士用左手将其头部托起,使下颌靠近胸骨柄,可增大咽喉通道的弧度,便于胃管通过会厌部。

5.检查胃管是否在胃内的方法:①胃管末端连接注射器回抽出胃液;②将听诊器放于胃部,用注射器接胃管快速向胃内注入10 mL空气,听到气过水声;③将胃管末端放在盛水的治疗碗中,无气泡溢出。其他确认胃管在胃内方法:通过 X 线摄片检查法,可清晰显示胃管走行及是否在胃内,是判断胃管在胃内的金标准。

6.每次鼻饲前必须先确认胃管在胃内且检查通畅,用少量温开水冲管后再进行灌注,鼻饲完毕后再次注入少量温开水冲净胃管,防止鼻饲液残留管腔内而凝结和变质,引起胃肠炎或堵塞管腔。

7.每次注入前应测量鼻饲液温度,鼻饲液温度应保持在 38~40 ℃,避免过冷或过热;注入过程中应询问患者感受,以调节注入速度;每次注入鼻饲液后应反折胃管末端,避免灌入空气引起腹胀;每次灌注量不超过 200 mL,每两次间隔时间应大于 2 h;新鲜果汁与牛奶应分开注入,防止产生凝块;药片应研碎溶解后再注入。

8.灌注食物后,嘱患者维持原卧位 20~30 min,有助于防止呕吐。

9.拔胃管时,先夹紧胃管末端放入弯盘内,以免拔管时管内液体反流;拔到咽喉处时快速拔出,以免管内残留液体滴入气管。

10.可用松节油等消除皮肤上面胶布痕迹,再用乙醇擦去松节油。

11.食管静脉曲张、食管梗阻的患者禁忌使用鼻饲法。

12.长期鼻饲患者应每天进行口腔护理 2 次,可以预防口腔感染等并发症;并定期更换胃管,普通胃管每周更换一次,硅胶胃管每月更换一次,晚间拔管,次日晨从另一侧鼻腔插入。

任务二十三　导尿术

一、学习目标

【知识目标】

1.掌握导尿术的操作程序及注意事项。

2.熟悉导尿术的目的。

3.了解男性、女性尿道的差别。

【技能目标】

能正确规范完成导尿术的操作技术。

【素质目标】

1.具有严谨求实的工作态度,严格执行查对制度和无菌操作技术原则。

2.具有细心、爱心、耐心、责任心,对患者关心体贴;操作轻柔,减轻疼痛,保证患者安全,保护患者隐私。

二、任务导入

患者,男,55岁。因不能自行排尿2天入院。患者烦躁不安,情绪非常紧张,身体极度衰弱,主诉下腹部胀痛难忍,虽有强烈尿意,但无法排出。体检:可见耻骨上膨隆,扪及囊样包块,轻压有尿意,叩诊呈实音,压痛明显。遵医嘱给予患者导尿术。

三、任务要求

根据上述案例,明确患者的主要护理问题,能规范实施操作并正确讲述导尿术的注意事项,熟练完成导尿术的实践操作任务。

四、任务实施

【评估】

1.评估患者年龄、病情、临床诊断、治疗情况、导尿的目的。
2.评估患者意识状态、心理状况、生命体征、生活自理能力及合作程度。
3.评估患者膀胱充盈度、会阴部皮肤黏膜情况及清洁度,患者的卧位。

【计划】

1.患者准备　患者及家属了解导尿的目的、操作过程、注意事项和配合要点。根据患者自理能力,嘱其清洗外阴;若患者无自理能力,应协助其清洗外阴(注意床上清洗者不要弄湿衣被)。

2.护士准备　衣帽整洁,修剪指甲,洗手,戴口罩。

3.用物准备

(1)治疗车上层:一次性灭菌导尿包(包括初步消毒、再次消毒及导尿用物。初步消毒用物有:小方盘,黏膜消毒棉球,镊子,纱布,单只手套。再次消毒及导尿用物有:外包治疗巾,橡胶手套,洞巾,弯盘,气囊导尿管,集尿袋,4个消毒棉球,润滑油棉球,纱布,镊子2把,自带无菌液体的10 mL注射器,标本瓶,方盘)、手消毒液、弯盘、一次性垫巾或小橡胶单和治疗巾1套、浴巾、医嘱执行本。必要时备屏风。导尿管的种类:一般分为单腔导尿管(用于一次性导尿)、双腔导尿管(用于留置导尿)、三腔导尿管(用于膀胱冲洗或向膀胱内滴药)三种。双腔、三腔导尿管都有一个气囊,将尿管头端固定在膀胱内,以防止尿管脱落。根据患者年龄、病情、导尿的目的等情况选择合适的导尿管(成人一般用10~12号导尿管,小儿宜用8~10号导尿管)。

(2)治疗车下层:便盆及便盆巾、医用垃圾桶、生活垃圾桶。

4.环境准备　环境整洁、安静、舒适、安全,光线充足,温湿度适宜,酌情关闭门窗,必要时屏风遮挡患者。

【实施】 见表 1-23。

表 1-23 导尿术操作考核评分标准

分值:实操(85%)+主观(15%)

评分类型 M=客观测量 J=主观评价	项目描述	分值	得分
M	操作步骤	85	
M1	护士要求:仪表端庄,衣帽整洁,无长指甲,洗手,戴口罩	2	
M2	物品准备齐全,摆放合理;携用物至患者床旁	2	
M3	问候患者,自我介绍;核对患者床号、姓名、腕带,并询问患者名字,得到准确回答后才可实施操作(操作前查对);评估患者病情、膀胱充盈程度,解释来访及导尿的目的、方法和注意事项,征得患者同意;询问患者有无其他需求	6	
M4	请无关人员回避,关闭门窗,调节室温,必要时屏风遮挡;嘱能自理患者清洗外阴,不能自理患者协助其清洗外阴	3	
M5	洗手,再次核对患者	3	
M6	移床旁椅至操作同侧的床尾,将便盆放床旁椅上,打开便盆巾;松开床尾盖被,帮助患者脱去对侧裤腿,盖在近侧腿上,并盖上浴巾,用盖被遮盖对侧腿;协助患者取屈膝仰卧位,两腿略外展,暴露外阴,将一次性垫巾或小橡胶单和治疗巾垫于患者臀下	10	
M7	卫生手消毒,检查无菌导尿包有效期,包装有无破损、漏气等,打开导尿包,取出初步消毒用物,左手戴上手套,消毒棉球倒入小方盘内,弯盘置于患者近外阴处	3	
M8	女患者导尿术		
M8.1	护士右手持镊子夹取消毒液棉球依次消毒阴阜、大阴唇,戴手套的左手分开大阴唇,消毒小阴唇和尿道口,再次消毒尿道口至肛门(口述初次消毒顺序是由外向内,自上而下)	10	
M8.2	污棉球置于弯盘内,消毒完毕,脱去手套放于弯盘内,将弯盘及小方盘移至床尾,卫生手消毒	2	
M8.3	将导尿包置于患者两腿间,嘱患者勿动肢体,保持安置体位;按无菌技术操作原则打开治疗巾;取出并戴好无菌手套;取出洞巾,铺在患者的外阴处,暴露会阴部,使洞巾与治疗巾内层形成一连续无菌区	6	

续表

分值:实操(85%)+主观(15%)			
评分类型 M=客观测量 J=主观评价	项目描述	分值	得分
M8.4	按操作顺序整理好用物,打开消毒液棉球置于弯盘内,弯盘置于近外阴处;取出并检查无菌导尿管,根据需要将导尿管和集尿袋的引流管连接,放于方盘内,用润滑油棉球润滑导尿管前端	6	
M8.5	左手拇指与示指分开并固定小阴唇,充分暴露尿道口,一手持镊子夹取消毒棉球,分别消毒尿道口、两侧小阴唇、尿道口(口述再次消毒顺序是由内向外再向内,自上而下);污棉球、弯盘、镊子放床尾弯盘内	7	
M8.6	左手继续固定小阴唇,右手将方盘置洞巾口旁,嘱患者深呼吸,右手用另一镊子夹持导尿管对准尿道口轻轻插入尿道4~6 cm,见尿液流出后再插入1~2 cm	7	
M8.7	松开固定小阴唇的左手下移固定导尿管,将尿液引流到集尿袋或方盘内至合适量(口述:导尿时尿液放出速度不能过快,第一次放尿不得超过1 000 mL);询问患者,观察其反应;如需做尿培养,用无菌标本瓶接取中段尿液5 mL,盖好瓶盖,及时送检	6	
M9	男患者导尿术		
M9.1	护士左手戴上手套,右手持镊子夹取消毒液棉球,自阴茎根部向尿道口依次消毒阴阜、阴茎背侧、阴茎腹侧、阴囊。用戴手套的手取无菌纱布裹住阴茎,将包皮向后推,暴露尿道外口,自尿道口向外向后旋转擦拭消毒尿道口、龟头及冠状沟	10	
M9.2	污棉球、纱布置弯盘内,消毒完毕,脱去手套放入弯盘内,并将小方盘、弯盘移至床尾,洗手	2	
M9.3	将导尿包置于患者两腿间,按无菌技术操作原则打开治疗巾,取出并戴好无菌手套,取出洞巾,铺在患者的外阴处,暴露阴茎,使洞巾与治疗巾内层形成一连续无菌区	4	
M9.4	按操作顺序整理好用物,打开消毒液棉球置于弯盘内,弯盘置于近外阴处;取出并检查无菌导尿管,根据需要将导尿管和集尿袋的引流管连接,放于方盘内;用润滑油棉球润滑导尿管前端	4	
M9.5	左手用纱布包住阴茎将包皮向后推,以暴露尿道口,右手持镊子夹取消毒棉球再次消毒尿道口、龟头及冠状沟;污棉球、弯盘、镊子放床尾弯盘内	10	

续表

分值:实操(85%)+主观(15%)			
评分类型 M=客观测量 J=主观评价	项目描述	分值	得分
M9.6	左手继续用无菌纱布固定阴茎并提起,使之与腹壁成60°角,右手将方盘置洞巾口旁,嘱患者深呼吸,用另一镊子夹持导尿管前端,对准尿道口轻轻插入尿道20~22 cm,见尿液流出后,再插入1~2 cm	10	
M9.7	将尿液引流到集尿袋或方盘内至合适量(口述导尿时尿液放出速度不能过快,第一次放尿不得超过1000 mL);询问患者感觉,观察其反应;如需做尿培养时用无菌标本瓶接取中段尿液5 mL,盖好瓶盖,及时送检	4	
M10	导尿完毕,轻轻拔出导尿管,撤去洞巾,擦净外阴,连同包布将一次性导尿用物放入医用垃圾桶内;撤出患者臀下的橡胶单和治疗巾放于治疗车下层;脱去手套,消毒双手,协助患者穿好裤子,取舒适卧位,整理床单位	6	
M11	洗手,操作后查对,向患者交代注意事项	3	
M12	清理用物,测量尿量,尿标本贴标签后送检;按照《医务人员手卫生规范(WS/T 313—2019)》,认真洗手,记录导尿的时间、导出尿量、患者的情况及反应	3	
J	主观评价	15	

序号	主观方面	差	一般	良好	优秀	分值
J1	职业素养	0	1	2	3	3
J2	专业素养	0	1	2	3	3
J3	沟通能力	0	1	2	3	3
J4	解决问题能力	0	1	2	3	3
J5	人文关怀能力	0	1	2	3	3
	总分值					

【评价】

1.患者腹胀、腹痛减轻或消失,感觉舒适。

2.护士用物准备齐全,操作方法正确、熟练,动作轻柔,未损伤尿道黏膜。

3.符合无菌操作原则,顺利完成导尿术,达到导尿的目的。

4.护患沟通有效,患者理解操作的目的并积极配合。

5.以患者为中心,关心患者,注意保护患者隐私。

五、要点提示

1.严格遵守操作规程,严格执行无菌技术操作原则,避免泌尿系统感染。

2.操作过程中注意遮挡,保护患者隐私,并采取适当的保暖措施防止患者着凉。

3.消毒时,镊子夹取棉球中心部位,使镊尖被棉球裹住,以免损伤组织;每个棉球限用一次;消毒尿道口时稍停片刻,使消毒液充分与尿道黏膜接触,达到最佳消毒效果。

4.男患者包皮和冠状沟易藏污垢,初次消毒时,应注意仔细擦拭,预防感染。

5.为女患者导尿时,尤其是老年女性尿道口回缩,插管时应仔细观察、辨认尿道口,如导尿管误插入阴道,应更换无菌导尿管重新插入。

6.插管时注意男性尿道的"两个"弯曲和"三个"狭窄。阴茎上提与腹壁成60°角,可使耻骨前弯消失,利于插管;男性尿道较长,有三个狭窄,插管时动作要轻柔,如在插管过程中受阻,应稍停片刻,并嘱患者深呼吸,以减轻尿道括约肌的紧张,再缓缓插入导尿管,切忌用力过快过猛而损伤尿道黏膜。

7.对膀胱过度充盈且极度衰弱的患者,导尿时尿液放出速度不能过快,第一次放尿不得超过1 000 mL,可缓慢、分次放出尿液,因大量放尿,可使腹腔内压力急剧下降,大量血液滞留在腹腔血管,引起血压突然下降而产生虚脱,也可因膀胱内压突然降低,导致膀胱黏膜急剧充血而发生血尿。

8.标本需及时送检,避免污染,以保证检验结果的准确性。

9.导尿前清洁会阴部。

任务二十四　密闭式膀胱冲洗术

一、学习目标

【知识目标】

熟悉密闭式膀胱冲洗术的目的。

【技能目标】

能规范完成密闭式膀胱冲洗术的操作。

【素质目标】

1.具有严谨求实的工作态度,严格遵守操作规程,严格执行查对制度和无菌操作原则。

2.具有细心、爱心、耐心、责任心,对患者关心体贴,操作安全、有效。

二、任务导入

患者,女,68岁。患"高血压"12年。4年前因"脑血栓"入院治疗,经配合治疗和积极康复锻炼后身体恢复,生活能够完全自理。2天前与人争吵,回家后开始出现头痛、头晕,右侧肢体活动无力,尿失禁,昨日由家属轮椅推入医院。因患者尿失禁,昨日遵医嘱已给予留置导尿术,现遵医嘱给予会阴冲洗 bid、膀胱冲洗 bid。

三、任务要求

根据上述案例,明确患者的主要护理问题,能规范实施操作并正确讲述膀胱冲洗术的注意事项,完成膀胱冲洗术的实践操作任务。

四、任务实施

【评估】

1.评估患者年龄、病情、临床诊断、治疗情况。

2.评估患者的意识状态、心理状态、生命体征、自理能力、对膀胱冲洗操作的理解能力及合作程度。

3.评估患者的尿液性质及引流情况。

【计划】

1.患者准备　患者了解膀胱冲洗的目的、过程、注意事项和配合要点。

2.护士准备　衣帽整齐,修剪指甲,洗手,戴口罩。

3.用物准备

(1)治疗车上层:按导尿术准备的导尿用物,遵医嘱准备的冲洗溶液(常用冲洗溶液有无菌生理盐水、0.02%呋喃西林溶液、3%硼酸溶液、氯己定溶液、0.1%新霉素溶液等,灌入溶液温度约为38~40 ℃,前列腺增生摘除术后患者,用4 ℃左右的生理盐水冲洗)、无菌膀胱冲洗器1套、止血钳1把、消毒液、无菌棉签、医嘱执行本、手消毒液。

(2)治疗车下层:医用垃圾桶、生活垃圾桶。

4.环境准备　整洁、安静、舒适、安全,光线适宜,温湿度适宜,无围帘时准备屏风遮挡。

【实施】 见表1-24。

表1-24 密闭式膀胱冲洗术操作考核评分标准

分值:实操(85%)+主观(15%)

评分类型 M=客观测量 J=主观评价	项目描述	分值	得分
M	操作步骤	85	
M1	护士要求:仪表端庄,衣帽整洁,无长指甲,洗手,戴口罩	3	
M2	物品准备:物品准备齐全,摆放合理	3	
M3	携用物至患者床旁,问候患者,自我介绍;核对患者床号、姓名、腕带,并询问患者名字,得到准确回答后才可实施操作(操作前查对);向患者解释膀胱冲洗的目的、方法和注意事项,征得患者同意;询问患者有无其他需求;协助患者取舒适卧位	8	
M4	关闭门窗,拉上围帘或屏风遮挡	3	
M5	按留置导尿术插入无菌导尿管并固定好,排空膀胱	10	
M6	按无菌要求准备无菌冲洗溶液,常规消毒瓶塞,打开膀胱冲洗装置,将针头插入瓶塞,倒挂冲洗液瓶于输液架上,瓶内液面距床面约60 cm,排气后关闭冲洗管	6	
M7	用血管钳夹闭导尿管远端,分开导尿管与集尿袋连接处,消毒导尿管尾端开口和引流管接头处,将导尿管和引流管分别与"Y"形管的两个分管相连接,"Y"形管的主管连接冲洗导管(使用三腔导尿管导尿时,可免用"Y"形管)	10	
M8	从导尿管远端取下血管钳,关闭引流管,开放冲洗管,使溶液滴入膀胱,调节滴速(一般为60~80滴/分)	10	
M9	待患者有尿意或滴入溶液200~300 mL后,关闭冲洗管,放开引流管,将冲洗液全部引流出来,再关闭引流管,按需要如此反复冲洗	10	
M10	在持续冲洗过程中,询问患者感受(如膀胱有无憋胀感),观察患者的反应及引流液颜色、性状、量,评估冲洗液的入量和出量	6	
M11	冲洗完毕,取下冲洗管,消毒导尿管尾端开口和引流管接头并连接,妥善固定好导尿管	8	
M12	清洗外阴部;协助患者取舒适卧位,整理床单位,洗手	3	
M13	核对,交代注意事项,清理用物,按照《医务人员手卫生规范(WS/T 313—2019)》,认真洗手	2	

续表

分值：实操(85%)+主观(15%)						
评分类型 M=客观测量 J=主观评价	项目描述				分值	得分
M14	记录冲洗液名称、冲洗量、引流液颜色、性质、量及冲洗过程中患者反应等				3	
J	主观评价				15	
序号	主观方面	差	一般	良好	优秀	分值
J1	职业素养	0	1	2	3	3
J2	专业素养	0	1	2	3	3
J3	沟通能力	0	1	2	3	3
J4	解决问题能力	0	1	2	3	3
J5	人文关怀能力	0	1	2	3	3
总分值						

【评价】

1.患者症状减轻或消失，无异常情况发生。

2.护士无菌观念强，操作正确、熟练。

3.关心患者，保护患者的隐私，冲洗过程中密切观察患者病情变化。

4.护患沟通有效，患者及家属能认识到膀胱冲洗的重要性并积极配合。

五、要点提示

1.严格执行无菌操作原则，防止泌尿系统感染。

2.冲洗前排空膀胱，使膀胱内压降低，利于冲洗液顺利滴入膀胱，又有利于药液与膀胱内壁充分接触并保持有效浓度，达到治疗冲洗的目的。

3.冲洗液瓶内液面距床面约60 cm，以便产生一定的压力，利于液体顺利滴入膀胱；冲洗速度不可过快，压力不宜过大，以免刺激膀胱黏膜引起患者强烈尿意，膀胱收缩迫使冲洗液从导尿管侧溢出尿道外。

4.冲洗过程中注意观察引流管是否通畅，如引流的液体量少于灌入的液体量，还应考虑是否有血块或脓液阻塞，可增加冲洗次数或更换导尿管。操作过程中避免用力回抽造成黏膜损伤。

5.如膀胱内滴入治疗药物,需保留30 min后再引流出来。

6.冲洗完毕妥善固定好导尿管,避免导尿管脱落,位置应低于膀胱,以利于引流尿液和减少感染。

7.冲洗过程中严密观察患者病情变化并注意准确记录引流液颜色、性状和量。持续冲洗时冲洗管和引流管需24 h更换1次。

8.若患者出现腹痛、腹胀、膀胱剧烈收缩等情形,应暂停或停止冲洗。

9.若患者冲洗时出现出血较多或血压下降,应立即停止冲洗并报告医生给予及时处理。

任务二十五　大量不保留灌肠法

一、学习目标

【知识目标】

1.掌握大量不保留灌肠法的操作程序及注意事项,常见灌肠溶液的种类及应用。

2.熟悉大量不保留灌肠法的目的。

【技能目标】

能正确规范完成大量不保留灌肠的操作技术。

【素质目标】

1.具有严谨求实的工作态度,严格执行查对制度。

2.具有细心、爱心、耐心、责任心,对患者关心体贴,操作动作轻柔,减轻疼痛,保证患者安全;保护患者的隐私。

二、任务导入

患者,男性,67岁。患"肺癌"2年,已行4个周期化疗。今日患者因"便秘"入院治疗,主诉6天未排大便,腹部胀痛不适、乏力。触诊腹部较硬实且紧张,肛诊可触及粪块。遵医嘱给予开塞露2支(40 mL)肛塞后,患者未排出大便,诉腹部胀痛未减轻,现遵医嘱给予0.1%温肥皂水500 mL大量不保留灌肠。

三、任务要求

根据上述案例,明确患者的主要护理问题,能规范实施并正确讲述大量不保留灌肠法的注意事项,完成大量不保留灌肠的实践操作任务。

四、任务实施

【评估】
1. 评估患者年龄、病情、临床诊断、治疗情况、排便情况及灌肠的目的。
2. 评估患者意识状态、心理状况、生命体征、对灌肠的理解及配合能力。
3. 评估患者肛周皮肤、黏膜情况。

【计划】
1. 患者准备　患者了解灌肠的目的、方法、注意事项及配合要点。灌肠前协助患者排尿。
2. 护士准备　衣帽整洁，修剪指甲，洗手，戴口罩。
3. 用物准备

(1) 治疗车上层：一次性灌肠器包（包内有灌肠器一套，孔巾，垫巾，肥皂冻1包，纸巾数张，手套，润滑油棉球），弯盘，水温计，医嘱执行本，手消毒液，根据医嘱准备的灌肠液（正确掌握灌肠溶液的温度、浓度和量。灌肠溶液常用0.1%～0.2%的肥皂液，0.9%氯化钠溶液。成人每次用量为500～1 000 mL，小儿200～500 mL。溶液温度一般为39～41 ℃，降温时用28～32 ℃，中暑时4 ℃的0.9%氯化钠溶液。为肝性脑病患者灌肠时，禁用肥皂液；充血性心力衰竭和水钠潴留患者禁用0.9%氯化钠溶液灌肠。其他：输液架、屏风。

(2) 治疗车下层：便盆及便盆巾、医用垃圾桶、生活垃圾桶。
4. 环境准备　整洁、安静、舒适、安全、光线充足、温湿度适宜，酌情关闭门窗，用围帘或屏风遮挡患者。

【实施】见表1-25。

表1-25　大量不保留灌肠法操作考核评分标准

评分类型 M=客观测量 J=主观评价	项目描述	分值	得分
M	操作步骤	85	
M1	护士要求：仪表端庄，衣帽整洁，无长指甲，洗手，戴口罩	2	
M2	物品准备齐全，摆放合理；携用物至患者床旁	2	
M3	问候患者，自我介绍；核对患者床号、姓名、腕带，并询问患者名字，得到准确回答后才可实施操作（操作前查对）；解释来访及护理操作的目的，征得患者同意；询问患者有无其他需求，协助排尿；请无关人员回避，关闭门窗，围帘或屏风遮挡患者，备输液架，洗手	8	

续表

分值:实操(85%)+主观(15%)				
评分类型 M=客观测量 J=主观评价	项目描述	分值	得分
M4	松开床尾盖被,协助患者取左侧卧位,双膝屈曲,裤子褪至膝部,臀部移至近侧床边	8	
M5	盖好被子,暴露臀部,消毒双手	3	
M6	检查灌肠器包并打开,取出垫巾铺于患者臀下,孔巾铺在患者臀部,暴露肛门,弯盘置于臀部旁边	4	
M7	取出灌肠筒,关闭引流管上的开关,将测量温度后的灌肠液倒入灌肠筒内,灌肠筒挂于输液架上,液面距肛门约40~60 cm	8	
M8	戴手套,润滑肛管前段,排尽管内气体,关闭开关	4	
M9	左手垫纸巾分开臀部,暴露肛门口,嘱患者深呼吸,右手将肛管从肛门轻轻插入直肠7~10 cm(口述:如插入受阻可退出少许,旋转后缓缓插入),固定肛管	10	
M10	打开引流管开关,使溶液缓缓流入直肠;灌肠过程中密切观察筒内液面下降和患者情况	8	
M11	待灌肠液即将流尽时关闭引流管开关,用纸巾包住肛管轻轻拔出,与灌肠筒一同放于医用垃圾桶内;擦净肛门,弯盘放于治疗车下,脱下手套,洗手	6	
M12	将输液架归位,协助患者取舒适卧位,嘱其尽量保留5~10 min后再排便;再次核对	5	
M13	协助能下床的患者上厕所排便;对不能下床的患者,给予便盆(床上排便),将纸巾、呼叫器放于易取处,排便后及时取出便盆,擦净肛门,撤去垫巾	4	
M14	协助患者穿裤,取舒适卧位,整理床单位,开窗通风;询问患者有无其他需要;观察大便颜色、性状、量,必要时留取标本送检	4	
M15	按要求处理用物	2	
M16	按照《医务人员手卫生规范(WS/T 313—2019)》,认真洗手	2	
M17	记录,在体温单大便栏记录灌肠结果,如灌肠后排便一次记为1/E,灌肠后无大便记为0/E;在护理记录单内记录灌肠时间,灌肠液的种类、量,患者的反应	5	

续表

评分类型 M=客观测量 J=主观评价	项目描述				分值	得分
分值:实操(85%)+主观(15%)						
J	主观评价				15	
序号	主观方面	差	一般	良好	优秀	分值
J1	职业素养	0	1	2	3	3
J2	专业素养	0	1	2	3	3
J3	沟通能力	0	1	2	3	3
J4	解决问题能力	0	1	2	3	3
J5	人文关怀能力	0	1	2	3	3
总分值						

【评价】

1.护患沟通有效,患者理解操作的目的并积极配合,操作顺利,达到了灌肠的目的。

2.护士操作熟练,动作轻柔,关心、体贴患者。

3.若为发热患者灌肠,体温较前有所下降。

4.护士操作中能正确讲述注意事项。

五、要点提示

1.妊娠、急腹症、严重心血管疾病等患者禁止灌肠。

2.肝性脑病患者禁用肥皂水灌肠,以减少氨的产生和吸收;充血性心力衰竭和水钠潴留患者禁用0.9%氯化钠溶液灌肠。

3.灌肠时协助患者取左侧卧位,可以使降结肠和乙状结肠处于下方,利用重力作用使灌肠溶液顺利流入。不能自主控制排便的患者可取仰卧位,臀下垫便盆。

4.注意顺应肠道解剖,动作轻稳,勿用力,以防损伤肠道黏膜;如插入受阻,可退出少许,旋转后缓缓插入;小儿插入深度约4~7 cm。

5.准确掌握灌肠溶液的温度、浓度、流速、压力和溶液量。灌肠筒过高会导致压力过大,液体流入速度过快,不易保留,且易造成肠道损伤。伤寒患者灌肠时筒内液面不得高于肛门30 cm,溶液量不得超过500 mL。

6.降温灌肠时液体要保留30 min,排便后30 min测量体温并记录。

7.灌肠过程中密切观察筒内液面下降情况和患者的反应及病情变化。

（1）如液面下降过慢或停止,多由于肛管前端孔道被堵塞,可移动或挤捏肛管,使堵塞管孔的粪便脱落。

（2）如患者有腹胀或便意时,应嘱患者做深呼吸,并适当降低灌肠筒的高度以减慢流速,或暂停片刻,以便于转移患者的注意力,减轻腹部压力,同时减少了灌入溶液的压力,减轻不适。

（3）如患者出现面色苍白、脉速、出冷汗、剧烈腹痛、心慌、气促等,可能发生肠道痉挛或出血,应立即停止灌肠并与医生联系,采取急救措施。

8.治疗性灌肠给药时严密观察病人反应。

任务二十六　肛管排气法

一、学习目标

【知识目标】

1.掌握肛管排气法的操作程序及注意事项。

2.理解肛管排气法的概念。

【技能目标】

能正确规范完成肛管排气法的操作。

【素质目标】

1.具有严谨求实的工作态度,严格执行查对制度。

2.保护患者的隐私,具有细心、爱心、耐心、责任心,对患者关心体贴,操作动作轻柔,减轻疼痛,保证患者安全。

二、任务导入

患者,女,56岁。2年前因腹部胀痛不适行肠镜,结果提示为慢性肠炎。今日患者因腹部胀痛难忍,恶心,食欲减退,呼吸轻度困难,入院治疗。体检:患者腹部膨隆,叩诊呈鼓音。行X线检查结果显示:肠腔积气。遵医嘱给予患者肛管排气。

三、任务要求

根据上述案例,明确患者的主要护理问题,能规范实施操作并正确讲述肛管排气法的注意事项,完成肛管排气的实践操作任务。

四、任务实施

【评估】

1.评估患者年龄、病情、临床诊断、治疗情况、腹胀情况。
2.评估患者意识状态、心理状况和生命体征。
3.评估患者合作理解程度及配合能力。

【计划】

1.患者准备　患者了解肛管排气法的目的、过程、注意事项和配合要点。
2.护士准备　衣帽整洁,修剪指甲,洗手,戴口罩;熟悉患者的病情及操作程序和目的。
3.用物准备
(1)治疗车上层:治疗盘内备肛管、玻璃接头、橡胶管、玻璃瓶(内盛水 3/4 满、瓶口系带)、润滑油、棉签、胶布(1 cm×15 cm)、别针、卫生纸适量、一次性手套。治疗盘外备医嘱执行本、手消毒液。必要时备屏风。
(2)治疗车下层:锐器盒、医用垃圾桶、生活垃圾桶。
4.环境准备　酌情关闭门窗,请无关人员回避,环境整洁、安静、舒适、安全,光线适宜,调节适宜温湿度,必要时用屏风遮挡。

【实施】　见表1-26。

表1-26　肛管排气法操作考核评分标准

分值:实操(85%)+主观(15%)

评分类型 M=客观测量 J=主观评价	项目描述	分值	得分
M	操作步骤	85	
M1	护士要求:仪表端庄,衣帽整洁,无长指甲,洗手,戴口罩	4	
M2	物品准备齐全,摆放合理;携用物至患者床旁	4	
M3	沟通:问候患者,自我介绍;核对患者床号、姓名、腕带,并询问患者名字,得到准确回答后才可实施操作(操作前查对);向患者解释肛管排气法的目的、方法、注意事项及配合要点,征得患者同意;询问患者有无其他需求(如厕等);请无关人员回避,关门窗,调节合适室温,必要时屏风遮挡患者	10	
M4	协助患者取左侧卧位,将臀部移至床边,裤子褪至患者膝部,暴露肛门,注意及时遮盖,保护患者隐私	10	

续表

评分类型 M=客观测量 J=主观评价	项目描述	分值	得分
分值:实操(85%)+主观(15%)			
M5	将玻璃瓶系于床边,橡胶管一端插入玻璃瓶液面下,另一端与肛管相连	10	
M6	戴手套,用石蜡油棉球润滑肛管前段,嘱患者张口呼吸,将肛管轻轻插入直肠15~18 cm,胶布交叉固定肛管于臀部,橡胶管留出足够长度用别针固定在大单上	16	
M7	观察排气情况,若玻璃瓶内液面下有气泡溢出,说明肠腔气体被排出,瓶内无气泡逸出或很少,说明肠腔气体排出不畅;如排气不畅,协助患者按摩腹部或更换体位	14	
M8	保留肛管不超过20 min,拔出肛管,擦净肛门,脱去手套,洗手	10	
M9	协助患者取舒适卧位,并询问患者腹胀有无减轻,整理床单位;洗手,查对,交代注意事项	4	
M10	整理用物,按照《医务人员手卫生规范(WS/T 313—2019)》,认真洗手,记录排气时间、效果及患者的反应	3	
J	主观评价	15	

序号	主观方面	差	一般	良好	优秀	分值
J1	职业素养	0	1	2	3	3
J2	专业素养	0	1	2	3	3
J3	沟通能力	0	1	2	3	3
J4	解决问题能力	0	1	2	3	3
J5	人文关怀能力	0	1	2	3	3
总分值						

【评价】

1.护患沟通有效,患者了解操作的目的,主动配合,排气效果好。

2.护士方法正确、操作熟练、动作轻柔;肛管插入深度合适,按时拔管。

3.注意保护患者隐私,做到人文关怀。

4.操作中贯穿健康教育。

五、要点提示

1. 注意及时给患者保暖，保护患者隐私。
2. 橡胶管一端插入玻璃瓶液面下，防止空气进入直肠内，加重腹胀；也便于观察排气情况。排气不畅原因很多，插入前要检查其通气是否良好，有无漏气、肛管位置与患者体位不当，检查肛管有无打折。
3. 避免长时间留置肛管，否则会降低肛门括约肌的反应，甚至导致肛门括约肌永久性松弛。
4. 如腹胀未减轻，可间隔 2~3 h 后再行插管排气。

任务二十七　口服给药法

一、学习目标

【知识目标】
熟悉并能举例说明不同性能药物口服时的注意事项。

【技能目标】
1. 能正确完成发药操作。
2. 做到给药方法正确，严格查对，无差错发生。

【素质目标】
1. 具有严谨求实的工作态度，严格执行查对制度。
2. 具有细心、爱心、耐心，对患者关心体贴，确保药疗安全。

二、任务导入

患者，女性，56 岁。因"宫颈癌"行"全子宫切除术"后半年，已行 5 个周期化疗，今日入院，拟行第 6 个周期化疗。患者主诉 3 天未排大便，腹部胀满不适，食欲减退。体检：触诊腹部较硬实且紧张。遵医嘱给予患者麻仁软胶囊一次 2 粒，一日 2 次口服。

三、任务要求

根据上述案例，明确患者的主要护理问题，能规范实施并正确讲述口服给药法的注意事项，完成口服给药的实践操作任务。

四、任务实施

【评估】
1. 患者年龄、性别、体重、病情、用药史和过敏史，治疗情况，肝肾功能情况。

2.患者意识状态,是否配合服药及遵医行为,有无药物依赖,对所用药物的相关知识了解程度。

3.患者的吞咽能力、有无口腔、食管疾患,有无恶心、呕吐等状况。

【计划】

1.患者准备 患者了解所服药物的性状、作用、不良反应、服药的方法、注意事项及配合要点,取舒适体位。

2.护士准备 衣帽整齐,修剪指甲,洗手,戴口罩。

3.药物及用物准备

(1)药物准备:患者所需口服药物由中心药房负责准备。病区护士负责把服药车、医生处方送至中心药房,中心药房的药剂师负责摆药、核对,并将服药车上锁,病区护士将服药车送回病区。

(2)用物准备:服药车、服药本、发药卡、饮水管、水壶(内盛温开水)、研钵等。

4.环境准备 整洁、安静、舒适、安全,光线充足,温湿度适宜。

【实施】 见表1-27。

表1-27 口服给药法操作考核评分标准

分值:实操(85%)+主观(15%)

评分类型 M=客观测量 J=主观评价	项目描述	分值	得分
M	操作步骤	85	
M1	护士要求:仪表端庄,衣帽整洁,无长指甲,洗手,戴口罩	5	
M2	物品准备齐全,摆放合理;将药袋或药杯打开,依据服药本双人核对药物准确无误后才能发药;携物品至患者床旁(在规定的时间内发药)	16	
M3	问候患者,自我介绍;核对患者床号、姓名、腕带,并询问患者名字,得到准确回答后才可实施操作;解释服药的目的,征得患者同意;询问患者有无其他需求(如厕等)	16	
M4	协助患者取舒适体位;再次核对床号、姓名、药名、浓度、剂量、用法、时间;正确发药	16	
M5	提供温开水,协助患者服药,并确认患者服下	10	
M6	服药后,收回药杯,协助患者取舒适卧位,整理床单位;核对,交代注意事项	8	

续表

评分类型 M=客观测量 J=主观评价	项目描述	分值	得分
分值:实操(85%)+主观(15%)			
M7	将药杯浸泡消毒后清洁,再消毒备用,清洁发药车;按照《医务人员手卫生规范(WS/T 313—2019)》,认真洗手	8	
M8	观察药物疗效;记录药物名称、剂量、服药时间及药物疗效、副作用等	6	
J	主观评价	15	

序号	主观方面	差	一般	良好	优秀	分值
J1	职业素养	0	1	2	3	3
J2	专业素养	0	1	2	3	3
J3	沟通能力	0	1	2	3	3
J4	解决问题能力	0	1	2	3	3
J5	人文关怀能力	0	1	2	3	3
	总分值					

【评价】

1.患者了解安全用药的相关知识,安全有效服药。

2.护士安全正确给药,无差错发生。

3.护患沟通有效,患者能主动配合。

五、要点提示

1.严格执行查对制度,防止差错事故发生,确保患者用药安全。

2.需吞服药物通常用40~60 ℃温开水送服,禁用茶水、牛奶、稀饭。

3.协助患者服药,并确认患者服下,特别是麻醉药、催眠药、抗肿瘤药物等;危重及不能自行服药的患者应喂服;上消化道出血患者、婴幼儿或口服固体药困难者,发药前需将药片研碎用水溶解后再服用;鼻饲患者须将药物研碎加水溶解后,用注射器从胃管注入,再用少量温开水冲净胃管。

4.发药时如患者对药物提出疑问,应耐心倾听,重新核对确认无误后,再给患者服药;增加或停用药物应及时告知患者;如患者不在或因故暂时不能服药,应将药物带回保管,适时再发或交班。

5.发药后注意观察药物的治疗效果及不良反应,若发现异常,应及时和医生联系,酌情处理。如患者出现呕吐,查明原因后进行相应处理,报告医生,遵医嘱暂停或更改药物再口服给药。

6.注意药物之间配伍禁忌。

任务二十八　超声雾化吸入法

一、学习目标

【知识目标】
1.掌握超声雾化吸入法的目的及常用药物。
2.了解超声雾化吸入法的概念及作用特点。

【技能目标】
能正确实施超声雾化吸入法操作。

【素质目标】
1.具有严谨求实的工作态度,严格执行查对制度。
2.具有细心、爱心、耐心,对患者关心体贴,确保药疗安全。

二、任务导入

患者,男性,71岁。患"慢性支气管炎"16年来,反复出现咳嗽、咳白色泡沫样痰;偶尔咳黄色痰液,并伴有气短,尤其是在劳累、受凉后更明显。近几日出现气喘、咳嗽加剧,痰液黏稠,不易咳出。测 T 37.8 ℃,P 118 次/min,R 24 次/min,BP 114/73 mmHg。医嘱:0.9%氯化钠注射液 30 mL、庆大霉素注射液 8 万 U、α-糜蛋白酶 4 000 U 超声雾化吸入,bid。

三、任务要求

根据上述案例,明确患者的主要护理问题,能为该患者规范实施操作并讲述超声雾化吸入法的注意事项,完成超声雾化吸入的实践操作任务。

四、任务实施

【评估】
1.患者年龄、病情、治疗情况、用药史、药物过敏史。
2.患者的意识状态、心理状态、自理能力、雾化给药的认知及合作程度。
3.呼吸道是否通畅,有无支气管痉挛、黏膜水肿等,面部及口腔黏膜有无感染、溃疡等。

【计划】
1.患者准备　患者了解超声雾化吸入法的目的、方法、注意事项及配合要点,能配合采取坐位、半坐卧位或侧卧位。
2.护士准备　衣帽整齐,修剪指甲,洗手,戴口罩。
3.用物准备
(1)治疗车上层:超声波雾化吸入器一套,治疗盘内放置药液、冷蒸馏水、水温计、50 mL注射器、弯盘、纸巾等。
(2)治疗车下层:锐器盒、医用垃圾桶、生活垃圾桶。
4.环境准备　整洁、安静、舒适、安全,光线适宜,室内温湿度适宜。
【实施】　见表1-28。

表1-28　超声雾化吸入法操作考核评分标准

分值:实操(85%)+主观(15%)			
评分类型 M=客观测量 J=主观评价	项目描述	分值	得分
M	操作步骤	85	
M1	护士要求:仪表端庄,衣帽整洁,无长指甲,洗手,戴口罩	4	
M2	物品准备:物品准备齐全,摆放合理	4	
M3	使用前检查雾化器各部件是否完好,有无松动、脱落等异常情况;将雾化器主机与各附件连接,选择口含管	8	
M4	水槽内加入冷蒸馏水,要求浸没雾化罐底部的透声膜	6	
M5	将药液用生理盐水稀释至30~50 mL加入雾化罐内,检查无漏液后,将雾化罐放入水槽,盖紧水槽盖	8	
M6	携用物至患者床旁,问候患者,自我介绍;核对患者床号、姓名、腕带,并询问患者名字,得到准确回答后才可实施操作;解释操作目的,征得患者同意;询问患者有无其他需求(如厕等);协助患者取合适卧位,漱口	6	
M7	接通电源,打开电源开关(指示灯亮),调整定时开关至所需时间(一般每次15~20 min),再打开雾化开关,根据需要调节雾量	10	
M8	当气雾喷出时,指导患者手持雾化器,将口含管放入患者口中(也可用面罩),紧闭口唇深呼吸进行雾化吸入,直至药液吸完为止	12	
M9	雾化过程中加强巡视和观察患者治疗及装置情况	4	

续表

评分类型 M = 客观测量 J = 主观评价	项目描述	分值	得分
分值：实操（85%）+主观（15%）			
M10	治疗完毕，取下口含管或面罩，先关雾化开关，再关电源开关	7	
M11	协助患者清洁口腔，擦干面部，取舒适卧位，整理床单位；洗手，交代注意事项	4	
M12	整理用物，放掉水槽内的水并擦干，将口含管、雾化罐、螺纹管浸泡于消毒液内1 h，再洗净晾干备用	8	
M13	按照《医务人员手卫生规范（WS/T 313—2019）》，认真洗手，记录雾化开始与持续时间，患者的反应及治疗效果	4	
J	主观评价	15	

序号	主观方面	差	一般	良好	优秀	分值
J1	职业素养	0	1	2	3	3
J2	专业素养	0	1	2	3	3
J3	沟通能力	0	1	2	3	3
J4	解决问题能力	0	1	2	3	3
J5	人文关怀能力	0	1	2	3	3
总分值						

【评价】

1.护士安全、规范、熟练实施超声雾化吸入。

2.护患沟通有效，患者能积极、正确配合，达到祛痰、平喘等治疗效果，无不良反应。

五、要点提示

1.治疗前应检查雾化器各部件，确保性能良好，连接正确，使用后及时消毒雾化管道，防止交叉感染。

2.水槽无水时不可开机，以免损坏机器；在使用过程中，水槽内必须保持有足够的冷蒸馏水，如发现水槽内水温超过50 ℃或水量不足，应关机，更换或加入冷蒸馏水。水槽和雾化罐内不可加温水或热水。

3.水槽底部的晶体换能器和雾化罐底部的透声膜薄而质脆，易损坏，在操作及清洗过程中动作要轻，注意保护。

4.雾化吸入时嘱患者紧闭口唇深呼吸,使药液充分到达细支气管和肺内,可提高治疗效果。

5.治疗过程中需添加药液时,可直接从小孔内添加,不必关机。若要水槽内加水,必须关机操作。

6.连续使用雾化器时,中间需间隔 30 min。

7.注意观察患者痰液排出情况,若因黏稠的分泌物经湿化后膨胀致痰液不易咳出时,应予以拍背协助排痰,必要时吸痰。

任务二十九　氧气雾化吸入法

一、学习目标

【知识目标】
1.掌握氧气雾化吸入法的目的及适应证。
2.了解氧气雾化吸入法的概念及原理。

【技能目标】
能正确实施氧气雾化吸入法。

【素质目标】
1.具有严谨求实的工作态度,严格执行查对制度。
2.具有细心、爱心、耐心,对患者关心体贴,确保药疗安全。

二、任务导入

患者,男性,71 岁。患"慢性支气管炎"16 年来反复出现咳嗽、咳白色泡沫样痰;偶尔咳黄色痰液,并伴有气短,尤其是在劳累、受凉后更明显。近几日出现气喘、咳嗽加剧,痰液黏稠,不易咳出。测 T 37.8 ℃,P 118 次/min,R 24 次/min,BP 114/73 mmHg。医嘱:0.9%氯化钠注射液 3 mL、庆大霉素注射液 8 万 U、α-糜蛋白酶 4 000 U 氧气雾化吸入,bid。

三、任务要求

根据上述案例,明确患者的主要护理问题,能为该患者规范实施操作并正确讲述氧气雾化吸入法的注意事项,完成氧气雾化吸入的实践操作任务。

四、任务实施

【评估】
1.患者年龄、病情、治疗情况、用药史、过敏史。

2.患者的意识状态、心理状态、自理能力,雾化给药的认知及合作程度。

3.呼吸道是否通畅,有无支气管痉挛、黏膜水肿等;面部及口腔黏膜有无感染、溃疡等。

【计划】

1.患者准备　患者了解氧气雾化吸入法的目的、方法、注意事项及配合要点,能配合采取坐位、半坐卧位或侧卧位。

2.护士准备　衣帽整齐,修剪指甲,洗手,戴口罩。

3.用物准备

(1)治疗车上层:氧气雾化吸入器1个,供氧装置(湿化瓶内勿放水)、药液(遵医嘱准备)、生理盐水、弯盘、10 mL注射器、纸巾等。

(2)治疗车下层:锐器盒、医用垃圾桶、生活垃圾桶。

4.环境准备　整洁、安静、舒适、安全,光线适宜,室内温湿度适宜,氧气(氧气筒或中心供氧)装置安全,远离火源。

【实施】　见表1-29。

表1-29　氧气雾化吸入法操作考核评分标准

分值:实操(85%)+主观(15%)

评分类型 M=客观测量 J=主观评价	项目描述	分值	得分
M	操作步骤	85	
M1	护士要求:仪表端庄,衣帽整洁,无长指甲,洗手,戴口罩	4	
M2	物品准备:物品准备齐全,摆放合理	4	
M3	使用前检查雾化器各部件是否完好,有无松动、脱落等异常情况,氧气装置是否完好、有无漏气等	8	
M4	将雾化器各附件连接,遵医嘱将药液稀释至5 mL,注入雾化器的药杯内。携用物至患者床旁	10	
M5	问候患者,自我介绍;核对患者床号、姓名、腕带,并询问患者名字,得到准确回答后才可实施操作;解释操作目的,征得患者同意;询问患者有无其他需求(如厕等);协助患者取舒适体位,漱口	8	
M6	雾化器的进气口与氧气装置的输出口连接(各部件连接紧密,勿漏气)	9	
M7	调节氧流量,一般为6~8 L/min;当气雾喷出时,指导患者手持雾化器,将口含嘴放入口中(也可用面罩),指导患者紧闭口唇深吸气,用鼻呼气,如此反复,直至药液吸完	14	

续表

	分值:实操(85%)+主观(15%)					
评分类型 M=客观测量 J=主观评价	项目描述				分值	得分
M8	洗手,核对,向患者交代注意事项(如不可随意调节氧流量)				4	
M9	加强巡视和观察患者治疗及装置情况				4	
M10	药液雾化完毕,取下雾化器,再关闭氧气开关				6	
M11	协助患者清洁口腔,擦干面部,取舒适卧位,整理床单位,洗手				4	
M12	整理用物,口含嘴、雾化罐、螺纹管温水冲洗后,浸泡于消毒液内1h,再洗净晾干备用				6	
M13	按照《医务人员手卫生规范(WS/T 313—2019)》,认真洗手,记录雾化开始与持续时间,患者的反应及效果				4	
J	主观评价				15	
序号	主观方面	差	一般	良好	优秀	分值
J1	职业素养	0	1	2	3	3
J2	专业素养	0	1	2	3	3
J3	沟通能力	0	1	2	3	3
J4	解决问题能力	0	1	2	3	3
J5	人文关怀能力	0	1	2	3	3
	总分值					

【评价】

1.护士安全正确实施氧气雾化吸入,用氧安全,操作规范、熟练。

2.护患沟通有效,患者能积极、正确配合,达到预期疗效,无不良反应。

五、要点提示

1.正确安全使用供氧装置,操作时严禁烟火和易燃品。

2.氧气湿化瓶内勿放水,以免液体进入雾化器内使药液稀释而影响疗效。

3.雾化时氧流量不可过大,以免损坏雾化器。

4.雾化过程中,如患者感觉疲劳或其他不适,可关闭氧气停止雾化,适时再继续吸入。

5.注意观察患者雾化后痰液排出情况,如痰液仍未咳出,可予以拍背以协助排痰,必要时给予吸痰。

6.使用药物时应注意患者有无过敏史。

任务三十　青霉素皮试液配制及皮内注射法

一、学习目标

【知识目标】

1.掌握皮内注射法的注射原则、目的、常用部位和注意事项。

2.掌握青霉素皮试液的配制浓度、注入剂量和试验结果判断。

3.掌握青霉素过敏性反应的预防及处理措施。

4.掌握青霉素过敏性休克的临床表现。

5.了解并能解释皮内注射法的概念。

【技能目标】

1.能准确配制青霉素皮试液并能正确判断试验结果。

2.能正确完成皮内注射法的操作。

【素质目标】

1.具有严谨求实的工作态度,严格执行查对制度和无菌操作原则。

2.具有细心、爱心、耐心、责任心,对患者关心体贴,确保药疗安全。

二、任务导入

患者,男,30岁。1天前因淋雨受凉,之后出现发热、咳嗽、咽喉干痒疼痛、头痛,遂就诊,诊断为"上呼吸道感染"。测 T 39.0 ℃,P 100 次/min,R 22 次/min,BP 116/75 mmHg,医嘱给予肌内注射青霉素钠 80 万 U,2 次/d。肌内注射前,护士遵医嘱给患者做青霉素过敏试验。

三、任务要求

根据上述案例,明确患者的主要护理问题,能规范实施并正确讲述青霉素皮内试验的注意事项,完成青霉素皮试液配制及皮内注射的实践操作任务。

四、任务实施

【评估】

1. 患者年龄、病情、治疗情况、用药史、过敏史及家族史,如青霉素有过敏史者禁止做该试验,有其他药物过敏史或变态反应疾病史者应慎用。
2. 患者意识状态、心理状态,对青霉素过敏试验的认识程度及合作程度。
3. 患者是否进食,空腹时不宜进行过敏试验(因个别患者空腹时注射用药,会发生眩晕、恶心等反应,易与过敏反应相混淆)。
4. 患者肢体活动情况和注射部位的皮肤状况。

【计划】

1. 患者准备　患者了解青霉素过敏试验的目的、方法、注意事项、配合要点、药物作用及副作用;取舒适体位,暴露注射部位(根据皮内注射的目的选择注射部位:如药物过敏试验常选择前臂掌侧下段,因该处皮肤较薄,易于注射,且皮肤颜色较淡,易辨认局部反应)。
2. 护士准备　衣帽整洁,修剪指甲,洗手,戴口罩。
3. 用物准备

(1) 治疗车上层:注射盘内备皮肤消毒液、无菌棉签、砂轮、弯盘、启瓶器、青霉素G80万单位/瓶、10 mL生理盐水、一次性1 mL、2 mL和5 mL注射器、注射卡、手消毒液。另备0.1%盐酸肾上腺素、急救小车(备常用抢救药物)、氧气、吸痰器等。

(2) 治疗车下层:锐器盒、医用垃圾桶、生活垃圾桶。

4. 环境准备　整洁、安静、安全,光线适宜,温湿度适宜,符合无菌操作原则要求。

【实施】　见表1-30。

表1-30　青霉素皮试液配制及皮内注射法操作考核评分标准

分值:实操(85%)+主观(15%)

评分类型 M=客观测量 J=主观评价	项目描述	分值	得分
M	操作步骤	85	
M1	护士要求:仪表端庄,衣帽整洁,无长指甲,洗手,戴口罩	2	
M2	青霉素皮试液配制		
M2.1	核对医嘱,按要求物品准备齐全,摆放合理;认真核对,检查青霉素药物和生理盐水,检查瓶口有无松动、瓶体有无裂纹,药物有无浑浊、变色、沉淀及絮状物,青霉素有效期及批号是否与药盒一致,将青霉素批号登记到皮试本上	6	

续表

评分类型 M=客观测量 J=主观评价	项目描述	分值	得分
分值:实操(85%)+主观(15%)			
M2.2	去除青霉素密封瓶盖中心部分,常规消毒瓶塞及周围,待干,消毒安瓿瓶打开	4	
M2.3	检查并取出5 mL注射器和针头,调整针头斜面向下置入安瓿内的液面下,持活塞柄,抽动活塞,抽吸生理盐水,抽吸后将针头垂直向上,轻拉活塞,使针头内的药液流入注射器内,并使气泡集中于乳头根部,轻推活塞,排出气体,并排至准确剂量4 mL;将生理盐水注入密封瓶内,充分溶解青霉素	8	
M2.4	检查1 mL注射器后,取原液0.1 mL,加生理盐水至1 mL,将溶液摇匀	5	
M2.5	弃去,留0.1 mL溶液,加生理盐水至1 mL,摇匀	5	
M2.6	再弃去,留0.1~0.25 mL溶液,加生理盐水至1 mL,摇匀;青霉素皮试液配制完毕,针头套好护帽,贴好标签,再次核对无误后置于无菌盘内	7	
M2.7	整理用物,洗手	2	
M3	皮内注射法		
M3.1	备齐用物,携至患者床旁,核对患者床号、姓名、腕带,并询问患者名字,得到准确回答后才可实施操作(操作前查对)	4	
M3.2	向患者及其家属解释,使其明确操作目的;询问患者用药史、过敏史、家族史,确认无过敏史后方可进行药物过敏试验	4	
M3.3	洗手,选择注射部位(前臂掌侧下段),观察局部皮肤情况,禁止在有瘢痕、硬结、皮肤病等部位进针(口述);用75%乙醇消毒皮肤两遍,消毒范围5 cm×5 cm,待干	6	
M3.4	再次核对(操作中查对),核对床号、姓名、药名、浓度、剂量、用法、时间;调整注射器刻度与针尖斜面向上,排尽注射器内空气	4	
M3.5	左手绷紧注射部位皮肤,右手以平执式持注射器,示指固定针栓,针尖向上,与皮肤呈5°角进针,将针尖斜面完全刺入皮内后,放平注射器,左手拇指固定针栓,右手推入药液0.1 mL,使局部隆起形成一半球状皮丘,局部皮肤变白并显露毛孔	10	

续表

分值:实操(85%)+主观(15%)

评分类型 M = 客观测量 J = 主观评价	项目描述	分值	得分
M3.6	注射完毕,迅速拔出针头,勿按压针眼,注射器针头分离放入锐器盒内,看表计时;协助患者取舒适卧位	4	
M3.7	洗手,再次核对(操作后查对),交代注意事项,嘱患者勿揉擦或按压注射部位,勿离开病室或注射室,20 min 后观察结果,如有不适立即通知护士(口述)	6	
M3.8	整理用物,按照《医务人员手卫生规范(WS/T 313—2019)》,认真洗手,记录	2	
M4	注射后严密观察20 min,20 min 后需2人观察、判断试验结果,并在注射卡、医嘱单上记录	6	
J	主观评价	15	

序号	主观方面	差	一般	良好	优秀	分值
J1	职业素养	0	1	2	3	3
J2	专业素养	0	1	2	3	3
J3	沟通能力	0	1	2	3	3
J4	解决问题能力	0	1	2	3	3
J5	人文关怀能力	0	1	2	3	3
	总分值					

【评价】

1.护患沟通有效,患者理解皮试目的及注意事项,并能积极配合。

2.护士严格遵守操作规程,严格执行无菌技术操作原则,操作熟练,手法正确。

3.药液配制、皮试方法和结果判断正确,记录符合要求。

五、要点提示

1.操作前必须详细询问患者的用药史、过敏史及家族史,对青霉素有过敏史者禁止做该试验,并及时与医生联系,更换其他药物;有其他药物过敏史或变态反应疾病史者应慎用。

2.凡初次用药、停药3天后再次使用,以及在使用过程中更换不同生产批号的制剂时,均须按常规做过敏试验。

3.进行皮试液配制时,抽吸剂量要准确,每次抽吸后应充分混匀,以确保试验液浓度的准确性。

4.在为患者做过敏试验前,要备好肾上腺素注射液与注射器,做好急救准备工作。

5.做药物过敏试验消毒皮肤时忌用含碘消毒剂,以免因脱碘不彻底而着色,影响对局部反应的观察,且避免与碘过敏反应相混淆;若患者乙醇过敏,可用生理盐水进行皮肤清洁。

6.与皮肤呈5°角进针,进针角度不能过大,否则会刺入皮下,影响结果的观察和判断。推入药液0.1 mL(含青霉素20~50 U),注入剂量要准确,两手协调,防止针头脱出。

7.青霉素皮试液应现用现配,因为青霉素溶解后极不稳定,放置时间过久会引起药物效价降低,还可分解产生致敏物质。溶解青霉素和配制皮试液所用的生理盐水应专用。

8.皮试后须严密观察患者反应,并准确、及时、真实记录。若皮试结果为阳性,则禁用青霉素,应及时与医生联系,更换其他药物,并在注射卡、医嘱单、体温单、病历卡、床头卡、腕带上醒目地标明"青霉素阳性",同时告知患者及其家属不能再用该种药物。

9.如对皮试结果不能确认或怀疑假阳性时,可在对侧前臂掌侧下段皮内注射生理盐水0.1 mL,20 min后,对照观察反应,确认青霉素皮试结果为阴性方可用药,使用青霉素治疗过程中要继续严密观察反应。

10.青霉素皮内试验结果判断　①阴性:局部皮丘大小无改变,周围无红肿,无红晕,全身无自觉症状,无不适表现;②阳性:皮丘隆起增大,出现红晕、硬结,直径大于1 cm,或红晕周围有伪足伴局部痒感,可有头晕、心慌、恶心等,甚至发生过敏性休克。

任务三十一　皮下注射法

一、学习目标

【知识目标】
1.掌握皮下注射法的原则、目的、部位和注意事项。
2.了解皮下注射法的概念。

【技能目标】
能正确完成皮下注射法的操作。

【素质目标】
1.具有严谨求实的工作态度,严格执行查对制度和无菌操作。
2.具有细心、爱心、耐心、责任心,对患者关心体贴,确保药疗安全、有效。

二、任务导入

患者,女性,56岁。因"宫颈癌"行"全子宫切除术"后半年,今天是第6个周期化疗后的第4天。早晨查血常规结果显示:白细胞 $3.0×10^9/L$,红细胞 $4.3×10^{12}/L$,血红蛋白 110 g/L,血小板 $168×10^9/L$。医嘱:重组人粒细胞刺激因子(瑞白)150 μg,H,st。

三、任务要求

根据上述案例,明确患者的主要护理问题,能规范实施并正确讲述皮下注射法的注意事项,完成皮下注射的实践操作任务。

四、任务实施

【评估】
1. 患者年龄、病情、治疗情况、用药史和药物过敏史。
2. 患者意识状态,对用药的认知及合作程度。
3. 患者肢体活动能力、注射部位皮肤及皮下组织状况。

【计划】
1. 患者准备 患者了解皮下注射的目的、方法、注意事项、配合要点、药物的作用及其副作用。取舒适体位,暴露注射部位。皮下注射部位常选用上臂三角肌下缘、两侧腹壁、后背、大腿前侧和外侧等部位。
2. 护士准备 衣帽整洁,修剪指甲,洗手,戴口罩(必要时戴手套);熟悉患者的病情及操作目的。
3. 用物准备
(1)治疗车上层:无菌盘内放已抽吸好并核对过的药液,注射盘内备皮肤消毒液、无菌棉签、弯盘、注射卡、手消毒液。必要时备肾上腺素。
(2)治疗车下层:锐器盒、医用垃圾桶、生活垃圾桶。
4. 环境准备 整洁、安静、舒适、安全,光线适宜,温湿度适宜,必要时用屏风遮挡患者。

【实施】 见表1-31。

表1-31 皮下注射法操作考核评分标准

分值:实操(85%)+主观(15%)			
评分类型 M=客观测量 J=主观评价	项目描述	分值	得分
M	操作步骤	85	
M1	护士要求:仪表端庄,衣帽整洁,无长指甲,洗手,戴口罩	6	
M2	检查物品,并准备齐全,摆放合理;携用物至患者床旁	7	

续表

分值:实操(85%)+主观(15%)				
评分类型 M=客观测量 J=主观评价	项目描述			分值	得分
M3	问候患者,自我介绍;核对患者床号、姓名、腕带,并询问患者名字,得到准确回答后才可实施操作(操作前查对);解释操作目的,征得患者同意;询问患者有无其他需求(如厕等)			12	
M4	洗手,协助患者摆好体位,按皮下注射原则选择注射部位,消毒皮肤2遍,消毒范围直径5 cm以上,待干			8	
M5	再次核对床号、姓名、药名、浓度、剂量、用法、时间(操作中查对),排尽注射器内空气			8	
M6	一手绷紧注射部位局部皮肤,一手持注射器,示指固定针栓,针尖斜面向上,与皮肤呈30°~40°角,将针梗的1/2~2/3快速刺入皮下			10	
M7	松开绷紧皮肤的手,抽动活塞,无回血后,即可缓慢推注药液,注射过程中注意询问患者有无不适			10	
M8	注射完毕,用无菌干棉签轻压针刺处,快速拔针后按压至不出血为止			8	
M9	协助患者取舒适卧位,整理床单位,洗手,操作后查对,交代注意事项			6	
M10	整理用物,按照《医务人员手卫生规范(WS/T 313—2019)》,认真洗手			6	
M11	记录注射时间、药物名称、浓度、剂量、用法以及患者的反应			4	
J	主观评价			15	
序号	主观方面	差	一般	良好	优秀	分值
J1	职业素养	0	1	2	3	3
J2	专业素养	0	1	2	3	3
J3	沟通能力	0	1	2	3	3
J4	解决问题能力	0	1	2	3	3
J5	人文关怀能力	0	1	2	3	3
总分值						

【评价】
1.护士安全正确注射给药,无差错发生。
2.护士严格遵守操作规程和无菌操作原则,操作熟练、规范。
3.关心患者,护患沟通有效,患者理解操作目的并主动配合。

五、要点提示

1.严格执行查对制度和无菌操作原则。
2.根据药液刺激性掌握推注速度,刺激性强的药物不宜选用皮下注射法。
3.长期皮下注射的患者,应建立轮流交替注射部位计划,及时更换注射部位,防止局部产生硬结,以促进药物的充分吸收,确保最大治疗效果。
4.皮下注射进针角度不宜超过45°,以免刺入肌层;过于消瘦者,护士可捏起局部组织,适当减小进针角度。
5.针梗勿全部刺入,防止针梗折断不易处理。
6.注射少于1 mL的药液须用1 mL注射器抽吸,以保证注入药液剂量的准确性、有效性。

(王雅娟　王书香　代瑛)

任务三十二　肌内注射法

一、学习目标

【知识目标】
1.掌握肌内注射的目的、部位和注意事项。
2.熟悉肌内注射的基本知识。
3.了解肌内注射的概念及相关知识。

【技能目标】
1.严格执行无菌操作原则和查对制度,掌握肌内注射的操作技能,完成无痛注射。
2.指导患者正确配合操作。
3.根据患者的情况合理选择注射部位。
4.将心理支持、人文关怀、职业安全与保护等贯穿于护理服务全过程。

【素质目标】
1.具有严谨求实的工作态度,确保医疗安全。
2.具有良好的沟通能力、综合分析问题及处理问题的能力。
3.具有细心、爱心、耐心、责任心。

二、任务导入

李先生,男,37岁,销售经理。以"头痛、全身肌肉疼痛、咽喉痛、干咳"为主诉就诊。现测 T 39.5 ℃、P 88 次/分、R 20 次/分、BP 120/78 mmHg,流行病学检测阳性。诊断为流行性感冒,医嘱复方氨林巴比妥注射液(安痛定)2 mL im st。

三、任务要求

根据上述案例,请确定患者目前存在的主要护理问题,制订可行的护理计划,并根据护理计划完成肌内注射的实践操作任务。

四、任务实施

【评估】

1. 评估患者的病情、治疗情况、用药情况、自理能力等。
2. 评估患者的意识状态、精神状态,对药物的认知及合作程度等。
3. 评估患者的肢体活动情况和注射部位的皮肤情况。

【计划】

1. 患者准备　患者了解操作的目的、方法及配合要点,能配合操作。
2. 护士准备　衣帽整洁,修剪指甲,洗手,戴口罩。
3. 用物准备

(1)治疗车上层:注射卡、手消毒液、注射盘、皮肤消毒液、无菌棉签、弯盘、无菌盘、已抽吸好药物的无菌注射器和针头等。

(2)治疗车下层:医疗垃圾桶、生活垃圾桶、利器盒。

4. 环境准备　整洁、安静,光线充足,温湿度适宜。

【实施】　见表1-32。

表1-32　肌内注射法操作考核评分标准

评分类型 M=客观测量 J=主观评价	项目描述	分值	得分
\multicolumn{2}{} 分值:实操(85%)+主观(15%)		
M	操作步骤	85	
M1	携用物至患者床旁,核对患者信息(床号、姓名、住院号),解释操作目的并取得合作;评估患者皮肤、血管、肢体活动情况;洗手,戴口罩	8	
M2	协助患者取合适卧位并暴露注射部位	8	

续表

评分类型 M=客观测量 J=主观评价	项目描述	分值	得分
	分值:实操(85%)+主观(15%)		
M3	选择注射部位,常规消毒穿刺部位皮肤	6	
M4	再次核对患者信息及药物	4	
M5	排尽注射器内空气,左手固定注射部位,右手执笔式持注射器,示指固定针栓,以手腕带动手臂的力量与皮肤成90°角垂直刺入皮肤至针梗的2/3	15	
M6	左手旋转抽动活塞,确认无回血,缓慢匀速推动药液	8	
M7	操作完毕,用无菌干棉签轻轻按压穿刺处,快速拔针,按压片刻至不出血	8	
M8	操作后核对;告知注意事项	6	
M9	安置患者于安全舒适卧位,放呼叫器于患者易取处,整理床单位及用物	6	
M10	按照《医务人员手卫生规范(WS/T 313—2019)》,认真洗手,取下口罩,记录注射时间及患者的反应	6	
M11	过程自然流畅,规定时间内完成所有任务	10	
J	主观评价	15	

序号	主观方面	差	一般	良好	优秀	分值	
J1	职业素养	0	1	2	3	3	
J2	专业素养	0	1	2	3	3	
J3	沟通能力	0	1	2	3	3	
J4	解决问题能力	0	1	2	3	3	
J5	人文关怀能力	0	1	2	3	3	
	总分值						

【评价】

1.患者理解操作目的并主动配合。

2.护士无菌观念强,查对合理,操作规范、熟练,动作轻巧。

3.与患者沟通有效,彼此需要得到满足。

五、要点提示

1.两岁以下的婴幼儿不宜选用臀大肌进行注射,因为婴幼儿未独立行走前,其臀部肌肉发育尚不完善,选择臀大肌注射有损伤坐骨神经的危险。可选用臀中肌、臀小肌或股外侧肌进行注射。

2.进针时无需将针梗全部刺入,以防针梗从根部折断。若针头折断,应嘱患者保持局部肢体不动,固定局部组织,以防止断针移位,同时应尽快用无菌血管钳夹住断端取出针头。若断端全部埋入皮肤,应迅速联系外科医生协助处理。

3.长期注射者,应有计划地及时更换注射部位,并选用细长针头,避免或减少硬结的发生,以促进药物的充分吸收;注射刺激性强的药物时,也应选择长针头做深部注射。

4.多种药物同时注射时,应注意配伍禁忌。

5.较稠的药物应选用较大的针头。

任务三十三　静脉注射法

一、学习目标

【知识目标】

1.掌握静脉注射的目的、部位和注意事项。

2.熟悉静脉注射的基本知识。

3.了解静脉注射的概念及相关知识。

【技能目标】

1.严格执行无菌操作原则和查对制度,掌握静脉注射的操作技能,完成无痛注射。

2.指导患者正确配合操作。

3.根据患者的情况合理选择注射部位。

4.将心理支持、人文关怀、职业安全与保护等贯穿于护理服务全过程。

【素质目标】

1.具有严谨求实的工作态度,确保医疗安全。

2.具有良好的沟通能力、综合分析问题及处理问题的能力。

3.具有细心、爱心、耐心、责任心。

二、任务导入

患者,男,59岁。吸烟30年,慢支病史25年,近5年开始出现呼吸困难。2天前开始发热,咳黄黏痰,痰不易咳出,喘息加重。体检:T 38.6 ℃,P 102次/分,R 26次/分,BP

130/70 mmHg。患者神志清楚,消瘦,口唇发绀,胸廓呈桶状,呼吸运动减弱,触觉语颤减低,叩诊过清音,呼吸音粗,双肺布满哮鸣音,两肺底散在湿啰音。血常规结果:白细胞 $12.2×10^9/L$。X 线胸片显示:两肺透亮度增加。初步诊断为慢性支气管炎(急性发作期),阻塞性肺气肿(急性加重期)。医嘱:50%葡萄糖 40 mL+氨茶碱 0.25 g IV st。

三、任务要求

根据上述案例,请确定患者目前存在的主要护理问题,制订可行的护理计划,并根据护理计划完成静脉注射的实践操作任务。

四、任务实施

【评估】
1.评估患者的病情、治疗情况、用药情况、自理能力等。
2.评估患者的意识状态、精神状态,对药物和注射的认知及合作程度等。
3.评估患者的肢体活动情况和注射部位的皮肤、血管情况。

【计划】
1.患者准备　患者了解操作的目的、方法及配合要点,能配合操作。
2.护士准备　衣帽整洁,修剪指甲,洗手,戴口罩。
3.用物准备
(1)治疗车上层:注射卡、手消毒液、注射盘、皮肤消毒液、无菌棉签、弯盘、止血带、头皮针、无菌敷贴、无菌纱布、无菌盘、已抽吸好药物的无菌注射器和针头等。
(2)治疗车下层:医疗垃圾桶、生活垃圾桶、利器盒等。
4.环境准备　整洁、安静,光线充足,温湿度适宜。

【实施】　见表1-33。

表1-33　静脉注射法操作考核评分标准

分值:实操(85%)+主观(15%)			
评分类型 M=客观测量 J=主观评价	项目描述	分值	得分
M	操作步骤	85	
M1	核对患者信息(床号、姓名、住院号),解释操作目的并取得合作;评估患者皮肤、血管、肢体活动情况;洗手,戴口罩	6	
M2	①四肢浅静脉注射:协助患者取舒适卧位,扎止血带嘱患者握拳,消毒皮肤(直径大于5 cm;2次消毒或遵循消毒剂使用说明书);②股静脉注射:不扎止血带协助患者取仰卧位,下肢伸直略外展外旋,消毒皮肤	10	

续表

分值:实操(85%)+主观(15%)

评分类型 M=客观测量 J=主观评价	项目描述	分值	得分
M3	再次核对,再次排气或连头皮针后排气	8	
M4	①四肢浅静脉注射:嘱患者握拳,绷紧皮肤,与皮肤呈15~30°角进针,见回血后再将针头沿血管方向潜行少许;②股静脉注射:在股三角区扪及股动脉搏动最明显的部位并用左手示指加以固定,右手持注射器,在其内侧0.5 cm处与皮肤成45°角或90°角刺入,抽动活塞见暗红色回血,提示进入股静脉	12	
M5	①四肢浅静脉注射:穿刺成功后,松开止血带,嘱患者松拳,询问患者有无不适;缓慢推注药液;②股静脉注射:固定针头,缓慢推注药液	10	
M6	推注完毕后,将棉签置于穿刺点上方,快速拔出针头,按压片刻,至不出血为止	10	
M7	操作后核对;告知注意事项	7	
M8	安置患者于安全舒适卧位,放呼叫器于患者易取处,整理床单位及用物	6	
M9	按照《医务人员手卫生规范(WS/T 313—2019)》,认真洗手,取下口罩,记录注射时间及患者的反应	6	
M10	过程自然流畅,规定时间内完成所有任务	10	
J	主观评价	15	

序号	主观方面	差	一般	良好	优秀	分值
J1	职业素养	0	1	2	3	3
J2	专业素养	0	1	2	3	3
J3	沟通能力	0	1	2	3	3
J4	解决问题能力	0	1	2	3	3
J5	人文关怀能力	0	1	2	3	3
	总分值					

【评价】

1.患者理解操作目的并主动配合。

2.护士无菌观念强,查对合理,操作规范、熟练,动作轻巧。
3.与患者沟通有效,彼此需要得到满足。

五、要点提示

1.严格执行查对制度、无菌操作原则及消毒隔离制度。

2.如患者需长期静脉用药,为保护血管,应从远心端向近心端有计划地更换注射部位。

3.注射刺激性较强的药物时,应另备抽有生理盐水的注射器和针头,穿刺成功后,先注入少量的生理盐水,证实针头在静脉内后,再换上抽有药液的注射器推注药液,以防药液外溢,导致组织坏死。

4.静脉穿刺或者推注药物的过程中出现局部疼痛、肿胀、抽吸无回血,应立即停止注射,拔出针头,按压局部至不出血。

5.根据患者的年龄、病情、药物性质调节注入药物的速度,并随时观察注射部位局部情况及患者的反应。

6.有出血倾向的患者,不宜采用股静脉注射;进针后如抽出血液为鲜红色,提示针头刺入股动脉,应立即拔出针头,并用无菌纱布加压按压穿刺处5~10 min,直到不出血后,再在另一侧股静脉穿刺。

7.对于特殊情况的患者,如肥胖的患者、消瘦的患者、水肿的患者、脱水的患者以及老年患者,要注意其血管的特殊性。

8.注射的速度不宜过快,尤其老人和小孩。

任务三十四　动脉注射法

一、学习目标

【知识目标】
1.掌握动脉注射的目的、部位和注意事项。
2.熟悉动脉注射的基本知识。
3.了解动脉注射的概念及相关知识。

【技能目标】
1.严格执行无菌操作原则和查对制度,掌握动脉注射的操作技能,完成无痛注射。
2.指导患者正确配合操作。
3.根据患者的情况合理选择注射部位。
4.将心理支持、人文关怀、职业安全与保护等贯穿于护理服务全过程。

【素质目标】

1.具有严谨求实的工作态度,确保医疗安全。

2.具有良好的沟通能力、综合分析问题及处理问题的能力。

3.具有细心、爱心、耐心、责任心。

二、任务导入

李先生,47岁。右下肢疼痛、麻木,皮肤呈蜡样苍白,皮肤温度低。现需做下肢动脉造影明确诊断。医嘱给予泛影葡胺60 mL动脉注射。

三、任务要求

根据上述案例,请确定患者目前存在的主要护理问题,制订可行的护理计划,并根据护理计划完成动脉注射的实践操作任务。

四、任务实施

【评估】

1.评估患者的病情、治疗情况、用药情况、自理能力等。

2.评估患者的意识状态、精神状态对药物及注射的认知及合作程度等。

3.评估患者的肢体活动情况和注射部位的皮肤、血管情况。

【计划】

1.患者准备 患者了解操作的目的、方法及配合要点,能配合操作。

2.护士准备 衣帽整洁,修剪指甲,洗手,戴口罩。

3.用物准备

(1)治疗车上层:注射卡、手消毒液、注射盘、皮肤消毒液、无菌棉签、弯盘、头皮针、无菌敷贴、无菌纱布、无菌盘、已抽吸好药物的无菌注射器和针头等。

(2)治疗车下层:医疗垃圾桶、生活垃圾桶、利器盒等。

4.环境准备 整洁、安静,光线充足,温湿度适宜。

【实施】 见表1-34。

表1-34 动脉注射法操作考核评分标准

评分类型 M=客观测量 J=主观评价	项目描述	分值	得分
M	操作步骤	85	
M1	携用物至患者床旁,核对患者信息(床号、姓名、住院号),解释操作目的并取得合作;评估患者皮肤、血管、肢体活动情况;洗手,戴口罩	8	

续表

分值:实操(85%)+主观(15%)			
评分类型 M = 客观测量 J = 主观评价	项目描述	分值	得分
M2	协助患者取合适卧位暴露穿刺部位。①桡动脉穿刺:协助患者取仰卧位或坐位;②股动脉穿刺:协助患者取仰卧位,下腿伸直并外展外旋	8	
M3	常规消毒穿刺部位皮肤	6	
M4	护士消毒左手示指和中指或左手戴无菌手套	4	
M5	再次核对患者及药液,再次排气	4	
M6	用左手示指和中指触及动脉搏动最明显处并固定动脉于两手指之间,右手持注射器,在两手指之间垂直进针或与动脉走向成40°角刺入动脉	12	
M7	穿刺后见有鲜红色血液进入注射器,穿刺成功,右手固定,左手缓慢均匀送入药液	8	
M8	操作完毕,拔针,穿刺部位用无菌纱布加压按压5~10 min,直到不出血为止	7	
M9	操作后核对;告知注意事项	6	
M10	安置患者于安全舒适卧位,放呼叫器于患者易取处,整理床单位及用物	6	
M11	按照《医务人员手卫生规范(WS/T 313—2019)》,认真洗手,取下口罩,记录注射时间及患者的反应	6	
M12	过程自然流畅,规定时间内完成所有任务	10	
J	主观评价	15	

序号	主观方面	差	一般	良好	优秀	分值
J1	职业素养	0	1	2	3	3
J2	专业素养	0	1	2	3	3
J3	沟通能力	0	1	2	3	3
J4	解决问题能力	0	1	2	3	3
J5	人文关怀能力	0	1	2	3	3
	总分值					

【评价】
1.患者理解操作目的并主动配合。
2.护士无菌观念强,查对合理,操作规范、熟练,动作轻巧。
3.与患者沟通有效,彼此需要得到满足。

五、要点提示

1.严格执行查对制度、无菌操作原则及消毒隔离制度。
2.穿刺动作应轻柔,切勿粗暴地反复穿刺,以免造成动脉壁损伤和出血。
3.操作中密切观察患者反应及穿刺部位情况,出现异常立即进行紧急处理。
4.拔针后采用无菌纱布加压按压,防止局部出血或形成血肿。如患者凝血功能差,应根据实际情况延长按压时间,至确定无出血为止。
5.如有皮下出血或血肿,常由于按压不充分、反复穿刺或刺穿血管后壁等情况导致,可在 24 h 后进行局部热敷。
6.由于动脉血管压力大,操作要快、准。

任务三十五 微量注射泵的应用

一、学习目标

【知识目标】
1.掌握微量注射泵的使用方法和注意事项,能准确控制输液速度,药物输入速度均匀并用量准确。
2.熟悉微量注射泵应用的基本知识。
3.了解微量注射泵应用的相关知识。

【技能目标】
1.严格执行无菌操作原则和查对制度,掌握微量注射泵的使用方法,正确完成注射。
2.指导患者正确配合操作。
3.根据患者的情况和药物性质合理选择注射速度。
4.将心理支持、人文关怀、职业安全与保护等贯穿于护理服务全过程。

【素质目标】
1.具有严谨求实的工作态度,确保医疗安全。
2.具有良好的沟通能力、综合分析问题及处理问题的能力。
3.具有细心、爱心、耐心、责任心。

二、任务导入

患者,男,70岁。充血性心力衰竭。医嘱给予盐酸多巴胺注射液 200 mg+5%葡萄糖注射液 30 mL,稀释至 50 mL,以 5 mL/h 速度泵入。

三、任务要求

根据上述案例,请确定患者目前存在的主要护理问题,制订可行的护理计划,并根据护理计划完成微量注射泵应用的实践操作任务。

四、任务实施

【评估】

1. 评估患者的病情、治疗情况、用药情况、自理能力等。
2. 评估患者的意识状态、精神状态,对药物及注射的认知及合作程度等。
3. 评估患者的肢体活动情况和注射部位的皮肤、血管情况,是否已建立或需要重新建立静脉通道。

【计划】

1. 患者准备　患者了解操作的目的、方法及配合要点,能配合操作。
2. 护士准备　衣帽整洁,修剪指甲,洗手,戴口罩。
3. 用物准备

(1) 治疗车上层:注射卡、手消毒液、注射盘、皮肤消毒液、无菌棉签、弯盘、注射泵延长管、头皮针、无菌敷贴、无菌纱布、无菌盘、已抽吸好药物的无菌注射器和针头、微量注射泵、必要时备三通管等。

(2) 治疗车下层:医疗垃圾桶、生活垃圾桶、利器盒等。

4. 环境准备　整洁、安静,光线充足,温湿度适宜。

【实施】　见表 1-35。

表 1-35　微量注射泵的应用操作考核评分标准

实操(85%)+主观(15%)			
评分类型 M=客观测量 J=主观评价	项目描述	分值	得分
M	操作步骤	85	
M1	护理人员仪表端庄,服装整洁,无长指甲,接触患者前正确洗手,戴口罩	5	
M2	物品准备齐全,摆放合理,携用物至患者床旁,核对,解释	5	

续表

实操(85%)+主观(15%)					
评分类型 M=客观测量 J=主观评价	项目描述				分值	得分
M3	将电源接通,开关打开,将已抽吸好药液的注射器稳妥地固定在注射泵上				9	
M4	根据患者的病情、年龄、药物性质或遵医嘱,设定合适的速度				9	
M5	将注射器与头皮针连接				6	
M6	同密闭式静脉输液法进行静脉穿刺				10	
M7	静脉穿刺成功后,用胶布固定针头,按"开始"键,开始注射				6	
M8	注射过程中加强巡视,随时评估患者的反应和药物输注情况,发现报警信号,及时处理和排除故障				6	
M9	当药液即将注射完毕时"即将结束键"闪烁并报警;当药液注射完毕,机器自动停止,"完毕"键闪烁并报警。按压"静音键"停止报警铃声,再次按压"静音键"关闭"完毕"和"操作"灯				10	
M10	拔出针头,嘱患者按压针眼处,断开注射器与头皮针的连接,取出注射器,关闭微量注射泵,切断电源				8	
M11	操作后核对				5	
M12	协助患者取舒适卧位,整理用物,按照《医务人员手卫生规范(WS/T 313—2019)》,认真洗手记录				6	
J	主观评价				15	
序号	主观方面	差	一般	良好	优秀	分值
J1	职业素养	0	1	2	3	3
J2	专业素养	0	1	2	3	3
J3	沟通能力	0	1	2	3	3
J4	解决问题能力	0	1	2	3	3
J5	人文关怀能力	0	1	2	3	3
总分值					

【评价】
1.患者理解微量注射泵应用的目的并主动配合。
2.护士无菌观念强,查对合理,操作规范、熟练,动作轻巧。
3.微量注射泵运行顺利,无并发症发生。
4.与患者沟通有效,彼此需要得到满足。

五、要点提示

1.严格执行查对制度、无菌操作原则及消毒隔离制度。连续输液者24 h更换注射器和泵管一次,若有污染及时更换。
2.正确设置输液速度及其他必须参数,避免设定错误延误治疗。
3.随时观察微量注射泵的工作状态,如有报警提示,及时做出正确的处理。
4.使用微量注射泵时应单独建立静脉通路,防止药物联合应用时出现配伍禁忌。

任务三十六　密闭式周围静脉输液法

一、学习目标

【知识目标】
1.掌握密闭式周围静脉输液法的操作方法和注意事项,掌握静脉输液的输液反应、临床表现及护理,能正确计算输液速度与输液时间。
2.熟悉密闭式静脉输液法的输液目的、常用溶液的种类及其作用、常用的输液部位、输液反应的原因等基本知识。
3.了解密闭式周围静脉输液法的原理。

【技能目标】
1.严格执行无菌操作原则和查对制度,掌握密闭式周围静脉输液法的操作方法,合理选择血管,正确完成输液。
2.指导患者正确配合操作。
3.根据患者的情况和药物性质合理调节速度。
4.将心理支持、人文关怀、职业安全与保护等贯穿于护理服务全过程。

【素质目标】
1.具有严谨求实的工作态度,确保医疗安全。
2.具有良好的沟通能力、综合分析问题及处理问题的能力。
3.具有细心、爱心、耐心、责任心。

二、任务导入

患者,男,62岁。吸烟36年,慢支病史30年,近4年开始出现呼吸困难。2天前开始发热,咳黄黏痰,痰不易咳出,喘息加重。体检:T 38.6 ℃,P 102次/分,R 26次/分,BP 130/70 mmHg。患者神志清楚,消瘦,口唇发绀,胸廓呈桶状,呼吸运动减弱,触觉语颤减低,叩诊过清音,呼吸音粗,双肺布满哮鸣音,两肺底散在湿啰音。血常规结果:白细胞 $12.2×10^9$/L。X线胸片显示:两肺透亮度增加。初步诊断:慢性支气管炎(急性发作期),阻塞性肺气肿(急性加重期)。遵医嘱为患者立即静脉输入头孢曲松钠2.0 g+生理盐水500 mL。

三、任务要求

根据上述案例,请确定患者目前存在的主要护理问题,制订可行的护理计划,并根据护理计划完成密闭式周围静脉输液的实践操作任务。

四、任务实施

【评估】

1. 评估患者的病情、心、肺、肾功能、治疗情况、用药情况、自理能力等。
2. 评估患者的意识状态、精神状态,对药物及输液的认知及合作程度等。
3. 评估患者的肢体活动情况和注射部位的皮肤、血管情况。

【计划】

1. 患者准备　患者了解操作目的、方法及配合要点,能配合操作,输液前排便并取舒适卧位。
2. 护士准备　衣帽整洁,修剪指甲,洗手,戴口罩。
3. 用物准备

(1) 治疗车上层:手消毒液、皮肤消毒液、无菌棉签、输液器、输液贴或胶布、输液卡、输液瓶贴、输液执行单、小垫枕、治疗巾、止血带、弯盘。静脉留置针输液法需另备静脉留置针一套、封管液(无菌生理盐水或稀释肝素钠溶液)、无菌透明敷贴。

(2) 治疗车下层:医疗垃圾桶、生活垃圾桶、利器盒、剪刀等。

(3) 其他:输液架、必要时备棉垫、绷带等。

4. 环境准备　整洁、安静,光线充足,温湿度适宜。

【实施】 见表 1-36。

表 1-36 密闭式静脉输液法操作考核评分标准

分值:实操(85%)+主观(15%)

评分类型 M=客观测量 J=主观评价	项目描述	分值	得分
M	操作步骤	85	
M1	核对患者信息(床号、姓名、住院号),解释操作目的并取得合作;评估患者皮肤、血管、肢体活动情况;洗手,戴口罩	4	
M2	二人核对医嘱、输液卡和瓶贴上的药名、剂量、浓度、有效期、给药时间、给药方法;核对药液标签及质量:检查药液是否过期,瓶盖有无松动,瓶身有无裂缝;将输液瓶上下摇动,对光检查溶液有无浑浊、沉淀及絮状物等	4	
M3	贴瓶贴,启瓶盖,两次消毒瓶塞至瓶颈;检查输液器包装、有效期与质量,将输液器针头插入瓶塞	5	
M4	备齐用物,携用物至患者床旁,核对患者信息(床号、姓名、住院号);向患者解释并取得合作	4	
M5	关闭调节器,旋紧头皮针连接处;再次检查药液质量后挂输液瓶于输液架上;将茂菲氏滴管倒置,抬高下段输液管,打开调节器,使液体流入到茂菲氏滴管的1/2~2/3满时,迅速转正茂菲氏滴管,同时缓慢降低下段输液管,当液体流至乳头和头皮针连接处,输液管的下段无气泡时,关闭调节器(首次排气原则上不滴出药液)	8	
M6	协助患者取舒适体位,垫小垫枕与治疗巾;选择静脉,扎止血带(距离穿刺点上方6~8 cm)	6	
M7	消毒皮肤(直径大于 5 cm;2 次消毒或遵循消毒剂使用说明书),准备输液贴或胶布	6	
M8	再次核对;再次排气至有少量药液排出,检查有无气泡,取下护针帽;固定血管	4	
M9	嘱患者握拳,绷紧皮肤,与皮肤呈 15°~30°角进针,见回血后再将针头沿血管方向盘潜行少许	8	
M10	穿刺成功后,松开止血带,打开调节器,嘱患者松拳,询问患者有无不适;待液体滴入顺畅后用输液贴固定	4	

续表

	分值:实操(85%)+主观(15%)					
评分类型 M=客观测量 J=主观评价	项目描述				分值	得分
M11	根据患者年龄、病情、药物性质调节滴速(口述);调节滴速时间至少为15 s,一般成人每分钟40~60滴,儿童每分钟20~40滴;婴幼儿、年老体弱、心肺功能不良的患者滴速应慢;休克、脱水严重、心肺肾功能良好的患者滴速可适当加快;一般药液、利尿剂输入速度可稍快,升压药、含钾药物、高渗盐水、刺激性强的药物速度应慢,调好滴速后告知患者				6	
M12	操作后核对患者信息;告知注意事项				4	
M13	安置患者于安全舒适卧位,放呼叫器于患者易取处,整理床单位及用物				4	
M14	洗手,记录输液卡并挂于输液架上				4	
M15	停止输液:揭去输液贴,轻压穿刺点上方,关闭调节器,迅速拔针;嘱患者按压至不出血,并告知注意事项;协助患者取舒适卧位,询问患者的需要				6	
M16	整理用物,按照《医务人员手卫生规范(WS/T 313—2019)》,认真洗手,记录输液结束时间及患者的反应记录				4	
M17	过程自然流畅,规定时间内完成所有任务				4	
J	主观评价				15	
序号	主观方面	差	一般	良好	优秀	分值
J1	职业素养	0	1	2	3	3
J2	专业素养	0	1	2	3	3
J3	沟通能力	0	1	2	3	3
J4	解决问题能力	0	1	2	3	3
J5	人文关怀能力	0	1	2	3	3
	总分值					

【评价】

1.患者了解密闭式周围静脉输液法的目的并主动配合。

2.护士无菌观念强,查对合理,操作规范、熟练,动作轻巧。

3.药液滴入顺利,滴速合理,局部无肿胀渗漏。
4.与患者沟通有效,彼此需要得到满足。

五、要点提示

1.严格执行查对制度、无菌操作原则及消毒隔离制度,防止差错事故的发生。

2.穿刺应选择粗直、弹性好、相对固定、避开关节和静脉瓣的静脉。如长期输液者,应有计划的合理使用静脉,一般从远端小静脉开始,左右交替使用。

3.注意药物的配伍禁忌,根据用药原则,患者的病情及药物性质,遵医嘱有计划地输注药液。

4.根据患者的年龄、病情、药物性质调节滴速。对于年老体弱、心、肺、肾功能不良者及输注刺激性较强的药物时滴速要慢;对于严重脱水、血容量不足、心肺功能良好者输液速度适当加快。

5.输液前必须排尽输液管及针头内的空气,输液过程中加强巡视,密切观察患者反应,及时更换输液瓶,及时处理输液故障,加压输液时要有护士看守,输液完毕及时拔针,以防发生输液反应。

6.禁止在输液的肢体侧抽血化验或测量血压。

7.连续输液 24 h 以上者更换输液器或输液瓶,若有污染及时更换。

8.静脉留置针输液应注意保护肢体和留置针,发现静脉炎、导管堵塞、静脉血栓、液体渗漏及皮下血肿等并发症给予及时处理。

9.化疗药物的输注要加强巡视。

10.根据输液的时间长短和血管情况适当选用留置针。

任务三十七 输液泵的应用

一、学习目标

【知识目标】

1.掌握输液泵的使用方法和注意事项,能准确控制输液速度,药物输入速度均匀并用量准确。

2.熟悉输液泵应用的基本知识。

3.了解输液泵应用的相关知识。

【技能目标】

1.严格执行无菌操作原则和查对制度,掌握输液泵的使用方法,正确完成注射。

2.指导患者正确配合操作。

3.根据患者的情况和药物性质合理选择注射速度。
4.将心理支持、人文关怀、职业安全与保护等贯穿于护理服务全过程。

【素质目标】
1.具有严谨求实的工作态度,确保医疗安全。
2.具有良好的沟通能力、综合分析问题及处理问题的能力。
3.具有细心、爱心、耐心、责任心。

二、任务导入

李女士,30岁。感染性休克。医嘱给予盐酸多巴胺注射液 180 mg+5%葡萄糖注射液 32 mL,稀释至 50 mL,以 5 mL/h 速度泵入。

三、任务要求

根据上述案例,请确定患者目前存在的主要护理问题,制订可行的护理计划,并根据护理计划完成输液泵应用的实践操作任务。

四、任务实施

【评估】
1.评估患者的病情、治疗情况、用药情况、自理能力等。
2.评估患者的意识状态、精神状态,对药物及注射的认知及合作程度等。
3.评估患者的肢体活动情况和注射部位的皮肤、血管情况,是否已建立或需要重新建立静脉通道。

【计划】
1.患者准备　患者了解操作目的、方法及配合要点,能配合操作。
2.护士准备　衣帽整洁,修剪指甲,洗手,戴口罩。
3.用物准备
(1)治疗车上层:注射卡、手消毒液、注射盘、皮肤消毒液、无菌棉签、弯盘、输液泵延长管、头皮针、无菌敷贴、无菌纱布、无菌盘、已抽吸好药物的无菌注射器和针头、输液泵、必要时备三通管等。
(2)治疗车下层:医疗垃圾桶、生活垃圾桶、利器盒等。
4.环境准备　整洁、安静,光线充足,温湿度适宜。

【实施】 见表1-37。

表1-37 输液泵的应用操作考核评分标准

评分类型 M=客观测量 J=主观评价	项目描述	分值	得分
实操(85%)+主观(15%)			
M	操作步骤	85	
M1	护理人员仪表端庄,服装整洁,无长指甲,接触患者前正确洗手,戴口罩	5	
M2	物品准备齐全,摆放合理,携用物至患者床旁,核对,解释	5	
M3	将输液泵固定在输液架上,将电源接通,开关打开	6	
M4	按密闭式输液法准备药液,排气	8	
M5	打开输液泵门,将输液管放入输液泵的管槽中,关闭泵门	6	
M6	根据患者的病情、年龄、药物性质或遵医嘱,设定合适的速度	8	
M7	同密闭式静脉输液法进行静脉穿刺	8	
M8	静脉穿刺成功后,将输液针头与输液泵相连,按"开始/停止"键,开始输液	4	
M9	注射过程中加强巡视,随时评估患者的反应和药物输注情况,发现报警信号,及时处理和排除故障	5	
M10	当药液即将注射完毕时"输液量显示键"闪烁并报警;当药液注射完毕,再次按压"开始/停止"键,停止输液	8	
M11	按"开关"键关闭输液泵,打开泵门,取出输液管	6	
M12	操作后核对	4	
M13	按密闭式周围静脉输液法拔针	8	
M14	协助患者取舒适卧位,整理用物,按照《医务人员手卫生规范(WS/T 313—2019)》,认真洗手,记录	4	
J	主观评价	15	
序号	主观方面	差	一般	良好	优秀	分值
J1	职业素养	0	1	2	3	3
J2	专业素养	0	1	2	3	3

续表

评分类型 M=客观测量 J=主观评价	项目描述					分值	得分
序号	主观方面	差	一般	良好	优秀	分值	
J3	沟通能力	0	1	2	3	3	
J4	解决问题能力	0	1	2	3	3	
J5	人文关怀能力	0	1	2	3	3	
总分值							

实操(85%)+主观(15%)

【评价】

1.患者理解输液泵应用的目的并主动配合。

2.护士无菌观念强,查对合理,操作规范、熟练、动作轻巧。

3.输液泵运行顺利,无并发症发生。

4.与患者沟通有效,彼此需要得到满足。

五、要点提示

1.严格执行查对制度、无菌操作原则及消毒隔离制度。连续输液者24 h更换注射器和泵管一次,若有污染及时更换。

2.尽量避免同一静脉通路内同时开通2~3个通道,防止药物联合应用时出现配伍禁忌和影响药物泵入的速度。

3.正确设置输液速度及其他必须参数,避免设定错误延误治疗。

4.随时观察输液泵的工作状态和患者的反应,如有报警提示或患者有异常,及时做出正确的处理。

5.嘱患者及家属发现异常及时告知护士。

任务三十八　PICC输液法

一、学习目标

【知识目标】

1.掌握PICC输液法的操作方法和注意事项。

2.熟悉 PICC 输液法的置管方法、置管部位。
3.了解 PICC 输液法的原理。
【技能目标】
1.严格执行无菌操作原则和查对制度,掌握 PICC 输液法的操作方法,正确完成输液。
2.指导患者正确配合操作。
3.指导患者掌握置管后的注意事项。
4.将心理支持、人文关怀、职业安全与保护等贯穿于护理服务全过程。
【素质目标】
1.具有严谨求实的工作态度,确保医疗安全。
2.具有良好的沟通能力、综合分析问题及处理问题的能力。
3.具有细心、爱心、耐心、责任心。

二、任务导入

患者,女,65 岁。反复咳嗽、咳痰 20 余年,并伴有进行性呼吸困难 10 年,反复发作伴下肢水肿 3 年。因上呼吸道感染以上症状加重并出现躁动。查体:T 36.5 ℃,P 110 次/分,R 26 次/分,BP 110/65 mmHg,口唇发绀,桶状胸,双肺可闻及细湿啰音,双下肢凹陷性浮肿。血气分析结果:PaO_2 43 mmHg,$PaCO_2$ 70 mmHg,FEV_1<80%。患者病情反复,周围静脉穿刺困难。初步诊断为肺源性心脏病,医嘱给予头孢曲松钠 2.0 g+生理盐水 500 mL PICC 输液法立即输入。

三、任务要求

根据上述案例,请确定患者目前存在的主要护理问题,制订可行的护理计划,并根据护理计划完成 PICC 输液的实践操作任务。

四、任务实施

【评估】
1.评估患者的病情、心、肺、肾功能、治疗情况、用药情况、自理能力、实验室检查结果等。
2.评估患者的意识状态、精神状态对药物及 PICC 输液法的认知及合作程度等。
3.评估患者的肢体活动情况和注射部位的皮肤、血管情况等。
【计划】
1.患者准备　患者了解操作的目的、方法及配合要点,能配合操作;签署知情同意书;置管输液前排空大小便并取舒适卧位。
2.护士准备　衣帽整洁,修剪指甲,洗手,戴口罩。

3.用物准备 除密闭式周围静脉输液法的用物外还需准备如下:

(1)PICC穿刺套件、PICC穿刺包。

(2)注射盘、无菌手套、0.9%氯化钠注射液500 mL、20 mL注射器、无菌透明敷贴、皮尺等。

(3)其他:根据需要准备2%利多卡因、1 mL注射器、绷带等。

4.环境准备 整洁、安静,光线充足,温湿度适宜。

【**实施**】 见表1-38。

表1-38 PICC输液法操作考核评分标准

分值:实操(85%)+主观(15%)

评分类型 M=客观测量 J=主观评价	项目描述	分值	得分
M	操作步骤	85	
M1	核对患者信息(床号、姓名、住院号),解释操作目的并取得合作;评估患者皮肤、血管、肢体活动情况;洗手,戴口罩	4	
M2	二人核对医嘱、输液卡和瓶贴上的药名、剂量、浓度、有效期、给药时间、给药方法;核对药液标签及质量:检查药液是否过期,瓶盖有无松动,瓶身有无裂缝;将输液瓶上下摇动,对光检查溶液有无浑浊、沉淀及絮状物等	4	
M3	贴瓶贴,启瓶盖,两次消毒瓶塞至瓶颈;检查输液器包装、有效期与质量,将输液器针头插入瓶塞	2	
M4	备齐用物,携用物至患者床旁,核对患者信息(床号、姓名、住院号);向患者解释并取得合作	4	
M5	关闭调节器,旋紧头皮针连接处;再次检查药液质量后挂输液瓶于输液架上;初次排气	2	
M6	协助患者取平卧位,首选右侧贵要静脉,暴露穿刺区域,穿刺侧上肢外展与躯干成90°角,选择穿刺点,常规首选肘窝区肘下两横指,并用1%甲紫溶液标记进针点	4	
M7	测量导管预置长度:自穿刺点到右侧胸锁关节,向下至第3肋间隙的长度即为预置导管的长度;测量臂围:在肘关节上10 cm处测量双臂臂围并记录	2	
M8	打开无菌穿刺包,戴无菌手套,铺治疗巾;用0.5%氯己定溶液消毒3遍,消毒范围以穿刺点为中心上下直径20 cm,两侧至臂缘	2	

续表

评分类型 M=客观测量 J=主观评价	项目描述	分值	得分
分值:实操(85%)+主观(15%)			
M9	更换无粉无菌手套,铺洞巾及治疗巾,将所需无菌物品置于无菌区中	2	
M10	用20 mL注射器抽吸无菌生理盐水冲洗导管,检查导管是否通畅,再将导管置于无菌生理盐水中,湿化导丝	4	
M11	助手协助扎止血带	2	
M12	由助手协助,护士用5 mL注射器抽吸2%利多卡因,在穿刺部位进行局部麻醉;护士左手绷紧皮肤,右手以15°~30°角进针,见回血后放平针头再进针少许;松开止血带,撤出针芯,将导管缓慢均匀送入,当导管置入约15 cm时,嘱患者头转向穿刺侧贴近肩部	6	
M13	用盛有无菌生理盐水的注射器抽吸回血	2	
M14	用无菌纱布按压固定导管,撤出插管鞘;将支撑导丝与导管分离并撤出	4	
M15	修剪导管长度,保留体外导管5 cm;安装连接器,并确认导管推至根部;连接正压接头,再用20 mL生理盐水脉冲式冲管	4	
M16	清洁局部皮肤,并涂皮肤保护剂;粘贴固定翼,用指示胶带注明穿刺日期、时间及护士;用无菌胶布固定延长管	3	
M17	再次核对患者床号、姓名、住院号及药物;确定导管在预置位置后按需进行输液	4	
M18	向患者交代注意事项:①穿刺部位防水、防牵拉;②置管手臂尽量不要下垂、不得过度用力,衣袖不可过紧,不可测血压及静脉穿刺	4	
M19	洗手,记录:穿刺日期、穿刺时间、护士、导管型号及规格、所选静脉及穿刺部位、操作过程等	4	
M20	暂停输液时,用生理盐水10~20 mL或肝素稀释液2~5 mL注入硅胶管进行封管	4	
M21	再行输液时,常规消毒正压接头,接上输液装置即可	4	
M22	停止留置输液时,将导管沿静脉走向轻轻拔出,拔出后立即压迫止血,并用无菌纱布覆盖,再用无菌透明敷贴粘贴	4	

续表

分值:实操(85%)+主观(15%)					
评分类型 M=客观测量 J=主观评价	项目描述				分值	得分
M23	协助患者取舒适卧位,将呼叫器放于患者易取处,询问患者有无其他需要,整理床单位				3	
M24	整理用物,按照《医务人员手卫生规范(WS/T 313—2019)》,认真洗手,取下口罩,记录拔管时间和患者反应				3	
M25	过程自然流畅,规定时间内完成所有任务				4	
J	主观评价				15	
序号	主观方面	差	一般	良好	优秀	分值
J1	职业素养	0	1	2	3	3
J2	专业素养	0	1	2	3	3
J3	沟通能力	0	1	2	3	3
J4	解决问题能力	0	1	2	3	3
J5	人文关怀能力	0	1	2	3	3
总分值					

【评价】

1.患者了解 PICC 输液法的目的并主动配合,无不良反应的发生。

2.护士无菌观念强,查对合理,操作规范、熟练,动作轻巧。

3.药液滴入顺利,滴速合理,置管部位无肿胀渗漏,准确无误完成输液操作,无事故发生。

4.与患者沟通有效,彼此需要得到满足。

五、要点提示

1.严格执行查对制度、无菌操作原则及消毒隔离制度,防止差错事故的发生。

2.置管过程中,送管速度不宜过快,如遇送管不畅,表明静脉有堵塞或导管插入方向有误,勿强行置入,可将导管向后退出少许再行置入。

3.置管后应加强观察,如出现穿刺部位的红、肿、热、痛等异常情况应及时给予处理。

4.疑似导管移位时应先确定导管尖端所在位置,禁止将导管体外部分直接移入体内以防感染。

5.保护穿刺侧肢体:穿刺肢体要避免剧烈运动及用力过度,可进行适当的功能锻炼,以促进静脉回流减轻水肿;不输液时尽量避免肢体下垂,以免由于重力作用造成回血堵塞。

6.做好导管的日常维护。

任务三十九　密闭式周围静脉输血法

一、学习目标

【知识目标】

1.掌握密闭式周围静脉输血法的操作方法和注意事项,掌握静脉输血法的输血反应、临床表现及护理。

2.熟悉密闭式静脉输血法的输血目的、常用血液制品的种类及其适应证、常用的输血部位、输血反应的原因。

3.了解密闭式周围静脉输血法的原理。

【技能目标】

1.严格执行无菌操作原则和查对制度,掌握密闭式周围静脉输血法的操作方法,合理选择血管,正确完成输血。

2.指导患者正确配合操作。

3.根据患者的情况和血制品性质合理调节输血速度。

4.将心理支持、人文关怀、职业安全与保护等贯穿于护理服务全过程。

【素质目标】

1.具有严谨求实的工作态度,确保医疗安全。

2.具有良好的沟通能力、综合分析问题及处理问题的能力。

3.具有细心、爱心、耐心、责任心。

二、任务导入

李先生,35岁。慢性、周期性、节律性上腹部疼痛6年余,多于餐前和夜间出现,进食可缓解。因大量饮酒,1天来腹痛加重,排柏油样便5次,半小时前呕血1次,量约1 200 mL,呈暗红色,伴心慌、头晕、乏力、尿少。BP 70/50 mmHg,P 132次/分,面色苍白,四肢湿冷。医嘱为患者立即输血800 mL,立即执行。

三、任务要求

根据上述案例,请确定患者目前存在的主要护理问题,制订可行的护理计划,并根据护理计划完成密闭式周围静脉输血的实践操作任务。

四、任务实施

【评估】

1.评估患者的病情、心、肺、肾功能、治疗情况、用药情况、自理能力、实验室检查结果等。

2.评估患者的意识状态、精神状态,对药物和输血的认知及合作程度等。

3.评估患者的肢体活动情况和注射部位的皮肤、血管情况等。

4.评估患者的血型、输血史、过敏史、血液制品的种类和量,输血前检查。

【计划】

1.患者准备　患者了解操作目的、方法及配合要点,能配合操作;签署知情同意书;输血前排空大小便并取舒适卧位。

2.护士准备　衣帽整洁,修剪指甲,洗手,戴口罩。

3.用物准备

(1)治疗车上层:手消毒液、皮肤消毒液、无菌棉签、一次性静脉输血器、输液贴或胶布、输液卡、输液瓶贴、输液执行单、小垫枕、治疗巾、止血带、弯盘、50 mL注射器及针头数个、3.8%枸橼酸钠溶液、血压计。另备生理盐水、遵医嘱准备血液制品、一次性手套。静脉留置针输血法,需另备静脉留置针一套、封管液(无菌生理盐水或稀释肝素钠溶液)、无菌透明敷贴。

(2)治疗车下层:医疗垃圾桶、生活垃圾桶、利器盒等。

(3)其他:输液架、必要时备棉垫、绷带等。

4.环境准备　整洁、安静,光线充足,温湿度适宜。

【实施】　见表1-39。

表1-39　密闭式静脉输血法操作考核评分标准

分值:实操(85%)+主观(15%)

评分类型 M=客观测量 J=主观评价	项目描述	分值	得分
M	操作步骤	85	
M1	核对患者信息(床号、姓名、住院号),解释操作目的并取得合作;评估患者皮肤、血管、肢体活动情况;洗手,戴口罩	6	
M2	两名护士进行"三查八对",核对无误后,两名护士分别签名	6	
M3	采用一次性输血器,按密闭式周围静脉输液法建立静脉通道,输入少量生理盐水	10	

续表

评分类型 M = 客观测量 J = 主观评价	项目描述	分值	得分
	分值:实操(85%)+主观(15%)		
M4	将储血袋内的血液轻轻摇匀,打开储血袋封口,常规消毒血袋开口处的塑料管,将输血器的针头从生理盐水瓶塞上拔下,插入输血器的输血接口,并将储血袋挂于输液架上	8	
M5	操作后,再次"三查八对"	5	
M6	调节滴速,开始输注血液时速度应慢,不超过20滴/分,并密切观察15 min左右,如无不良反应,再根据患者病情及年龄调节滴速,一般成人40~60滴/分,年老体弱者稍减	8	
M7	整理床单位,协助患者取舒适卧位,将呼叫器放于患者易取处,告知患者注意事项	6	
M8	整理用物,洗手,在输血记录单上记录输血的时间、滴速、患者的全身及局部状况,并签全名	6	
M9	加强巡视,严密观察	4	
M10	输血完毕,继续输注生理盐水,直至输血器内的血液全部输入患者体内	4	
M11	揭去输液贴,关闭调节器,迅速拔针后嘱患者按压穿刺部位直至不出血为止	6	
M12	协助患者适当活动穿刺肢体,取舒适卧位,整理床单位,询问患者有无其他需要	4	
M13	整理用物,将输血器针头剪下放入利器盒,输血管道放入医疗垃圾桶,输血袋保留24 h	4	
M14	按照《医务人员手卫生规范(WS/T 313—2019)》,认真洗手,取下口罩,在输血卡上记录输血时间、种类、血量、血型、血袋号,有无输血反应	4	
M15	过程自然流畅,规定时间内完成所有任务	4	
J	主观评价	15	

序号	主观方面	差	一般	良好	优秀	分值	
J1	职业素养	0	1	2	3	3	

续表

分值:实操(85%)+主观(15%)							
评分类型 M=客观测量 J=主观评价	项目描述						分值	得分
序号	主观方面	差	一般	良好	优秀	分值	
J2	专业素养	0	1	2	3	3	
J3	沟通能力	0	1	2	3	3	
J4	解决问题能力	0	1	2	3	3	
J5	人文关怀能力	0	1	2	3	3	
总分值								

【评价】

1.患者了解密闭式周围静脉输血的目的并主动配合,无不良反应的发生。

2.护士无菌观念强,查对合理,操作规范、熟练,动作轻巧。

3.血液制品滴入顺利,滴速合理,局部无肿胀渗漏,准确无误完成输血操作,无事故发生。

4.与患者沟通有效,彼此需要得到满足。

五、要点提示

1.严格执行查对制度、无菌操作原则及消毒隔离制度,输血前必须经两人认真进行"三查八对",防止差错事故的发生。

2.在输血前、输血后及输两袋血液之间,应输入少量生理盐水,以防不良反应的发生。

3.输血时,血液内不可随意加入其他药,以防发生血液凝集或溶解。

4.输血过程中,应加强巡视,严密观察患者反应,一旦出现异常情况,应立即停止输血并配合医生进行紧急处理,并保留剩余血液及输血装置以备送检查找原因。

5.掌握输血速度,开始宜慢,每分钟15滴,观察15 min后若患者无不适,再根据病情调节滴速,一般成人每分钟40~60滴,儿童15~20滴/分,大量失血患者速度稍快,心脏病患者速度宜慢,并注意观察病情变化。

6.输血时遵医嘱给予抗过敏药物,以防发生过敏反应。

7.输血前后应按需查血常规、感染八项,认真填写输血治疗同意书。

8.根据不同需求输注不同血液制品,其输注要求是不一样。

任务四十　颈内(外)静脉穿刺置管输液法

一、学习目标

【知识目标】
1. 掌握颈内(外)静脉穿刺置管输液法的操作方法和注意事项。
2. 熟悉颈内(外)静脉穿刺置管输液法的置管方法、置管部位。
3. 了解颈内(外)静脉穿刺置管输液法的原理。

【技能目标】
1. 严格执行无菌操作原则和查对制度,掌握颈内(外)静脉穿刺置管输液法的操作方法,正确完成输液。
2. 指导患者正确配合操作。
3. 指导患者掌握置管后的注意事项。
4. 将心理支持、人文关怀、职业安全与保护等贯穿于护理服务全过程。

【素质目标】
1. 具有严谨求实的工作态度,确保医疗安全。
2. 具有良好的沟通能力,综合分析问题及处理问题的能力。
3. 具有细心、爱心、耐心、责任心。

二、任务导入

患者,男,65岁。反复咳嗽、咳痰20余年,并伴有进行性呼吸困难11年,反复发作伴下肢水肿2年。因上呼吸道感染以上症状加重并出现躁动。查体:T 36.6 ℃,P 112次/分,R 28次/分,BP 110/65 mmHg,口唇发绀,桶状胸,双肺可闻及细湿啰音,双下肢凹陷性浮肿。血气分析结果:PaO_2 43 mmHg,$PaCO_2$ 70 mmHg,FEV_1<80%。患者病情反复,周围静脉穿刺困难。初步诊断为肺源性心脏病,医嘱头孢曲松钠2.0 g+生理盐水500 mL颈外静脉穿刺置管输液法,st。

三、任务要求

根据上述案例,请确定患者目前存在的主要护理问题,制订可行的护理计划,并根据护理计划完成颈内(外)静脉穿刺置管输液的实践操作任务。

四、任务实施

【评估】

1. 评估患者的病情、心、肺、肾功能、治疗情况、用药情况、自理能力、实验室检查结果等。

2. 评估患者的意识状态、精神状态,对药物及颈内(外)静脉穿刺置管输液法的认知及合作程度等。

3. 评估患者的肢体活动情况和注射部位的皮肤、血管情况等。

【计划】

1. 患者准备　患者了解操作的目的、方法及配合要点,能配合操作;签署知情同意书;置管输液前排空大小便并取舒适卧位。

2. 护士准备　衣帽整洁,修剪指甲,洗手,戴口罩。

3. 用物准备　除密闭式周围静脉输液法的用物外还需准备如下:

(1)无菌穿刺包:内含穿刺针、硅胶管、注射器、针头、刀片、镊子、无菌纱布、洞巾、弯盘等。

(2)其他:无菌生理盐水、2%利多卡因、无菌手套、无菌敷贴、封管液、无菌静脉帽等。

4. 环境准备　整洁、安静,光线充足,温湿度适宜。

【实施】　见表1-40。

表1-40　颈内(外)静脉置管输液法操作考核评分标准

分值:实操(85%)+主观(15%)

评分类型 M=客观测量 J=主观评价	项目描述	分值	得分
M	操作步骤	85	
M1	核对患者信息(床号、姓名、住院号),解释操作目的并取得合作;评估患者皮肤、血管、肢体活动情况;洗手,戴口罩	4	
M2	二人核对医嘱、输液卡和瓶贴上的药名、剂量、浓度、有效期、给药时间、给药方法;核对药液标签及质量:检查药液是否过期,瓶盖有无松动,瓶身有无裂缝,将输液瓶上下摇动,对光检查溶液有无浑浊、沉淀或絮状物等	4	
M3	贴瓶贴,启瓶盖,两次消毒瓶塞至瓶颈;检查输液器包装、有效期与质量,将输液器针头插入瓶塞	4	
M4	备齐用物,携用物至患者床旁,核对患者信息(床号、姓名、住院号);向患者解释并取得合作	4	

续表

评分类型 M=客观测量 J=主观评价	项目描述	分值	得分
分值：实操（85%）+主观（15%）			
M5	关闭调节器，旋紧头皮针连接处；再次检查药液质量后挂输液瓶于输液架上；初次排气	4	
M6	协助患者取去枕仰卧位，头偏向一侧，肩下垫一小薄枕，使患者头低肩高；护士立于床头，选择穿刺点并用1%甲紫溶液标记进针点	4	
M7	常规消毒皮肤	3	
M8	打开无菌穿刺包，戴无菌手套，铺洞巾	2	
M9	用10 mL注射器抽吸无菌生理盐水，以平枕头连接硅胶管，排尽空气备插管时用	4	
M10	再次核对患者床号、姓名、住院号及药物	3	
M11	由助手协助，护士用5 mL注射器抽吸2%利多卡因，在穿刺部位进行局部麻醉	4	
M12	①颈外静脉穿刺：穿刺位置位于下颌角和锁骨上缘中点连线上1/3处，颈外静脉的外侧缘；②颈内静脉穿刺：可以选择前路、中路和后路3种穿刺方式，前路穿刺的穿刺点一般放在胸锁乳突肌的中点、颈总动脉的外侧。中路使用的比较多，它的穿刺点是在胸锁乳突肌的胸骨头、锁骨头，与锁骨上缘形成的三角形的顶点处。而后路的选择比较少，它的穿刺点是在胸锁乳突肌外侧缘的中下1/3，约锁骨上5 cm处	6	
M13	见回血后，立即抽出针内芯，左手拇指用纱布堵住针栓孔，右手持备好的硅胶管送入针孔10 cm左右，插管时由助手一边抽回血，一边缓慢注入生理盐水	6	
M14	确定硅胶管在血管后，缓慢退出穿刺针，再次抽回血，注入生理盐水，撤去洞巾，将备好的输液器导管和针头与硅胶管相连进行输液	4	
M15	贴无菌敷贴，并固定硅胶管；在距离穿刺点约1 cm处，将硅胶管缝合固定在皮肤上，覆盖无菌纱布并用胶布固定	4	
M16	根据患者的年龄、病情、药物性质调节滴速	3	

续表

评分类型 M=客观测量 J=主观评价	项目描述	分值	得分
分值:实操(85%)+主观(15%)			
M17	暂停输液时,用0.4%枸橼酸钠生理盐水1~2 mL或肝素稀释液2 mL注入硅胶管进行封管;用无菌静脉帽塞住针栓孔,再用安全别针固定在敷料上	4	
M18	再行输液时,取下静脉帽,消毒针栓孔,接上输液装置即可	4	
M19	停止留置输液时,将注射器连接在硅胶管末端,边抽吸边拔管;拔管后局部加压按压数分钟,用75%酒精消毒穿刺部位,并用无菌纱布覆盖	4	
M20	协助患者取舒适卧位,将呼叫器放于患者易取处,询问患者有无其他需要,整理床单位	3	
M21	整理用物,按照《医务人员手卫生规范(WS/T 313—2019)》,认真洗手,取下口罩,记录拔管时间和患者反应	3	
M22	过程自然流畅,规定时间内完成所有任务	4	
J	主观评价	15	

序号	主观方面	差	一般	良好	优秀	分值
J1	职业素养	0	1	2	3	3
J2	专业素养	0	1	2	3	3
J3	沟通能力	0	1	2	3	3
J4	解决问题能力	0	1	2	3	3
J5	人文关怀能力	0	1	2	3	3
	总分值					

【评价】

1.患者了解颈内(外)静脉穿刺置管输液法的目的并主动配合、无不良反应的发生。

2.护士无菌观念强,查对合理,操作规范、熟练,动作轻巧。

3.药液滴入顺利,滴速合理,置管部位无肿胀渗漏,准确无误完成输液操作,无事故发生。

4.与患者沟通有效,彼此需要得到满足。

五、要点提示

1.严格执行查对制度、无菌操作原则及消毒隔离制度,防止感染及差错事故的发生。

2.正确选择穿刺点,置管过程中,送管速度不宜过快,如遇送管不畅,表明静脉有堵塞或导管插入方向有误,勿强行置入,可将导管向后退出少许再行置入。

3.置管后应每日常规消毒穿刺点及周围皮肤并更换敷料,加强观察,如出现穿刺部位的红、肿、热、痛等异常情况应及时给予处理。

4.每天输液前要先检查导管是否在静脉内,疑似导管移位时应先确定导管尖端所在位置,禁止将导管体外部分直接移入体内。

5.停止输液时要进行封管。如发现管内有凝血,应用无菌注射器将凝血抽出,切忌将凝血推入血管造成堵塞。

6.日常生活中若发现不适应及时通知护士。

任务四十一　锁骨下静脉穿刺置管输液法

一、学习目标

【知识目标】

1.掌握锁骨下静脉穿刺置管输液法的操作方法和注意事项。

2.熟悉锁骨下静脉穿刺置管输液法的置管方法、置管部位。

3.了解锁骨下静脉穿刺置管输液法的原理。

【技能目标】

1.严格执行无菌操作原则和查对制度,掌握锁骨下静脉穿刺置管输液法的操作方法,正确完成输液。

2.指导患者正确配合操作。

3.指导患者掌握置管后的注意事项。

4.将心理支持、人文关怀、职业安全与保护等贯穿于护理服务全过程。

【素质目标】

1.具有严谨求实的工作态度,确保医疗安全。

2.具有良好的沟通能力、综合分析问题及处理问题的能力。

3.具有细心、爱心、耐心、责任心。

二、任务导入

患者,女,33岁,体重63 kg。因烧伤入院。烧伤面积63%,可见焦痂,创面无水疱,蜡白,感觉消失,皮温低,并有严重呼吸道烧伤。入院时神志清楚,但表情淡漠,呼吸困难,BP 84/60 mmHg,P 100次/分,血红蛋白尿。医嘱为患者立即输入复方林格氏液500 mL,通过锁骨下静脉穿刺置管输液法快速输注。

三、任务要求

根据上述案例,请确定患者目前存在的主要护理问题,制订可行的护理计划,并根据护理计划完成锁骨下静脉穿刺置管输液的实践操作任务。

四、任务实施

【评估】

1. 评估患者的病情、心、肺、肾功能、治疗情况、用药情况、自理能力、实验室检查结果等。

2. 评估患者的意识状态、精神状态,对药物及颈内(外)静脉穿刺置管输液法的认知及合作程度等。

3. 评估患者的肢体活动情况和注射部位的皮肤、血管情况等。

【计划】

1. **患者准备** 患者了解操作目的、方法及配合要点,能配合操作;签署知情同意书;置管输液前排空大小便并取舒适卧位。

2. **护士准备** 衣帽整洁,修剪指甲,洗手,戴口罩。

3. **用物准备** 除密闭式周围静脉输液法的用物外还需准备如下:

(1) 无菌穿刺包:内含穿刺针、硅胶管、注射器、针头、刀片、镊子、无菌纱布、洞巾、结扎线、弯盘等。

(2) 其他:无菌生理盐水、2%利多卡因、无菌手套、无菌敷贴、封管液、无菌静脉帽等。

4. **环境准备** 整洁、安静,光线充足,温湿度适宜。

【实施】 见表1-41。

表1-41 锁骨下静脉置管输液法操作考核评分标准

评分类型 M=客观测量 J=主观评价	项目描述	分值	得分
	分值:实操(85%)+主观(15%)		
M	操作步骤	85	
M1	核对患者信息(床号、姓名、住院号),解释操作目的并取得合作;评估患者皮肤、血管、肢体活动情况;洗手,戴口罩	4	

续表

	分值:实操(85%)+主观(15%)		
评分类型 M=客观测量 J=主观评价	项目描述	分值	得分
M2	二人核对医嘱、输液卡和瓶贴上的药名、剂量、浓度、有效期、给药时间、给药方法;核对药液标签及质量:检查药液是否过期,瓶盖有无松动,瓶身有无裂缝,将输液瓶上下摇动,对光检查溶液有无浑浊、沉淀及絮状物等	4	
M3	贴瓶贴,启瓶盖,两次消毒瓶塞至瓶颈;检查输液器包装、有效期与质量,将输液器针头插入瓶塞	4	
M4	备齐用物,携用物至患者床旁,核对患者信息(床号、姓名、住院号);向患者解释并取得合作	4	
M5	关闭调节器,旋紧头皮针连接处;再次检查药液质量后挂输液瓶于输液架上;排气	4	
M6	协助患者取去枕仰卧位,头偏向一侧,肩下垫一小薄枕,使患者头低肩高;护士立于床头,选择穿刺点并用1%甲紫溶液标记进针点及胸锁关节	4	
M7	常规消毒皮肤	3	
M8	打开无菌穿刺包,戴无菌手套,铺洞巾	2	
M9	准备好射管水枪及硅胶管,并抽吸0.4%枸橼酸钠生理盐水,连接穿刺针头备穿刺射管用	4	
M10	再次核对患者床号、姓名、住院号及药物	3	
M11	由助手协助,护士用5 mL注射器抽吸2%利多卡因,在穿刺部位进行局部麻醉	4	
M12	护士将针头指向胸锁关节,与皮肤成30°~40°角进针,边进针边抽回血,通过胸锁筋膜有落空感时,继续进针,直至穿刺成功	6	
M13	护士持射管水枪,按试穿方向刺入锁骨下静脉,同时抽回血,如抽出暗红色血液,表明进入锁骨下静脉;嘱患者屏气,护士一手按住水枪的圆孔及硅胶管末端,另一手快速推动活塞,硅胶管即随液体进入锁骨下静脉;压住穿刺针的顶端,将针退出;针头退出皮肤后,将硅胶管轻轻从水枪抽出	6	
M14	将备好的输液器导管和针头与硅胶管相连进行输液	4	

续表

	分值:实操(85%)+主观(15%)		
评分类型 M=客观测量 J=主观评价	项目描述	分值	得分
M15	贴无菌敷贴,并固定硅胶管;在距离穿刺点约1 cm处,将硅胶管缝合固定在皮肤上,覆盖无菌纱布并用胶布固定	4	
M16	根据患者的年龄、病情、药物性质调节滴速	3	
M17	暂停输液时,用0.4%枸橼酸钠生理盐水1~2 mL或肝素稀释液2 mL注入硅胶管进行封管;用无菌静脉帽塞住针栓孔,再用安全别针将硅胶管固定在敷料上	4	
M18	再行输液时,取下静脉帽,消毒针栓孔,接上输液装置即可	4	
M19	停止留置输液时,将注射器连接在硅胶管末端,边抽吸边拔管;拔管后局部加压按压数分钟至不出血,用75%酒精消毒穿刺部位,并用无菌纱布覆盖	4	
M20	协助患者取舒适卧位,将呼叫器放于患者易取处,询问患者有无其他需要,整理床单位	3	
M21	整理用物,按照《医务人员手卫生规范(WS/T 313—2019)》,认真洗手,取下口罩,记录拔管时间和患者反应	3	
M22	过程自然流畅,规定时间内完成所有任务	4	
J	主观评价	15	

序号	主观方面	差	一般	良好	优秀	分值
J1	职业素养	0	1	2	3	3
J2	专业素养	0	1	2	3	3
J3	沟通能力	0	1	2	3	3
J4	解决问题能力	0	1	2	3	3
J5	人文关怀能力	0	1	2	3	3
	总分值					

【评价】

1.患者了解锁骨下静脉穿刺置管输液法的目的并主动配合,无不良反应的发生。

2.护士无菌观念强,查对合理,操作规范、熟练,动作轻巧。

3.药液滴入顺利,滴速合理,置管部位无肿胀渗漏,准确无误完成输液操作,无事故发生。

4.与患者沟通有效,彼此需要得到满足。

五、要点提示

1.严格执行查对制度、无菌操作原则及消毒隔离制度,防止感染及差错事故的发生。

2.正确选择穿刺点并在铺洞巾前做好标记,避免因进针方向偏移产生气胸。置管过程中,送管速度不宜过快,如遇送管不畅,表明静脉有堵塞或导管插入方向有误,勿强行置入,可将导管向后退出少许再行置入。

3.射管时,要防止硅胶管全部射入体内。射管时要迅速防止液体注完仍射不出硅胶管。

4.置管后应每日常规消毒穿刺点及周围皮肤并更换敷料,加强观察,如出现穿刺部位的红、肿、热、痛等异常情况应及时给予处理。

5.每天输液前要先检查导管是否在静脉内,疑似导管移位时应先确定导管尖端所在位置,禁止将导管体外部分直接移入体内。

6.停止输液时要进行封管。如发现管内有凝血,应用无菌注射器将凝血抽出,切忌将凝血推入血管造成堵塞。

7.若日常生活中出现不适应及时通知护士。

(王书香　郭娟娟)

任务四十二　冰袋使用法

一、学习目标

【知识目标】

1.掌握冰袋的使用适应证与禁忌证;冰袋的使用方法与注意事项。

2.熟悉冰袋的使用目的。

3.了解冰袋使用的影响因素。

【技能目标】

1.能规范地使用冰袋进行局部冷疗法。

2.针对特殊情况(老年、对冷过敏)的患者使用冰袋的注意事项。

3.了解临床冰袋使用方法的最新进展。

4.将安全照护、心理支持、人文关怀、职业安全与保护等贯穿于护理的全过程。

【素质目标】

1.具有严谨求实的工作态度,对患者关心体贴,确保安全。

2.具有良好的沟通能力、综合分析问题及处理问题的能力。

3.具有细心、爱心、耐心、责任心。

二、任务导入

患者,黄某,男,26岁。因"扭伤致左踝肿痛、活动受限1 h"于医院急诊就诊。患者在打球时不慎扭伤左踝,当时无昏迷、恶心呕吐及半身不遂等状况,皮肤无破损,自觉左踝肿痛、活动受限。体格检查:左侧踝关节肿胀,局部皮肤无破损,左踝压痛(+),左足运动、感觉可,足背动脉搏动可。急诊X线显示左踝关节韧带撕裂。医生给予医嘱左侧关节制动,局部冰敷,进行左侧踝关节固定后进一步转专科处理。

三、任务要求

根据上述案例,确定该患者目前存在的最主要的护理问题,并根据患者的主要问题采取相对应的护理措施,缓解患者的疼痛,完成冰袋使用的实践操作任务。

四、任务实施

【评估】

1.评估患者的年龄、病情、体温、治疗情况、意识状态。

2.评估患者的局部皮肤状况、循环状况,对冷的耐受度,有无感觉障碍等。

3.评估患者的心理状态、活动能力及配合程度。

【计划】

1.**患者准备** 了解冰袋冷疗的目的、方法、注意事项及配合要点;排空大小便,取舒适卧位。

2.**护士准备** 衣帽整洁,修剪指甲,洗手,戴口罩。

3.**用物准备** 治疗盘内备冰袋、布套、毛巾、帆布袋、木槌。治疗盘外备冰块、盆、冷水、漏勺及手消毒液等。

4.**环境准备** 整洁、安静、舒适、安全。酌情关闭门窗,必要时使用床帘或屏风遮挡患者。

【实施】 见表1-42。

表1-42 冰袋使用法操作考核评分标准

分值:实操(85%)+主观(15%)

评分类型 M=客观测量 J=主观评价	项目描述	分值	得分
M	操作步骤	85	
M1	护理人员要求:仪表端庄,服装整洁,无长指甲,洗手,戴口罩	4	
M2	物品准备:物品准备齐全,摆放合理	4	
M3	认真核对患者,评估患者并做好核对解释	6	
M4	备齐所需用物,检查冰袋有无破损、漏气	4	
M5	将冰块装入帆布袋,用木槌敲成小块,放入盆内用冷水冲去棱角	4	
M6	将小冰块装入冰袋1/2~2/3满,驱出袋内空气,夹紧袋口	8	
M7	用毛巾擦干冰袋,倒提抖动检查无漏水后套上布套	6	
M8	将冰袋置于冷敷部位(或将冰袋悬挂吊起,仅底部与治疗部位皮肤接触);高热患者降温时冰袋置于患者前额或头顶部和体表大血管流经处(颈部两侧、腋窝、腹股沟等);鼻出血患者将冰袋置于鼻部;扁桃体摘除术后将冰袋置于颈前颌下	10	
M9	注意观察皮肤及患者反应有无异常,倾听患者主诉,如出现皮肤发紫、麻木感,立即停止使用	5	
M10	30 min后撤除冰袋,协助患者卧于舒适卧位,整理患者床单位	7	
M11	整理用物,倒空冰袋,倒挂晾干,吹入少量空气后夹紧袋口,置于阴凉处备用,布套清洁后晾干备用	6	
M12	按照《医务人员手卫生规范(WS/T 313—2019)》,认真洗手	5	
M13	记录(用冷的部位、时间、效果、局部反应及患者反应)	3	
M14	正确处理垃圾,整理用物	3	
M15	过程自然流畅,规定时间内完成所有任务	10	
J	主观评价	15	
序号	主观方面	差	一般	良好	优秀	分值
J1	职业素养	0	1	2	3	3

续表

分值:实操(85%)+主观(15%)							
评分类型 M=客观测量 J=主观评价	项目描述						分值	得分
序号	主观方面	差	一般	良好	优秀	分值	
J2	专业素养	0	1	2	3	3	
J3	沟通能力	0	1	2	3	3	
J4	解决问题能力	0	1	2	3	3	
J5	人文关怀能力	0	1	2	3	3	
总分值							

【评价】

1.患者无冻伤、无不良反应,达到冷疗目的。

2.护士操作规范、熟练,动作轻巧。

3.护士能与患者或家属有效沟通,得到理解与配合。

五、要点提示

1.注意观察患者局部皮肤变化,每 10 min 查看一次局部皮肤颜色,如出现苍白、青紫、麻木等情况应立即停止用冷并给予相应处理。

2.如为降温,冰袋使用后 30 min 后需测量体温,当体温降至 39 ℃以下,应取下冰袋,并在体温单上进行记录。

3.用冷的时间最长不超过 30 min,需长时间用冷者应休息 1 h 后再重复使用,以防发生不良反应。

4.用冷过程中应随时观察并检查冰袋是否夹紧,有无发生漏水。冰块完全融化时,应立即更换并保持布袋的干燥。

5.注意老人、小孩及特殊人群的使用的注意事项。

任务四十三　冰帽使用法

一、学习目标

【知识目标】
1.掌握冰帽的使用适应证与禁忌证;冰帽的使用方法与注意事项。
2.熟悉冰帽的使用目的。
3.了解冰帽使用的影响因素。

【技能目标】
1.能规范地使用冰帽对患者进行降温。
2.针对特殊情况(老年、对冷过敏)的患者使用冰帽。
3.了解临床冰帽使用方法的最新进展。
4.将安全照护、心理支持、人文关怀、职业安全与保护等贯穿于护理的全过程。

【素质目标】
1.具有严谨求实的工作态度,对患者关心体贴,确保安全。
2.具有良好的沟通能力、综合分析问题及处理问题的能力。
3.具有细心、爱心、耐心、责任心。

二、任务导入

孕妇李某,女,31岁。于今日早上8时,感到头晕,测体温39.8 ℃。患者精神萎靡不振,面色潮红,皮肤灼热,脉搏118次/分,诊断为高热。医嘱立即行冰帽降温。

三、任务要求

根据上述案例,请进一步完善冰帽降温前的评估,根据患者的情况规范实施并正确讲述冰帽使用的注意事项,完成冰帽使用的实践操作任务。

四、任务实施

【评估】
1.评估患者的年龄、病情、体温、治疗情况、意识状态。
2.评估患者的头部状况、循环状况,对冷的耐受度,有无感觉障碍等。
3.评估患者的心理状态、活动能力及配合程度。

【计划】
1.患者准备　了解冰帽目的、方法、注意事项及配合要点;排空大小便,取舒适卧位。

2.护士准备　衣帽整洁,修剪指甲,洗手,戴口罩。
3.用物准备
(1)治疗车上层:治疗盘内备帆布袋、木槌、海绵垫、不脱脂棉球、凡士林纱布、肛表。治疗盘外备冰帽、冰块、盆及冷水、勺子、手消毒液。
(2)治疗车下层:水桶、生活垃圾桶、医疗垃圾桶。
4.环境准备　整洁、安静、舒适、安全。酌情关闭门窗,必要时床帘或屏风遮挡患者。

【实施】　见表1-43。

表1-43　冰帽使用法操作考核评分标准

分值:实操(85%)+主观(15%)

评分类型 M＝客观测量 J＝主观评价	项目描述	分值	得分
M	操作步骤	85	
M1	护理人员要求:仪表端庄,服装整洁,无长指甲,洗手,戴口罩	4	
M2	物品准备:物品准备齐全,摆放合理	4	
M3	认真核对患者,评估患者并做好核对解释	6	
M4	备齐所需用物,检查冰帽有无破损、漏气	3	
M5	将冰块用木槌敲成小块,放入盆内用冷水冲去棱角	3	
M6	将小冰块装入冰帽约2/3满,排出帽内空气,旋紧冰帽扣	6	
M7	用毛巾擦干冰帽,检查有无漏水	3	
M8	携冰帽至患者床旁,再次核对患者	4	
M9	在患者后颈部、双耳廓与冰帽接触的部位垫海绵(使用冰槽者需在耳内塞不脱脂棉球、双眼盖凡士林纱布)	8	
M10	将患者头部置于冰帽中,冰帽的引流管置于水桶中,注意水流情况	8	
M11	每30 min测一次生命体征并记录,肛温维持在33 ℃左右,不可低于30 ℃	5	
M12	注意观察皮肤及患者反应、心率有无异常	3	
M13	30 min后撤除冰帽,协助患者卧于舒适卧位,整理患者床单位	3	
M14	整理用物,倒空冰袋,倒挂晾干,吹入少量空气后夹紧帽口,置于阴凉处消毒备用	4	
M15	按照《医务人员手卫生规范(WS/T 313—2019)》,认真洗手	5	

分值:实操(85%)+主观(15%)					
评分类型 M=客观测量 J=主观评价	项目描述				分值	得分
M16	记录(用冷的部位、时间、效果、局部反应及患者反应)				3	
M17	正确处理垃圾,整理用物				3	
M18	过程自然流畅,规定时间内完成所有任务				10	
J	主观评价				15	
序号	主观方面	差	一般	良好	优秀	分值
J1	职业素养	0	1	2	3	3
J2	专业素养	0	1	2	3	3
J3	沟通能力	0	1	2	3	3
J4	解决问题能力	0	1	2	3	3
J5	人文关怀能力	0	1	2	3	3
总分值					

【评价】

1.患者无冻伤、无不良反应,达到冷疗目的。

2.护士操作规范、熟练,动作轻巧。

3.护士能与患者或家属有效沟通,得到理解与配合。

五、要点提示

1.密切观察患者病情、体温及心率变化,防止发生心房纤维性颤动、心室纤维性颤动或房室传导阻滞等。每 30 min 测量生命体征一次,肛温不能低于 30 ℃。

2.观察头部皮肤变化,每 10 min 查看一次局部皮肤颜色,尤其注意患者耳廓部位有无发紫、麻木及冻伤发生。

3.用冷时间不可超过 30 min,如需再使用,应休息 1h,让局部皮肤组织复原后再重复使用,以防发生不良反应。

4.观察冰帽有无破损、漏水,冰帽内的冰块发生融化后,应及时更换或添加。

5.嘱家属严密观察患者情况,不适及时呼救。

任务四十四　冷湿敷法

一、学习目标

【知识目标】
1. 掌握冷湿敷的使用适应证与禁忌证；冷湿敷的使用方法与注意事项。
2. 熟悉冷湿敷的使用目的。
3. 了解冷湿敷法的影响因素。

【技能目标】
1. 能规范地使用冷湿敷法，并达到其使用的目的。
2. 了解临床冷湿敷法的最新进展。
3. 将安全照护、心理支持、人文关怀、职业安全与保护等贯穿于护理的全过程。

【素质目标】
1. 具有严谨求实的工作态度，对患者关心体贴，确保安全。
2. 具有良好的沟通能力、综合分析问题及处理问题的能力。
3. 满足患者的合理需求，做到与患者良好的沟通，培养认真、负责的工作态度。

二、任务导入

王某，女，29岁。患者出现高热、咳嗽、咳痰等症状，因急性肺炎链球菌肺炎感染入院。入院后护士测量体温38.9 ℃。医生给予医嘱头部冷湿敷以降低体温。

三、任务要求

根据上述案例，请确定该患者目前存在的主要护理问题，能根据医嘱规范实施并正确讲述物理降温的注意事项，完成冷湿敷的实践操作任务。

四、任务实施

【评估】
1. 评估患者的年龄、病情、体温、治疗情况、意识状态。
2. 评估患者的局部皮肤状况、循环状况，对冷的耐受度，有无感觉障碍，有无伤口等。
3. 评估患者的心理状态、活动能力及配合程度。

【计划】
1. 患者准备　了解冷湿敷的目的、方法、注意事项及配合要点；排空大小便，取舒适卧位。

2.护士准备　衣帽整洁,修剪指甲,洗手,戴口罩。
3.用物准备
(1)治疗车上层:治疗盘内备敷料布两块、钳子两把、凡士林、纱布、棉签、弯盘、塑料薄膜、棉垫或毛巾、橡胶单、治疗巾。治疗盘外备小盆(内置冰水)、手消毒液。必要时备换药用物。
(2)治疗车下层:生活垃圾桶、医疗垃圾桶。
4.环境准备　整洁、安静、舒适、安全。酌情关闭门窗,必要时床帘或屏风遮挡患者。
【实施】　见表1-44。

表1-44　冷湿敷法操作考核评分标准

分值:实操(85%)+主观(15%)

评分类型 M=客观测量 J=主观评价	项目描述	分值	得分
M	操作步骤	85	
M1	护理人员要求:仪表端庄,服装整洁,无长指甲,洗手,戴口罩	4	
M2	物品准备:物品准备齐全,摆放合理	4	
M3	认真核对患者,评估患者并做好核对解释	6	
M4	根据患者局部皮肤情况备介用物	4	
M5	协助患者取舒适卧位,暴露治疗部位,必要时用床帘或屏风遮挡	4	
M6	在治疗部位下垫橡胶单及治疗巾,涂凡士林于患处(范围略大于冷湿敷部位)	7	
M7	将敷布浸入冰水盆中,取出时将敷布拧至不滴水	8	
M8	抖开敷布敷于患处,上盖塑料薄膜及棉垫或毛巾,为高热患者降温时敷于前额	8	
M9	每3~5 min更换一次敷布,及时更换盆内冰水,治疗时间以15~20 min为宜	5	
M10	注意观察局部皮肤及患者反应,倾听患者主诉	4	
M11	治疗完毕,撤去用物,用纱布擦去凡士林,协助患者卧于舒适卧位,整理患者床单位	8	
M12	正确处理垃圾,整理用物	5	
M13	按照《医务人员手卫生规范(WS/T 313—2019)》,认真洗手	4	

续表

分值:实操(85%)+主观(15%)							
评分类型 M=客观测量 J=主观评价	项目描述					分值	得分
M14	记录(冷湿敷的部位、时间、效果、局部反应及患者反应)					4	
M15	过程自然流畅,规定时间内完成所有任务					10	
J	主观评价					15	
序号	主观方面	差	一般	良好	优秀	分值	
J1	职业素养	0	1	2	3	3	
J2	专业素养	0	1	2	3	3	
J3	沟通能力	0	1	2	3	3	
J4	解决问题能力	0	1	2	3	3	
J5	人文关怀能力	0	1	2	3	3	
总分值								

【评价】

1.患者无冻伤、无不良反应,达到冷湿敷的目的。

2.护士操作规范、熟练,动作轻巧。

3.护士能与患者或家属有效沟通,得到理解与配合。

五、要点提示

1.注意观察患者局部皮肤变化,每10 min查看一次局部皮肤颜色。

2.湿敷布湿度得当,以不滴水为宜。

3.使用过程中检查湿敷情况,及时更换敷料。如湿敷部位为开放性伤口,须按照无菌技术操作处理伤口。

4.若为高热患者降温时,则冷湿敷后30 min应为患者测量体温,并将测量结果记录在体温单上。

5.水温适宜,防止冻伤。

任务四十五　乙醇或温水拭浴法

一、学习目标

【知识目标】

1.掌握乙醇或温水拭浴法的使用适应证与禁忌证;乙醇或温水拭浴的使用方法与注意事项。

2.熟悉乙醇或温水拭浴法的使用目的。

3.了解乙醇或温水拭浴法的影响因素。

【技能目标】

1.能规范地使用温水或乙醇拭浴,并达到其使用的目的。

2.了解临床温水或乙醇拭浴法的最新进展。

3.将安全照护、心理支持、人文关怀、职业安全与保护等贯穿于护理的全过程。

【素质目标】

1.具有严谨求实的工作态度,对患者关心体贴,确保安全。

2.具有良好的沟通能力、综合分析问题及处理问题的能力。

3.满足患者的合理需求,做到与患者良好的沟通,培养认真、负责的工作态度。

二、任务导入

患儿丁某,3岁。今晨急诊入院。测体温40 ℃,患儿精神萎靡不振,面色潮红、灼热,脉搏120次/分。医疗诊断为高热,医嘱立即行温水擦浴降温。

三、任务要求

根据上述案例,请明确患儿目前存在的主要护理问题,完善护理诊断,制订可行的护理计划。并根据计划规范实施并正确讲述乙醇或温水拭浴的注意事项,完成乙醇或温水拭浴的实践操作任务。

四、任务实施

【评估】

1.评估患者的年龄、病情、体温、过敏史、治疗情况、意识状态。

2.评估患者拭浴前的局部皮肤状况、循环状况,对冷的耐受度,有无感觉障碍等。

3.评估患者的心理状态、活动能力及配合程度以及家属的反应。

【计划】

1.患者准备　了解乙醇或温水拭浴法的目的、方法、注意事项及配合要点;排空大小便,取舒适卧位。

2.护士准备　衣帽整洁,修剪指甲,洗手,戴口罩。

3.用物准备

(1)治疗车上层:治疗盘内备大毛巾、小毛巾、热水袋及套、冰袋及套;治疗盘外备脸盆(内盛放32~34 ℃ 2/3满温水或盛放30 ℃、25%~35%乙醇200~300 mL)、手消毒液。必要时备干净衣裤。

(2)治疗车下层:医疗垃圾桶、生活垃圾桶。必要时备便器。

4.环境准备　整洁、安静、舒适、安全。酌情关闭门窗,必要时窗帘或屏风遮挡患者。

【实施】　见表1-45。

表1-45　乙醇或温水拭浴法操作考核评分标准

分值:实操(85%)+主观(15%)

评分类型 M=客观测量 J=主观评价	项目描述	分值	得分
M	操作步骤	85	
M1	护理人员要求:仪表端庄,服装整洁,无长指甲,洗手,戴口罩	4	
M2	物品准备:物品准备齐全,摆放合理	4	
M3	认真核对患者,评估患者并做好核对解释	5	
M4	备齐用物,按照热水袋、冰袋的使用方法备好热水和冰袋	4	
M5	携用物至床旁,再次核对患者	2	
M6	用床帘或屏风遮挡,松开床尾盖被,按需准备便器,协助患者脱去上衣、松解裤带	3	
M7	在患者头部置冰袋	2	
M8	在患者足底置热水袋	2	
M9	协助患者脱去衣裤,将大浴巾垫于拭浴部位下方,小毛巾浸入盛有乙醇或温水的小盆中,拧至半干,缠于手上形成手套状,以离心方向拍拭,拍拭完毕用大毛巾擦干皮肤	3	
M10	双上肢拍拭患者取仰卧位,拍拭顺序为:颈外侧→肩部→上臂外侧→前臂外侧→手背;侧胸→腋窝→上臂内侧→肘窝→前臂内侧→手心	5	

续表

分值:实操(85%)+主观(15%)						
评分类型 M=客观测量 J=主观评价	项目描述				分值	得分
M11	每拍拭一个部位更换小毛巾,每侧肢体拍拭 3 min,擦拭全过程不宜超过 20 min,擦拭至腋窝、肘窝、手心处可用力并适当延长时间,以促进散热。先擦拭近侧后对侧				3	
M12	协助患者侧卧,分上、中、下三部分纵向拍拭背部				2	
M13	擦拭顺序:颈下肩部→臀部				4	
M14	协助患者穿好上衣				2	
M15	协助患者取仰卧位,脱去裤子				3	
M16	擦拭顺序:髂骨→下肢外侧→足背;腹股沟→下肢内侧→内踝;臀下→大腿后侧→腘窝→足跟				5	
M17	擦拭腹股沟、腘窝处可稍用力拍拭并适当延长时间,先擦拭近侧后对侧				4	
M18	协助患者穿好裤子,取适当舒适卧位				2	
M19	观察局部皮肤及患者反应,倾听患者主诉,如有异常,停止拭浴,及时进行处理				2	
M20	拭浴结束,取下热水袋,根据患者需要更换干净的衣裤,整理床单位,拉开床帘或撤去屏风				2	
M21	按规定正确处理垃圾,整理用物				2	
M22	30 min 后测量体温,若体温降至 39 ℃以下,取下头部冰袋在体温单上记录降温后的温度				2	
M23	按照《医务人员手卫生规范(WS/T 313—2019)》,认真洗手				4	
M24	记录(拭浴时间、效果、局部反应及患者反应)				4	
M25	过程自然流畅,规定时间内完成所有任务				10	
J	主观评价				15	
序号	主观方面	差	一般	良好	优秀	分值
J1	职业素养	0	1	2	3	3
J2	专业素养	0	1	2	3	3

续表

分值:实操(85%)+主观(15%)					
评分类型 M=客观测量 J=主观评价	项目描述				分值	得分
序号	主观方面	差	一般	良好	优秀	分值
J3	沟通能力	0	1	2	3	3
J4	解决问题能力	0	1	2	3	3
J5	人文关怀能力	0	1	2	3	3
总分值						

【评价】

1.患者无畏冷、寒战、不适等不良反应。30 min后体温有所下降,达到乙醇或温水拭浴的目的。

2.护士操作规范、熟练,动作轻巧。

3.护士能与患者或家属有效沟通,得到理解与配合。

五、要点提示

1.擦拭过程中,注意观察局部皮肤情况及患者反应,重点观察皮肤表现有无发红、苍白、出血点,如患者出现寒战、面色苍白、脉搏及呼吸异常等立即停止操作,报告医生给予处理。

2.因心前区用冷可导致反射性心率减慢、心房纤颤或心室纤颤及房室传导阻滞,腹部用冷易引起腹泻,足底用冷可导致反射性末梢血管收缩影响散热或引起一过性冠状动脉收缩,故心前区、腹部、足底为拭浴的禁忌部位。

3.婴幼儿用乙醇擦拭皮肤易造成酒精中毒,甚至导致昏迷和死亡,血液疾病患者用乙醇擦浴易导致或加重出血,故婴幼儿及血液病高热患者禁用乙醇拭浴。

4.拭浴时以拍拭(轻拍)方式进行,不能用摩擦方式,避免摩擦生热。

5.酒精过敏者禁止使用酒精擦浴。

任务四十六　热水袋使用法

一、学习目标

【知识目标】
1. 掌握热水袋使用的适应证与禁忌证；热水袋使用的方法与注意事项。
2. 熟悉使用热水袋的目的。
3. 了解热水袋使用的影响因素。

【技能目标】
1. 能规范地使用热水袋，并达到其使用的目的。
2. 了解临床局部用热疗法的最新进展。
3. 将安全照护、心理支持、人文关怀、职业安全与保护等贯穿于护理的全过程。

【素质目标】
1. 具有严谨求实的工作态度，对患者关心体贴，确保安全。
2. 具有良好的沟通能力、综合分析问题及处理问题的能力。
3. 满足患者的合理需求，做到与患者良好的沟通，培养认真、负责的工作态度。

二、任务导入

李奶奶，77岁。既往糖尿病病史10年，平时不能规律用药，血糖控制较差，近日因多次血糖升高用药后不能缓解入院治疗。入院后查体发现患者肢端末梢循环不良，患者手脚发凉。为更好地进行保暖，医生给予医嘱进行热水袋热敷进行保暖。

三、任务要求

根据上述案例，请明确患者的主要护理问题，根据患者的状况对患者及其家属进行操作中的指导，避免热水袋使用时发生安全问题，完成热水袋使用的实践操作任务。

四、任务实施

【评估】
1. 评估患者的年龄、病情、治疗情况、意识状态。
2. 评估患者的局部皮肤状况，如颜色、温度、有无硬结、瘀血、有无伤口、感觉障碍及对热的耐受程度。
3. 评估患者的心理状态、活动能力及配合程度。

【计划】

1. 患者准备　了解热水袋使用的目的、方法、注意事项及配合要点;排空大小便,取舒适卧位。

2. 护士准备　衣帽整洁,修剪指甲,洗手,戴口罩。

3. 用物准备　治疗盘内备热水袋及布套、水温计、大毛巾(必要时);治疗盘外备量杯、热水(60~70 ℃)、手消毒液。

4. 环境准备　整洁、安静、舒适、安全。酌情关闭门窗。

【实施】　见表1-46。

表1-46　热水袋使用法操作考核评分标准

分值:实操(85%)+主观(15%)

评分类型 M=客观测量 J=主观评价	项目描述	分值	得分
M	操作步骤	85	
M1	护理人员要求:仪表端庄,服装整洁,无长指甲,洗手,戴口罩	4	
M2	物品准备:物品准备齐全,摆放合理	4	
M3	认真核对患者,评估患者并做好核对解释	6	
M4	检查热水袋有无破损、漏气	4	
M5	用水温计测量水温,调节水温在60~70 ℃,婴幼儿、老年人、末梢循环不良、感觉迟钝、麻醉未清醒、昏迷等患者调节水温在50 ℃以内	6	
M6	放平热水袋,一手持热水袋口边缘,另一手向袋内灌水至1/2~2/3满,边灌水边提高热水袋口边缘,使水不溢出	8	
M7	将热水袋口逐渐放平,去除袋内空气	5	
M8	旋紧塞子,擦干热水袋外壁水迹,倒提并轻轻抖动,检查无漏水后装入布套内	4	
M9	携热水袋及相关用物至患者床旁,再次核对患者	3	
M10	置热水袋于所需部位,热水袋可用毛巾包裹或将热水袋置于两层盖被之间,防止患者烫伤,热水袋袋口朝向身体的外侧	6	
M11	注意观察局部皮肤及患者反应,倾听患者主诉	3	
M12	用热30 min后撤去热水袋,协助患者卧于舒适卧位,整理患者床单位。若用于保暖可持续使用热水袋,但要及时更换热水袋并做好交接班	8	

续表

评分类型 M=客观测量 J=主观评价	项目描述	分值:实操(85%)+主观(15%)	得分
M13	整理用物,倒空热水袋,倒挂晾干,吹入少量空气后夹紧袋口,置于阴凉处备用,布套清洁后晾干备用	6	
M14	按照《医务人员手卫生规范(WS/T 313—2019)》,认真洗手	4	
M15	记录(记录用热部位、时间、效果及患者反应),必要时做好床边交接	4	
M16	过程自然流畅,规定时间内完成所有任务	10	
J	主观评价	15	

序号	主观方面	差	一般	良好	优秀	分值
J1	职业素养	0	1	2	3	3
J2	专业素养	0	1	2	3	3
J3	沟通能力	0	1	2	3	3
J4	解决问题能力	0	1	2	3	3
J5	人文关怀能力	0	1	2	3	3
	总分值					

【评价】

1.患者感觉温暖、舒适,局部皮肤无烫伤,达到热水袋使用的目的。患者或家属会正确使用热水袋。

2.护士操作规范、熟练,动作轻巧。

3.护士能与患者或家属有效沟通,得到理解与配合。

五、要点提示

1.袋口禁止朝向患者,以免袋口漏水烫伤患者。

2.婴幼儿、老年人、昏迷、肢体瘫痪麻痹的患者使用热水袋时,温度应在50 ℃以内,以防烫伤。特殊患者使用热水袋可再包一块大毛巾或放于两层毯子之间,以防止烫伤。

3.对炎症部位进行热敷时,应向热水袋内灌水至1/3满,避免因压力过大而引起的疼痛。

4.经常观察患者皮肤颜色,如出现皮肤潮红、疼痛,应立即停止使用,并在局部涂上凡士林以保护皮肤。

5.若要持续使用热水袋,应每30 min检查水温一次,及时更换热水,并严格执行交接班制度。

任务四十七　烤灯使用法

一、学习目标

【知识目标】
1.掌握烤灯使用的适应证与禁忌证;烤灯的使用方法与注意事项。
2.熟悉烤灯使用的目的。
3.了解烤灯使用效果的影响因素。

【技能目标】
1.能正确规范地使用烤灯进行局部热疗,并达到其使用的目的。
2.了解临床局部热疗法的最新进展。
3.将安全照护、心理支持、人文关怀、职业安全与保护等贯穿于护理的全过程。

【素质目标】
1.具有严谨求实的工作态度,对患者关心体贴,确保安全。
2.具有良好的沟通能力、综合分析问题及处理问题的能力。
3.满足患者的合理需求,做到与患者良好的沟通,培养认真、负责的工作态度。

二、任务导入

患者,陈女士,59岁。右膝疼痛2年,晚间加剧,行走困难,晚间尤甚。经检查诊断双膝关节退行性病变,确诊为骨性关节炎入院进行专业治疗。为进一步缓解患者的症状,促进患者舒适,医生给予医嘱每日进行红外线灯治疗患处20 min。

三、任务要求

根据上述案例,请明确患者目前的情况,制订合适的红外线理疗计划,并向患者解释注意事项及配合要点,防止安全事故的发生。完成红外线理疗的实践操作任务。

四、任务实施

【评估】
1.评估患者的年龄、病情、治疗情况、意识状态。
2.评估患者的局部皮肤状况、循环状况,有无伤口,有无感觉障碍及对热的耐受程度等。

3.评估患者的心理状态、活动能力及配合程度。

【计划】

1.患者准备　了解烤灯热疗的目的、方法、注意事项及配合要点;排空大小便,取舒适卧位。

2.护士准备　衣帽整洁,修剪指甲,洗手,戴口罩。

3.用物准备　红外线灯或鹅颈灯,必要时准备有色眼镜(或湿纱布)。

4.环境准备　整洁、安静、温度适宜、安全。酌情关闭门窗,必要时床帘或屏风遮挡患者。

【实施】　见表1-47。

表1-47　烤灯使用法操作考核评分标准

分值:实操(85%)+主观(15%)

评分类型 M=客观测量 J=主观评价	项目描述	分值	得分
M	操作步骤	85	
M1	护理人员要求:仪表端庄,服装整洁,无长指甲,洗手,戴口罩	4	
M2	物品准备:物品准备齐全,摆放合理	4	
M3	认真核对患者,评估患者并做好核对解释	6	
M4	检查烤灯的性能,根据治疗部位选择不同功率灯泡:胸、腹、腰、背500~1000 W,手、足250 W(鹅颈灯40~60 W)	8	
M5	携带烤灯至患者床旁,再次进行患者核对	4	
M6	协助患者取舒适卧位,暴露治疗部位,必要时进行床帘或屏风遮挡	4	
M7	照射颜面部、颈部、前胸部时,给患者戴有色眼睛或用湿纱布遮盖双眼	8	
M8	将烤灯灯头移至治疗部位上方或侧方,有保护罩的灯头可垂直照射,灯距30~50 cm,以患者感觉温热为宜,照射时间为20~30 min	8	
M9	每5 min观察患者局部皮肤反应及患者反应,皮肤出现均匀红斑为合适剂量,注意倾听患者主诉,不适及时停止	6	
M10	照射完毕,关闭开关,移开烤灯,协助患者取舒适卧位,整理患者床单位	3	
M11	嘱患者15 min内不能外出,注意保暖,以防止感冒	4	

续表

分值:实操(85%)+主观(15%)					
评分类型 M=客观测量 J=主观评价	项目描述				分值	得分
M12	将烤灯或红外线灯擦拭整理消毒后妥善放置备用				3	
M13	正确处理垃圾,整理用物				4	
M14	按照《医务人员手卫生规范(WS/T 313—2019)》,认真洗手				5	
M15	记录(照射部位、时间、效果、局部反应及患者反应)				4	
M16	过程自然流畅,规定时间内完成所有任务				10	
J	主观评价				15	
序号	主观方面	差	一般	良好	优秀	分值
J1	职业素养	0	1	2	3	3
J2	专业素养	0	1	2	3	3
J3	沟通能力	0	1	2	3	3
J4	解决问题能力	0	1	2	3	3
J5	人文关怀能力	0	1	2	3	3
总分值					

【评价】

1.患者感觉温暖、舒适,局部皮肤无烫伤,达到烤灯使用的目的。

2.护士操作规范、熟练,动作轻巧。

3.护士能与患者或家属有效沟通,得到理解与配合。

五、要点提示

1.治疗中注意观察患者病情变化,如患者出现发热、心悸、头晕等不适或照射部位皮肤出现紫红色应立即停止照射,并在发红处涂凡士林保护皮肤。

2.根据治疗部位选择不同功率灯泡:胸、腹、腰、背500~1000 W,手、足250 W(鹅颈灯40~60 W)。烤灯距离治疗部位30~50 cm,每次照射时间20~30 min。

3.由于眼内含有较多的液体,对红外线吸收较强,一定强度的红外线直接照射可引发白内障,因此前胸、面颈部照射时,应戴有色眼镜或用纱布遮盖眼睛。

4.红外线多次治疗后,治疗部位皮肤可出现网状红斑、色素沉着。

5.治疗完毕,嘱患者在室内休息15 min后方可外出,防止感冒。

6.意识不清、局部感觉障碍、血液循环障碍、瘢痕者,治疗时应专人守护,加大灯距,防止烫伤。

7.使用时禁止触摸灯泡,不可用布覆盖烤灯,以免发生烫伤及火灾。

任务四十八　热湿敷法

一、学习目标

【知识目标】

1.掌握热湿敷使用的适应证与禁忌证;热湿敷的使用方法与注意事项。

2.熟悉热湿敷法使用的目的。

3.了解热湿敷使用效果的影响因素。

【技能目标】

1.能正确规范地使用热湿敷法对患者进行局部热疗,并达到其使用的目的。

2.了解临床局部热疗法的最新进展。

3.将安全照护、心理支持、人文关怀、职业安全与保护等贯穿于护理的全过程。

【素质目标】

1.具有严谨求实的工作态度,对患者关心体贴,确保安全。

2.具有良好的沟通能力、综合分析问题及处理问题的能力。

3.满足患者的合理需求,做到与患者良好的沟通,培养认真、负责的工作态度。

二、任务导入

患者,刘某,68岁。因社区获得性肺炎收入院进行治疗,医嘱予青霉素静脉滴注。今晨护士查房发现患者输液部位手背出现水肿,水肿部位大于10 cm,有中度疼痛感,伴随麻木症状。经进一步检查确定患者出现了输液外渗的情况。为缓解局部症状,医生给予医嘱进行外渗部位硫酸镁的热湿敷。

三、任务要求

根据上述案例,确定患者目前存在的主要护理问题,制订切实可行的热湿敷计划,注意硫酸镁热敷过程中的观察要点和注意事项,完成硫酸镁热湿敷的实践操作任务。

四、任务实施

【评估】

1. 评估患者的年龄、病情、治疗情况、意识状态。
2. 评估患者的局部皮肤状况、循环状况,对热的耐受度,有无感觉障碍等。
3. 评估患者的心理状态、活动能力及配合程度。

【计划】

1. 患者准备　了解热湿敷的目的、方法、注意事项及配合要点;排空大小便,取舒适卧位。
2. 护士准备　衣帽整洁,修剪指甲,洗手,戴口罩。
3. 用物准备

(1)治疗车上层:治疗盘内备敷布(大于患处面积)2块,长把钳子2把、凡士林、棉签、纱布、弯盘、塑料薄膜、棉垫或毛巾、橡胶单或治疗巾、水温计;治疗盘外备热水瓶、小盆(内盛50~60℃热水),无菌手套、手消毒液、硫酸镁。必要时备热水袋、大毛巾、有伤口者备换药用物。

(2)治疗车下层:生活垃圾桶、医疗垃圾桶。

4. 环境准备　整洁、安静、舒适、安全。酌情关闭门窗,必要时床帘或屏风遮挡患者。

【实施】　见表1-48。

表1-48　热湿敷法操作考核评分标准

评分类型 M=客观测量 J=主观评价	项目描述	分值	得分
分值:实操(85%)+主观(15%)			
M	操作步骤	85	
M1	护理人员要求:仪表端庄,服装整洁,无长指甲,洗手,戴口罩	4	
M2	认真核对患者,评估患者并做好核对解释	4	
M3	物品准备:物品准备齐全,摆放合理,伤口处湿敷备无菌用物及换药用物	6	
M4	携用物至患者床旁,再次进行患者核对	4	
M5	协助患者取舒适卧位,暴露治疗部位,必要时床帘或屏风遮挡	3	
M6	垫一次性治疗巾于受敷部位下方,涂凡士林(范围略大于患处)后,在上方盖一层纱布	5	

续表

分值:实操(85%)+主观(15%)					
评分类型 M=客观测量 J=主观评价	项目描述			分值	得分
M7	戴手套,将敷布浸入硫酸镁溶液中,用持物钳将浸在硫酸镁溶液中的敷布拧至不滴水为宜			8	
M8	抖开敷布,用手腕掌侧皮肤试温后折叠敷布敷于患处,敷布上可加盖塑料薄膜及棉垫或毛巾。若治疗部位不忌压,可在棉垫或毛巾上放置热水袋并加盖大毛巾			8	
M9	若热敷部位有伤口,须按照无菌技术处理伤口			4	
M10	每3~5 min更换一次敷布,若患者感觉过热,可掀开敷布一角散热,及时更换盆内硫酸镁溶液,治疗时间以15~20 min为宜			5	
M11	观察患者局部皮肤反应,注意倾听患者主诉			3	
M12	治疗毕,撤去用物,用纱布擦去凡士林,轻轻拭干热敷部位,切勿使用摩擦方法擦干热敷部位			4	
M13	协助患者取舒适卧位,并帮助患者整理床单位			4	
M14	按照规定消毒处理用物,正确处理垃圾			4	
M15	按照《医务人员手卫生规范(WS/T 313—2019)》,认真洗手			5	
M16	记录(热湿敷部位、时间、效果、局部反应及患者反应)			4	
M17	过程自然流畅,规定时间内完成所有任务			10	
J	主观评价			15	
序号	主观方面	差	一般	良好	优秀	分值
J1	职业素养	0	1	2	3	3
J2	专业素养	0	1	2	3	3
J3	沟通能力	0	1	2	3	3
J4	解决问题能力	0	1	2	3	3
J5	人文关怀能力	0	1	2	3	3
总分值						

【评价】

1.患者感觉到温暖、舒适,局部皮肤无烫伤、无感染发生,达到热湿敷的目的。

2.护士无菌观念强,操作规范、熟练,动作轻巧。

3.护士能与患者或家属有效沟通,得到理解与配合。

五、要点提示

1.对有伤口部位热湿敷应执行无菌操作,治疗后按外科换药法处理伤口。

2.热湿敷过程中随时与患者交流并检查敷布的温度及患者皮肤颜色,每 3~5 min 更换一次敷布,维持适当的温度。

3.若患者需要进行热敷的部位对压力无禁忌,可在敷布上先放置热水袋,再盖上大毛巾,以保持温度。

4.进行面部热湿敷时,应嘱患者在室内休息 30 min 后方可外出,以防止感冒。

5.使用硫酸镁溶液时应注意浓度。

任务四十九　热水坐浴法

一、学习目标

【知识目标】

1.掌握热水坐浴法使用的适应证与禁忌证;热水坐浴的使用方法与注意事项。

2.熟悉热水坐浴法使用的目的。

3.了解热水坐浴法使用效果的影响因素。

【技能目标】

1.能正确规范地通过热水坐浴法对患者进行局部热疗,并达到其使用的目的。

2.了解临床局部热疗法的最新进展。

3.将安全照护、心理支持、人文关怀、职业安全与保护等贯穿于护理的全过程。

【素质目标】

1.具有严谨求实的工作态度,对患者关心体贴,确保安全。

2.具有良好的沟通能力、综合分析问题及处理问题的能力。

3.满足患者的合理需求,做到与患者良好的沟通,培养认真、负责的工作态度。

二、任务导入

患者,高某,56 岁。因"肛周异物 2 年"收治入院进行治疗。患者神志清楚,步入病房,入院后积极完善各项检查后在骶麻下行环状痔切除术。术后患者神志清楚,生命体征平稳,切口敷料干燥固定,自解小便通畅,自述伤口疼痛但能忍受。为促进伤口愈合及患者舒适,医生给予医嘱患者睡前高锰酸钾温水坐浴。

三、任务要求

根据上述情况,明确患者的主要护理问题,能根据患者的情况规范实施并正确讲述热水坐浴的注意事项,完成热水坐浴的实践操作任务。

四、任务实施

【评估】

1. 评估患者的年龄、病情、治疗情况、意识状态。
2. 评估患者的局部皮肤状况、循环状况,对热的耐受度,有无感觉障碍等。
3. 评估患者的心理状态、活动能力及配合程度等。

【计划】

1. 患者准备　了解热水坐浴法的目的、方法、注意事项及配合要点;排空大小便,清洁坐浴部位,取舒适坐位。
2. 护士准备　衣帽整洁,修剪指甲,洗手,戴口罩。
3. 用物准备

(1)治疗车上层:治疗盘内备药(遵医嘱)、水温计、无菌纱布、弯盘、浴巾。治疗盘外备热水(水温40~45 ℃),手消毒液。必要时备换药用物。

(2)治疗车下层:生活垃圾桶、医疗垃圾桶。

(3)其他:坐浴椅,上置消毒坐浴盆。

4. 环境准备　整洁、安静、舒适、安全,室内温度适宜。酌情关闭门窗,必要时床帘或屏风遮挡患者。

【实施】　见表1-49

表1-49　热水坐浴法操作考核评分标准

分值:实操(85%)+主观(15%)			
评分类型 M=客观测量 J=主观评价	项目描述	分值	得分
M	操作步骤	85	
M1	护理人员要求:仪表端庄,服装整洁,无长指甲,洗手,戴口罩	4	
M2	认真核对患者,评估患者并做好核对解释	6	
M3	物品准备:物品准备齐全,摆放合理	4	
M4	携用物至患者床旁,再次进行患者核对	4	

续表

分值:实操(85%)+主观(15%)			
评分类型 M=客观测量 J=主观评价	项目描述	分值	得分
M5	床帘或屏风遮挡患者	3	
M6	将热水倒入坐浴盆内约1/2满,水温调节以患者可以耐受为宜	5	
M7	协助患者脱裤至膝部后取坐姿	4	
M8	指导患者先用纱布蘸取坐浴液擦拭臀部皮肤进行试温,可用纱布蘸取药液清洗外阴部皮肤,待臀部皮肤适应水温后再坐入盆内,臀部应完全泡入水中	8	
M9	腿部用浴巾遮盖进行保暖	4	
M10	注意给患者进行保暖,随时调节水温,及时添加热水及药物,若添加热水时,患者臀部离开坐浴盆后进行添加热水及药物以防止烫伤。坐浴时间以15~20 min为宜	8	
M11	注意观察患者面色、脉搏、呼吸有无异常,倾听患者主诉,出现异常情况应立即停止坐浴并进行处理	4	
M12	坐浴毕,用纱布擦干臀部,协助患者穿好衣裤并卧床休息,防止患者跌倒	4	
M13	拉开床帘或撤去屏风,整理患者床单位	4	
M14	用物消毒处理后放回原位备用	4	
M15	按照《医务人员手卫生规范(WS/T 313—2019)》,认真洗手	5	
M16	记录(坐浴的时间、药液、效果、患者反应)	4	
M17	过程自然流畅,规定时间内完成所有任务	10	
J	主观评价	15	

序号	主观方面	差	一般	良好	优秀	分值
J1	职业素养	0	1	2	3	3
J2	专业素养	0	1	2	3	3
J3	沟通能力	0	1	2	3	3
J4	解决问题能力	0	1	2	3	3
J5	人文关怀能力	0	1	2	3	3
总分值						

【评价】

1.患者感觉到舒适,局部皮肤无烫伤,热水坐浴后,局部炎症和疼痛减轻,达到热水坐浴的效果。

2.护士操作规范、熟练,动作轻巧。

3.护士能与患者或家属有效沟通,得到理解与配合。

五、要点提示

1.热水坐浴前嘱患者先排尿、排便,因坐浴时热水可刺激会阴部、肛门,容易引起排尿、排便反射。

2.会阴、肛门部位有伤口者,坐浴时应执行无菌操作,坐浴后按照外科换药法处理伤口。

3.坐浴过程中注意患者安全,随时观察患者面色、呼吸和脉搏,如诉头晕、乏力、心慌等不适应立即停止坐浴,扶其上床休息,并观察病情变化。

4.女性患者月经期、妊娠后期、产后2周、阴道出血、盆腔急性炎症等不宜坐浴,以免引起感染。

5.注意坐浴时间的控制,药物浓度、水温的掌控。

任务五十　温水浸泡法

一、学习目标

【知识目标】

1.掌握温水浸泡法使用的适应证与禁忌证;温水浸泡法的使用方法与注意事项。

2.熟悉温水浸泡法使用的目的。

3.了解温水浸泡法使用效果的影响因素。

【技能目标】

1.能正确规范地通过温水浸泡法对患者进行局部热疗,并达到其使用的目的。

2.了解临床局部热疗法的最新进展。

3.将安全照护、心理支持、人文关怀、职业安全与保护等贯穿于护理的全过程。

【素质目标】

1.具有严谨求实的工作态度,对患者关心体贴,确保安全。

2.具有良好的沟通能力、综合分析问题及处理问题的能力。

3.满足患者的合理需求,做到与患者良好的沟通,培养认真、负责的工作态度。

二、任务导入

李某,男,27岁。1周前剧烈活动时不慎致右踝关节扭伤,导致右踝关节肿胀,伴随疼痛,不能行走,活动后加重,休息后减轻,患者自行冰敷后至医院进行进一步治疗。经查体患者无右下肢无力、发麻,无发热、咳嗽等状况。X线检查结果右踝关节未见异常,诊断为"右踝关节扭伤"。为进一步促进伤口愈合,医生给予医嘱进行中草药温水浸泡。

三、任务要求

根据上述案例,明确患者的主要护理问题,能规范实施并讲述温水浸泡法的注意事项和护理要点,完成温水浸泡的实践操作任务。

四、任务实施

【评估】

1.评估患者的年龄、病情、治疗情况、意识状态。

2.评估患者的局部皮肤状况、循环状况,对热的耐受度,有无感觉障碍等。

3.评估患者的心理状态、活动能力及配合程度。

【计划】

1.患者准备　了解温水浸泡法的目的、方法、注意事项及配合要点;排空大小便,取舒适卧位。

2.护士准备　衣帽整洁,修剪指甲,洗手,戴口罩。

3.用物准备

(1)治疗车上层:治疗盘内备长镊子、纱布、药物(遵医嘱)、水温计、治疗盘外备浸泡盆(盆内盛放43~46 ℃热水)、手消毒剂。必要时备换药用物。

(2)治疗车下层:生活垃圾桶、医疗垃圾桶。

4.环境准备　整洁、安静、舒适、安全。酌情关闭门窗,必要时床帘或屏风遮挡患者。

【实施】　见表1-50。

表1-50　温水浸泡法操作考核评分标准

评分类型 M=客观测量 J=主观评价	项目描述	分值	得分
	分值:实操(85%)+主观(15%)		
M	操作步骤	85	
M1	护理人员要求:仪表端庄,服装整洁,无长指甲,洗手,戴口罩	4	

续表

分值:实操(85%)+主观(15%)			
评分类型 M=客观测量 J=主观评价	项目描述	分值	得分
M2	认真核对患者,评估患者并做好核对解释	6	
M3	根据患者病情备齐用物:物品准备齐全,摆放合理	4	
M4	携用物至患者床旁,再次进行患者核对	4	
M5	将热水倒入浸泡盆内约1/2满,水温调节在43~46 ℃,以患者可耐受的温度为宜,加入所需药物配制成浸泡溶液	8	
M6	暴露患处,协助患者取舒适体位	3	
M7	指导患者将患肢慢慢浸入盆中,使患者逐渐适应,防止烫伤	5	
M8	有伤口者可用无菌长镊夹持无菌纱布轻轻擦拭创面,使之清洁	8	
M9	及时添加热水及药物,若需添加热水应先将患者肢体移出浸泡盆后再添加以免烫伤,治疗时间30 min	6	
M10	密切观察患者反应,局部皮肤有无发红、疼痛等,倾听患者主诉,如有异常,及时进行处理	4	
M11	浸泡毕,用毛巾擦干患者肢体,有伤口者按照无菌技术进行处理	5	
M12	撤去用物,协助患者穿好衣裤,取舒适体位,整理患者床单位	5	
M13	整理用物,按规定对用物进行消毒处理后放回原处备用	4	
M14	按照《医务人员手卫生规范(WS/T 313—2019)》,认真洗手	5	
M15	记录(浸泡部位、时间、药物、效果、局部反应及患者反应)	4	
M16	过程自然流畅,规定时间内完成所有任务	10	
J	主观评价	15	
序号	主观方面	差	一般	良好	优秀	分值
J1	职业素养	0	1	2	3	3
J2	专业素养	0	1	2	3	3
J3	沟通能力	0	1	2	3	3
J4	解决问题能力	0	1	2	3	3
J5	人文关怀能力	0	1	2	3	3
总分值					

【评价】
1. 患者感觉舒适，局部皮肤无烫伤，浸泡后局部炎症和疼痛减轻。
2. 护士操作规范、熟练，动作轻巧。
3. 护士能与患者或家属有效沟通，得到理解与配合。

五、要点提示

1. 有伤口患者应执行无菌操作并按照外科换药法处理局部伤口。
2. 浸泡过程中随时观察局部皮肤情况，若局部出现发红、疼痛等应立即停止浸泡并给予相应处理。
3. 药物过敏者及时换药，严格控制药物浓度。

任务五十一　静脉血标本采集法

一、学习目标

【知识目标】
1. 掌握静脉血标本采集的原则，静脉血标本采集的注意事项。
2. 熟悉静脉血标本采集的目的。
3. 了解静脉血标本采集的意义及影响因素。

【技能目标】
1. 能正确、规范、熟练地完成静脉血液标本的采集。
2. 了解临床上进行静脉血液标本采集的最新进展，了解不同情况下静脉血液标本采集的注意事项。
3. 将安全照护、心理支持、人文关怀、职业安全与保护等贯穿于护理的全过程。

【素质目标】
1. 具有严谨求实的工作态度，对患者关心体贴，确保安全。
2. 具有良好的沟通能力、综合分析问题及处理问题的能力。
3. 满足患者的合理需求，做到与患者良好的沟通，培养认真、负责的工作态度。

二、任务导入

患者李某，男，48岁。因"咳嗽、咳痰2月余，痰中带血1周"来院治疗。为进一步协助诊断，医生给予医嘱次日抽血查血常规、血型、肝功、血脂四项、肾功七项、凝血七项、肿瘤六项。

三、任务要求

根据上述案例,确定如何向患者交代采血前的注意事项及配合要点,并选择合适的采血顺序和采血方法,完成对患者静脉血液标本采集的实践操作任务。

四、任务实施

【评估】

1.评估患者的年龄、病情、治疗情况、意识状态、肢体活动能力。

2.评估患者对血标本采集的认识、合作程度。

3.评估患者需要做检查的项目、采血量、是否需要进行特殊准备。

4.评估采集部位皮肤及静脉充盈程度和管壁弹性,穿刺部位有无冻疮、水肿、结节瘢痕、炎症、破损等。

5.评估患者有无生理因素的影响,如吸烟、饮食、运动、情绪波动、妊娠、体位、饮酒、饮茶或咖啡等。

【计划】

1.患者准备　了解静脉血采集的目的、方法、注意事项及配合要点;暴露穿刺部位,穿刺局部皮肤清洁。

2.护士准备　衣帽整洁,修剪指甲,洗手,戴口罩。

3.用物准备

(1)治疗车上层:注射盘、检验申请单、标签或条形码、棉签、消毒液、止血带、一次性垫巾、胶布、弯盘、手消毒液、一次性密闭式双向采血针及真空采血管,如为非真空采血则准备一次性注射器(规格视采血量而定)、针头或头皮针以及标本容器(试密封瓶),按需准备酒精灯、火柴。

(2)治疗车下层:生活垃圾桶、医用垃圾桶、锐器回收盒。

4.环境准备　整洁、安静、舒适、安全,温湿度适宜。光线充足或有足够的照明,必要时屏风或围帘遮挡。

【实施】　见表1-51。

表1-51　静脉血标本采集法操作考核评分标准

分值:实操(85%)+主观(15%)			
评分类型 M=客观测量 J=主观评价	项目描述	分值	得分
M	操作步骤	85	
M1	护理人员要求:仪表端庄,服装整洁,无长指甲,洗手,戴口罩	4	

续表

分值:实操(85%)+主观(15%)			
评分类型 M=客观测量 J=主观评价	项目描述	分值	得分
M2	物品准备:物品准备齐全,摆放合理	4	
M3	认真核对患者,评估患者并做好核对解释	6	
M4	备齐所需用物,核对医嘱、检验申请单、标签(或条形码)及标本容器(或真空采血管)	2	
M5	无误后将标签(或条形码)贴于标本容器(或真空采血管)外壁上	1	
M6	携用物至患者床旁,依据检验申请单查看患者的床号、姓名、住院号及腕带;核对检验申请单、标本容器(或真空采血管)以及标签(或条形码)是否一致	2	
M7	向患者及家属说明标本采集的目的及配合方法	2	
M8	选择合适的静脉,将一次性垫巾置于穿刺部位下方	3	
M9	在穿刺部位上方6~8 cm处扎止血带,常规消毒皮肤,直径不少于5 cm,戴手套	2	
M10	二次进行核对	2	
M11	注射器采血		
M11.1	按静脉注射法将针头或头皮针刺入静脉,见回血后抽取所需血量	8	
M11.2	采血完毕,松动止血带,嘱患者松拳,迅速拔出针头,用无菌棉签按压局部3~5 min,凝血功能障碍患者拔针后按压时间延长至10 min	4	
M11.3	将血液注入标本容器中。血培养标本打开瓶盖常规消毒培养瓶橡皮塞,至少停留2 min,待消毒剂完全干燥,消毒3次更换针头后将血液注入瓶内,轻轻摇匀;全血标本取下针头后将血液沿试管壁缓缓注入盛有抗凝剂的试管内,轻轻摇匀,使血液与抗凝剂充分混匀防止血液凝固;血清标本取下针头后将血液沿试管壁缓缓注入干燥的试管内,避免震荡,防止溶血	3	
M12	真空采血器采血		
M12.1	取下真空采血针护针帽,手持采血针,按静脉注射法行静脉穿刺	5	
M12.2	见回血,固定针柄,将采血针另一端刺入真空管,采血至需要量	3	

续表

分值:实操(85%)+主观(15%)

评分类型 M = 客观测量 J = 主观评价	项目描述	分值	得分
M12.3	采血毕,松开止血带,先拔真空管,然后自进针处拔去针头,按压局部3~5 min,凝血功能障碍患者拔针后按压时间延长至10 min	7	
M13	取下一次性垫巾,整理床单位,协助患者取舒适卧位	2	
M14	再次核对检验申请单、患者、标本	1	
M15	指导患者注意观察穿刺部位有无血肿及出血,如有不适及时呼叫及时处理	2	
M16	按照医疗废物处理条例处理用物	4	
M17	按照《医务人员手卫生规范(WS/T 313—2019)》,认真洗手	4	
M18	记录(签字、采血及送检时间)	2	
M19	将血标本连同化验单及时送检	1	
M20	过程自然流畅,规定时间内完成所有任务	8	
J	主观评价	15	

序号	主观方向	差	一般	良好	优秀	分值
J1	职业素养	0	1	2	3	3
J2	专业素养	0	1	2	3	3
J3	沟通能力	0	1	2	3	3
J4	解决问题能力	0	1	2	3	3
J5	人文关怀能力	0	1	2	3	3
	总分值					

【评价】

1.患者采集部位无血肿、无感染发生。

2.护士无菌观念强,标本留取方法正确,操作规范、保证质量。

3.护士能与患者或家属有效沟通,患者积极配合,彼此需要得到满足。

五、要点提示

1.严格执行查对制度及无菌技术操作原则。

2.做生化检验,应在清晨空腹安静时采集血标本,故需指导患者晚餐后禁食、水,至次日晨采血,空腹时间约为12~14 h。但空腹时间达24 h以上,某些检验结果会有异常,如血清胆红素、血糖等检测结果。

3.为了解有昼夜节律性变动的指标,应定时采血。如口服葡萄糖耐量试验、药物血浓度检测、激素测定等应定时采血。

4.采集细菌培养标本尽可能在使用抗生素前或伤口局部治疗前、高热寒战期进行标本采集。已经使用抗生素或不能停用的药物应注明。一般血培养标本取血5 mL;亚急性细菌心内膜炎患者采血10~15 mL,以提高培养阳性率。

5.外周血采血部位一般选取左手无名指内侧,该部位应无冻疮、炎症、水肿、破损等,如不符合要求则以其他手指代替;检验只需要微量全血时,成人可从耳垂或指尖取血,婴儿从大脚趾或脚跟取血。

6.静脉血成人一般取肘部静脉,肥胖者可用腕部静脉;婴儿常用颈部静脉、股静脉或前囟静脉窦;刚出生的婴儿可收集脐带血;输液患者采血应避免在输液的同侧上肢或下肢采血,如两只手部都在输液,可选用下肢静脉采血或在输液部位的上游采血。

7.采集血培养标本时应防止污染,严格执行无菌操作技术,抽血前应检查培养基是否符合要求,瓶塞是否干燥,培养液是否充足。血培养标本应注入无菌容器内,不可混入药物、消毒剂、防腐剂,以免影响检查结果。

8.肘部采血时,不要拍打患者前臂,结扎止血带时间以不超过40s为宜,避免结扎时间过长引起局部瘀血、静脉扩张,影响检验结果。注射器采血时避免特别用力抽吸或推注,以免血细胞破裂;切忌在同一处反复穿刺,易导致标本溶血或有小凝块,影响检测结果。

9.严禁在输液和输血的肢体或针头处抽取血标本,应在对侧肢体采集。若女性患者做了乳腺切除术,应在手术对侧的手臂上进行采血。

10.使用真空管采血时,不可在穿刺成功前先将真空采血管与采血针头相连,以免试管内负压消失而影响采血。

11.采集血培养标本时应先注入厌氧瓶,尽量减少接触空气时间。微量元素测定采集标本的注射器和容器内不能含有游离金属。

12.真空采血器采血时,多个检测项目同时进行时按照以下顺序采血:血培养→无添加剂管→凝血管→枸橼酸钠管→肝素管→EDTA管→草酸盐→氟化钠管。

13.采集标本所用的材料应安全处置。使用后的采血针、注射器针头等锐器物应当直接放入锐器盒,禁止对使用后的一次性针头复帽,禁止用手直接接触使用过的针头;注射器针筒、棉签等其他医疗废物放入黄色医疗垃圾袋,医疗废物和生活垃圾分类收集存放。

14.采集过程中注意爱伤观念,争取一针成功;第二针应换一个人抽血。

(郭娟娟　王晓静)

任务五十二　动脉血标本采集法

一、学习目标

【知识目标】
1.掌握动脉血标本采集的目的、方法、注意事项。
2.熟悉动脉血标本检验要求。
3.了解动脉血标本采集的部位选择。

【技能目标】
1.能正确地进行动脉血标本采集。
2.能正确地帮助和指导患者进行动脉穿刺部位的按压。
3.将安全照护、心理支持、人文关怀、职业安全与防护等贯穿于标本采集全过程。

【素质目标】
1.具有严谨求实的工作态度,确保医疗安全。
2.具有良好的沟通能力、综合分析问题及处理问题的能力。
3.具有细心、爱心、耐心、责任心。

二、任务导入

李先生,男,58岁。长期咳嗽咳痰5年余,气短喘息加重半天入院,入院诊断"慢性阻塞性肺疾病急性发作"。医嘱给予吸氧、支气管舒张药、做动脉血气分析、肺功能检查。

三、任务要求

根据上述案例,确定患者目前存在的主要护理问题,制订可行的护理计划,并根据护理计划完成动脉血标本采集的实践操作任务。

四、任务实施

【评估】
1.评估患者的病情、治疗情况、用氧或呼吸机使用情况。
2.评估患者的意识状态、对动脉血标本采集的认识与合作程度。
3.评估患者穿刺部位皮肤及动脉搏动情况。
4.评估患者有无进食、洗澡及运动等。

【计划】

1.患者准备　了解动脉血标本采集的目的、方法、注意事项及配合要点；取舒适卧位，暴露穿刺部位，穿刺部位局部皮肤清洁。

2.护士准备　着装整洁，修剪指甲，洗手，戴口罩。

3.用物准备

(1)治疗车上层：注射盘、2 mL或5 mL一次性注射器或动脉血气针、肝素适量、治疗巾、治疗小垫枕、无菌纱布、无菌软木塞或橡胶塞、小沙袋、检验单、手消毒液。

(2)治疗车下层：生活垃圾桶、医用垃圾桶、锐器回收盒。

4.环境准备　整洁、安静，光线充足，温湿度适宜。必要时用屏风或围帘遮挡。

【实施】　见表1-52。

表1-52　动脉血标本采集法操作考核评分标准

分值：实操(85%)+主观(15%)

评分类型 M＝客观测量 J＝主观评价	项目描述	分值	得分
M	操作步骤	85	
M1	根据检验目的选择适当容器。检查容器完好性，在容器外贴上标签(或条形码)，注明科别、床号、姓名、性别、检验目的、送检日期(物品准备齐全，摆放合理)	8	
M2	携用物至床旁，认真核对患者的床号、姓名、用物并做好解释	6	
M3	协助患者采取舒适体位，暴露穿刺部位	6	
M4	将治疗巾铺于小垫枕上，置于穿刺部位下	2	
M5	常规消毒皮肤(以动脉搏动最强点为圆心)，范围大于5 cm；常规消毒操作者左手示指、中指或戴无菌手套	8	
M6	二次核对	2	
M7	①普通采血器：左手示指、中指将欲穿刺动脉搏动最明显处固定于两指间，右手持注射器在两指间垂直或与动脉走向成40°角刺入动脉，见鲜红血液涌入注射器后固定针头的方向与深度，左手抽取血液至所需量。②动脉血气针采血：取出并检查动脉血气针，将血气针活塞拉至所需血量的刻度，血气针筒自动形成吸引等量血液的负压。穿刺方法同上，见有鲜红色回血后，固定血气针，血气针会自动抽取所需量	20	

续表

分值:实操(85%)+主观(15%)					
评分类型 M=客观测量 J=主观评价	项目描述				分值	得分
M8	采血完毕,迅速拔出针头,同时用无菌纱布或小沙袋加压止血5~10 min				8	
M9	拔出针头后,立即将针尖斜面完全刺入软木塞或橡胶塞,以隔绝空气,并轻轻搓动注射器使血液与肝素混匀				7	
M10	按医疗废物处理条例处置用物				4	
M11	协助患者取舒适卧位,整理患者床单位,再次核对,清理用物				6	
M12	按照《医务人员手卫生规范(WS/T 313—2019)》,认真洗手,记录				4	
M13	将血标本连同化验单及时送检				4	
J	主观评价				15	
序号	主观方面	差	一般	良好	优秀	分值
J1	职业素养	0	1	2	3	3
J2	专业素养	0	1	2	3	3
J3	沟通能力	0	1	2	3	3
J4	解决问题能力	0	1	2	3	3
J5	人文关怀能力	0	1	2	3	3
总分值						

【评价】

1.患者采集部位无血肿、感染发生。

2.护士采集标本方法正确,标本送检及时,标本符合检验要求。

3.护患沟通有效,患者积极配合,彼此需要得到满足。

五、要点提示

1.严格执行查对制度和无菌操作原则。

2.桡动脉穿刺点为前臂掌侧腕关节上2 cm,桡动脉搏动明显处;股动脉穿刺点为腹股沟股动脉搏动明显处。新生儿宜选用桡动脉,不宜选用股动脉穿刺,因股动脉穿刺垂直进针时易伤及髋关节。

3.拔针后局部用无菌纱布或沙袋加压止血,以免出血或形成血肿。

4.采集血气分析标本时,抽血的注射器内不能有气泡,抽出后立即封闭针头与空气隔绝,采集后立即送检。

5.有出血倾向者慎用动脉穿刺法采集血标本,必须采集时应延长加压止血时间。

任务五十三　尿标本采集法

一、学习目标

【知识目标】

1.掌握尿标本采集的注意事项,常用防腐剂的作用及方法。

2.熟悉尿标本采集的目的。

3.了解尿标本采集的意义。

【技能目标】

1.能正确地进行尿标本采集。

2.能正确地指导和帮助患者进行尿标本的采集。

3.将安全照护、心理支持、人文关怀、职业安全与防护等贯穿于标本采集全过程。

【素质目标】

1.具有严谨求实的工作态度,确保医疗安全。

2.具有良好的沟通能力、综合分析问题及处理问题的能力。

3.具有细心、爱心、耐心、责任心。

二、任务导入

患儿,男,5岁。晨起眼睑水肿1月余入院,诊断"急性肾小球肾炎"。遵医嘱查尿常规。

三、任务要求

根据上述案例,请确定患者目前存在的主要护理问题,制订可行的护理计划,并根据护理计划完成尿标本采集的实践操作任务。

四、任务实施

【评估】

1.评估患者的病情、临床诊断、治疗、检验目的。

2.评估患者的意识状态、心理状态及合作程度。

【计划】

1.患者准备　了解尿标本采集的目的、方法、注意事项及配合要点。

2.护士准备　着装整洁,修剪指甲,洗手,戴口罩。

3.用物准备　检验单、手消毒剂、生活垃圾桶、医疗垃圾桶,根据不同的检验目的还需准备:

(1)常规标本:一次性尿常规标本容器(容量在100 mL以上),必要时备尿壶和便盆。

(2)培养标本:无菌标本试管、无菌手套、长柄试管木夹、便盆、酒精灯、火柴、无菌棉球、消毒液、便盆、导尿包(需要时)。

(3)12 h或24 h尿标本:集尿瓶(容量为3 000~5 000 mL)、防腐剂。

4.环境准备　整洁、安静,光线充足,温湿度适宜,隐蔽(屏风或床帘遮挡)。

【实施】　见表1-53。

表1-53　尿标本采集法操作考核评分标准

分值:实操(85%)+主观(15%)

评分类型 M=客观测量 J=主观评价	项目描述	分值	得分
M	操作步骤	85	
M1	根据检验目的选择适当容器。检查容器完好性,在容器外贴上标签(或条形码),注明科别、床号、姓名、性别、检验目的、送检日期(物品准备齐全,摆放合理)	8	
M2	携用物至床旁,认真核对患者的床号、姓名、用物并做好解释。告知患者采集的目的和配合的方法	8	
M3	屏风或床帘遮挡	2	
M4	常规标本: ①能够自理的患者:嘱其留取晨起第一次尿于标本容器内,除测定尿比重需留尿100 mL,其余检验留尿30~50 mL;②不能自理的患者:协助床上使用便器,并收集尿液于标本容器中;③留置导尿的患者:于集尿袋下方引流处打开开关收集尿液	15	
M5	①培养标本(中段尿留取法):按导尿术清洁、消毒外阴;嘱患者排尿,弃去前段尿,用试管夹持试管于酒精灯火焰上消毒试管口后,接取中段尿5~10 mL。再次于酒精灯火焰上消毒试管口和盖子后盖紧试管,熄灭酒精灯。整理用物,清洁外阴,协助患者穿好裤子,整理患者床单位及用物。②导尿术留取法:可通过插导尿管的方法将尿液引出,留取5~10 mL	20	

续表

分值:实操(85%)+主观(15%)					
评分类型 M=客观测量 J=主观评价	项目描述				分值	得分
M6	12 h 或 24 h 尿标本:将检验申请单标签或条形码贴于集尿瓶上,注明日期、起止时间;嘱患者于晨 7 时或晚 7 时排空膀胱后,开始留取,至次晨 7 时留完最后一次尿,将 24 h 或 12 h 的全部尿液留取在容器中;患者第一次尿后即加入防腐剂,使之与尿液混合;留取最后一次尿液后,将 12 h 或 24 h 尿液全部盛于集尿瓶内,测总量后记录于检验单上				15	
M7	协助患者取舒适体位				2	
M8	按照《医务人员手卫生规范(WS/T 313—2019)》,认真洗手,记录(记录尿液的总量、颜色、气味等)				6	
M9	将尿标本连同化验单及时送检				5	
M10	按常规消毒处理用物				4	
J	主观评价				15	
序号	主观方面	差	一般	良好	优秀	分值
J1	职业素养	0	1	2	3	3
J2	专业素养	0	1	2	3	3
J3	沟通能力	0	1	2	3	3
J4	解决问题能力	0	1	2	3	3
J5	人文关怀能力	0	1	2	3	3
总分值					

【评价】

1.患者无泌尿系感染发生。

2.护士留取标本方法正确,操作规范,标本送检及时,标本符合检验要求。

3.护患沟通有效,患者积极配合,掌握尿标本留取的正确方法。

五、要点提示

1.尿液标本按照要求留取,必须确保新鲜。

2.尿液标本应避免经血、白带、精液、粪便等混入,女性患者月经期不宜留取尿标本,以免影响检查结果。

3.若会阴部分泌物过多,先清洁或冲洗会阴后再收集。

4.标本留取后应及时送检,以免细菌繁殖、细胞溶解或被污染等。常规检查在标本采集后尽快送检,最好不超过 2 h,如不能及时送检应冷藏或防腐处理。

5.留取 12 h 或 24 h 尿标本时,每次留取尿液后都要充分混匀。

任务五十四　粪便标本采集法

一、学习目标

【知识目标】

1.掌握粪便标本采集的注意事项。

2.熟悉粪便标本采集的目的。

3.了解粪便标本采集的意义。

【技能目标】

1.能正确地进行粪便标本采集。

2.能正确地指导和帮助患者进行粪便标本的采集。

3.将安全照护、心理支持、人文关怀、职业安全与防护等贯穿于标本采集全过程。

【素质目标】

1.具有严谨求实的工作态度,确保医疗安全。

2.具有良好的沟通能力、综合分析问题及处理问题的能力。

3.具有细心、爱心、耐心、责任心。

二、任务导入

李女士,女,35 岁。以腹痛与腹泻为主要临床表现入院,诊断为溃疡性结肠炎。遵医嘱留取粪便常规标本与粪便培养标本。

三、任务要求

根据上述案例,请确定患者目前存在的主要护理问题,制订可行的护理计划,并根据护理计划完成粪标本采集的实践操作任务。

四、任务实施

【评估】

1.评估患者的病情、临床诊断、治疗、检验目的。

2.评估患者的意识状态、心理状态及合作程度。
3.评估患者的排便情况。

【计划】
1.患者准备　了解粪便标本采集的目的、方法、注意事项及配合要点,在留取粪便标本前需排空膀胱。
2.护士准备　着装整洁,修剪指甲,洗手,戴口罩。
3.用物准备　检验单、手消毒剂、生活垃圾桶、医疗垃圾桶,根据不同的检验目的还需准备:
(1)常规标本和隐血标本:检验盒(内附棉签或检便匙)、清洁便盆。
(2)培养标本:无菌培养瓶、无菌长棉签、消毒便盆、无菌生理盐水。
4.环境准备　整洁、安静,光线充足,温湿度适宜,隐蔽(屏风或床帘遮挡)。

【实施】　见表1-54。

表1-54　粪便标本采集法操作考核评分标准

分值:实操(85%)+主观(15%)			
评分类型 M=客观测量 J=主观评价	项目描述	分值	得分
M	操作步骤	85	
M1	根据检验目的选择适当容器。检查容器完好性,在容器外贴上标签(或条形码),注明科别、床号、姓名、性别、检验目的、送检日期(物品准备齐全,摆放合理)	8	
M2	携用物至床旁,认真核对患者的床号、姓名,用物并做好解释。告知患者采集的目的和配合的方法	6	
M3	屏风或床帘遮挡	2	
M4	常规标本:嘱患者排便于清洁便盆中,用棉签或检便匙取新鲜粪便5g左右,主要采集脓、血、黏液部分或粪便表面、深处等多处采集,对不能自理的患者应协助其排便(隐血标本同上,需患者饮食配合)	15	
M5	培养标本:①能自行排便者:嘱患者排便于消毒便盆中,用无菌棉签取粪便中央部分或带脓血、黏液的粪便2~5g放入培养瓶中,盖紧瓶盖,立即送检。②不能排便者:若患者无便意,用无菌长棉签蘸无菌生理盐水,由肛门插入直肠6~7 cm,朝一个方向轻轻旋转退出,将棉签置于无菌培养瓶内,塞紧瓶塞	20	

第一章 基础护理

续表

评分类型 M = 客观测量 J = 主观评价	项目描述	分值	得分
分值：实操(85%)+主观(15%)			
M6	寄生虫及虫卵标本：①查寄生虫及虫卵：嘱患者排便于便盆中,取不同部位带血液或黏液的部分5~10 g。②查蛲虫：嘱患者于睡前或清晨起床前将标本透明胶带贴于肛门周围处。取下并将已粘贴着蛲虫卵的胶带面粘在载玻片上或将胶带对合,送检验室用显微镜检查。③查阿米巴原虫：用热水将便盆加温至接近体温。排便后,将标本连同便盆立即送检	15	
M7	协助患者取舒适体位	4	
M8	按照《医务人员手卫生规范(WS/T 313—2019)》,认真洗手,记录(记录粪便的性状、颜色、气味等)	4	
M9	将粪便标本连同化验单及时送检	6	
M10	按常规消毒处理用物	5	
J	主观评价	15	

序号	主观方面	差	一般	良好	优秀	分值
J1	职业素养	0	1	2	3	3
J2	专业素养	0	1	2	3	3
J3	沟通能力	0	1	2	3	3
J4	解决问题能力	0	1	2	3	3
J5	人文关怀能力	0	1	2	3	3
	总分值					

【评价】

1.患者在粪便采集过程中安全、无不适。

2.护士留取标本方法正确,操作规范,标本送检及时,标本符合检验要求。

3.护患沟通有效,患者积极配合,掌握粪便标本留取的正确方法。

五、要点提示

1.用于放粪便标本的容器应加盖,并有明确标记,在无大便盒的情况下一定要选用清洁的容器。

2.采集隐血标本时,在采集标本前3天禁食肉类、动物肝脏、血及含铁丰富的食物和药物,第4天开始标本的采集,避免造成假阳性。

3.查阿米巴原虫时,在采集标本前几天,不可给患者服用钡剂、油质、含金属的泻剂等,以免影响阿米巴虫卵或胞囊显露。

4.粪便标本中不应混入尿液、泥土、污水等异物,不能从卫生纸、衣裤或纸尿裤等物品上留取标本,也不能用棉签的棉花端挑取标本。

任务五十五　痰标本采集法

一、学习目标

【知识目标】
1.掌握痰标本采集的注意事项。
2.熟悉痰标本采集的目的。
3.了解痰标本采集的意义。

【技能目标】
1.能正确地进行痰标本采集。
2.能正确地指导和帮助患者进行痰标本的采集。
3.将安全照护、心理支持、人文关怀、职业安全与防护等贯穿于标本采集全过程。

【素质目标】
1.具有严谨求实的工作态度,确保医疗安全。
2.具有良好的沟通能力、综合分析问题及处理问题的能力。
3.具有细心、爱心、耐心、责任心。

二、任务导入

患者,男,17岁。3天前因淋雨、受凉出现发热,T 39.5 ℃、咳嗽、咳痰呈铁锈色,以"肺炎链球菌肺炎"为诊断入院。遵医嘱留取痰培养标本。

三、任务要求

根据上述案例,请确定患者目前存在的主要护理问题,制订可行的护理计划,并根据护理计划完成痰标本采集的实践操作任务。

四、任务实施

【评估】

1. 评估患者的病情、临床诊断、治疗、检验目的。
2. 评估患者的意识状态、心理状态及合作程度。
3. 评估患者的排痰情况。

【计划】

1. 患者准备　了解痰标本采集的目的、方法、注意事项及配合要点,在留取痰标本前漱口。
2. 护士准备　着装整洁,修剪指甲,洗手,戴口罩。
3. 用物准备　检验单、手消毒剂、生活垃圾桶、医疗垃圾桶,根据不同的检验目的还需准备:

   (1) 常规痰标本:痰盒。
   (2) 痰培养标本:无菌痰盒、漱口液(朵贝氏液、冷开水)。
   (3) 24 h痰标本:清洁广口大容量集痰器。
   (4) 无力咳痰者或不合作者:一次性集痰器、吸痰用物(吸引器、吸痰管)、一次性手套。如收集痰培养标本需备无菌用物。

4. 环境准备　整洁、安静,光线充足,温湿度适宜。

【实施】 见表1-55。

表1-55　痰标本采集法操作考核评分标准

评分类型 M=客观测量 J=主观评价	项目描述	分值	得分
	分值:实操(85%)+主观(15%)		
M	操作步骤	85	
M1	根据检验目的选择适当容器。检查容器完好性,在容器外贴上标签(或条形码),注明科别、床号、姓名、性别、检验目的、送检日期(物品准备齐全,摆放合理)	8	
M2	携用物至床旁,认真核对患者的床号、姓名、用物并做好解释。告知患者采集的目的和配合的方法	6	
M3	屏风或床帘遮挡	2	
M4	常规标本:①能自行留痰者:嘱患者晨起后,漱口。深呼吸数次后用力咳出气管深处的痰液,吐入痰盒中。②无力咳痰或不合作者:协助患者取合适卧位,叩击胸背部	15	

续表

分值:实操(85%)+主观(15%)						
评分类型 M=客观测量 J=主观评价	项目描述				分值	得分
M5	培养标本:①能自行留痰者:晨起后,先用漱口溶液漱口,再用冷开水漱口;深呼吸数次后用力咳出气管深处痰液;将痰液收集于无菌痰盒内。②无力咳痰或不合作者:同常规标本留取,使用无菌一次性集痰器				20	
M6	24 h痰标本:从晨起漱口后(7 am)第一口痰开始留取,至次日晨起漱口后(7 am)第一口痰结束。将24 h的痰液全部收集于集痰器内				15	
M7	协助患者取舒适体位				4	
M8	按照《医务人员手卫生规范(WS/T 313—2019)》,认真洗手,记录(记录痰液的外观和性状)				4	
M9	将痰标本连同化验单及时送检				6	
M10	按常规消毒处理用物				5	
J	主观评价					15
序号	主观方面	差	一般	良好	优秀	分值
J1	职业素养	0	1	2	3	3
J2	专业素养	0	1	2	3	3
J3	沟通能力	0	1	2	3	3
J4	解决问题能力	0	1	2	3	3
J5	人文关怀能力	0	1	2	3	3
总分值						

【评价】

1.患者在痰标本采集过程中无不适、安全。

2.护士留取标本方法正确,操作规范,标本送检及时,标本符合检验要求。

3.护患沟通有效,患者积极配合,掌握痰标本留取的正确方法。

五、要点提示

1.若痰液不易咳出者,可先进行雾化吸入以湿化痰液。

2.留取常规痰标本查找癌细胞时应立即送检,也可用95%乙醇或10%甲醛固定后立即送检。

3.做24 h痰量和分层检查时,应嘱患者将痰吐在无色的广口瓶内,需要时可加入少许石炭酸以防腐。

任务五十六　咽拭子标本采集法

一、学习目标

【知识目标】
1.掌握咽拭子标本采集的注意事项。
2.熟悉咽拭子标本采集的目的。
3.了解咽拭子标本采集的意义。

【技能目标】
1.能正确地进行咽拭子标本采集。
2.能正确地指导和帮助患者进行咽拭子标本的采集。
3.将安全照护、心理支持、人文关怀、职业安全与防护等贯穿于标本采集全过程。

【素质目标】
1.具有严谨求实的工作态度,确保医疗安全。
2.具有良好的沟通能力、综合分析问题及处理问题的能力。
3.具有细心、爱心、耐心、责任心。

二、任务导入

患者,男,8岁。以"急性咽喉炎"为诊断收治入院。遵医嘱采集咽拭子标本。

三、任务要求

根据上述案例,请确定患者目前存在的主要护理问题,制订可行的护理计划,并根据护理计划完成咽拭子标本采集的实践操作任务。

四、任务实施

【评估】
1.评估患者的病情、临床诊断、治疗、检验目的。
2.评估患者的意识状态、心理状态及合作程度。

3.评估患者口腔及咽喉部的情况。

【计划】

1.患者准备　了解咽拭子标本采集的目的、方法、注意事项及配合要点;患者体位舒适,愿意配合,进食2 h后再采集标本。

2.护士准备　着装整洁,修剪指甲,洗手,戴口罩。

3.用物准备

(1)治疗车上层:治疗盘内备无菌咽拭子培养管、酒精灯、火柴、压舌板、化验单。治疗盘外备手消毒剂。

(2)治疗车下层:生活垃圾桶、医用垃圾桶。

4.环境准备　整洁、安静、宽敞,光线充足,温湿度适宜。

【实施】　见表1-56。

表1-56　咽拭子标本采集法操作考核评分标准

评分类型 M=客观测量 J=主观评价	项目描述	分值	得分
分值:实操(85%)+主观(15%)			
M	操作步骤	85	
M1	根据检验目的选择适当容器。检查容器完好性,在容器外贴上标签(或条形码),注明科别、床号、姓名、性别、检验目的、送检日期(物品准备齐全,摆放合理)	10	
M2	携用物至床旁,认真核对患者的床号、姓名、用物并做好解释。告知患者采集的目的和配合的方法	10	
M3	点燃酒精灯,嘱患者张口发"啊"的音,暴露咽喉部	10	
M4	用培养管内的无菌长棉签擦拭两侧腭弓、咽、扁桃体上的分泌物	12	
M5	在酒精灯火焰上消毒试管口,将棉签插入试管后塞紧	10	
M6	协助患者取舒适体位	8	
M7	按照《医务人员手卫生规范(WS/T 313—2019)》,认真洗手,记录(记录痰液的外观和性状)	9	
M8	将咽拭子标本连同化验单及时送检	10	
M9	按常规消毒处理用物	6	

第一章 基础护理

续表

评分类型 M＝客观测量 J＝主观评价	项目描述					分值	得分
分值：实操（85%）＋主观（15%）							
J	主观评价					15	
序号	主观方面	差	一般	良好	优秀	分值	
J1	职业素养	0	1	2	3	3	
J2	专业素养	0	1	2	3	3	
J3	沟通能力	0	1	2	3	3	
J4	解决问题能力	0	1	2	3	3	
J5	人文关怀能力	0	1	2	3	3	
总分值							

【评价】

1. 患者在标本采集过程中无不适、安全。
2. 护士留取标本方法正确，操作规范，无菌观念强。标本送检及时，标本符合检验要求。
3. 护患沟通有效，患者积极配合，掌握咽拭子标本留取的正确方法。

五、要点提示

1. 最好在使用抗生素之前采集标本。
2. 做真菌培养时应在口腔溃疡面上采取分泌物，避免接触正常组织。
3. 留取标本时，棉签不可触及其他部位，防止污染标本，影响检验结果。
4. 避免进食后 2 h 内留取标本，防止发生呕吐。

任务五十七　吸氧法

一、学习目标

【知识目标】

1. 掌握吸氧法的目的及注意事项。

2.熟悉吸氧法的定义。
3.了解氧气筒供氧装置和中心供氧装置。

【技能目标】
1.能正确地为患者进行吸氧。
2.能正确地为患者进行吸氧的健康指导。
3.将安全照护、心理支持、人文关怀、职业安全与防护等贯穿于吸氧全过程。

【素质目标】
1.具有严谨求实的工作态度,确保医疗安全。
2.具有良好的沟通能力、综合分析问题及处理问题的能力。
3.具有细心、爱心、耐心、责任心。

二、任务导入

张先生,男,49岁,企业家。长期咳嗽、咳痰、气短并反复发作入院。平时应酬多,每日吸烟两包左右。肺功能检查发现肺功能严重受损。诊断为:慢性阻塞性肺疾病。医嘱给予支气管舒张药、抗生素及氧气吸入。

三、任务要求

根据上述案例,请确定患者目前存在的主要护理问题,制订可行的护理计划,并根据护理计划完成吸氧的实践操作任务。

四、任务实施

【评估】
1.评估患者的年龄、病情、临床诊断、治疗等。
2.评估患者的意识状态、心理状态及合作程度。
3.评估患者的缺氧程度及供氧装置是否完好。

【计划】
1.**患者准备** 了解吸氧的目的、方法、注意事项及配合要点;体位舒适、愿意配合。
2.**护士准备** 着装整洁,修剪指甲,洗手,戴口罩。
3.**用物准备**
(1)治疗车上层:治疗盘备治疗碗(内盛冷开水)、纱布、鼻导管、棉签。治疗盘外备弯盘、扳手、吸氧记录单、笔、手消毒液。
(2)治疗车下层:生活垃圾桶、医用垃圾桶。
(3)供氧装置:氧气筒和氧气压力表或中心供氧装置。
4.**环境准备** 整洁、安静、宽敞,光线充足,温湿度适宜,远离火源。

【实施】 见表1-57。

表1-57 吸氧法操作考核评分标准(以鼻导管吸氧为例)

评分类型 M=客观测量 J=主观评价	项目描述	分值	得分
M	操作步骤	85	
M1	携用物至床旁,认真核对患者的床号、姓名、用物并做好解释	8	
M2	检查鼻黏膜、鼻中隔,用棉签清洁双侧鼻腔	6	
M3	安装、检查流量表,湿化瓶内蒸馏水至液面的1/3~1/2	8	
M4	连接吸氧管,根据医嘱调节氧流量	6	
M5	将鼻导管前端放入治疗碗冷开水中湿润,并检查鼻导管是否通畅	4	
M6	将鼻导管插入患者鼻孔1 cm	4	
M7	将导管环绕患者耳部向下放置并调节松紧度	8	
M8	记录给氧时间、氧流量、患者反应	6	
M9	观察患者缺氧症状、氧流量、实验室指标,氧气装置是否漏气和是否通畅,有无氧疗不良反应	6	
M10	告知患者及家属安全用氧的知识	5	
M11	停止用氧时,先取下鼻导管,再关闭氧气阀	4	
M12	协助患者取舒适体位,整理床单位	4	
M13	氧气筒:关闭总开关,放出余气后,关闭流量开关,再卸表(中心供氧:关流量开关,取下流量表)	6	
M14	整理用物	6	
M15	按照《医务人员手卫生规范(WS/T 313—2019)》,认真洗手,记录	4	
J	主观评价	15	
序号	主观方面	差	一般	良好	优秀	分值
J1	职业素养	0	1	2	3	3
J2	专业素养	0	1	2	3	3
J3	沟通能力	0	1	2	3	3

续表

分值:实操(85%)+主观(15%)							
评分类型 M=客观测量 J=主观评价	项目描述						分值	得分
序号	主观方面	差	一般	良好	优秀	分值	
J4	解决问题能力	0	1	2	3	3	
J5	人文关怀能力	0	1	2	3	3	
总分值							

【评价】

1.患者能配合操作并了解安全用氧的相关知识,缺氧症状得到改善,无呼吸道损伤及其他意外发生。

2.护士能安全用氧,操作熟练、流程规范。

3.护患沟通有效,患者积极配合,彼此需要得到满足。

五、要点提示

1.严守操作规程,注意用氧安全,做好"四防",即防火、防震、防油、防热。氧气筒应放在阴凉处,在筒的周围严禁烟火和放置易燃物品,离暖气 1 m 以上,离火炉 5 m 以上;筒上应标有"严禁烟火"标志;搬运时,避免倾斜、撞击;氧气表及螺旋口上勿涂油,也不用带油的手装卸,避免燃烧。

2.吸氧时,先调好流量,后使用;停用氧气时,先拔出导管,再关闭各个开关,中途改变流量时,先分离吸氧管与湿化瓶连接处,调好流量后再接上,以免一旦开关出错,大量氧气进入呼吸道而损伤肺组织。

3.用氧过程中观察患者意识、呼吸、脉搏、血压情况及血气分析结果,判断用氧的疗效。

4.若为急性肺水肿的患者吸氧时,湿化瓶内应盛装 20%～30%乙醇,可降低肺泡内泡沫表面张力,使泡沫破裂、消散,改善肺部气体交换,减轻缺氧症状。

5.氧气筒内氧气不可用空,当压力表指针至 5 kg/cm^2(0.5 MPa),不可再用,以防灰尘入内,再次充气时引起爆炸。

6.对未用或已用空的氧气筒,应分别标"满"或"空"的标志,以免急救时搬错。

7.当吸氧浓度高于 60%、持续时间超过 24 h,可出现氧疗不良反应。应注意观察和预防。氧疗常见的不良反应有:氧中毒、肺不张、呼吸道分泌物干燥、晶状体后纤维组织增生、呼吸抑制。

任务五十八　吸痰法

一、学习目标

【知识目标】
1. 掌握吸痰法的目的及注意事项。
2. 熟悉吸痰法的定义。
3. 了解吸痰装置。

【技能目标】
1. 能正确地为患者进行吸痰。
2. 能正确地对患者进行吸痰的健康指导。
3. 将安全照护、心理支持、人文关怀、职业安全与防护等贯穿于吸痰全过程。

【素质目标】
1. 具有严谨求实的工作态度,确保医疗安全。
2. 具有良好的沟通能力、综合分析问题及处理问题的能力。
3. 具有细心、爱心、耐心、责任心。

二、任务导入

李先生,男,64岁。因反复咳嗽、咳痰十年余,气喘1年,加重1天入院。诊断为:慢性支气管炎急性发作。目前,患者神志模糊、口唇紫绀,呼吸急促,可闻及痰鸣声。医嘱给予吸氧及吸痰处理。

三、任务要求

根据上述案例,请确定患者目前存在的主要护理问题,制订可行的护理计划,并根据护理计划完成吸痰的实践操作任务。

四、任务实施

【评估】
1. 评估患者的年龄、病情、临床诊断、治疗等。
2. 评估患者的意识状态、心理状态及合作程度。
3. 评估患者的口鼻腔黏膜是否通畅,是否有人工气道,呼吸道分泌物的量、黏稠度、部位及排痰的能力。

【计划】

1. 患者准备　了解吸痰的目的、方法、注意事项及配合要点;体位舒适、愿意配合。
2. 护士准备　着装整洁,修剪指甲,洗手,戴口罩。
3. 用物准备

(1) 治疗车上层:治疗盘内备盖罐2只(试吸罐和冲洗罐,内盛无菌生理盐水)、一次性无菌吸痰管数根、无菌纱布、无菌血管钳或无菌镊、弯盘、无菌手套,必要时备压舌板、开口器、舌钳、牙垫。治疗盘外备手消毒液,必要时备电插板等。

(2) 治疗车下层:生活垃圾桶、医用垃圾桶。

(3) 吸痰装置:电动吸引器或中心负压装置。

4. 环境准备　整洁、安静、宽敞,光线充足,温湿度适宜。

【实施】　见表1-58。

表1-58　吸痰法操作考核评分标准

分值:实操(85%)+主观(15%)			
评分类型 M=客观测量 J=主观评价	项目描述	分值	得分
M	操作步骤	85	
M1	携用物至床旁,认真核对患者的床号、姓名、用物并做好解释	8	
M2	接通电源,打开开关,检查吸引器性能,调节负压,一般成人为40.0~53.3 kPa(300~400 mmHg),儿童为33.0~40.0 kPa(250~300 mmHg)	8	
M3	检查口鼻腔,有活动性义齿的取下	5	
M4	协助患者取舒适体位,头部转向一侧,面向操作者	5	
M5	连接吸痰管,在试吸罐中先试吸少量生理盐水,检查吸痰管是否通畅	5	
M6	一手将吸痰管末端折叠,另一手用无菌血管钳或者戴无菌手套持吸痰管前端,经鼻或口腔插入气管,然后放松吸痰管末端,边旋转边向上提拉吸痰管,先吸净口腔咽部的分泌物,重新更换吸痰管后再吸气管内分泌物(气管切开患者吸痰应注意无菌操作,先吸气管切开处,再吸口鼻),吸痰前后吸入高浓度氧,每次吸痰时间不超过15 s	22	
M7	退出吸痰管时,在冲洗罐中抽吸生理盐水冲洗	6	
M8	观察患者气道是否通畅;患者的反应(面色、呼吸、心率、血压);吸出液的颜色、性质及量	10	

续表

评分类型 M=客观测量 J=主观评价	项目描述			分值	得分
M9	擦净患者口鼻喷出的分泌物,帮助患者取舒适卧位,整理床单位			6	
M10	吸痰管按一次性用物处理,吸痰管的连接管插入盛有消毒液的容器中浸泡			6	
M11	按照《医务人员手卫生规范(WS/T 313—2019)》,认真洗手,记录			4	
J	主观评价			15	
序号	主观方面	差 一般 良好 优秀		分值	
J1	职业素养	0　1　2　3		3	
J2	专业素养	0　1　2　3		3	
J3	沟通能力	0　1　2　3		3	
J4	解决问题能力	0　1　2　3		3	
J5	人文关怀能力	0　1　2　3		3	
	总分值				

【评价】

1.患者能有效配合,呼吸道痰液及时吸出,气道通畅,呼吸功能改善,呼吸道黏膜未发生机械性损伤,无其他意外发生。

2.护士操作熟练、迅速,手法正确,流程规范。

3.护患沟通有效,患者积极配合,彼此需要得到满足。

五、要点提示

1.严格执行无菌操作,治疗盘内吸痰用物应每天更换1~2次,吸痰管每次更换,气管切开者,每进入气管抽吸一次更换一次吸痰管。

2.每次吸痰时间少于15 s,以免造成缺氧,一边往外退吸痰管,一边旋转。

3.选择型号合适的吸痰管,吸痰管不宜过粗,特别是小儿吸痰。吸痰动作轻稳,防止呼吸道黏膜损伤。

4.痰液黏稠时,可配合叩背、雾化吸入等方法,提高吸痰效果。

5.贮液瓶内的液体应及时倾倒,不得超过瓶的2/3,贮液瓶内应放少量消毒液,使吸出液不致黏附于瓶底,便于清洗、消毒。

任务五十九　洗胃法

一、学习目标

【知识目标】

1.掌握洗胃法的目的、注意事项及各种药物中毒的灌洗溶液和禁忌药物。

2.熟悉洗胃法的定义。

3.了解各种洗胃装置。

【技能目标】

1.能正确地为患者进行洗胃法的操作。

2.能正确地为患者进行洗胃的健康指导。

3.将安全照护、心理支持、人文关怀、职业安全与防护等贯穿于洗胃全过程。

【素质目标】

1.具有严谨求实的工作态度,确保医疗安全。

2.具有良好的沟通能力、综合分析问题及处理问题的能力。

3.具有细心、爱心、耐心、责任心。

二、任务导入

张女士,女,32岁。农民。1h前自服药水一小瓶,把瓶子扔掉,5 min后被家人发现,患者腹痛、恶心、呕吐,呕吐物有大蒜味,逐渐神志模糊,急诊入院。查体:T 36.4 ℃,P 62次/分,R 28次/分,BP 100/70 mmHg,昏迷状态,大小便失禁,出汗多,双侧瞳孔针尖样,对光反射弱。诊断为:急性有机磷农药中毒。医嘱:立即洗胃。

三、任务要求

根据上述案例,请确定患者目前存在的主要护理问题,制订可行的护理计划,并根据护理计划完成洗胃的实践操作任务。

四、任务实施

【评估】

1.评估患者的中毒情况,如摄入的毒物种类、剂型、浓度、量、中毒时间及途径、呕吐情况、处理措施等。

2.评估患者的年龄、病情、医疗诊断、意识状态、生命体征、口鼻黏膜有无损伤,有无活动性义齿。

3.评估患者及家属的心理状态,对洗胃的认识和合作程度。

【计划】

1.患者准备　了解洗胃的目的、方法、注意事项及配合要点;体位舒适、愿意配合。

2.护士准备　着装整洁,洗手,戴口罩。

3.用物准备

(1)治疗车上层:治疗盘内备无菌洗胃包(内有胃管、镊子、纱布)、治疗巾、弯盘、棉签、液状石蜡、胶布、50 mL 注射器、听诊器、手电筒、水温计、量杯、检验标本容器或试管、毛巾,必要时备压舌板、开口器、牙垫、舌钳。

(2)治疗车下层:水桶2个(分别盛装洗胃液和污水)、生活垃圾桶、医用垃圾桶。

(3)洗胃溶液:根据毒物性质选择25~38 ℃洗胃液10 000~20 000 mL。

(4)全自动洗胃机及洗胃连接管(药管、接胃管、污水管)。

4.环境准备　整洁、安静、宽敞,光线充足,温湿度适宜。

【实施】　见表1-59。

表1-59　洗胃法操作考核评分标准

分值:实操(85%)+主观(15%)

评分类型 M-客观测量 J=主观评价	项目描述	分值	得分
M	操作步骤	85	
M1	携用物至床旁,认真核对患者的床号、姓名、用物并做好解释	6	
M2	连接电源,检查全自动洗胃机性能完好	6	
M3	将已配好的洗胃液倒入水桶内,将3根橡胶管(药管、接胃管、污水管)分别与全自动洗胃机三管接口相连,三管的另一端位置放置正确	8	
M4	协助患者取合适卧位,将治疗巾铺于患者颌下,取下活动性义齿,弯盘放于口角旁	6	
M5	同鼻饲法将胃管经口腔插入55~60 cm,证实胃管在胃内后固定	10	
M6	将胃管末端与接胃管相连	4	
M7	按"手吸"键,吸出胃内容物;再按"自动"键,仪器将对胃进行自动冲洗,直至洗出液澄清无味为止	15	

续表

分值:实操(85%)+主观(15%)

评分类型 M=客观测量 J=主观评价	项目描述	分值	得分
M8	洗胃过程中,随时注意观察洗出液的性质、颜色、气味、量及患者面色、脉搏、呼吸及血压的变化	8	
M9	洗胃完毕,反折胃管,拔出	4	
M10	协助患者漱口、洗脸,取舒适卧位;整理患者床单位,清理用物	6	
M11	全自动洗胃机三管同时放入清水中,按"清洗"键,清洗各管腔后,将各管同时取出,待仪器内水完全排尽后,按"停机"键关机	8	
M12	按照《医务人员手卫生规范(WS/T 313—2019)》,认真洗手,记录	4	
J	主观评价	15	

序号	主观方面	差	一般	良好	优秀	分值
J1	职业素养	0	1	2	3	3
J2	专业素养	0	1	2	3	3
J3	沟通能力	0	1	2	3	3
J4	解决问题能力	0	1	2	3	3
J5	人文关怀能力	0	1	2	3	3
总分值						

【评价】

1.患者洗胃彻底有效,无并发症发生,床单位无污染。

2.护士操作熟练、迅速、流程规范,能正确处理洗胃过程中的故障。

3.护患沟通有效,患者积极配合,彼此需要得到满足。

五、要点提示

1.对中毒物质不明的,应先抽吸胃内容物送检,以确定毒物性质,洗胃液可选用温开水或生理盐水,待毒物性质明确后,再选用对抗剂洗胃。

2.洗胃时,应该先吸后洗,以减少中毒物的吸收。

3.吞服强酸、强碱时禁止洗胃,以免造成穿孔。遵医嘱给予药物解毒,并迅速服用牛奶、豆浆、蛋清、米汤等物理性对抗剂,保护胃黏膜。

4.消化道溃疡、食道阻塞、食管静脉曲张、胃癌等患者不宜洗胃,昏迷患者洗胃应谨慎。

5.每次灌入量以300~500 mL为宜,如灌入量过多则可导致急性胃扩张,胃内压上升,加速毒素的吸收;也可引起液体反流,致呛咳、误吸或窒息。过少则延长洗胃时间,不利于抢救的进行。灌入液体时压力应适中,以免二次损伤。

6.幽门梗阻患者洗胃宜在饭后4~6 h或空腹时进行。同时记录胃内潴留量。

7.洗胃过程中应随时观察患者的面色、生命体征、意识、瞳孔变化、口、鼻腔黏膜情况、口中气味及排出物的情况等。

任务六十　尸体护理

一、学习目标

【知识目标】
1.掌握尸体护理的注意事项。
2.熟悉尸体护理的目的。
3.了解尸体护理的定义。

【技能目标】
1.能正确地为患者进行尸体护理。
2.将人文关怀、职业安全与防护等贯穿于尸体护理全过程。

【素质目标】
1.具有严谨求实的工作态度,尊重死者。
2.具有良好的综合分析问题及处理问题的能力。
3.具有细心、爱心、耐心、责任心。

二、任务导入

赵先生,男,75岁。肺癌晚期,建议保守治疗。近日病情加重,于今日11:50去世。

三、任务要求

根据上述案例,请确定患者目前存在的主要护理问题,制订可行的护理计划,并根据护理计划完成尸体护理的实践操作任务。

四、任务实施

【评估】
1.评估患者的诊断、治疗、抢救过程、死亡原因及时间。
2.评估尸体清洁程度,有无伤口、引流管等。

3.评估患者的遗愿、民族及宗教信仰。
4.评估死者家属对死亡的态度和合作程度。

【计划】
1.护士准备　着装整洁,修剪指甲,洗手,戴口罩,戴手套。
2.用物准备
(1)治疗车上层:血管钳、绷带、不脱脂棉球、剪刀、梳子、松节油、衣裤、尸单(或尸袋)、尸体识别卡3张、擦洗用物、手消毒液。有伤口者需备换药敷料、胶布;必要时备隔离衣和手套。
(2)治疗车下层:生活垃圾桶、医用垃圾桶。
3.环境准备　安静、肃穆,安排单独房间或用床旁围帘、屏风遮挡。

【实施】　见表1-60。

表1-60　尸体护理操作考核评分标准

分值:实操(85%)+主观(15%)

评分类型 M=客观测量 J=主观评价	项目描述	分值	得分
M	操作步骤	85	
M1	填写尸体识别卡,携用物至床旁,屏风或围帘遮挡	6	
M2	劝慰家属节哀保重,请其暂时离开病室	4	
M3	撤去一切治疗用物,去除尸体身上的各种导管(如输液管、氧气管、导尿管、气管套管或插管等),移除呼吸机、除颤器等抢救仪器	6	
M4	将床放平,使尸体仰卧,头下置一枕头,双臂放于身体两侧,留一大单遮盖尸体	6	
M5	洗脸,如有义齿者代为装上,协助闭合口、眼	6	
M6	用血管钳将棉球塞于口、鼻、耳、肛门、阴道等孔道	8	
M7	脱去衣裤,依次擦洗上肢、胸、腹、背及下肢,更衣梳发。用松节油擦净胶布痕迹	10	
M8	为死者穿上衣裤,将第一张尸体识别卡系在尸体右手腕部,用尸单包裹尸体,在胸部、腰部、踝部用绷带固定,将第二张尸体识别卡系在尸体腰前的尸单上,也可将尸体放入尸袋里	15	
M9	将尸体送往太平间或殡仪馆,置于停尸屉内,将第三张尸体识别卡系于停尸屉外面	6	

续表

评分类型 M=客观测量 J=主观评价	项目描述				分值	得分
分值:实操(85%)+主观(15%)						
M10	按照《医务人员手卫生规范(WS/T 313—2019)》,认真洗手,整理病例,按出院手续办理结账				8	
M11	清理患者遗物交给家属				4	
M12	清洁、消毒死者用过的一切物品,处理患者床单位				6	
J	主观评价				15	
序号	主观方面	差	一般	良好	优秀	分值
J1	职业素养	0	1	2	3	3
J2	专业素养	0	1	2	3	3
J3	沟通能力	0	1	2	3	3
J4	解决问题能力	0	1	2	3	3
J5	人文关怀能力	0	1	2	3	3
总分值						

【评价】

1.包裹后的尸体清洁,外观良好,便于辨认。

2.护士操作正确、规范,三张尸体识别卡放置正确。

3.护士态度严肃、认真,家属表示满意。

五、要点提示

1.必须由医生开出死亡通知,并征得家属同意后,护士方能进行尸体护理。

2.向死者家属解释时,应具有同情心和爱心,语言、动作要体现对死者、死者家属的关心和体贴。

3.患者死亡后应及时进行尸体护理,以防僵硬。有伤口者更换敷料。用屏风遮挡尸体,以保护死者的隐私及避免影响其他患者的情绪。

4.尸体护理时,护士应态度严肃认真,尊重死者,满足家属合理要求。

5.传染患者的尸体,应按隔离原则使用消毒液擦洗,并采取消毒液浸泡的棉球填塞各孔道;用消毒液浸泡的尸单包裹后,装入不透水的袋中,并做出传染标识。

任务六十一　体温单的绘制

一、学习目标

【知识目标】
1.掌握体温单的绘制方法。
2.熟悉体温单的信息内容。

【技能目标】
能正确熟练地进行体温单的绘制。

【素质目标】
1.具有严谨求实的工作态度。
2.具有良好的综合分析问题及处理问题的能力。

二、任务导入

张女士,女,30岁。阑尾炎。于2020年8月29日15:00入普外科3病室36床,住院号:20201569。查体:T 39.5 ℃,P 92次/分,R 20次/分;BP 110/70 mmHg,体重50 kg。遵医嘱进行青霉素皮试,结果为阳性。给予患者物理降温,半小时后复测 T 38.2 ℃。

三、任务要求

请正确绘制患者的体温单,为病情观察提供依据。

四、任务实施

【评估】
1.评估体温单的质量。
2.评估体温单内容的信息是否收集完整。

【计划】
1.护士准备　着装整洁,洗手。
2.用物准备　体温单、红蓝铅笔、蓝(黑)钢笔、红色钢笔。
3.环境准备　整洁、安静,光线充足。

【实施】 见表1-61。

表1-61 体温单的绘制操作考核评分标准

分值:实操(85%)+主观(15%)

评分类型 M=客观测量 J=主观评价	项目描述	分值	得分
M	操作步骤	85	
M1	用蓝(黑)钢笔填写患者姓名、年龄、科别、病室、床号、入院日期、住院号等眉栏部分,数字均使用阿拉伯数字	4	
M2	用蓝(黑)钢笔填写"日期"栏,每页体温单的第1天应填写年、月、日,其余6天只填写日,若在6天中遇到跨年或跨月,则填写年、月、日或月、日	4	
M3	用蓝(黑)钢笔填写"住院日数"栏,从入院当天开始填写,连续写至出院日。用阿拉伯数字表示	2	
M4	用红色钢笔填写"手术(分娩)后日数"栏。以手术(分娩)次日为第1天,用阿拉伯数字连续填写至14天止。若在14天内行第二次手术,则将第一次手术日数作为分母,第二次手术日数作为分子填写,依次填写至第二次手术后14天为止	6	
M5	用红色钢笔在40~42℃横线之间相应时间栏内,纵向填写入院、转入、手术、分娩、出院、死亡等项目,除手术不写具体时间外,其余均按24h制,精确到分钟。手术不写具体手术名称和具体手术时间,转科患者转入时间由转入科室填写	4	
M6	绘制体温曲线:用红蓝铅笔绘制于35~42℃之间,口温蓝点"●"、腋温蓝叉"×"、肛温蓝圈"○",相邻两次体温用蓝线相连	20	
M7	绘制脉率(心率)曲线:用红蓝铅笔绘制,脉率以红点"●"、心率以红圈"○"表示,相邻脉率(心率)用红线相连 ①脉搏与体温重叠时,先绘制体温符号,再用红圈画于其外表示脉搏;如系肛温,则先以蓝圈表示体温,其内以红点表示脉搏。②脉搏短绌的绘制,相邻脉率或心率用红线相连,在脉率和心率纵向时间栏内两曲线之间用红线填满	10	
M8	记录呼吸:用阿拉伯数字表示,免写计量单位,用红钢笔填写在相应的呼吸栏内,相邻两次呼吸上下错开记录,每页首记呼吸从上开始写。使用呼吸机的患者呼吸用®表示	6	

续表

评分类型 M＝客观测量 J＝主观评价	项目描述	分值	得分
分值:实操(85%)+主观(15%)			
M9	用蓝(黑)钢笔书写血压,记录方式为收缩压/舒张压,并写单位 mmHg。新入院患者应记录血压,住院期间根据患者病情及医嘱测量并记录。1天内连续测量血压时,上午血压写在前半格内,下午血压写在后半格内;术前血压写在前面,术后血压写在后面;如每日测量次数大于2次,应记录在护理记录单上;如为下肢血压应当标注	4	
M10	根据患者病情和医嘱记录入量,用蓝(黑)钢笔书写,将前一日24 h 的总入量记录在相应日期栏内,每天记录1次	4	
M11	根据患者病情和医嘱记录尿量。导尿以"C"表示,尿失禁用"※"表示	4	
M12	用蓝(黑)钢笔记录大便次数,每24 h 记录1次。未解大便以"0"表示;大便失禁用"※"表示;人工肛门用"☆"表示;灌肠用"E"表示,灌肠后排便次数以 E 作分母、排便次数作分子表示	4	
M13	用蓝(黑)钢笔在患者入院当天相应时间栏内记录体重,以 kg 为单位,住院期间根据病情及医嘱测量并记录。若病情危重或卧床不能测量者,可不测量,在体重栏内注明"卧床"	3	
M14	用蓝(黑)钢笔在患者入院当天相应时间栏内记录身高	3	
M15	若有过敏药物,用红色钢笔书写在相应栏内	3	
M16	用蓝(黑)钢笔按页数连续填写	4	
J	主观评价	15	

序号	主观方面	差	一般	良好	优秀	分值
J1	职业素养	0	1	3	5	5
J2	专业素养	0	1	3	5	5
J3	解决问题能力	0	1	3	5	5
总分值						

【评价】

1.护士能准确地收集患者资料。

2.护士绘制体温单准确无误,为病情观察提供了科学依据。

五、要点提示

1.体温单要书写完整,无遗漏项。记录客观、及时、准确。

2.体温低于35 ℃,在35 ℃线以下相应时间纵格内用红钢笔写"不升",不再与相邻温度相连。

3.药物降温或物理降温30 min后测量的体温用红圈"○"表示,画在物理降温前温度的同一纵格内,并用红虚线与降温前的体温相连,下次测得体温仍用蓝线与降温前的体温相连。

4.体温与上次体温差异较大,或者与病情不符时,需重新测量,确认无误后在体温符号上用蓝(黑)钢笔写一小写英文字母"v"。

5.若患者拒测、外出进行诊疗或请假等未能测量体温时,在体温单40~42 ℃之间用红钢笔在相应时间纵格内填写"拒测""外出""请假",前后两次体温断开不相连。

6.需密切观察体温的患者,体温单上规定时间测得的体温需描记在体温单上,其余时间点测得的体温记录在护理记录单上。

7.脉搏与体温重叠时,先绘制体温符号,再用红圈画于其外表示脉搏;如系肛温,则先以蓝圈表示体温,其内以红点表示脉搏。

(王晓静　张莉)

第二章 护理礼仪

任务一 日常社交礼仪

一、学习目标

【知识目标】

1.掌握日常生活、社交活动的礼仪规范。

2.熟悉公共场所礼仪、见面礼仪。

3.了解拜访与接待礼仪、馈赠礼仪。

【技能目标】

掌握介绍、名片使用、鞠躬、握手等基本交往礼仪。

【素质目标】

1.能正确运用基本社交礼仪,在护理工作中建立良好的人际关系。

2.具有日常社交的基本能力,获得交往活动的成功。

二、任务导入

某医院护理部派护士小李去参加专科护士培训会,会议上小李遇到了很多资深的前辈和同行,她很想去认识这些专家和同行。

三、任务要求

根据上述案例,护士小李应该怎样做自我介绍呢?递名片应该注意什么礼节呢?用什么方式能表达对对方的尊重呢?

四、任务实施

【评估】

1.评估自己仪容、衣着是否整洁、得体。

2.评估周围环境是否适合进行交谈。

【计划】

1.护士准备 衣帽整洁、得体,修剪指甲,洗手。

2.用物准备 名片。

3.环境准备 整洁、安静,光线适宜。

【实施】 见表2-1。

表2-1 日常社交礼仪操作考核评分标准

分值:实操(85%)+主观(15%)

评分类型 M=客观测量 J=主观评价	项目描述	分值	得分
M	操作步骤	85	
M1	护士要求:仪表端庄,服装整洁,无长指甲,正确洗手(错一项则不得分)	3	
M2	物品准备:物品准备齐全,摆放合理	2	
M3	介绍礼仪		
M3.1	自我介绍:标准姿势站立,眼神注视对方,表情自然,面带微笑,右手掌五指并拢,轻轻地按着自己的前胸	5	
M3.2	介绍他人:标准姿势站立,眼睛注视被介绍者的对方,手心向上,五指并拢,指向被介绍者,胳膊向外微伸,大臂与小臂呈弧形平举	5	
M3.3	被介绍者应将坐姿改为站姿,报以微笑、握手或致意等举动以示礼貌	5	
M3.4	介绍用语要得当	5	
M4	名片使用礼仪		
M4.1	递送名片时,应起身站立,面含微笑,上身前倾15°,眼睛正视对方	3	
M4.2	双手的大拇指和示指拿住名片上端的两个角,举至胸部,名片的正面对着对方	3	
M4.3	微笑致意并使用得当的敬辞	3	
M4.4	接受他人名片时,要专心致志,目光迎向对方,双手捧接。如果不方便双手递接时,也要用右手,不用左手	3	
M4.5	接过名片一定要用约1 min的时间认真去看,表示对对方的重视	2	
M4.6	名片收藏在上衣口袋或手袋里,不能乱扔、乱丢、乱放	3	

续表

分值:实操(85%)+主观(15%)				
评分类型 M＝客观测量 J＝主观评价	项目描述			分值	得分
M4.7	需要当场回递名片时,应先收好对方名片后再递			3	
M5	鞠躬礼仪				
M5.1	行鞠躬礼时,施礼者通常距受礼者2 m左右			3	
M5.2	保持正确的站立姿势,脱帽,两腿并拢,身体直立,双目平视,身体适当弯腰前倾,随着身体向下弯曲,双手逐渐向下,朝膝盖方向下垂			4	
M5.3	脖子不可伸得太长,不可挺出下颌,耳和肩在同一高度上			3	
M5.4	男士双手自然下垂于裤缝处,女士双手下垂搭放在腹前			3	
M5.5	表情自然,符合场景			3	
M5.6	下弯的深度可分为:5°、15°、30°、45°、90°,鞠躬的深度表示对被问候人的尊敬程度			4	
M6	握手礼仪				
M6.1	姿势:拇指张开,四指并拢,右手手臂前伸,肘关节略曲,距受礼者约一步,两足正立,上身稍向前倾			3	
M6.2	手势:手掌伸直			2	
M6.3	手位:①男士与男士握手:掌手握,虎口相对;②男士与女士握手:男士握女士的手指;③女士与女士握手:手指相握			3	
M6.4	神态:专注、热情、友好、自然			3	
M6.5	眼神:注视对方的双眼			3	
M6.6	力度:略微用力			3	
M6.7	时间:控制在3~5 s,上下晃动两次			3	
J	主观评价				15
序号	主观方面	差	一般	良好	优秀	分值
J1	职业素养	0	1	2	3	3
J2	专业素养	0	1	2	3	3
J3	沟通能力	0	1	2	3	3

续表

分值:实操(85%)+主观(15%)

评分类型 M=客观测量 J=主观评价	项目描述					分值	得分
序号	主观方面	差	一般	良好	优秀	分值	
J4	解决问题能力	0	1	2	3	3	
J5	人文关怀能力	0	1	2	3	3	
总分值							

【评价】

1. 态度自然、亲切、大方,能使对方感受到尊敬之意。
2. 动作标准、流畅,可以显示出自身良好的教养。

五、要点提示

1. 在比较正式的场合进行介绍时,应先介绍男士,后介绍女士;先介绍下级,再介绍上级;先介绍晚辈,再介绍长辈;先介绍主人,再介绍客人。

2. 向他人索要名片最好采取委婉的语言,暗示对方拿出名片;如果对方向自己索要名片,倘若实在不想满足对方,也不应该直接加以拒绝,可以委婉表达。

3. 握手前,要先脱去手套,以示对对方的尊重。伸手的次序是尊者居前,比如上下级之间,上级伸手后,下级才能伸手相握;长辈和晚辈之间,长辈伸手后,晚辈才能伸手相握;男士和女士之间,女士伸手后,男士才能伸手相握。

任务二 护士实用礼仪

一、学习目标

【知识目标】

1. 掌握护士实用礼仪应遵循的基本原则。
2. 熟悉护士实用礼仪的相关内容。
3. 了解仪容修饰的基本要求及饰品使用规则。

【技能目标】

1. 根据化妆程序,结合个体脸型,正确实施护士职业妆。

2.能够规范展示站、坐、行、蹲、推治疗车、端治疗盘、持病历夹、使用输液架。

3.遵循护士着装要求,工作时正确着装。

【素质目标】

1.具有正确展示护理礼仪的能力,在护理工作中彰显白衣天使的风采。

2.能够运用护理礼仪规范,在护理工作中做到行之有礼,举之有规。

二、任务导入

护生小王第一天来到医院实习,为了给带教老师留下良好的第一印象,她一大早就起床开始化妆,涂了浓浓的眼影,还戴了长长的假睫毛,戴了一对漂亮的耳坠。到了科室,见到带教老师高兴地大喊老师好,并欢快地蹦跳着来到老师身边。带教老师看着此时的小王,不由得皱起了眉头。

三、任务要求

根据上述案例,护生小王在第一天实习时,她的仪容仪态有哪些不妥之处?我们在实习时应该遵循哪些正确的仪容、仪态以及着装要求呢?

四、任务实施

【评估】

1.评估治疗车、输液架及病历夹是否清洁,性能是否良好。

2.评估工作衣、燕尾帽,护士鞋是否清洁,大小是否合适。

【计划】

1.护生准备　衣帽整洁,修剪指甲,洗手。

2.用物准备　化妆镜、化妆品、化妆工具、治疗车、病历夹、输液架、护士服、护士帽、发夹、护士表、胸卡。

3.环境准备　整洁、安静,光线充足,温湿度适宜。

【实施】　见表2-2。

表2-2　护士实用礼仪操作考核评分标准

分值:实操(85%)+主观(15%)			
评分类型 M=客观测量 J=主观评价	项目描述	分值	得分
M	操作步骤	85	
M1	护生要求:仪表端庄,服装整洁,无长指甲,无首饰佩戴、正确洗手(错一项则不得分)	3	

续表

评分类型 M=客观测量 J=主观评价	项目描述	分值	得分
分值:实操(85%)+主观(15%)			
M2	物品准备:物品准备齐全,摆放合理	3	
M3	化妆礼仪		
M3.1	洁面	2	
M3.2	用爽肤水轻按面部和颈部	2	
M3.3	涂抹润肤液	2	
M3.4	涂防晒霜	2	
M3.5	涂敷粉底:选用比自己肤色略深的粉底液和粉饼。涂匀,包括颈部,不可遗忘眼角、鼻翼、嘴角	2	
M3.6	修眉:眉头和内眼角在同一垂直线上,眉梢在鼻翼至外眼角连线的延长线上,眉峰在眉头至眉梢的外1/3处。男士的眉毛不需要描画	2	
M3.7	画眼线:紧贴眼睫毛根部。画上眼线时,从内眼角朝向外眼角方向画,画下眼线时,则从外眼角朝向内眼角方向画,并且在距内眼角1/3处收笔,眼线在外眼角处不可交合	2	
M3.8	涂眼影:颜色从上至下,由浅而深,显示出层次感	2	
M3.9	刷睫毛膏:先刷上睫毛,再刷下睫毛。护士上岗化妆可不刷睫毛膏	2	
M3.10	扑打腮红:选择与肤色相近的色调,根据脸型扑打腮红	2	
M3.11	修饰唇形:先用唇线笔勾画出理想的唇形轮廓,再涂口红,口红颜色应与服装的颜色搭配协调,与胭脂、眼影属于同一色系,体现出妆面的和谐之美	2	
M4	仪态礼仪		
M4.1	基本站姿:头正,颈直,下颌微收,两眼平视,表情自然,挺胸收腹,两肩水平,外展放松,立腰提臀,身正腿直	2	
M4.2	女子站姿:①"V"字站姿:基本站姿基础上,脚跟并拢,脚尖分开10 cm,呈"V"字状,双手掌心互扣,拇指内收,放于中腹部。②"T"字站姿:基本站姿基础上,一脚在前,将脚跟靠于另一脚内侧,两脚尖向外略展开成"T"字,拇指内收,一手四指叠放于另一手四指上,放于下腹部,身体重心在两脚中间 男子站姿:双脚稍稍分开,距离与肩同宽或窄于肩膀的距离,两臂自然下垂,双手贴于大腿两侧	5	

续表

分值:实操(85%)+主观(15%)			
评分类型 M=客观测量 J=主观评价	项目描述	分值	得分
M4.3	坐姿:轻挪椅子,从左侧走到椅子正前方,右脚后移半步,掌握好重心,裙装抚裙摆,轻轻坐下。女子坐椅子的1/2或2/3处,男子坐2/3或满座,手脚摆放合适。离座时,从左侧退出,放回椅子	5	
M4.4	行姿:在正确站姿基础上进行行走,双肩平稳,双臂在身体两侧自然摆动,摆幅30°~35°。步幅大约一脚距离,重心落在前脚掌上,保持明确行进方向,直线行走	3	
M4.5	蹲姿:如捡拾物品,走到物品的侧后方,右脚后退半步,然后下蹲,下蹲时上身保持直立,注意用后脚稳定重心,以脚蹲下	3	
M4.6	推治疗车:双手抓握扶手或者扶住车缘两侧,上身略向前倾。手臂在身体两侧,自然弯曲,勿前伸。步幅略小,并沿一条直线向前推。不可用手拽着车栏拉着走,勿用车撞门	4	
M4.7	端治疗盘:起盘时,重心下移,上身保持直立,正确使用拇指起盘法。端治疗盘时,应双手四肢托住盘底,拇指置盘边,上臂贴近躯干,肘关节90°屈曲,治疗盘距胸骨柄前方约5 cm	4	
M4.8	持病历夹:左手持病历夹放在侧胸上部,稍外展,使横轴与地面平行,病历夹与身体呈锐角或病历夹垂放于身体左侧,横轴与地面垂直,右手自然下垂。翻阅病历夹时,以右手拇指、示指从病历夹缺口处滑至边缘,向上翻开	4	
M4.9	使用输液架:转移输液架时,站于输液架侧后方,右脚后撤,握住输液架外轴下1/3处,垂于身后。升高输液架时,拇指在前,四指在后,固定"T"字架中心部位,升至合适高度,下降输液架时,不要发出声响。移回输液架时向右后方转身,放于右侧床尾	4	
M5	着装礼仪		
M5.1	①燕帽:头发要清洁整齐,不许长发披肩,长发要盘起或用发网罩起,做到前不遮眉,后不搭肩,燕帽前缘离发髻四到五厘米,戴正戴稳。用白色发卡左右对称固定于帽后,发卡不得显露于帽子的正面。②圆帽:佩戴圆帽时,要求头发全部遮在帽子里边,不露发髻,前不遮眉,后不外漏,帽缝要放在后边,边缘要平齐	3	

续表

分值:实操(85%)+主观(15%)			
评分类型 M=客观测量 J=主观评价	项目描述	分值	得分
M5.2	着装时,内衣领口、袖口不宜露在工作服外,做到服装整洁、平整,衣扣要扣齐,衣领、腰带、袖口、衣边要平服整齐,穿着得体无油渍、无尘。着裙装时,应注意裙子的下摆不要比工作服长	3	
M5.3	鞋为软底坡跟或平跟,能防滑,颜色以白色或者奶白色为主,要求干净、穿着舒适,与整体装束协调	3	
M5.4	袜子以单一色调为佳,如果穿裙装,最好配长筒袜或连裙袜,颜色以肉色或浅色为佳。切忌穿着挑丝、有洞或用线自己补过的袜子,切忌袜口露出裙摆或裤腿外边	3	
M5.5	护士表最好是佩戴在左胸前,表上配有短链,用胸针别好,表盘是倒置的	3	
M5.6	佩戴胸卡时,要保证胸卡整洁,戴在左上胸。胸卡上缘与左上口袋上缘平齐或与第二扣眼儿处平齐,不能插在衣兜里	3	
M6	保持合适的身体姿势,注意节力原则	2	
M7	过程自然流畅,规定时间内完成所有任务	3	
J	主观评价	15	
序号	主观方面	差	一般	良好	优秀	分值	

序号	主观方面	差	一般	良好	优秀	分值	
J1	职业素养	0	1	2	3	3	
J2	专业素养	0	1	2	3	3	
J3	沟通能力	0	1	2	3	3	
J4	解决问题能力	0	1	2	3	3	
J5	人文关怀能力	0	1	2	3	3	
总分值							

【评价】

1.妆容合适,能够突出护士的端庄、稳重、沉静、大方。

2.护士的仪态自然,优雅,稳重,给人以美的感受。

3.护士发式整齐,帽子佩戴正确,衣服整洁合体,护士表、胸卡佩戴正确。

五、要点提示

1.护士职业妆适合淡妆,要简约、清丽、素雅,不可奇装异服,不可当众进行化妆或补妆。

2.站姿时切忌全身不够端正,表现自由散漫;坐姿或者蹲姿时女士膝盖要并拢。

3.护士工作中,除了手表,其他配饰不可戴。

任务三 患者入住病区时的接待礼仪

一、学习目标

【知识目标】
1.掌握接待新入院患者的"3S"基本程序。
2.熟悉"自我介绍、住院介绍"的内容与方法。
3.了解不同科室患者入院的流程。

【技能目标】
掌握接待患者入院的工作礼仪。

【素质目标】
1.能正确运用语言和非语言沟通技巧,在接待患者过程中建立和谐护患关系。
2.具有良好的沟通能力、综合分析问题的能力及处理问题的能力。
3.具有爱心、耐心、责任心。

二、任务导入

李先生,55岁。门诊初步诊断为"风湿性心脏病,心力衰竭"。患者主要表现为阵发性心悸,呼吸急促,口唇发绀,下肢明显水肿。在其家属的陪同下步行进入科室。值班护士小王正在处理医嘱,看到患者走来,她看了一眼患者,低头继续工作,毫不耐烦地嘟囔一句:"这会儿正忙,等一会儿吧!"

三、任务要求

根据上述案例,护士小王的做法正确吗?她应该怎样进行接待?怎样将护理礼仪中的语言沟通及非语言沟通技巧融入言行之中,尽快消除患者初入院的陌生感和恐惧感?

四、任务实施

【评估】
1. 评估患者病情、精神状态、肢体活动能力。
2. 评估患者心理状态、合作程度及沟通能力。

【计划】
1. 患者准备　患者了解入院程序，能够配合。
2. 护士准备　衣帽整洁，修剪指甲，洗手，戴口罩。
3. 用物准备　病历、软枕、吸氧装置、吸氧管。
4. 环境准备　整洁、安静，光线充足，温湿度适宜。

【实施】　见表2-3。

表2-3　患者入住病区时的接待礼仪操作考核评分标准

评分类型 M=客观测量 J=主观评价	项目描述	分值	得分
	分值:实操(85%)+主观(15%)		
M	操作步骤	85	
M1	护士要求:仪表端庄,服装整洁,无长指甲,接触患者前正确洗手,戴口罩	5	
M2	物品准备齐全,摆放合理	5	
M3	见到患者,执行3S程序(起立,微笑,目视对方)。当患者来到病区时,护士应放下手中工作,立即起身,微笑相迎,亲切问候:"您好!"安排患者就座,并自我介绍:"我是护士×××,由我为您办理入院手续。"	15	
M4	在场其他医务人员也应抬头面视患者,点头微笑,表示欢迎	5	
M5	接病历资料时,做到双手递交,以示尊重	5	
M6	护士在引导患者进入病房的过程中,视病情协助患者分担重物	5	
M7	护士采用稍微朝向患者侧前行的姿势,一边走一边简单介绍病区环境	5	
M8	接待护士带患者到病房后,协助患者放好物品,并将床和床尾抬高,膝下垫上小软枕头	5	
M9	示意患者的家属坐下休息	5	

续表

分值:实操(85%)+主观(15%)					
评分类型 M=客观测量 J=主观评价	项目描述			分值	得分
M10	熟练为患者接上吸氧装置,调节氧流量为1~2 L/min,进行氧疗。亲切询问患者体位的舒适度,简要解释吸氧的方法,使患者接受并合作			5	
M11	患者安静后,护士介绍自己的姓名、责任护士和主管医生,并马上找主管医生为患者看病			10	
M12	责任护士为患者测量生命体征,介绍同室病友、床头设施的使用方法,住院的有关制度			5	
M13	协助医生进行检查,动作尽量轻柔			5	
M14	过程自然流畅,规定时间内完成所有			5	
J	主观评价				15
序号	主观方面	差	一般	良好	优秀	分值
J1	职业素养	0	1	2	3	3
J2	专业素养	0	1	2	3	3
J3	沟通能力	0	1	2	3	3
J4	解决问题能力	0	1	2	3	3
J5	人文关怀能力	0	1	2	3	3
总分值					

【评价】

1.能够按照入院程序顺利实施入院接待。

2.接待过程中态度亲切,语言合适,能够和患者建立和谐护患关系。

五、要点提示

1.应针对不同病区患者特点,在护理工作中做好个性化服务工作。

2.和患者交谈时注意语气和措辞,尽可能用文明、客气的语句,避免使用命令式的语言。

3.接待患者的同时向家属进行必要的宣教。

任务四　求职礼仪

一、学习目标

【知识目标】
1.掌握求职信、个人简历的书写规范。
2.熟悉面试礼仪的要求。
3.了解求职礼仪的特点。

【技能目标】
1.学会撰写求职信,会正确、完整的准备个人简历。
2.会恰当运用面试技巧和得体的言行完成模拟面试。

【素质目标】
1.在求职过程中自己的综合素养,如专业技能、人文素养、职业道德、学习能力、表达能力等,能够很好地体现。
2.具有良好的沟通能力、综合分析问题及处理问题的能力。

二、任务导入

某市中心医院公开招聘护士十名,具体要求如下:
1.爱岗敬业,身体健康,形象佳。
2.沟通能力强,有责任心,有团队合作精神。
3.护理专业大专及以上学历。
4.26周岁以下。

应聘程序:
1.2020年12月16日面试现场上交手写简历。
2.经资料审核后决定面试名单。
3.具体面试形式与分组现场由工作人员决定。
4.根据面试结果每组择优录取3人。

三、任务要求

根据上述招聘启事,护士小王符合条件,准备参加面试,那么小王应该怎样准备求职简历呢?面试时应该注意什么才能给面试官留下良好的第一印象呢?

四、任务实施

【评估】

1.评估招聘医院的招聘启事,以便做好充分的准备。

2.评估自己的知识准备、心理准备、信息收集准备以及专业能力准备,以便查漏补缺,面试中能够更好发挥。

【计划】

1.护士准备　仪表端庄,服装整洁、得体,无长指甲。

2.用物准备　书写纸、中性水笔、照片、个人应聘附加材料等。

3.环境准备　整洁、安静,光线充足,温湿度适宜。

【实施】　见表2-4。

表2-4　求职礼仪操作考核评分标准

评分类型 M＝客观测量 J＝主观评价	项目描述	分值	得分
分值:实操(85%)+主观(15%)			
M	操作步骤	85	
M1	应聘人员要求:仪表端庄,服装整洁、得体,无长指甲(错一项则不得分)	3	
M2	物品准备齐全,摆放合理	2	
M3	求职信的书写		
M3.1	标题:要求醒目、简洁、庄雅。要用较大字体在用纸上方标注"求职信"三个字,要显得大方、美观	2	
M3.2	开头:①称呼:顶格写在第一行,称呼之后用冒号。不清楚具体单位的,可写成"尊敬的某领导";明确用人单位负责人的,可写出负责人的具体职务职称,如"尊敬的李主任"。②问候语:另起一行写问候语,"您好!",注意空两格。③求职缘由和意愿:首先要说明自己获得招聘信息的方式或途径,再说明对该工作岗位的兴趣,并积极肯定地表达自己能满足招聘信息中的要求	3	
M3.3	正文:①个人基本信息,包括姓名、毕业学校、专业等。②条件展示,突出自己的成绩、特长和优势。③在最后,提醒对方查阅附加材料,以加强招聘单位对求职者的注意	15	
M3.4	结尾:婉转地提示招聘方给予回复,并请求前去参加面试。结束语后书写表示祝愿的话,如"此致""敬礼""工作顺利"等	2	

续表

评分类型 M=客观测量 J=主观评价	项目描述	分值	得分
分值:实操(85%)+主观(15%)			
M3.5	落款:包括署名和日期。在结尾祝词的下一行的右下角,进行署名,日期在署名下方另起一行,右下方	2	
M4	个人简历的书写		
M4.1	个人情况:简洁明了地说明个人的基本情况,主要包括:姓名、性别、民族、政治面貌、籍贯、最高学历、通讯地址、联系方式及求学和工作经历等,在照片处粘贴近期免冠证件照片	5	
M4.2	求职目标、资格和能力:①列出个人经历,针对所应聘岗位的相关要求,按时间顺序列出所受教育培训及学习经历,如起止日期、学校名称、专业证明人、担任职务等。②展现学习能力,学习成绩优异者,可将获得奖学金、技能竞赛等荣誉称号一一列出,增加竞争分量。③突出社会实践,求职者一定要将上学期间的实习、兼职或社会实践等经历列出。④列出其他特长,与招聘目标联系起来,可以增加被录用的机会。⑤注明联系方式	15	
M4.3	辅助资料:在个人简历后,附上相关证件和资料,以增强个人资料的真实性和可信性	3	
M5	面试礼仪		
M5.1	准时赴约:提前十分钟以上到达面试地点,调整好心态,并准时参加面试	1	
M5.2	言行得体:举止得体,谈吐高雅,言语表达礼貌、准确、连贯、简洁、内容恰当	3	
M5.3	保持肃静:关闭手机或调至震动、静音模式,不大声喧哗	3	
M5.4	敲门进入:进入面试的房间之前,有礼貌地通报,如果门关着,则轻叩门三下,听到允许进入的回答后,再轻轻地推门进入,随手关门	3	
M5.5	主动问好:主动向面试官微笑并点头致意,礼貌问候。双手持个人资料,正面朝向招聘人员,大方递出	3	
M5.6	正确握手:如果面试官先伸手行握手礼,求职者给予积极、礼貌的回握,求职者不宜主动行握手礼	3	

续表

分值:实操(85%)+主观(15%)			
评分类型 M=客观测量 J=主观评价	项目描述	分值	得分
M5.7	礼貌入座:得到面试官示意后方可入座,坐姿端庄平直,坐椅子的前2/3,身体略向前倾。男士双手平行搭放在双腿上,女士双手手掌交叠放在腿上	3	
M5.8	自我介绍:自我介绍时要充满自信;态度诚恳,自然大方;语气平和,轻松自如;注意自谦,目光亲切。介绍内容有针对性,时间把控恰当	3	
M5.9	大方交谈:交谈时要充满自信,语气要从容,吐字要清晰。面试官讲话时要仔细聆听,给予目光的注视,配合点头或巧妙插入简单的语言。回答时要注意有条理地归纳总结	3	
M5.10	即时告辞:有些面试官以起身表示面谈的结束或语言暗示结束,对此应聘者应即时会意主动告辞	3	
M5.11	注重礼节:椅子轻轻归位,整理自己用物,可用鞠躬礼、点头礼和微笑致谢离场	3	
J	主观评价	15	

序号	主观方面	差	一般	良好	优秀	分值
J1	职业素养	0	1	2	3	3
J2	专业素养	0	1	2	3	3
J3	沟通能力	0	1	2	3	3
J4	解决问题能力	0	1	2	3	3
J5	人文关怀能力	0	1	2	3	3
总分值						

【评价】

1.求职信书写符合规范、谦恭、真诚、灵活的原则。

2.面试时能把握和遵循面试礼仪,给自己赢得更大的就业机会。

五、要点提示

1.书写求职简历前一定要先充分了解用人单位情况,有针对性地进行书写和材料的准备,尽量突出自己相关的优势。

2.面试时要注意自己态度,不能过于骄傲,也不能太过自谦;说话语速要适中,不宜长篇大论,尽量做到言简意赅。

3.结束面试后,椅子归位时动作要轻柔,不能发出声响。

(禹瑞　任梦园)

第三章 护士角色

任务一 针刺伤的护理

一、学习目标

【知识目标】
1. 掌握针刺伤的护理措施。
2. 熟悉刺伤的原因和预防。
3. 了解针刺伤的危害。

【技能目标】
发生针刺伤后能够熟练正确处理伤口,并及时上报。

【素质目标】
1. 增强护理人员的自我防范意识。
2. 提升护士在应对针刺伤害时的心理承受能力。

二、任务导入

护士小王值夜班时为5床患者拔针,在处置室进行针头分离时,10床患者按呼叫器呼叫,小王慌忙之中不慎被针头刺伤。事后翻阅病历5床患者是乙肝患者。

三、任务要求

根据上述案例,护士小王被针刺伤后应该怎么进行处理?应该如何进行防护,减少针刺伤的发生?

四、任务实施

【评估】
1. 评估局部针刺伤的伤口情况和患者传染病相关检查结果。

2.评估周围光线是否充足,清洗、消毒用物是否准备完善。

【计划】

1.护士准备 衣帽整洁,修剪指甲,洗手,戴口罩。

2.用物准备 肥皂、流动水设施、0.5%碘伏或75%乙醇、医用棉签、无菌敷贴、生理盐水、注射器、锐器伤登记表。

3.环境准备 整洁、安静,光线充足,温湿度适宜。

【实施】 见表3-1。

表3-1 针刺伤的护理操作考核评分标准

分值:实操(85%)+主观(15%)

评分类型 M=客观测量 J=主观评价	项目描述	分值	得分
M	操作步骤	85	
M1	护士要求:仪表端庄,服装整洁,无长指甲,正确洗手,戴口罩	5	
M2	物品准备齐全,摆放合理	5	
M3	保持镇定,戴手套者按规程脱去手套	5	
M4	立即捏住伤口近心端,向远心端挤出损伤处的血液,禁止进行伤口的局部挤压	20	
M5	用肥皂水清洗伤口,并用流动的自来水反复冲洗伤口,黏膜处用生理盐水反复冲洗	10	
M6	用0.5%碘伏或75%乙醇消毒伤口,待干后贴上无菌敷贴	10	
M7	填写锐器伤登记表,及时上报相关部门领导及医院感染科	5	
M8	立即抽血做相关病毒血清学检查,确定是否存在感染,必要时注射疫苗和免疫球蛋白	5	
M9	锐器伤防护:①重视对护士职业防护的培训,提高自我防护意识;②抽吸药液后立即用单手(禁止双手)回套针帽;③掰开安瓿制剂时应垫无菌纱布;④传递手术器械(如刀、剪、针等)时,可用小托盘传递(避免直接传递);⑤静脉加药时去除针头,通过三通管加入;⑥禁止双手分离污染的注射器和针头;⑦使用后的锐器直接投入锐器盒内,不得与其他医疗垃圾混放;⑧禁止直接接触医疗垃圾	15	
M10	过程自然流畅,规定时间内完成所有任务	5	

续表

分值:实操(85%)+主观(15%)

评分类型 M=客观测量 J=主观评价	项目描述					分值	得分
J	主观评价					15	
序号	主观方面	差	一般	良好	优秀	分值	
J1	职业素养	0	1	2	3	3	
J2	专业素养	0	1	2	3	3	
J3	沟通能力	0	1	2	3	3	
J4	解决问题能力	0	1	2	3	3	
J5	人文关怀能力	0	1	2	3	3	
总分值							

【评价】

1.发生针刺伤后,能够按流程熟练进行局部伤口处理。

2.明确引起针刺伤的危险动作,实操过程中可以很好避免。

五、要点提示

1.针刺伤口处理时禁止局部挤压,避免出现虹吸现象,增加感染风险。

2.被乙肝、丙肝阳性患者血液、体液污染的锐器伤,应在24 h内抽血查抗体,注射乙肝免疫高价球蛋白,按1、3、6个月接种乙肝疫苗;被HIV阳性患者血液、体液污染的锐器伤,应在24 h内抽血查抗体,按1、3、6个月复查,院内感染科进行登记、上报、追踪等。

3.在进行医疗手段处置的同时对刺伤护士进行心理安抚。

任务二 角色扮演

一、学习目标

【知识目标】

1.掌握患者角色行为缺如、角色行为冲突、角色行为强化、角色行为消退。

2.熟悉日常工作中与不同患者进行语言沟通和非语言沟通的技巧。

3.了解不同病例护士、医生、患者、家属等角色特点有什么不同。
【技能目标】
1.通过角色扮演的练习,激发学生的学习兴趣和想象力。
2.提高护理工作中与患者沟通的能力。
3.将人文关怀、心理支持贯穿于沟通及服务的全过程。
【素质目标】
1.具有良好的沟通能力、综合分析问题及处理问题的能力。
2.具有细心、爱心、耐心、责任心。

二、任务导入

案例1:王女士,28岁。因情感原因服用大量安眠药自杀,由家人送入医院,因及时抢救脱离了生命危险。患者目光淡漠,情绪低落,思想压力大,不愿与人交谈。

案例2:张某,男,53岁。因急性脑梗死入院,手术后病情恢复好,但是右侧肢体偏瘫,无法自行下床活动,需要在医院继续康复治疗。

案例3:李某,男,55岁。冠心病合并高血压,多次入院治疗,病情一直反复未明显好转。患者情绪激动,多次和家人大吵,这天李护士要为患者输液,患者不配合,说话难听,还推翻了治疗盘。

案例4:韩某,男,83岁。因肺癌晚期收入呼吸内科进行对症治疗,患者意识模糊,偶尔可以进行交流。各脏器功能衰竭,无法自行床上翻身,主治医生已经告知家属,患者随时会因呼吸、心跳停止而死亡,已经没有抢救意义,希望家属做好心理准备。

三、任务要求

根据上述病历进行分组,每组5~6人,针对自己所选病例分配角色,分别饰演医生、护士、患者、家属、检查人员等,先进行剧本具体情节撰写,再进行排练,最后再进行汇报表演,教师负责打分和点评。

四、任务实施

【评估】
1.评估患者的精神状态、自理能力、合作程度等。
2.评估患者的肢体活动度、肌力等。
【计划】
1.患者准备　根据病情需要配合到位。
2.护士准备　衣帽整洁,得体,修剪指甲,洗手。
3.用物准备　根据自己病例需要准备。
4.环境准备　整洁、安静、光线适宜。

【实施】 见表 3-2。

表 3-2 角色扮演操作考核评分标准

分值:实操(85%)+主观(15%)

评分类型 M=客观测量 J=主观评价	项目描述	分值	得分
M	操作步骤	85	
M1	根据小组所分配病历,分配角色,认真进行剧本的讨论	1	
M2	物品准备:物品准备齐全,摆放合理	1	
M3	排练认真、积极、到位	1	
M4	病例 1		
M4.1	患者:①进入角色状态,无笑场。②情绪低落。③回答问题语速慢、语量少,声音低沉。④行为缓慢、生活被动、不愿做事。⑤睡眠障碍、乏力、食欲减退等(符合任意三项不扣分)	5	
M4.2	家属:①进入角色状态,无笑场。②关心、体贴患者。③主动配合医生对患者的治疗和护理	5	
M4.3	医生:①进入角色状态,无笑场。②关心、尊重患者。③检查、治疗时动作轻柔,注意保护隐私。④讲解疾病知识时专业、到位	5	
M4.4	护士:①进入角色状态,无笑场。②多陪伴患者,鼓励患者宣泄情绪。③指导家属对患者多理解、多陪伴。④保证环境安全,防止患者自杀行为。⑤仪态大方自然(符合任意三项不扣分)	5	
M5	病例 2		
M5.1	患者:①进入角色状态,无笑场。②表现出活动障碍的症状。③因活动不便表现出焦躁的状态。④担心疾病的恢复表现出自卑的状态。⑤产生被生活遗弃的心理,喜怒无常,闷闷不乐(符合任意三项不扣分)	5	
M5.2	家属:①进入角色状态,无笑场。②关心、体贴患者。③主动配合医生对患者的治疗和护理	5	
M5.3	医生:①进入角色状态,无笑场。②关心、尊重患者。③检查、治疗时动作轻柔,注意保护隐私。④讲解疾病知识时专业、到位	5	
M5.4	护士:①进入角色状态,无笑场。②耐心指导患者。③多鼓励患者。④仪态大方自然	5	

续表

分值:实操(85%)+主观(15%)			
评分类型 M=客观测量 J=主观评价	项目描述	分值	得分
M6	病例3		
M6.1	患者:①进入角色状态,无笑场。②有攻击行为:打人、摔东西等。③烦躁不安、情绪失控。④吵闹哭泣、敌意仇恨。⑤血压、脉搏、呼吸增快(符合任意三项不扣分)	5	
M6.2	家属:①进入角色状态,无笑场。②关心、体贴患者。③主动配合医生对患者的治疗和护理	5	
M6.3	医生:①进入角色状态,无笑场。②关心、尊重患者。③检查、治疗时动作轻柔,注意保护隐私。④讲解疾病知识时专业、到位	5	
M6.4	护士:①进入角色状态,无笑场。②理解、接纳患者的愤怒情绪。③情绪稳定后安静沟通。④运用心理技术安慰患者。⑤仪态大方自然(符合任意三项不扣分)	5	
M7	病例4		
M7.1	患者:①进入角色状态,无笑场。②表现出临终患者的虚弱状态。③不愿与外界多交流。④表现出对亲人的不舍	5	
M7.2	家属:①进入角色状态,无笑场。②关心、体贴患者。③主动配合医生对患者的治疗和护理	5	
M7.3	医生:①进入角色状态,无笑场。②关心、尊重患者。③检查、治疗时动作轻柔,注意保护隐私。④讲解疾病知识时专业、到位	5	
M7.4	护士:①进入角色状态,无笑场。②鼓励家属多陪伴患者。③为患者护理时动作轻柔,尊重患者。④运用心理技术安慰患者。⑤仪态大方自然(符合任意三项不扣分)	5	
M8	台词设计合理,情节精彩	1	
M9	时间把控好	1	
J	主观评价	15	
序号	主观方面	差	一般	良好	优秀	分值

序号	主观方面	差	一般	良好	优秀	分值
J1	职业素养	0	1	2	3	3
J2	专业素养	0	1	2	3	3

续表

分值:实操(85%)+主观(15%)						
评分类型 M＝客观测量 J＝主观评价	项目描述				分值	得分
序号	主观方面	差	一般	良好	优秀	分值
J3	沟通能力	0	1	2	3	3
J4	解决问题能力	0	1	2	3	3
J5	人文关怀能力	0	1	2	3	3
总分值						

【评价】

1.情节合理,角色扮演到位。

2.语言沟通和非语言沟通技巧运用到位。

五、要点提示

1.医护人员在和不同特点患者沟通时,一定要尊重患者,注意沟通态度,要注意观察和顾及患者情绪。

2.医务人员和患者沟通用到的语言一定要简洁、通俗易懂。

3.注意自己的言行符合设定的角色行为。

(禹瑞　任梦园)

第二篇 专科护理技术

第四章 内科护理

任务一 呼吸系统综合性实训

一、学习目标

【知识目标】
1. 掌握慢性阻塞性肺疾病的临床表现及护理措施。
2. 熟悉慢性阻塞性肺疾病的并发症及预后。
3. 了解慢性阻塞性肺疾病的病理变化。

【技能目标】
1. 能够运用所学知识,给予患者吸氧,并指导患者进行呼吸功能锻炼、有效咳嗽。
2. 能够及时识别患者呼吸功能锻炼时的异常情况,并采取相应护理措施。

【素质目标】
1. 具有良好的沟通能力、综合分析问题及处理问题的能力。
2. 形成严谨、关爱患者的态度。
3. 具备良好的团队合作意识。

二、任务导入

李先生,男,72岁。因咳嗽、咳痰20余年、胸闷气急半月,双下肢水肿10天入院。患者入院2周前在无明显诱因下出现胸闷、气急并呈进行性加重,10天前出现双下肢水肿,外院治疗后水肿消退明显,但仍有气急,咳少量白黏痰。既往有慢性支气管炎病史20年,吸烟50年。

体格检查:T 37.1 ℃,P 65次/分,R 16次/分,BP 130/90 mmHg。神志清,口唇无发绀,颈静脉无怒张,桶状胸,两肺呼吸音低,未闻及干湿性啰音,心律齐无杂音,腹部平软,肝脾未触及,两肾区无叩痛,双下肢轻度水肿,神经系统正常。初步诊断为"慢性阻塞性肺疾病急性发作、慢性肺源性心脏病"。

三、任务要求

根据上述案例,明确患者的主要护理问题,完成吸氧、指导患者呼吸功能训练及有效咳嗽的实践操作任务。

四、任务实施

【评估】

1.评估患者生命体征、意识状态及合作能力。

2.评估患者精神变化及出入量是否平衡。

3.评估患者痰的颜色、性质、气味、量及日常活动的耐受水平。

【计划】

1.患者准备　了解操作的目的,能够配合。

2.护士准备　衣帽整洁,修剪指甲,洗手,戴口罩。

3.用物准备

(1)治疗车上层:吸氧装置(鼻导管、流量表、湿化瓶)、治疗碗(内盛冷开水)、蜡烛、火柴、棉签、纱布、弯盘、记录单、笔、手消毒液。

(2)治疗车下层:生活垃圾桶、医用垃圾桶。

4.环境准备　安静、整洁、舒适、安全。

【实施】　见表4-1。

表4-1　呼吸系统综合性实训操作考核评分标准

分值:实操(85%)+主观(15%)

评分类型 M=客观测量 J=主观评价	项目描述	分值	得分
M	操作步骤	85	
M1	护理人员要求:仪表端庄,服装整洁,无长指甲,接触患者前正确洗手,戴口罩	5	
M2	用物准备齐全	5	
M3	沟通:问候患者,自我介绍;解释操作目的,征得患者同意后,方可实施护理;问询患者有无其他需求(如厕等)	5	
M4	吸氧		
M4.1	核对患者床号和姓名,用湿棉签清洁双侧鼻腔并检查	2	
M4.2	将鼻导管与湿化瓶的出口相连接,检查氧气装置有无漏气和是否通畅	2	

续表

分值:实操(85%)+主观(15%)			
评分类型 M = 客观测量 J = 主观评价	项目描述	分值	得分
M4.3	根据病情调节所需氧流量	4	
M4.4	将鼻导管前端放入治疗碗盛装的冷开水中湿润,并检查鼻导管是否通畅	4	
M4.5	将鼻导管插入患者鼻孔 1 cm	2	
M4.6	将导管环绕患者耳部向下放置,并调节松紧度	2	
M4.7	记录给氧时间、氧流量、患者反应	2	
M4.8	观察患者缺氧症状是否改善,检查有无氧疗不良反应	2	
M5	腹式呼吸训练		
M5.1	协助患者取卧位或半坐卧位,两膝半屈使腹肌放松,一手放于腹部,一手放于胸部	5	
M5.2	指导患者用鼻缓慢深吸气,吸气动作尽量慢,使膈肌最大程度下降,腹肌松弛,腹部凸出	5	
M5.3	无法再吸气时再缓慢呼气,腹肌收缩,膈肌松弛,膈肌随腹腔内压增加而上抬,手感到腹部下降	3	
M5.4	密切观察患者神志、呼吸、心率,有异常情况及时报告给医生	2	
M5.5	指导患者每日锻炼 3~4 次,每次重复 8~10 次	2	
M6	缩唇呼吸训练		
M6.1	协助患者取舒适放松体位,经鼻深吸气	5	
M6.2	半闭口唇慢慢呼气,缓慢呼气 4~6 s	6	
M6.3	可与吹蜡烛火苗结合练习。呼气流量以能使距离口唇 15~20 cm 处的蜡烛火焰随气流倾斜,不致熄灭为适度	5	
M6.4	密切观察患者神志、呼吸、心率,有异常情况及时报告给医生	2	
M6.5	指导患者每日锻炼 2 次,每次 10~20 min,每分钟 7~8 次	1	
M7	指导有效咳嗽		
M7.1	患者取坐位或半坐位,屈膝,上身前倾	5	

续表

分值:实操(85%)+主观(15%)					
评分类型 M=客观测量 J=主观评价	项目描述			分值	得分
M7.2	嘱患者缓慢深呼吸数次后(吸气时腹肌上抬),屏气3~5 s,从胸腔进行2~3次短促有力咳嗽,张口咳出痰液,咳嗽时腹肌用力			2	
M7.3	重复以上动作,连续做2~3次。操作中如出现痰液梗阻,立即给予吸痰			2	
M7.4	吸痰后再次听诊肺部			2	
M7.5	清洁患者面部,协助取舒适体位			2	
M7.6	按照《医务人员手卫生规范(WS/T 313—2019)》,认真洗手,记录			1	
J	主观评价			15	
序号	主观方面	差	一般	良好	优秀	分值
J1	职业素养	0	1	2	3	3
J2	专业素养	0	1	2	3	3
J3	沟通能力	0	1	2	3	3
J4	解决问题能力	0	1	2	3	3
J5	团队合作精神	0	1	2	3	3
总分值					

【评价】

1.患者腹式呼吸、缩唇呼吸、有效咳嗽方法正确。

2.患者生命体征平稳,呼吸通畅。

3.护患沟通良好。

五、要点提示

1.注意用氧安全,应做到四防:"防火""防油""防震""防热"。

2.用氧时应先调节好氧流量,再插入鼻导管。停用氧气时,先拔鼻导管,再关氧流量表。

3.避免用力呼气或呼气过长,以免发生喘息、憋气等。

4.指导患者缩唇呼吸时,吸气与呼气时间比以1:2或1:3为宜。

5.患者呼气时缩唇大小程度由患者自行选择调整,不宜过大或过小。
6.密切观察患者神志、呼吸、心率等情况,有异常及时报告医生。
7.痰液黏稠可先雾化,再指导有效咳嗽。

任务二　循环系统综合性实训

一、学习目标

【知识目标】
1.掌握心力衰竭的临床表现和心功能分级。
2.熟悉心力衰竭的概念、病因。
3.了解心力衰竭的发病机制及治疗。

【技能目标】
1.能够运用所学知识为心衰患者实施吸氧、心电监护及静脉输液。
2.能够及时识别心律失常等并发症,并及时采取措施。

【素质目标】
1.具有良好的沟通能力、综合分析问题及处理问题的能力。
2.形成严谨、关爱患者的态度。
3.具备良好的团队合作意识。

二、任务导入

李先生,男,69岁。间断头晕15年,心悸、气短3天加重2 h入院。患者近15年来因时有头晕,发现血压升高,最高血压达180/110 mmHg,间断口服降压药、硝苯地平治疗。5年前因心悸发现室性期前收缩,3天前劳累后出现心悸、气短未就诊,2 h前突然憋醒不能平卧,咳白色泡沫痰,急诊入院。无慢性肾病史,父亲死于脑血管病。

体格检查:T 36.5 ℃,P 102次/分,R 36次/分,BP 195/115 mmHg。神志清楚,端坐位伴大汗淋漓,口唇发绀,颈静脉无怒张,双肺布满湿啰音,心界强弱不等,心尖部可闻及舒张期奔马律,腹平软,肝脾触诊不满意,双下肢无浮肿。辅助检查:超声心动图示左室射血分数(EF值)46%,E/A值0.7。

三、任务要求

根据上述案例,明确患者目前存在的主要护理问题,完成吸氧、心电监护、静脉输液的实践操作任务。

四、任务实施

【评估】
1.评估患者年龄、病情、意识状态、肢体活动度及合作能力。
2.评估患者的鼻腔黏膜有无破溃、损伤及鼻腔通气状况。
3.评估患者胸前皮肤有无破溃、瘢痕、胸毛。
4.评估患者局部穿刺部位皮肤情况。

【计划】
1.患者准备 了解操作的目的,能够配合。
2.护士准备 衣帽整洁,修剪指甲,洗手,戴口罩。
3.用物准备
(1)治疗车上层:吸氧装置(鼻导管、流量表、湿化瓶)、治疗碗(内盛冷开水)、输液器、止血带、输液架、消毒液、多功能生命参数监护仪、导线、纱布、弯盘、记录单、笔、手消毒液等。
(2)治疗车下层:生活垃圾桶、医用垃圾桶、利器盒、剪刀。
4.环境准备 安静、整洁、舒适、安全,无电磁波干扰。

【实施】见表4-2。

表4-2 循环系统综合性实训操作考核评分标准

分值:实操(85%)+主观(15%)

评分类型 M＝客观测量 J＝主观评价	项目描述	分值	得分
M	操作步骤	85	
M1	护理人员要求:仪表端庄,服装整洁,无长指甲,接触患者前正确洗手,戴口罩	2	
M2	物品准备:物品准备齐全,摆放合理	2	
M3	沟通:自我介绍;核对患者;解释操作目的,征得患者同意后,方可实施护理;询问患者有无其他需求(如厕等)	4	
M4	吸氧		
M4.1	核对患者床号和姓名,用湿棉签清洁双侧鼻腔并检查	2	
M4.2	将鼻导管与湿化瓶的出口相连接,检查氧气装置有无漏气和是否通畅	2	
M4.3	根据病情调节所需氧流量	4	

续表

分值:实操(85%)+主观(15%)			
评分类型 M＝客观测量 J＝主观评价	项目描述	分值	得分
M4.4	将鼻导管前端放入治疗碗盛装的冷开水中湿润,并检查鼻导管是否通畅	4	
M4.5	将鼻导管插入患者鼻孔1 cm	2	
M4.6	将导管环绕患者耳部向下放置,并调节松紧度	2	
M4.7	记录给氧时间、氧流量、患者反应	2	
M4.8	观察患者缺氧症状是否改善,检查有无氧疗不良反应	2	
M5	心电监护		
M5.1	核对患者	2	
M5.2	连接电源,打开电源开关,检查心电监护仪的性能及导线连接是否正常	4	
M5.3	清洁患者皮肤,以使电极片与皮肤表面接触良好	3	
M5.4	将电极片连接至监护仪导联线上,按照监护仪标识要求贴于患者胸部正确位置,避开伤口,必要时应当避开除颤部位	4	
M5.5	选择导联,保证监测波形清晰、无干扰,设置合理的报警界线	3	
M5.6	交代注意事项,整理床单位	2	
M5.7	按照《医务人员手卫生规范(WS/T 313—2019)》,认真洗手,遵医嘱记录监护参数	2	
M6	密闭式静脉输液		
M6.1	双人核对医嘱,检查药液的质量	2	
M6.2	常规消毒瓶塞,按医嘱加入药物	2	
M6.3	根据医嘱填好输液瓶贴,并将输液瓶贴倒贴于输液袋上	2	
M6.4	检查输液器质量,取出输液器,并将输液器的插瓶针插入瓶塞直至根部,关闭调节器	2	
M6.5	携用物至床旁,核对患者并解释	2	
M6.6	将输液袋挂输液架上,倒置并挤压茂菲滴管,当液体流入1/2~2/3满时迅速转正,打开调节器,排气至乳头和头皮针连接处,关闭调节器,检查输液管内有无气泡	3	

续表

分值:实操(85%)+主观(15%)

评分类型 M=客观测量 J=主观评价	项目描述	分值	得分
M6.7	将小垫枕放于穿刺肢体下,铺治疗巾,距穿刺点上方6 cm处扎止血带,开口朝上,选择穿刺血管	3	
M6.8	常规消毒皮肤,消毒范围大于5 cm,准备输液贴	3	
M6.9	再次查对,排气使液体流至针梗,关闭调节器,检查输液管内有无气泡	2	
M6.10	嘱患者握拳,左手固定穿刺静脉,右手持针与皮肤呈15°~30°角进针,见回血后放平针头再进针少许,松开止血带,打开调节器	4	
M6.11	依次使用胶布固定针柄、裸露的针梗及软管	1	
M6.12	根据患者年龄、病情、药物性质调节滴速	2	
M6.13	再次核对,整理床单位,交代注意事项	1	
M6.14	洗手记录,挂输液卡,并定时巡视	1	
M6.15	确认全部液体输入完毕,关闭调节器,揭掉输液贴,用无菌干棉签或无菌棉球轻压穿刺点上方,迅速拔针,局部按压至不出血为止。将头皮针和插瓶针剪至锐器盒内	4	
M6.16	协助患者取舒适卧位,整理床单位,整理用物	2	
M6.17	按照《医务人员手卫生规范(WS/T 313—2019)》,认真洗手,记录	1	
J	主观评价	15	
序号	主观方面	差	一般	良好	优秀	分值
J1	职业素养	0	1	2	3	3
J2	专业素养	0	1	2	3	3
J3	沟通能力	0	1	2	3	3
J4	解决问题能力	0	1	2	3	3
J5	团队合作精神	0	1	2	3	3
	总分值					

【评价】

1.患者理解操作的目的并主动配合。

2.患者缺氧症状改善,血氧饱和度提高。
3.护士无菌观念强,操作规范、熟练、动作轻巧。
4.护患沟通良好。

五、要点提示

1.静脉输液操作时应严格遵守无菌技术操作,认真执行查对制度,防止事故发生。
2.注意监测患者的生命体征,密切观察氧疗效果,及时识别心律失常等并发症。
3.注意用氧安全,应做到四防:"防火""防油""防震""防热"。
4.用氧时应先调节好氧流量,再插入鼻导管。停用氧气时,先拔鼻导管,再关氧流量表。
5.监护仪出现报警时,应及时处理,查找原因。
6.心电监护能够正确使用,确保电极片粘贴位置正确无误。

任务三　消化系统综合性实训

一、学习目标

【知识目标】
1.掌握消化道出血的临床表现。
2.熟悉消化道出血的病因。
3.了解消化道出血的治疗措施。

【技能目标】
1.能够运用所学知识对休克患者实施初步抢救。
2.能够正确地对消化道出血患者进行病情观察,及时识别并发症。

【素质目标】
1.具有良好的沟通能力、综合分析问题及处理问题的能力。
2.具有细心、爱心、耐心、责任心。
3.具备良好的团队合作意识。

二、任务导入

张先生,男,62岁。因腹部不适,黑便2天,呕血1天,于5月18日急诊入院。患者于4月28日,解黑便1次,大便成形,未予重视。17日午饭后先感上腹部饱胀不适,随后解柏油便三次,总量约600 g,至23点又解暗红色血便多次,不成形,量无法估计。今晨呕咖啡色血性液体约1 000 mL,自感头晕、四肢无力、心慌、冷汗、恶心,晕厥在床,家属发现后送至本院急诊。否认高血压、糖尿病等慢性病史,否认肝炎、肺结核病史。

体格检查:T 37.0 ℃,P 106 次/分,R 24 次/分,BP 80/40 mmHg。初步诊断为"消化道出血"。

三、任务要求

根据上述案例,明确患者目前主要的护理问题,完成吸氧、建立静脉通道、监测血压的实践操作任务。

四、任务实施

【评估】

1.评估患者年龄、姓名、意识状态、肢体活动度及合作能力。

2.评估患者局部穿刺部位皮肤情况。

3.评估患者的生命体征及出血量。

【计划】

1.患者/家属准备　了解操作的目的,能够配合。

2.护士准备　衣帽整洁,修剪指甲,洗手,戴口罩。

3.用物准备

(1)治疗车上层:吸氧装置(鼻导管、流量表、湿化瓶)、治疗碗(内盛冷开水)、输液器、止血带、输液架、消毒液、血压计、听诊器、护理记录单、手消液等。

(2)治疗车下层:生活垃圾桶、医用垃圾桶、利器盒、剪刀。

4.环境准备　安静、整洁、舒适、安全,无电磁波干扰。

【实施】　见表 4-3。

表 4-3　消化系统综合性实训操作考核评分标准

评分类型 M=客观测量 J=主观评价	项目描述	分值	得分
分值:实操(85%)+主观(15%)			
M	操作步骤	85	
M1	护理人员要求:仪表端庄,服装整洁,无长指甲,接触患者前正确洗手,戴口罩	2	
M2	物品准备:物品准备齐全,摆放合理	3	
M3	沟通:自我介绍;核对患者;解释操作目的,征得患者/家属同意后,方可实施护理;询问患者有无其他需求	4	

续表

分值:实操(85%)+主观(15%)			
评分类型 M＝客观测量 J＝主观评价	项目描述	分值	得分
M4	密闭式静脉输液		
M4.1	双人核对医嘱,检查药液的质量	2	
M4.2	常规消毒瓶塞,按医嘱加入药物	2	
M4.3	根据医嘱填好输液瓶贴,并将输液瓶贴倒贴于输液袋上	2	
M4.4	检查输液器质量,取出输液器,并将输液器的插瓶针插入瓶塞直至根部,关闭调节器	2	
M4.5	携用物至床旁,核对患者。将患者安置于中凹卧位,以缓解休克症状	2	
M4.6	将输液袋挂输液架上,倒置并挤压茂菲滴管,当液体流入1/2~2/3满时迅速转正,打开调节器,排气至乳头和头皮针连接处,关闭调节器,检查输液管内有无气泡	3	
M4.7	将小垫枕放于穿刺肢体下,铺治疗巾,距穿刺点上方6 cm处扎止血带,开口朝上,选择穿刺血管	3	
M4.8	常规消毒皮肤,消毒范围大于5 cm,准备输液贴	2	
M4.9	再次查对,排气使液体流至针梗,关闭调节器,检查输液管内有无气泡	2	
M4.10	嘱患者握拳,左手固定穿刺静脉,右手持针与皮肤呈15°~30°角进针,见回血后放平针头再进针少许,松开止血带,打开调节器	4	
M4.11	依次使用胶布固定针柄、裸露的针梗及软管	2	
M4.12	根据患者年龄、病情、药物性质调节滴速,并定时巡视	2	
M4.13	再次核对,整理床单位,交代注意事项	2	
M4.14	确认全部液体输入完毕,关闭调节器,揭掉输液贴,用无菌干棉签或无菌棉球轻压穿刺点上方,迅速拔针,局部按压至不出血为止。将头皮针和插瓶针剪至锐器盒内	2	
M4.15	协助患者取舒适卧位,整理床单位,整理用物	2	
M4.16	按照《医务人员手卫生规范(WS/T 313—2019)》,认真洗手,记录	2	

续表

分值:实操(85%)+主观(15%)

评分类型 M=客观测量 J=主观评价	项目描述	分值	得分
M5	吸氧		
M5.1	核对患者床号和姓名,用湿棉签清洁双侧鼻腔并检查	2	
M5.2	将鼻导管与湿化瓶的出口相连接,检查氧气装置有无漏气和是否通畅	2	
M5.3	根据病情调节所需氧流量	4	
M5.4	将鼻导管前端放入治疗碗盛装的冷开水中湿润,并检查鼻导管是否通畅	2	
M5.5	将鼻导管插入患者鼻孔 1 cm	2	
M5.6	将导管环绕患者耳部向下放置,并调节松紧度	3	
M5.7	记录给氧时间、氧流量、患者反应	3	
M5.8	观察患者缺氧症状,有无氧疗不良反应	2	
M6	血压测量		
M6.1	患者采取仰卧位,手臂平腋中线	2	
M6.2	卷袖过肘,肘部伸直,掌心向上	2	
M6.3	放好血压计,血压计"0"点应与肱动脉、心脏位于同一水平	3	
M6.4	驱尽袖带内空气,肘窝上两横指,绑袖带,松紧以能容纳一指为宜	3	
M6.5	听诊器胸件置于肱动脉搏动最明显处,充气加压至肱动脉搏动音消失后再升高 20~30 mmHg	3	
M6.6	以每秒 4 mmHg 的速度缓慢放气,双眼平视观察水银柱所指刻度,读出收缩压和舒张压数值,若数值相差过大,应重新测量	5	
M6.7	按照《医务人员手卫生规范(WS/T 313—2019)》,认真洗手,记录	2	
M6.8	口述:开始每 0.5 h 或 1 h 测血压,病情稳定后可酌情延长监测时间	2	
J	主观评价	15	

序号	主观方面	差	一般	良好	优秀	分值	
J1	职业素养	0	1	2	3	3	

续表

分值：实操（85%）+主观（15%）

评分类型 M＝客观测量 J＝主观评价	项目描述					分值	得分
序号	主观方面	差	一般	良好	优秀	分值	
J2	专业素养	0	1	2	3	3	
J3	沟通能力	0	1	2	3	3	
J4	解决问题能力	0	1	2	3	3	
J5	团队合作精神	0	1	2	3	3	
总分值							

【评价】

1.患者/家属理解操作的目的并能够配合。

2.患者休克症状缓解，血压恢复至正常。

3.护士无菌观念强，操作规范、熟练，动作轻巧。

4.患者/家属获得疾病相关知识，护患沟通良好。

五、要点提示

1.静脉输液操作时应严格遵守无菌技术操作，认真执行查对制度，防止事故发生。

2.监测血压做到四定："定时间""定部位""定体位""定血压计"，每次测量前应先检查水银平面是否归零。

3.休克患者应采取中凹卧位，抬高头胸部，可利于保持气道通畅，改善通气功能；抬高下肢，可促进静脉血回流，缓解休克症状。

4.注意用氧安全，应做到四防："防火""防油""防震""防热"。

5.用氧时应先调节好氧流量，再插入鼻导管。停用氧气时，先拔鼻导管，再关氧流量表。

（王玲玲　吕东霞）

第五章 外科护理

任务一 手术人员的术前准备

一、学习目标

【知识目标】

1.掌握肥皂刷手法及其注意事项,穿无菌手术衣和戴无菌手套的方法及其注意事项,脱手术衣和脱手套的方法。

2.熟悉更衣、戴口罩、帽子,检查手臂和指甲等的方法和程序。

3.了解手术人员无菌准备的重要性。

【技能目标】

1.能规范化完成肥皂刷手法、穿脱无菌手术衣和戴脱无菌手套。

2.明确手术人员在手术进行中应遵守的无菌原则。

【素质目标】

1.具有无菌观念。

2.具有良好的观察、分析问题及处理问题的能力。

3.具有护士的细心、耐心、责任心。

二、任务导入

张女士,55岁。8个月前进食微热食物时胸部隐痛不适,未予重视,10天前出现吞咽困难,进食较干硬食物时加重。纤维胃镜检查提示:食管癌、胃溃疡。门诊以"食管癌"收入胸外科。入院后积极完善术前检查与准备,拟定在全麻下行食管癌根治术。现患者已接入手术室,器械护士小李需要进行术前准备。

三、任务要求

具备无菌观念,明确手术室护士术前准备工作的具体操作方法和基本要求,能规范化完成手术人员术前各项准备。

四、任务实施

【评估】

1.评估手术室环境、刷手设施,无菌手术衣、无菌手套的无菌状态。

2.评估无菌手术衣、无菌手套的规格等。

【计划】

1.护士准备　着装整洁、帽不漏头发、口罩不漏鼻、修剪指甲,更换手术室的专用鞋和洗手衣、裤。

2.用物准备　洗手衣、裤、口罩、帽子、肥皂、无菌软皂液、无菌毛刷、无菌小方巾、泡手桶、酒精或新洁尔灭泡手液、无菌手术衣、一次性外科手套、滑石粉、储物槽、刷手设备等。

3.环境准备　安静、整洁,温湿度适宜,符合无菌操作要求。

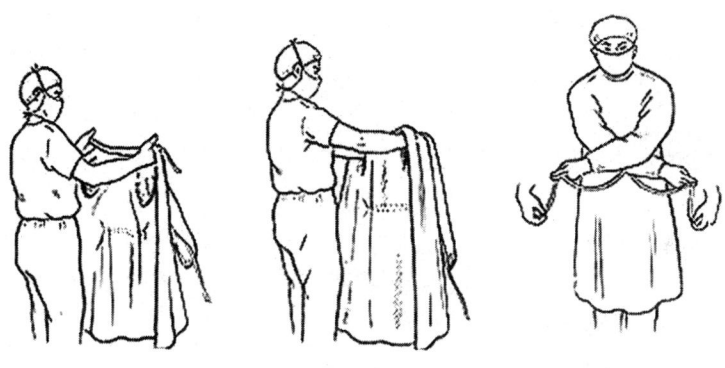

图5-1　穿无菌手术衣

【实施】　见表5-1。

表5-1　手术人员的术前准备操作考核评分标准

分值:实操(85%)+主观(15%)			
评分类型 M=客观测量 J=主观评价	项目描述	分值	得分
M	操作步骤	85	
M1	护理人员要求:着装整洁,帽不漏头发,口罩不漏鼻,修剪指甲	2	
M2	物品准备要求:物品准备齐全,尺寸合适,符合无菌操作要求	2	
M3	手术人员的一般准备		
M3.1	手术人员进入手术室后,脱掉外衣,更换手术室的专用鞋和洗手衣、裤,以免将外部灰尘带入手术室内	2	

续表

分值:实操(85%)+主观(15%)			
评分类型 M=客观测量 J=主观评价	项目描述	分值	得分
M3.2	卷袖至肘上20 cm,洗手衣上衣的下摆塞入裤腰内,自身内衣不可暴露于洗手衣的外面	2	
M3.3	戴好手术室专用帽子、口罩,帽子完全遮住头发,口罩必须遮住口鼻	2	
M3.4	修剪指甲,并除去甲下积垢。戴眼镜者可用肥皂液涂擦镜片后再擦干,以免呼出的热气上升模糊镜片	1	
M3.5	穿戴手术室着装者,不得离开手术室,外出时须更换外出衣及室外鞋	1	
M4	手及前臂的消毒		
M4.1	用肥皂清洗双手(可按六步洗手法洗手),范围是前臂至肘上10 cm,洗去脂垢,用流水冲净泡沫	4	
M4.2	取第一把无菌毛刷,蘸灭菌软皂液刷洗两手臂。刷洗部位分三段:指间到腕关节、腕关节到肘部、肘部到肘上10 cm。由远及近、双侧逐段、左右交替刷洗	6	
M4.3	用流水冲净肥皂液:将双手抬高,保持手高肘低位,冲洗时从手开始使水自手部流向肘部	4	
M4.4	再取第二把无菌毛刷刷洗,方法如同第一把无菌毛刷,如此反复刷洗3遍,共约10 min。洗完后将双手屈曲胸前,保持手高肘低位放于胸前无菌区(上面不超过双肩,下面不超过双髂前上棘连线,双侧不超过腋前线),已刷洗部位触及自身衣物及其他物品酌情扣分	6	
M4.5	用无菌毛巾一块擦干双手后对折成三角形,放置于腕部并使三角形的底边朝近端,另一手抓住下垂两角拉紧、旋转、逐渐向近端移动至肘上10 cm,不可再擦回前臂及手部;再将小毛巾翻折,用洁净的另外一面以同样的方法擦干另一手臂	4	
M4.6	用5~10 mL洁肤柔消毒凝胶均匀涂于每只手和前臂一遍,双手搓擦至干	4	
M4.7	洗手消毒完毕后,保持拱手姿势。双手远离胸部30 cm以外,放于胸前无菌区。进入手术间时用背部推开门或用感应门,手臂不可触及未消毒物品,否则此项不得分	3	

续表

分值:实操(85%)+主观(15%)			
评分类型 M=客观测量 J=主观评价	项目描述	分值	得分
M5	穿无菌手术衣和戴无菌手套		
M5.1	手臂消毒后,由巡回护士把无菌手术衣包打开,手术人员从包内拿起一件无菌手术衣。注意拿起时应使手术衣领口向上,用双手分别提起衣服两个内袖口上端的肩缝,充分抖开手术衣,使手术衣的内面朝向自己,不要让手术衣触碰到其他物品或地面	4	
M5.2	将手术衣轻轻上抛,双手顺势插入袖中,两臂前伸,不可高举过肩,也不可向左右撒开	4	
M5.3	由巡回护士在身后协助拉开衣领两角并系好背部衣带,穿衣者将手向前伸出衣袖	2	
M5.4	穿上手术衣后,稍弯腰,使腰带悬空(避免手指触及手术衣),两手交叉提起腰带中段(腰带不交叉)将手术衣带递给巡回护士,穿衣者双手不可越过腋前线	4	
M5.5	巡回护士从背后系好腰带(避免接触穿衣者的手指)	2	
M5.6	穿好手术衣后,双手屈曲胸前	2	
M5.7	将手套内袋打开,提起手套腕部翻折处取出手套,检查手套是否完好	2	
M5.8	使手套两拇指掌心相对,先将一手插入手套内,对准手套内5指轻轻戴上。手勿触及手套外面,否则此项不得分	4	
M5.9	用已戴好手套的四指(食、中、环、小指)插入另一手套的翻折部里面,协助未戴手套的手插入手套内,将手套轻轻戴上。已戴手套的手勿触及手套内面及皮肤,否则此项不得分	4	
M5.10	将手套翻折部翻回,包住手术衣的袖口,手指交叉轻推与手贴合,再次检查手套完整性	2	
M5.11	戴完后将双手放在胸前无菌区或者胸袋内,开始手术前用无菌生理盐水冲洗手套	2	
M6	脱手术衣及脱手套		
M6.1	由巡回护士解开背带及领口带,双手交叉抓起对侧肩部的手术衣,自上向下拉,使衣袖翻向外,先脱下一侧的袖子,再抓住手术衣的内面脱下另一侧的袖子,然后把手术衣全部脱下,放于指定位置	3	

续表

分值:实操(85%)+主观(15%)					
评分类型 M=客观测量 J=主观评价	项目描述				分值	得分
M6.2	用右手提起左手手套的外面,将左手手套脱至手掌部,再以左手拇指插入右手手套的内面脱去右手手套,最后用右手提起左手手套的内面推下左手手套。注意脱手套时手套外面不能接触皮肤				3	
M7	操作者无菌观念强				2	
M8	过程自然流畅,规定时间内完成所有任务				2	
J	主观评价				15	
序号	主观方面	差	一般	良好	优秀	分值
J1	职业素养	0	1	2	3	3
J2	专业素养	0	1	2	3	3
J3	分析问题能力	0	1	2	3	3
J4	解决问题能力	0	1	2	3	3
J5	反思能力	0	1	2	3	3
总分值					

【评价】

1.进入手术室后,戴好帽子、口罩,态度严肃,不大声喧哗。

2.刷手时,保持手高肘低位,能做到"三段,三遍,三分钟,双侧交替,共十分钟"。

3.擦手时,毛巾块的方向正确,不回擦。

4.穿手术衣时,手不接触手术衣的外面;交叉递胸前的腰带。

5.脱手术衣时,先脱手术衣后脱手套,能保护手臂不被污染。

五、要点提示

1.手或臂部皮肤有破损或有化脓性感染以及患呼吸道感染者不能进入刷手间。

2.刷手时应特别注意甲缘、甲沟、指蹼、大拇指内侧、手掌纹、前臂尺侧及皮肤皱褶等处的重点刷洗。

3.洗手消毒完毕后,手要保持拱手姿势,远离胸部30 cm以外,放于胸前无菌区即肩部以下、腰部以上、腋前线以前的范围。

4.未戴手套的手不能触及手术衣的正面,更不能将手插入胸前衣袋里。传递腰带时,不能与协助穿衣人员手相接触。

5.未戴手套的手,不可接触手套外面,已戴无菌手套的手,不可接触未戴手套的手臂和非无菌物;术中无菌手套有破损或污染,应立即更换。

6.如果手术完毕,手套未破,连续施行另一台手术时,可不用重新刷手,仅需浸泡70%酒精或0.1%新洁尔灭溶液5 min,也可用碘尔康或灭菌王涂擦手和前臂,或用洁肤柔消毒凝胶涂擦手和前臂一遍,再穿无菌手术衣和戴手套。若前一次手术为污染手术,则连续施行手术前应重新洗手。

任务二　外科常用器械辨认

一、学习目标

【知识目标】

1.掌握手术刀、手术剪、血管钳、持针器、布巾钳、组织钳、环钳、拉钩、缝针、手术镊、肠钳、吸引头等器械的名称和使用方法。

2.熟悉各种特殊手术器械的使用方法、使用中的注意事项。

3.了解各种器械的临床应用。

【技能目标】

1.能正确识别各种常用手术器械并说出其主要用途,规范化握持常用手术器械。

2.在手术进行中配合医生完成好手术器械的传递。

3.做好手术前后器械的清点、核对。

【素质目标】

1.具有无菌观念和爱伤观念。

2.具有良好的观察、分析问题及处理问题的能力。

3.具有护士的细心、耐心、责任心。

二、任务导入

患者,女,65岁。咳嗽咳痰3个月余,门诊X线胸片检查发现左上肺包块入院,既往有高血压病史9年,糖尿病5年,平时用药不正规。查体:T 36.8 ℃,P 106次/分,R 20次/分,BP 185/120 mmHg。空腹血糖:13.6 mmol/L。临床诊断左侧肺癌,拟在全麻下行左上肺叶切除术。

三、任务要求

具备护士的无菌观念,明确患者目前手术可能需要用到的手术器械,能准确辨识各种手术器械,对各种手术器械能规范化使用。

四、任务实施

【评估】
1.评估环境、布单类、敷料类、手术器械、缝合针、缝合线等是否符合无菌操作要求。
2.评估手术器械的性能是否良好。

【计划】
1.护士准备　衣帽整洁,修剪指甲,洗手,戴口罩,消毒双手,穿手术衣,戴无菌手套。
2.用物准备　手术刀、手术剪、血管钳、持针器、布巾钳、组织钳、环钳、拉钩、缝针、手术镊、肠钳、吸引头等。
3.环境准备　模拟层流净化手术间,表面卫生符合规范,减少人员走动。

【实施】　见表5-2。

表5-2　外科常用器械辨认操作考核评分标准

分值:实操(85%)+主观(15%)

评分类型 M＝客观测量 J＝主观评价	项目描述	分值	得分
M	操作步骤	85	
M1	护理人员要求:着装整洁,帽不漏发,口罩不漏鼻,穿手术衣,戴无菌手套	2	
M2	物品准备:物品准备齐全,性能良好,符合无菌操作要求	2	
M3	手术刀的辨认		
M3.1	能准确找出手术刀(由刀片和刀柄组成),说出刀柄的常用型号(20~24号为大刀片,适用于大创口切割;9~17号属于小刀片,适用于眼科及耳鼻喉科)	3	
M3.2	能正确使用持针器夹持刀片进行装卸(安装时,用持针钳夹持刀片前端背侧,将刀片与刀柄槽对合,向下嵌入;取下时,再以持针钳夹持刀片尾端背侧,稍稍提起刀片,向上顺势推下)	5	
M3.3	能正确使用指压刀柄式握持方法,准确说出指压刀柄式握持方法常见用途(用于切开范围较广,用力较大的切口,如截肢、切开较长皮肤切口等)	3	
M3.4	能正确使用执弓式握持方法,准确说出执弓式握持方法的用途(用于各种胸腹部皮肤切开、腹直肌前鞘切开等)	3	

第五章 外科护理

续表

评分类型 M=客观测量 J=主观评价	项目描述	分值	得分
分值:实操(85%)+主观(15%)			
M3.5	能正确使用执笔式握持方法,准确说出执笔式握持方法的用途(用于切开短小切口,如解剖血管、神经、腹膜等)	3	
M3.6	能正确使用反挑式握持方法,准确说出反挑式握持方法的用途(用于向上挑开,以免损伤深部组织,如挑开脓肿等)	3	
M4	手术剪的辨认		
M4.1	能准确找出组织剪,说出组织剪用途(用来解剖、剪断或分离剪开组织)	2	
M4.2	能准确找出线剪,说出线剪用途(用来剪断缝线、敷料、引流管等)	2	
M4.3	能准确找出拆线剪,说出拆线剪用途(用于拆除缝线)	2	
M5	血管钳的辨认		
M5.1	能准确找出大中小各型号的血管钳(弯血管钳、直血管钳、有齿血管钳、蚊式血管钳),准确说出血管钳用途(主要用于钳夹血管或出血点,以达到止血的目的;也用于分离组织,牵引缝线,夹住或拔出缝针等)	2	
M5.2	能正确使用血管钳握持方法并演示开放和关闭钳端操作(用拇指持住血管钳一个环口,无名指挡住另一环口,将拇指和无名指轻轻用力对顶即可)	2	
M6	持针器的辨认		
M6.1	能准确找出持针器,说明其特点(头部短粗,有的持针器内有一纵沟,以便持针)	2	
M6.2	能正确使用持针器钳夹缝针(夹针时用尖端合并夹在缝针的中后1/3交界处)	4	
M7	布巾钳的辨认		
M7.1	能准确找出布巾钳,说明其特点(前端尖细弯曲,尖端相对)	2	
M7.2	能正确使用布巾钳持钳方法,准确说出用途(用于固定手术用的巾单,也用于组织特别是肋骨牵引)	2	

续表

评分类型 M＝客观测量 J＝主观评价	项目描述	分值	得分
分值：实操(85%)＋主观(15%)			
M8	组织钳的辨认		
M8.1	能准确找出组织钳,说明其特点(又称Allis钳,头端有一排细齿,犹如鼠齿,故也可称为鼠齿钳,有大、小型号)	2	
M8.2	能正确使用组织钳持钳方法,准确说出用途(用于钳夹组织、活瓣和肿瘤包膜,作为牵引)	2	
M9	环钳的辨认		
M9.1	能准确找出环钳,说明其特点(前端呈卵圆形,又称卵圆钳)	2	
M9.2	能正确使用环钳持钳方法并准确说出用途(有齿的用来夹敷料消毒用;无齿的用来夹内脏)	2	
M10	拉钩的辨认		
M10.1	能准确找出各种拉钩(拉钩有自动和手持两种,手持拉钩有直角和S型两种,每种又有深、浅、大、小、阔等型号)	2	
M10.2	能正确使用手持拉钩和自动拉钩,并准确说出用途(手持拉钩用于牵引不同层次和深部组织,以显露手术视野;自动拉钩用于胸腹切口的固定拉开)	2	
M11	缝针的辨认		
M11.1	能准确找出各种类型的缝针,说明其特点(以外形分为直针与弯针两种,以针尖形状分为圆针与三角针两类。每种类型又有大、小、粗、细不同规格,可根据手术需要选用)	2	
M11.2	能准确说出各种类型的缝针使用范围(圆形缝针主要用于柔软容易穿透的组织,如腹膜、胃肠道及心脏组织,穿过时损伤小;三角形角针用于穿透坚韧难穿透的组织,如筋膜及皮肤等)	2	
M12	缝线的辨认		
M12.1	能准确找出各种类型的缝线(各种缝线的粗细以号数与零数表明,号数越大表示缝线越粗;零数越多表示缝线越细),准确说出最常用缝线的型号(常用的有1#、4#、7#、10#)	2	
M12.2	能准确说出各种类型缝线的用途(在手术中为缝合各类组织和脏器,又可结扎缝合血管,起止血作用)	2	

续表

分值:实操(85%)+主观(15%)			
评分类型 M=客观测量 J=主观评价	项目描述	分值	得分
M13	手术镊的辨认		
M13.1	能准确找出有齿镊、无齿镊、持物镊	2	
M13.2	能准确说出有齿镊用于夹持皮肤、皮下、筋膜等；无齿镊用于夹持黏膜、肠壁、血管和神经等；持物镊是较长的无齿镊,主要夹持敷料、棉球、缝线等	3	
M13.3	能正确运用有齿镊、无齿镊、持物镊的握持方法(用拇指对示指与中指,执二镊脚中、上部)	2	
M14	肠钳的辨认		
M14.1	能准确找出肠钳,说明其特点(前端扁长,富弹性,有直、弯两种)	2	
M14.2	能准确说出肠钳的用途和使用注意事项(用于胃肠吻合时暂时阻断胃肠道,亦有固定作用；使用时前端须套上橡皮管,避免夹持阻断胃肠时引起组织损伤坏死)	2	
M15	吸引头的辨认		
M15.1	能准确找出常用的普通、侧孔单管吸引头和多孔套管吸引头	3	
M15.2	能准确说出单管吸引头、套管吸引头等的使用范围(单管吸引头用以吸除手术野的血液及胸腹内液体等；套管吸引头则主要用于吸除腹腔内的液体,其外套管有多个侧孔及进气孔,可避免大网膜肠壁等被吸住,堵塞吸引头)	2	
M16	规定时间内找出相应器械并准确回答有关用途,每超过1 min扣1分	5	

序号	主观方面	差	一般	良好	优秀	分值
J1	职业素养	0	1	2	3	3
J2	专业素养	0	1	2	3	3
J3	沟通能力	0	1	2	3	3
J4	解决问题能力	0	1	2	3	3
J5	辨识能力	0	1	2	3	3
总分值						

【评价】
1.准确说出手术器械的名称和用途。
2.对各类常用手术器械的握持方法操作正确、熟练。

五、要点提示

1.安装刀片应用持针器夹持安装,切不可徒手操作,以防割伤手指。
2.血管钳止血时,应利用其最前端夹住血管的裂口,但较大血管出血时要以垂直方向钳夹血管断端,钳夹周围组织要少,以免大块结扎引起过多组织坏死,结扎血管时,血管钳应放松,以方便打结。
3.选用缝线最基本的原则为:尽量使用细而拉力大、对组织反应最小的缝线。
4.使用肠钳时前端须套上橡皮管,避免夹持阻断胃肠时引起组织损伤坏死。
5.任何器械使用前都应检查外观是否能用、有无污染。

任务三 外科打结法

一、学习目标

【知识目标】
1.掌握徒手打结法及持钳打结法。
2.熟悉各种结在外科中的用途,方结、外科结及三重结的具体打结方法。
3.了解结的种类及在外科手术中的作用;假结、滑结的形成。

【技能目标】
1.在外科缝合过程中,采用正确的打结方法。
2.提高打结的速度,为止血、缝合提供保障,减轻患者痛苦。

【素质目标】
1.具有无菌观念和爱伤观念。
2.具有良好的观察、分析问题及处理问题的能力。
3.具有护士的细心、耐心、责任心。

二、任务导入

女性,46岁。右上腹阵发性疼痛 3 h 入院。查体:急性痛苦病容,心肺未见异常;Murphy 征阳性。B 超示胆囊壁增厚,内有强光团伴声影。初步诊断为急性结石性胆囊炎,决定行腹腔镜胆囊切除术。手术因困难,中转改行开腹手术,手术时长 6 h,在胆囊切除的基础上还做了胆肠吻合术。术后经彻底止血并及时关闭体腔,缝合时按组织结构快速准确采用不同的打结方法。

三、任务要求

具有无菌观念和爱伤观念,明确提高打结的速度可以为止血、缝合提供保障,减轻患者痛苦。认真练习方结、外科结、三重结、持钳打结的正确方法,提高打结速度。(见图5-2,图5-3)。

四、任务实施

【评估】
1.评估患者的手术部位和手术方式,理解临床中应用外科打结的正确方法。
2.评估打结架、止血钳性能是否良好等。

【计划】
1.护士准备　衣帽整洁,修剪指甲,洗手,戴口罩。
2.用物准备　打结架、黑白鞋带、止血钳、10号丝线等。
3.环境准备　整洁、安静,光线充足,温湿度适宜。

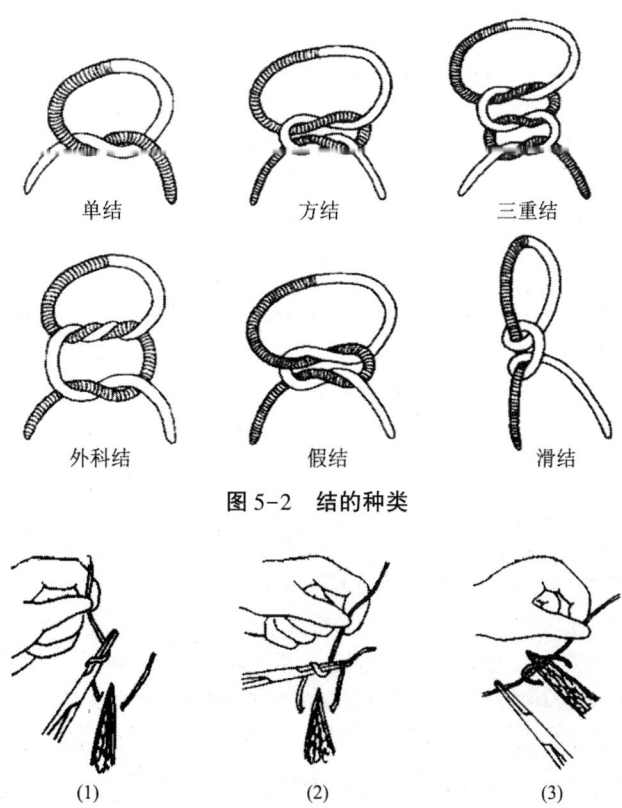

图5-2　结的种类

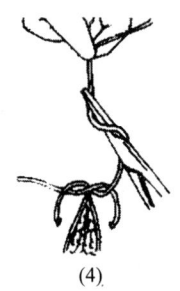 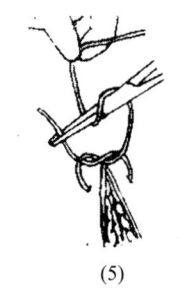 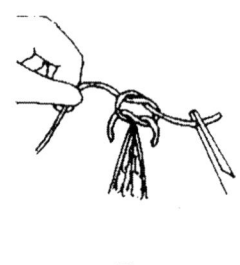

(4)　　　　　　　　(5)　　　　　　　(6)

图 5-3　持钳打结法

【实施】　见表 5-3。

表 5-3　外科打结法操作考核评分标准

分值：实操(85%)+主观(15%)

评分类型 M=客观测量 J=主观评价	项目描述	分值	得分
M	操作步骤	85	
M1	护理人员要求：衣帽整洁，修剪指甲，洗手，戴口罩	2	
M2	物品准备要求：物品准备齐全，性能良好，符合操作要求	3	
M3	徒手打结法		
M4	单结		
M4.1	在打结架上放好练习打结的黑白鞋带	2	
M4.2	左手拇指和示指捏着黑线端，右手拇指和中指捏着白线端在钉子上逆时针反绕。白线在上，黑线在下。右手示指从线环上面放于线环内黑白线交叉处。同时右手示指做旋前动作并下压上挑黑线，绕过白线外侧到达白线上方，反转手掌，掌心向上，拇指迅速上压白线，拇、示指将白线拉出线环后，左右手均匀用力向两侧拉开"三点"（两侧拉力点和结扎点）成一直线，正确完成"右1"单结	5	
M4.3	右手拇指和示指捏着黑线端，左手的拇指和示指捏着白线端在钉子上顺时针环绕，然后右手中指、环指和小指从白线外侧放于白线上并下压白线，反转手掌，掌心向上，同时左手提黑线放于右手示指和中指之间。两线交叉成一个阿拉伯数字"4"。右手中指下压黑线伸入白线下方，上挑白线入线环后，三手指从线环下方伸出到线环的左侧（注意环指和中指应捏紧白线），此时拇指迅速从黑线下面压住缠绕在中指上的白线，将白线拉出线环后双手交叉，右手在上左手在下，均匀用力向两侧拉开，三点成一线，正确完成"右2"单结	5	

续表

评分类型 M＝客观测量 J＝主观评价	项目描述	分值	得分
分值：实操(85%)＋主观(15%)			
M5	方结		
M5.1	右1右2两单结或左1左2两单结方向相反，打在一起正确完成，即一个方结	5	
M5.2	正确完成两种方结：先打"1"后打"2"（"12"型方结）或先打"2"后打"1"（"21"型方结）两种，结的上方黑白两线应平行，如交叉此项不得分	5	
M6	三重结		
M6.1	在方结基础上再打一个与第二结方向相反的结，如右或左"121"型、"212"型、"左1右1左1"型、"左2右2左2"型，正确完成一个三重结	5	
M7	外科结		
M7.1	右手示指上钩黑线从白线上方下压白线后（拇指、中指捏白线端），左手中指从线环下方伸入线环内（拇指、示指捏黑线端），以"左2"方法挑黑线，同时反转两手掌，然后左右手拇指同时迅速上压黑白线，将两线端拉出线环。使两线多绕一圈，完成右1左2，正确完成外科结的第一结	5	
M7.2	再打一个与第一结方向相反的单结，即右2或左1正确完成一个外科结	2	
M7.3	右手示指、左手中指分别从线环上下同时伸进线环内，左手压白线挑黑线的同时右手钩黑线挑白线，然后左右手同时反转掌心，同时向两侧拉线，正确完成第一结。再打第一个右2或左1正确完成一个外科结	5	
M7.4	正确完成在"左1""右2""左2"基础上打外科结	3	
M8	持钳打结法		
M8.1	用持针钳或止血钳打结，因结扎容易滑脱，一般仅用于线头过短或较深部位的结扎	5	
M9	单结		
M9.1	钳放在线上方，留黑线5~7 cm于钳左侧，左手拉白线端，右手拿钳放在线上方，左手持白线自上而下绕钳一圈，用钳夹持黑线端掏过线环，钳和手均匀用力向两侧拉开，三点成一线正确完成单结"上"	5	

续表

分值:实操(85%)+主观(15%)			
评分类型 M=客观测量 J=主观评价	项目描述	分值	得分
M9.2	钳放在线下方,留黑线5~7 cm于钳右侧,左手拉白线端,右手拿钳放在线下方,左手持白线自下而上绕钳一圈后,钳从白线下方绕过去夹持白线端,掏过线环,双手交叉(拿钳的手在上另一手在下),均匀用力向两侧拉开,三点成一线,正确完成单结"下"	5	
M10	方结		
M10.1	把单结"上"和单结"下"打在一起正确完成一个方结	5	
M11	三重结		
M11.1	把单结"上"、单结"下"、单结"上"打在一起或把单结"下"、单结"上"、单结"下"打在一起正确完成一个三重结	5	
M12	外科结		
M12.1	在打第一结时把线多缠绕一圈,再打一个"上"或"下"正确完成一个外科结	5	
M12.2	持钳打结时,钳始终放在两线之间,否则扣分	3	
M13	操作正确,规定时间内完成徒手打结和持钳打结练习	5	
J	主观评价	15	

序号	主观方面	差	一般	良好	优秀	分值
J1	职业素养	0	1	2	3	3
J2	专业素养	0	1	2	3	3
J3	沟通能力	0	1	2	3	3
J4	解决问题能力	0	1	2	3	3
J5	反思能力	0	1	2	3	3
总分值						

【评价】

1.能用黑白鞋带正确熟练掌握各种徒手打结手法。

2.练习的过程中,方法正确,不出现假结和滑结。

3.手法正确熟练后,同学们可以做到每分钟打30个方结。

五、要点提示

1.假结和滑结为错误打结方法,外科手术中应避免。
2.打结时第一结均应摆平后再拉紧,如两线成锐角,稍一用力线即可能被拉断。
3.掌握"三点一线"原则,左右手拉线均匀用力,防止出现松结,滑结。
4.两手不宜距离线结太远,尤其是深部打结时应一手指按线结近处,否则易将线扯断或未扎紧而滑脱。
5.明确不同的绳结的使用对象。

任务四　外科缝合法

一、学习目标

【知识目标】
1.掌握缝合的基本操作步骤。
2.熟悉不同组织缝合方法的具体临床应用。
3.了解不同解剖层次分层缝合方法的操作。
【技能目标】
1.学会基本的缝合方法。
2.在操作中能将组织对合靠拢并正确缝合,从而消除间隙,以利切口愈合。
3.将人文关怀、职业安全与无菌观念等贯穿于操作全过程。
【素质目标】
1.具有无菌观念和爱伤观念。
2.具有良好的观察、分析问题及处理问题的能力。
3.具有护士的细心、耐心、责任心。

二、任务导入

女性,46 岁。右上腹阵发性疼痛 3 h 入院。查体:急性痛苦病容,心肺未见异常;Murphy 征阳性。B 超示胆囊壁增厚,内有强光团伴声影。初步诊断为急性结石性胆囊炎,决定行腹腔镜胆囊切除术。手术因困难,中转改行开腹手术,手术时长 6 h,在胆囊切除的基础上还做了胆肠吻合术。术后经彻底止血并及时关闭体腔,按组织结构采用不同方法的快速缝合。

三、任务要求

具有无菌观念和爱伤观念,明确缝合是将已经切开或外伤断裂的组织、器官进行对合或重建其通道,恢复其功能,是保证良好愈合的基本条件,也是重要的外科手术基本操作技术之一。在新鲜猪蹄上反复练习各种缝合方法,掌握各类缝合技巧。

四、任务实施

【评估】

1.评估切口的类型、大小,选择适宜的缝合线。

2.评估缝合室的环境是否整洁干净。

【计划】

1.护士准备 衣帽整洁,修剪指甲,洗手,戴口罩。

2.用物准备 组织剪、线剪、持针钳、无齿镊、有齿镊、缝合针、丝线、手术刀、新鲜猪蹄。

3.环境准备 安全、整洁,光线充足,温湿度适宜。

【实施】 见表5-4。

表5-4 外科缝合法操作考核评分标准

分值:实操(85%)+主观(15%)

评分类型 M=客观测量 J=主观评价	项目描述	分值	得分
M	操作步骤	85	
M1	护理人员要求:衣帽整洁,修剪指甲,洗手,戴口罩	2	
M2	物品准备要求:物品准备齐全,器械性能良好,符合操作要求	2	
M3	按照实训指导老师要求将物品分类摆放整齐,操作者戴无菌手套	2	
M4	将新鲜猪蹄放于操作台合适位置,用手术刀制造人为切口,要求:执刀方法正确,切开的手法正确(垂直下刀,水平走刀,垂直出刀),切口长度适中,切口整齐,深度均匀	12	
M5	用有齿镊夹持碘伏棉球消毒伤口2遍,有齿镊夹持手法正确,无污染,消毒无盲区	6	
M6	左手持有齿镊,提起皮肤边缘,右手执持针器。要求:持针钳握持方法正确,持针钳夹针位置正确(于缝针的中后1/3~1/4处)	10	
M7	用腕臂力量由外旋进,顺针的弧度刺入皮肤,经皮下从对侧切口皮缘穿出。要求:垂直进针,沿缝针弧度穿出,不留死腔,针距、边距恰当,同层组织缝合,皮肤对合整齐(每项3分)	18	

续表

评分类型 M=客观测量 J=主观评价	项目描述	分值	得分
分值:实操(85%)+主观(15%)			
M8	用有齿镊顺缝针前端的弧度外拔,同时持针器从针后部顺势前推。要求:沿缝针弧度拔出,力量适中,针距、边距恰当	10	
M9	当针要完全拔出时松开持针器,单用镊子夹针外拔,持针器迅速转位再夹针体后1/3弧处,将针完全拔出,要求:动作轻柔,伤口边缘对合良好,缝合处张力适中	10	
M10	打结,要求:打结方法正确,牢固	5	
M11	持线剪剪线,完成缝合基本步骤,要求:剪线使用"靠、滑、斜、剪"四个动作来完成,使剪刀尖部向上略偏30°剪断线(线头长度因结扎部位而异)	5	
M12	整理用物,记录缝合时间及伤口情况	3	
序号	主观方面	差	一般	良好	优秀	分值	
J1	职业素养	0	1	2	3	3	
J2	专业素养	0	1	2	3	3	
J3	沟通能力	0	1	2	3	3	
J4	解决问题能力	0	1	2	3	3	
J5	反思能力	0	1	2	3	3	
总分值							

【评价】

1.能根据缝合要求正确完成缝合基本步骤。

2.切口对合平整,缝合张力适当。

3.缝合过程顺利,无针遗漏,皮缘对合好,无异物残留。

五、要点提示

1.按解剖层次分层进行缝合,不留死腔。

2.每一层次的缝线,在切口两侧所包含的组织多少要相等,并为同一组织。

3.为了减少组织内异物,缝合的针数不宜过多,一般针距0.5~1.0 cm。缝合不同的组织,针距、边距、线尾有不同的要求。

4.缝线结扎后的松紧度,应使被缝合的组织边缘紧密相接为准,不能过松或过紧。

5.要端正态度,不要因为在猪蹄上练习而减少责任心。

任务五　手术区皮肤准备

一、学习目标

【知识目标】

1.掌握手术患者手术区皮肤准备的范围、操作注意事项。

2.熟悉患者的病情,根据手术时限合理安排患者手术区皮肤准备的时间。

3.了解手术患者手术区皮肤准备的重要性。

【技能目标】

1.明确手术患者手术区皮肤准备的范围,不损伤皮肤的完整性。

2.操作时动作规范、轻柔、熟练。

3.操作中能注意保护患者隐私。

【素质目标】

1.具有无菌观念和爱伤观念。

2.具有良好的观察、分析问题及处理问题的能力。

3.具有手术室护士的细心、耐心、责任心。

二、任务导入

张女士,55岁。八个月前进食微热食物时胸部隐痛不适,未予重视,10天前出现吞咽困难,进食较干硬食物时加重。纤维胃镜检查提示:食管癌、胃溃疡。门诊以"食管癌"收入胸外科。入院后积极完善术前检查,拟定在全麻下行食管癌根治术。外科护士小李应如何对张女士进行手术区皮肤的准备?

三、任务要求

具有无菌观念和爱伤观念,提醒患者洗澡、清洁皮肤期间注意安全,防止跌倒,预防感冒。根据手术部位,按照腹部手术备皮范围,运用正确的方法进行手术区皮肤准备,以去除手术区毛发,避免切口周围的毛发影响手术操作,同时彻底清洁皮肤,预防术后伤口感染。

四、任务实施

【评估】
1. 评估患者切口部位,备皮范围内有无皮肤损伤、感染、皮肤疾病等。
2. 评估患者的自理能力及配合程度。

【计划】
1. 护士准备 着装整洁,洗手,戴口罩。
2. 用物准备
(1) 备皮盘:备皮碗或换药盘、纱布、手套、棉签、肥皂液、一次性备皮刀。
(2) 其他用品:医嘱单、防污垫、皮肤消毒剂(酌情准备如酒精、碘伏、苯扎溴铵、医用汽油、洗甲液等)。
(3) 检查一次性备皮刀的完好性和使用有效期。
3. 环境准备 整洁、安静,关闭门窗。请无关人员回避,必要时屏风遮挡。

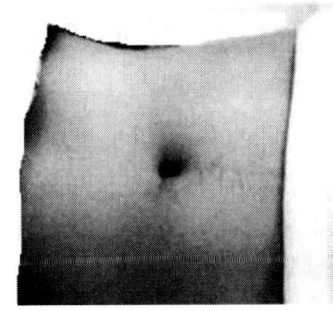

图 5-4 暴露备皮区域

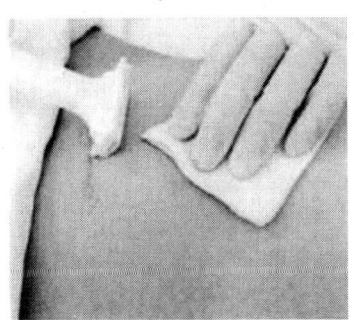

图 5-5 左手绷紧皮肤,右手备皮

【实施】 见表 5-5。

表 5-5 手术区皮肤准备操作考核评分标准

分值:实操(85%)+主观(15%)			
评分类型 M=客观测量 J=主观评价	项目描述	分值	得分
M	操作步骤	85	
M1	护理人员要求:仪表端庄,服装整洁,无长指甲,接触患者前正确洗手,戴口罩	2	
M2	物品准备:物品准备齐全,性能良好,符合操作要求	5	

续表

分值:实操(85%)+主观(15%)			
评分类型 M=客观测量 J=主观评价	项目描述	分值	得分
M3	核对医嘱,携用物至患者床旁	3	
M4	辨识患者,向患者及家属解释备皮操作的目的及过程,并取得同意,关闭门窗,遮挡屏风	5	
M5	备皮		
M5.1	协助患者取舒适卧位,备皮区域下垫防污垫,充分暴露备皮区域,注意保暖及照明	5	
M5.2	戴手套,用温肥皂水擦拭备皮区域	10	
M5.3	护士左手持纱布紧绷皮肤,右手持备皮刀,使备皮刀与皮肤成45°,顺着毛发走向,从上到下依次剃净毛发	10	
M5.4	用温水擦净备皮区域,检查术区毛发是否剔除干净,有无皮肤破损,一旦发现异常详细记录并通知医生	10	
M5.5	用棉签蘸医用汽油清洁脐部污垢,用温水擦拭干净	5	
M5.6	协助患者穿衣,整理用物,询问患者是否还有其他需求	5	
M5.7	记录备皮时间和有无皮肤反应	3	
M5.8	告知患者备皮后可以洗澡,或局部清洗擦拭,必要时请护士协助。提醒患者洗澡、清洁皮肤期间注意安全,防止跌倒,预防感冒	2	
M5.9	轻步退出房间,轻手关门	2	
M6	正确处理垃圾,整理用物	5	
M7	按照《医务人员手卫生规范(WS/T 313—2019)》,认真洗手	5	
M8	操作者保持合适的身体姿势,注意节力原则	3	
M9	过程自然流畅,动作轻柔,注意保护患者	5	
J	主观评价	15	

序号	主观方面	差	一般	良好	优秀	分值
J1	职业素养	0	1	2	3	3
J2	专业素养	0	1	2	3	3

续表

评分类型 M=客观测量 J=主观评价	项目描述 分值:实操(85%)+主观(15%)				分值	得分
序号	主观方面	差	一般	良好	优秀	分值
J3	分析问题能力	0	1	2	3	3
J4	解决问题能力	0	1	2	3	3
J5	反思能力	0	1	2	3	3
总分值						

【评价】

1.备皮过程顺利,备皮区域正确,符合手术要求。

2.备皮区域无体毛残留,无皮肤破损、过敏等。

五、要点提示

1.护士操作轻柔,不要逆行刮剃,以免划伤患者皮肤,损伤毛囊。

2.避开皮肤凸起处,小心皱褶及瘢痕处皮肤松弛者可用手绷紧皮肤。

3.不要过多暴露皮肤,注意保暖及保护患者隐私。

4.备皮区域要大于预定的切口直径范围至少15~20 cm。

5.清洁脐部时要轻柔,勿用力,防止擦伤皮肤引起感染,延迟手术。

6.遇美甲患者建议先洗甲,以免影响术中血氧饱和度监测及术后末梢血运观察。

任务六 常用止血法

一、学习目标

【知识目标】

1.掌握止血带止血法的操作方法及注意事项。

2.熟悉填塞止血法、加压包扎止血法操作要领,常用指压动脉止血法的部位及操作方法。

3.了解结扎止血法在手术中止血的重要作用。

【技能目标】
1.在面对创伤后出现的大出血,能够运用有效的止血方法挽救生命,防止因急性大出血而导致的休克,甚至死亡。
2.实施现场外伤救护时,本着救死扶伤的人道主义精神,沉着迅速地开展现场急救工作。
3.将安全照护、心理支持、人文关怀、职业安全与保护等贯穿于救护全过程。

【素质目标】
1.具有无菌观念和爱伤观念。
2.具有良好的观察、分析问题及处理问题的能力。
3.具有外科护士的细心、耐心、责任心。

二、任务导入

王先生,42岁。因右上臂被匕首刺伤,急诊入院。患者步行入院,自述15 min前与他人发生争吵,被匕首刺伤右上臂,流血不止。体格检查:T 36.6 ℃,P 98次/分,R 20次/分,BP 90/60 mmHg,神志清楚,面色发白,右上臂有一伤口。

三、任务要求

准确找到出血部位,采用恰当的止血方法及时有效止血,同时确保伤者呼吸道通畅,防止因急性大出血而导致的休克,甚至死亡。

四、任务实施

【评估】
1.评估伤者的意识情况及损伤部位。
2.评估伤者损伤部位出血的颜色及速度。

【计划】
1.护士准备 衣帽整洁,洗手,戴口罩。
2.用物准备 自动止血设备(战地止血训练手臂、战地止血训练腿)、止血带、医用纱布绷带、纱布块、止血钳、手术线剪、胶布、实训模型人、电凝设备等。
3.环境准备 安全、整洁。

【实施】 见表5-6。

表5-6 外科止血法操作考核评分标准

评分类型 M=客观测量 J=主观评价	项目描述	分值	得分
	分值:实操(85%)+主观(15%)		
M	操作步骤	85	
M1	护理人员要求:衣帽整洁,洗手,戴口罩	2	
M2	物品准备要求:物品准备齐全,器械性能良好,符合操作要求	2	
M3	辨识伤者,向伤者及家属解释止血的目的及过程,并取得同意	2	
M4	止血带止血法		
M4.1	用橡皮止血带在准备结扎止血带的部位加好衬垫,左手在离止血带头端约10 cm处以左手拇指和食、中指拿好止血带的一端,另一手拉紧止血带围绕肢体缠绕一周,压住止血带的头端,然后再缠绕第二周,并将止血带末端用左手食、中指夹紧,向下拉出固定即可,使之成为一个活结,外观呈A字形	3	
M4.2	用气性止血带:压迫面宽而软,压力均匀,还有压力表测定压力,比较安全,常用于四肢活动性大出血或四肢手术时采用,使用时把袖带绕在扎止血带的部位,然后打气至伤口停止出血	3	
M4.3	用布制止血带:将三角巾折成带状或将其他布带绕伤口一圈,打个蝴蝶结;取一根小棒穿在布带圈内,提起小棒拉紧,将小棒依顺时针方向绞紧,将绞棒一端插入蝴蝶结环内,最后拉紧活结并与另一头打结固定	3	
M4.4	说出止血带止血的常用部位和使用要求	2	
M4.5	用毛巾或其他布片、棉絮作垫,将止血带绑扎在上臂和大腿的正确部位	8	
M4.6	评估松紧情况,以不能摸到远端动脉搏动或出血停止为度	3	
M4.7	准确说出止血带使用的注意事项	4	
M4.8	注明上止血带的时间和部位	2	
M5	指压动脉止血法		
M5.1	在伤侧耳屏上方1.5 cm处,用拇指压迫颞浅动脉,阻断颞顶部出血,快速处理颞顶部出血	3	

续表

	分值:实操(85%)+主观(15%)		
评分类型 M=客观测量 J=主观评价	项目描述	分值	得分
M5.2	用一只手的拇指和示指或拇指和中指分别压迫双侧下颌角前约1 cm的凹陷处,阻断面动脉血流,快速处理颜面部出血	3	
M5.3	拇指对准颈部胸锁乳突肌中段内侧,将颈总动脉压向颈椎,快速处理颈部、面深部、头皮部出血,若同时压迫两侧颈总动脉此项不得分	3	
M5.4	用一只手的四指压迫耳后与枕骨粗隆之间的凹陷处,阻断枕动脉的血流,另一只手固定伤员头部,快速处理一侧头后枕骨附近外伤大出血	3	
M5.5	在锁骨中点上方用拇指按压锁骨下动脉,快速处理肩部、腋下及上臂出血	3	
M5.6	一手固定伤员手臂,抬高患肢,用另一只手的拇指压迫上臂中段内侧,阻断肱动脉血流,快速处理前臂出血	3	
M5.7	用两手的拇指和示指分别压迫伤侧手腕两侧的桡动脉和尺动脉,阻断血流,快速处理手掌、手背出血	3	
M5.8	用拇指和示指分别压迫手指两侧的指固有动脉,阻断血流,快速处理手指出血	3	
M5.9	让伤者取坐位或卧位,操作者用两手的拇指用力压迫伤肢腹股沟中点稍下方的股动脉,阻断股动脉血流,快速处理大腿部出血	3	
M5.10	用手指按压腘动脉阻断血流,快速处理小腿出血	3	
M5.11	用两手的拇指和示指分别压迫伤脚足背中部搏动的胫前动脉及足跟与内踝之间的胫后动脉,快速处理足部出血	3	
M6	加压包扎止血法		
M6.1	用消毒纱布或干净的毛巾、布块折叠成比伤口稍大的垫,盖住伤口,再用绷带或折成条状布带或三角巾紧紧包扎,调整松紧度	3	
M6.2	伤口在肘窝、腋窝、腘窝、腹股沟时,加垫后屈肢固定在躯干上	2	
M7	填塞止血法		
M7.1	颈部和臀部较大而深的伤口出血,先用镊子夹住无菌纱布塞入伤口内,如一块纱布止不住出血,可再加纱布	3	

续表

分值:实操(85%)+主观(15%)			
评分类型 M＝客观测量 J＝主观评价	项目描述	分值	得分
M7.2	最后用绷带或三角巾绕颈部至对侧臂根部包扎固定	2	
M8	结扎止血法		
M8.1	在手术进行中,对于较大出血点先用止血钳阻断,然后再用丝线打结扎或对接	3	
M9	电凝止血法		
M9.1	先用止血钳钳夹出血点,然后通电止血,也可用单极或双极电凝镊直接钳夹住出血点止血	3	
M10	整理用物,记录出血时间及止血效果	2	

序号	主观方面	差	一般	良好	优秀	分值
J1	职业素养	0	1	2	3	3
J2	专业素养	0	1	2	3	3
J3	沟通能力	0	1	2	3	3
J4	解决问题能力	0	1	2	3	3
J5	人文关怀能力	0	1	2	3	3
总分值						

【评价】

1.准确找到出血部位,并正确止血。

2.伤者意识情况良好,受伤部位末梢循环良好。

五、要点提示

1.要准确判断出血部位及出血量,然后决定采取何种止血方法。

2.大血管损伤时常需几种方法联合使用,颈动脉和股动脉损伤出血凶险,要立即采用指压止血法,并及时拨打急救电话;转运时间长时,可实行加压包扎止血法。

3.无论使用哪种止血带都要记录出血起始时间,注意定时放松,放松止血带要缓慢,防止血压波动或再出血。

4.需进一步处理时,止血所用的物品必须取出。

5.要明确不同的止血方法对于不同部位的止血效果。

任务七 绷带包扎法

一、学习目标

【知识目标】
1.掌握卷轴绷带在人体各部位的包扎操作方法。
2.熟悉各个部位包扎的名称、包扎方法、注意事项及临床应用。
3.了解绷带的种类。

【技能目标】
1.采用正确的绷带包扎方法达到压迫止血,防止敷料脱落,促进伤口愈合的目的。
2.包扎时松紧度适宜,肢体处于功能位,末梢循环良好。
3.运用绷带包扎的部位,要求牢固、舒适、整齐、美观并符合节约的原则。
4.将安全照护、心理支持、人文关怀、职业安全等贯穿于包扎全过程。

【素质目标】
1.具有无菌观念和爱伤观念。
2.具有良好的观察、分析问题及处理问题的能力。
3.具有护士的细心、耐心、责任心。

二、任务导入

毛女士,35岁。左前臂被玻璃割伤,送至医院急诊科。体格检查:T 36.4 ℃,P 96次/分,R 16次/分,BP 120/80 mmHg,左前臂桡侧中段可见7 cm长并有活动性出血的伤口。进行紧急清创后止血包扎。

三、任务要求

用绷带将已清创缝合或换过药的外伤部位进行覆盖包扎,松紧度适宜,肢体处于功能位,末梢循环良好,包扎牢固、整齐、美观并符合节约的原则。

四、任务实施

【评估】
1.评估患者伤情,患者受伤部位及出血情况。
2.评估患者受伤部位有无组织外露。
3.评估受伤部位,选择相应的包扎方法。

【计划】
1. 护士准备　衣帽整洁,洗手,戴口罩。
2. 用物准备　卷轴绷带、医用纱布绷带、无菌棉签、手消液、实验模型人或 SP 伤员等。
3. 环境准备　保持环境安全、整洁。

【实施】　见表 5-7。

表 5-7　绷带包扎法操作考核评分标准

分值:实操(85%)+主观(15%)

评分类型 M=客观测量 J=主观评价	项目描述	分值	得分
M	操作步骤	85	
M1	护理人员要求:衣帽整洁,洗手,戴口罩	2	
M2	物品准备要求:物品准备齐全,性能良好,符合操作要求	2	
M3	辨识伤者,向伤者及家属解释包扎的目的及过程,并取得同意配合	2	
M4	快速查找伤口,根据受伤部位确定包扎方法	5	
M5	包扎部位必须保持清洁干燥,对皮肤皱襞处,如腋下、乳下、腹股沟等处应用棉垫、折叠纱布遮盖,骨隆突处用棉垫保护	3	
M6	在满足治疗目的的前提下,患者体位应尽量舒适。肢体应保持功能位或所需要的体位	3	
M7	根据包扎部位选用不同宽度的绷带。手指需用 3 cm 宽,手、臂、头、足用 5 cm 宽,上臂、腿用 7 cm 宽,躯体用 10 cm 宽的绷带	3	
M8	单条帽状绷带包扎法		
M8.1	用一条卷轴绷带,为了便于操作,牢固不滑脱,拿绷带时应让卷向外,沿头部的较大径线(眉弓、耳郭及枕外隆凸)水平,自前向后环绕 2~3 周固定绷带之后,第一周留斜角反折压住,至枕部或额部(无伤口的部位)反折,改变绷带的走行方向,由前后环绕改变为直接从额部到枕部的纵形方向	4	
M8.2	反折后嘱助手按压前后的反折部位。反折后的第一绷带走行在头部左右的正中位,后一绷带压前一绷带的 1/3~1/2 加强牢固性,左右各走行一次按一定的顺序直至将头部全部包扎完,然后反折角度大一点,再次改变方向由前到后环绕 2~3 周压住助手所按压的反折处,注意从正中向前后顺序不能错,松紧适当	4	

续表

分值:实操(85%)+主观(15%)			
评分类型 M=客观测量 J=主观评价	项目描述	分值	得分
M8.3	最后固定绷带头:①将绷带头正中撕开,环绕打结,注意避开伤口;②可用宽胶布直接粘贴固定	2	
M9	双条帽状绷带包扎法		
M9.1	将第一条绷带置于头部冠状正中位,然后嘱助手或患者双手将绷带两端垂直向下拉紧	3	
M9.2	操作者拿第二条绷带卷向外避开伤口,沿头部较大径线环绕2~3周固定绷带,至颞侧时与冠状绷带进行绕转后改变走行,变环绕为左右走行。若绕转后绷带方向朝向前方压住冠状绷带前1/2至对侧	3	
M9.3	接着自后向前环绕冠状绷带再拉向后压住冠状绷带的后1/2。如此反复操作直至包扎整个头部,最后在一侧和冠状绷带一起缠绕并和对侧的绷带在脑后打结扎紧	3	
M10	枕额绷带包扎法		
M10.1	拿绷带自健侧耳上开始,绕枕外隆凸下方经对侧耳上、前额上部回至健侧耳上,前面逐渐下移,后面逐渐上移	3	
M10.2	绷带在两耳上交叉,如此环绕至眉弓用胶布固定	3	
M11	下颌绷带包扎法		
M11.1	一手持绷带放于下颌伤口敷料处,用另一只手托住敷料,一手将绷带经耳郭、颞部向上经头顶环绕至另一侧经颞部、耳部至下颌	3	
M11.2	如此反复包扎4到5圈,当绷带至颞部时进行反折,使绷带呈水平环绕,经额、颞、耳部、枕部,如此环绕包扎4到5圈打结固定	3	
M12	肩部包扎法		
M12.1	绷带自患侧臂部上端从前向后(自后向前也可)环绕2~3周,固定绷带后,经患侧肩关节的上方自前向后由背部至对侧腋下,自胸前回至肩关节上方与上一绷带交叉后沿臂部环绕一周,依上法缠绕绷带之间重叠1/2直至完全包住肩部,胶布固定即可	4	
M13	臂部包扎法		
M13.1	自臂下端环绕2~3周固定绷带,然后渐由下向上缠绕,后一绷带压前一绷带1/3~1/2直至将受伤部位全部包好后固定绷带头	4	

续表

分值:实操(85%)+主观(15%)			
评分类型 M=客观测量 J=主观评价	项目描述	分值	得分
M14	肘部包扎法		
M14.1	向心型"8"字缠绕法:患者屈肘90°,操作者拿绷带从前臂开始,先固定绷带,后从前臂经肘关节内侧至臂上部缠绕一周固定,再经肘关节内侧至前臂缠绕。渐渐由两端向肘关节靠拢,直至把肘关节完全包住	4	
M14.2	离心型"8"字缠绕法:患者屈肘90°,操作者拿绷带从肘关节开始,先固定绷带,后在上臂和前臂各进行缠绕,绷带在肘内侧交叉,直至到上臂和前臂的中部	4	
M14.3	包扎完毕,可用绷带或三角巾把患肢悬挂于颈部	2	
M15	前臂及小腿包扎法		
M15.1	在腕部固定绷带,环绕2~3周固定绷带头之后开始向肘部靠近,当绷带走行到前臂前方时将绷带自近侧向远侧(上至下)返折,角度不宜太大,以此类推直至包扎完全	4	
M16	手和足部包扎法		
M16.1	绷带自近侧开始经腕或足关节至远侧,环绕一周再至近侧,逐渐向关节处靠拢,交叉后可在前亦可在后,依受伤部位而定直至完全包好后固定	3	
M17	臀部及腹股沟区包扎法		
M17.1	在股部上端从后向前(或由前向后)环绕2~3周固定绷带,经腹股沟区,下腹部到对侧髂嵴上方经臀部回到同侧在股部上方环绕一周	3	
M17.2	改变绷带走行方向,然后以此类推将臀部及腹股沟区包扎完全,最后固定	2	
M18	在包扎处作标记,观察松紧度及伤肢血运情况	2	
M19	整理用物,按照《医务人员手卫生规范(WS/T 313—2019)》,认真洗手,记录	2	
序号	主观方面	差	一般	良好	优秀	分值	
J1	职业素养	0	1	2	3	3	

续表

评分类型 M=客观测量 J=主观评价	项目描述					分值	得分
分值:实操(85%)+主观(15%)							
序号	主观方面	差	一般	良好	优秀	分值	
J2	专业素养	0	1	2	3	3	
J3	沟通能力	0	1	2	3	3	
J4	解决问题能力	0	1	2	3	3	
J5	人文关怀能力	0	1	2	3	3	
总分值							

【评价】

1.包扎的松紧度适宜,伤肢的血液循环良好。

2.伤肢处于功能位。

3.绷带包扎牢固、舒适、整齐、美观并符合节约的原则。

五、要点提示

1.绷带卷向外拿,便于操作。

2.起始处及固定打结时应避开伤口。

3.方法正确,注意绷带的缠绕方向。

4.包扎时用力均匀,外观美观大方。

5.包扎完成后要作标记,便于临床观察。

6.拆除绷带应先自固定端,顺包扎相反方向松解,两手相互传递绕下,在紧急和绷带已被伤口分泌物浸润干涸时,可用绷带剪剪开。

7.不同部位打绷带的方法不一样。

任务八 外科换药

一、学习目标

【知识目标】

1.掌握换药的操作步骤和操作要点。

2.熟悉换药的目的、基本要求和基本技术。
3.了解伤口的分类及换药时机的选择。
【技能目标】
1.观察伤口愈合情况,以便酌情给予相应的治疗和处理。
2.检查伤口,根据伤口分类采取相应护理措施,促进伤口尽早愈合。
3.换药的过程中,动作轻柔,减少患者痛苦。
4.将安全照护、心理支持、人文关怀、职业安全与保护等贯穿于护理操作全过程。
【素质目标】
1.具有无菌观念和爱伤观念。
2.具有良好的观察、分析问题及处理问题的能力。
3.具有外科护士的细心、耐心、责任心。

二、任务导入

患者,女,45岁。体质较弱。因急性胆囊炎行胆囊切除术后5日,体温38.6 ℃,血压115/75 mmHg,呼吸20次/分,述切口疼痛,无腹膜刺激征。换药时发现伤口有脓液溢出。

三、任务要求

能根据外科换药操作要求,根据伤口分类采取相应护理措施,同时保持伤口局部温度适宜,促进局部血液循环,改善局部环境,为伤口愈合创造有利条件。

四、任务实施

【评估】
1.评估患者自理能力、合作程度及疼痛耐受度。
2.评估原伤口敷料的外观,渗出液的性质、量、气味、颜色等。
3.评估伤口的部位、大小(长、宽、深)、潜行、组织形态、渗出液、颜色、感染情况及伤口周围皮肤或组织状况。
4.评估换药室的环境是否安全、安静。
5.评估换药器械、物品、敷料等是否完好齐全,是否可安全使用。
【计划】
1.患者准备　患者须消除紧张情绪,选择较为舒适的卧位或坐位,伤口要充分暴露;寒冷天气换药注意保暖,避免受凉。
2.护士准备　衣帽整洁,修剪指甲,洗手,戴口罩,戴手套。
3.用物准备　治疗盘内盛无菌治疗碗2个、无菌镊2个、酒精棉球数个、盐水棉球数个,分置于无菌治疗碗内,无菌纱布数块,置于无菌治疗碗内,弯盘、胶布或绷带、手消液1

瓶,医用垃圾袋,铺好橡胶单、治疗巾,根据伤口情况可备引流物、血管钳、探针、凡士林纱布或雷夫诺尔纱条等。

4.环境准备 整洁、安全,光线明亮,温湿度适宜,换药椅性能良好。

【实施】 见表5-8。

表5-8 外科换药操作考核评分标准

分值:实操(85%)+主观(15%)

评分类型 M=客观测量 J=主观评价	项目描述	分值	得分
M	操作步骤	85	
M1	护理人员要求:仪表端庄,衣帽整洁,修剪指甲,洗手,戴口罩,戴手套,严格遵守无菌操作原则,防止发生医院内感染	3	
M2	物品准备:物品准备齐全,摆放合理,换药物品需保持无菌,并注明灭菌日期	3	
M3	确认换药环境,在晨间护理或换药室清洁工作后30 min进行	2	
M4	辨识伤者,向伤者及家属解释换药的目的及过程,并取得同意	2	
M5	评估伤口,确定创面的部位大小深浅,有无引流物及是否拔除或更换,是否需要扩创或冲洗,是否需要拆线或缝合等	2	
M6	协助患者取舒适安全卧位,暴露换药部位,注意保护患者隐私	2	
M7	换药步骤		
M7.1	揭开敷料,暴露创面:用手揭开外层敷料,勿用镊子。胶布条应由伤口外侧向伤口方向揭去。再用镊子轻揭内层敷料,若粘连较紧,应先用盐水浸湿后再揭去,以免损伤肉芽组织或引起创面出血。揭去内层敷料时应和伤口纵向保持一致,以免伤口裂开引起患者疼痛	10	
M7.2	检查伤口:观察伤口有无红肿、出血,有无分泌物及其性质,注意创面皮肤、黏膜、肉芽组织的颜色变化。手术后的缝合伤口应注意缝线周围皮肤反应,有无皮肤积血积液,伤口有无感染。感染伤口应注意感染的进展或是否消退,脓液的性质及量,引流是否通畅,伤口愈合情况等	10	
M7.3	伤口周围皮肤消毒:用酒精或碘伏对伤口周围皮肤、黏膜进行消毒,伤口周围有胶布或油脂等粘连者可用松节油拭去。左手持一把无菌镊将无菌治疗碗内的酒精棉球传递给右手的镊子进行消毒,两把镊子不接触。清洁伤口先由创缘向外擦洗,勿使酒精流入创口引起疼痛和损伤组织。化脓创口,由外向创缘擦拭	10	

续表

分值:实操(85%)+主观(15%)			
评分类型 M=客观测量 J=主观评价	项目描述	分值	得分
M7.4	交换左右手镊子,右手持无菌镊子,处理伤口内。直接用右手的无菌镊子取药碗内的盐水棉球,轻轻清洗创口,禁用干棉球擦洗创口,以防损伤肉芽组织	10	
M7.5	去除过度生长的肉芽组织、腐败组织或异物等,观察伤口的深度及有无引流不畅等情况,再用酒精棉球清除沾染皮肤上的分泌物,最后用消毒敷料覆盖创面	10	
M7.6	一般创面可用消毒凡士林纱布覆盖,必要时用引流物。覆盖无菌干纱布,其面积、厚度,视创面大小、渗液情况及不同部位而定。一般覆盖面积要超过伤口四周3~5 cm,以达隔离作用。胶布固定时,其方向应与肢体或躯干长轴垂直;环绕手指、脚趾时用力不宜过大,以免影响血液循环,并注意保持美观	10	
M8	协助患者取舒适卧位,整理用物	2	
M9	将伤口换下的污染敷料放入指定的污物桶中,进行统一处理	2	
M10	换药者先洗手再用1‰新洁尔灭或75%酒精浸泡消毒	2	
M11	记录伤口的情况、大小(长、宽、深)、潜行、组织形态、渗出液、颜色、感染情况及伤口周围皮肤或组织状况	2	
M12	换药过程中动作轻柔,无菌观念强	3	
J	主观评价	15	

序号	主观方面	差	一般	良好	优秀	分值
J1	职业素养	0	1	2	3	3
J2	专业素养	0	1	2	3	3
J3	沟通能力	0	1	2	3	3
J4	解决问题能力	0	1	2	3	3
J5	人文关怀能力	0	1	2	3	3
总分值						

【评价】

1.揭除敷料时,动作轻柔,方法正确,患者无明显疼痛。

2.对伤口周围皮肤消毒时,碘酒和酒精未流入伤口内。

3.严格遵守无菌原则,能正确使用接触伤口的镊子和夹持无菌物品的镊子。

4.能根据伤口的具体情况进行正确处理。

5.覆盖无菌敷料方法正确,包扎固定牢固、美观。

五、要点提示

1.换药时,不应在病房扫地、整理床铺,以免灰尘飞扬污染伤口。

2.根据伤口情况准备换药敷料和用品,应勤俭节约,物尽其用,不应浪费。

3.多个患者或多个伤口同时换药应有一定的次序,先换无菌伤口,再换感染轻的伤口,最后换感染重的伤口。

4.操作时一般用左手持镊子夹取无菌物品,再传递至右手钳夹,右手持镊子直接接触伤口,传递过程中双手所持器械不得接触。

5.换药者操作应当稳、准、轻,忌动作过大,不宜用暴力挤压创口周围皮肤以达排脓目的,或以血管钳乱捅;对坏死或失去生机的组织,不宜强行撕拉剥脱,要以剪刀剪除。

6.换药过程中或出现患者不适或突发状况时,应停止换药并及时通知医生。

(吕东霞　王玲玲)

第六章

母婴护理

任务一 女性生殖系统解剖

一、学习目标

【知识目标】
1. 掌握骨盆结构及其主要标志。
2. 熟悉女性内生殖器及生理功能。
3. 了解女性外生殖器。

【技能目标】
1. 学生能在模型上描述出女性内、外生殖器的解剖、功能。
2. 学生能准确在模型上描述出女性骨盆的组成、关节、韧带。
3. 学生能准确在模型上描述出女性骨盆的各平面及其径线。
4. 运用观察的方法,培养学生观察模型的能力。

【素质目标】
1. 具有良好语言、文字表述和沟通能力。
2. 具有探究学习、终身学习、分析问题和解决问题的能力。
3. 具有良好的职业道德,关爱、尊重、理解女性。

二、任务导入

案例1:刘女士,23岁。骑自行车上班途中与三轮车相撞,自觉外阴疼痛难忍并肿胀来医院就诊。她可能发生了什么问题?

案例2:孕妇王女士,26岁。孕6周,首次检查,孕妇身高164 cm,体重120 kg,请在医学模型上进行常规骨盆测量操作。

三、任务要求

请根据刘女士和孕妇王女士目前存在的问题,根据护理程序制订可行的照护计划,并根据照护计划完成女性生殖系统解剖模块的实践操作任务。

四、任务实施

【评估】

1. 评估刘女士的一般情况、精神状态、自理能力、合作程度等。
2. 评估孕妇王女士的孕周、孕期检查情况、合作程度等。
3. 评估环境是否安全,有无屏风遮挡,室温是否适宜等。

【计划】

1. 患者准备　了解检查的目的、方法及配合要点,能配合操作。
2. 护士准备　衣帽整洁,修剪指甲,洗手,戴口罩。
3. 用物准备　空心骨盆,骨盆平面,小型人体骨骼架,胶布,盆底模型,内、外生殖器模型,带盆底组织骨盆矢状面模型,软尺,记录笔,骨盆测量器等。
4. 环境准备　整洁、安静、安全,光线充足,温湿度适宜,屏风遮挡。

【实施】　见表6-1。

表6-1　女性生殖系统解剖操作考核评分标准

分值:实操(85%)+主观(15%)

评分类型 M=客观测量 J=主观评价	项目描述	分值	得分
M	操作步骤	85	
M1	护理人员要求:仪表端庄,服装整洁,无长指甲,接触患者前正确洗手,戴口罩	2	
M2	物品准备:物品准备齐全,摆放合理	2	
M3	沟通:问候患者,自我介绍;使用姓名和出生日期来核对患者;解释来访目的,征得患者同意后,方可实施护理;询问患者有无其他需求(如厕等)	4	
M4	女性生殖器		
M4.1	评估患者情况及合作程度;环境是否符合要求	2	
M4.2	告知患者操作目的、步骤、配合操作的方法,如有不适,及时告诉护理人员	2	
M4.3	检查用物:盆底模型,内、外生殖器模型,带盆底组织骨盆矢状面模型是否完好	3	
M4.4	结合模型描述出女性内、外生殖器的解剖、功能	4	

续表

分值:实操(85%)+主观(15%)			
评分类型 M=客观测量 J=主观评价	项目描述	分值	得分
M5	女性骨盆的组成、关节、韧带		
M5.1	检查用物:小型人体骨骼架,胶布,软尺,记录笔等	2	
M5.2	在模型上描述出女性骨盆的组成:骶骨、尾骨及左右两块髋骨	4	
M5.3	在模型上描述出女性骨盆的关节:耻骨联合、骶髂关节、骶尾关节	4	
M5.4	在模型上描述出女性骨盆的韧带:骶结节韧带、骶棘韧带	4	
M5.5	在模型上准确描述骨盆的分界:以耻骨联合上缘、髂耻缘、骶岬上缘的连线为界,将骨盆分为上、下两部分	8	
M6	骨盆平面及其径线测量		
M6.1	检查用物:空心骨盆,骨盆测量器,胶布,记录笔等,用物是否完好	4	
M6.2	体位:孕妇排尿后仰卧在检查床上,头部稍垫高,暴露腹部,双腿略屈曲稍分开,使腹肌放松。检查者应站在孕妇的右侧	2	
M6.3	在模型上准确描述骨盆的入口平面及其径线:骨盆的入口平面呈椭圆形,是真假骨盆分界面; 前后径——从耻骨联合上缘中点到骶岬前缘中间的距离,平均 11 cm; 横径——左右髂耻缘间的最大距离,平均 13 cm; 斜径——左右各一。由左骶髂关节上缘到右髂耻隆起间的距离为左斜径,与之相对应的为右斜径,平均 12.75 cm。正常情况下,左右斜径相等	8	
M6.4	在模型上准确描述骨盆的最大平面:近似圆形,前为耻骨联合内缘中点,两侧相当于髋臼中心平面,后为第 2、3 骶椎间;其前后径平均 12.75 cm,横径 12.5 cm	2	
M6.5	在模型上准确描述骨盆的中骨盆平面:为骨盆最小平面,最狭窄,呈前后径长的椭圆形; 前后径——耻骨联合下缘中点通过两侧坐骨棘连线的中点到第四、第五骶骨之间距离,平均 11.5 cm; 横径——两坐骨棘间的距离,平均 10 cm	8	

续表

评分类型 M=客观测量 J=主观评价	项目描述	分值	得分
分值:实操(85%)+主观(15%)			
M6.6	在模型上准确描述骨盆出口平面:为骨盆腔的下口,有两个不同平面的三角形组成; 前后径——耻骨联合下缘至骶尾关节间的距离平均11.5 cm; 横径——也称坐骨结节间径。两坐骨结节前端内缘的距离,平均9 cm; 前矢状径——耻骨联合下缘中点至坐骨结节间径中点的距离,平均6 cm; 后矢状径——骶尾关节至坐骨结节间径中点的距离,平均8.5 cm	8	
M6.7	骨盆轴:连接骨盆各个平面中点的假想曲线称为骨盆轴。此轴上段向下向后,中段向下,下端向下向前	4	
M6.8	骨盆倾斜度图:指妇女站立时,骨盆入口平面与地平面所形成的角度,一般为60°	2	
M6.9	检查过程中观察患者有无不适,洗手,记录,反馈	2	
M7	正确处理垃圾,整理用物	2	
M8	操作过程自然流畅,规定时间内完成所有任务	2	
J	主观评价	15	

序号	主观方面	差	一般	良好	优秀	分值
J1	职业素养	0	1	2	3	3
J2	专业素养	0	1	2	3	3
J3	沟通能力	0	1	2	3	3
J4	解决问题能力	0	1	2	3	3
J5	人文关怀能力	0	1	2	3	3
	总分值					

【评价】

1.患者理解操作的目的并主动配合。

2.护士操作规范、熟练,动作轻巧。

3.能与患者有效沟通,规定时间内完成任务。

五、要点提示

1. 操作中注意动作轻柔。
2. 注意保暖和屏风遮挡患者。
3. 根据要求规范操作，测量数据要准确。
4. 能够辨认生理解剖位置。

任务二　妊娠生理

一、学习目标

【知识目标】
1. 掌握胎盘、胎膜、脐带的结构。
2. 掌握足月胎头的特点及临床意义。
3. 熟悉胎盘、胎膜形成。

【技能目标】
1. 学生能准确在模型上描述出胎盘、胎膜、脐带的结构。
2. 学生能准确在模型上描述出足月胎头的特点及临床意义。
3. 运用观察的方法，培养学生观察模型的能力。

【素质目标】
1. 具有良好语言、文字表述和沟通能力。
2. 具有探究学习、终身学习、分析问题和解决问题的能力。
3. 关爱准妈妈，具有严谨、细心、热情、真诚的护理素质。

二、任务导入

李女士，25岁。初中文化，孕1产0。孕39周，妊娠过程顺利，产检未发现异常，产前于医院孕妇课堂听讲妊娠期相关知识，护士在医学模型上讲述胚胎、胎儿发育特点，足月胎头的特点及临床意义，胎儿附属物的形成等内容。

三、任务要求

请在医学模型上观察胚胎、胎儿发育特点，足月胎头的特点及临床意义，胎儿附属物的形成等内容，准确在模型上描述出胎儿发育特点，足月胎头的特点及临床意义，胎儿附属物的形成完成实践操作任务。

四、任务实施

【评估】
1.评估患者的一般情况、精神状态、自理能力、合作程度等。
2.评估患者的孕周、产检情况、合作程度等。
3.评估环境是否整洁、安静、安全,室温是否适宜等。

【计划】
1.患者准备　了解目的、方法及配合要点,能配合操作。
2.护士准备　衣帽整洁,修剪指甲,洗手,戴口罩。
3.用物准备　胚胎及足月胎儿标本,胎盘、胎膜、脐带标本及模型,足月儿头颅骨,皮尺,测量器等。
4.环境准备　整洁、安静、安全,光线充足,温湿度适宜。

【实施】　见表6-2。

表6-2　妊娠生理操作考核评分标准

分值:实操(85%)+主观(15%)

评分类型 M=客观测量 J=主观评价	项目描述	分值	得分
M	操作步骤	85	
M1	护理人员要求:仪表端庄,服装整洁,无长指甲,接触患者前正确洗手,戴口罩	2	
M2	物品准备:物品准备齐全,摆放合理	2	
M3	沟通:问候患者,自我介绍;使用姓名和出生日期来核对患者;解释来访目的,征得患者同意后,方可实施护理;询问患者有无其他需求(如厕等)	4	
M4	胚胎、胎儿发育特征		
M4.1	评估患者情况及合作程度;环境是否符合要求	2	
M4.2	告知患者操作目的、步骤;配合操作的方法,如有不适,及时告诉护理人员	2	
M4.3	检查用物:胚胎及足月胎儿标本是否完好	3	

续表

分值:实操(85%)+主观(15%)			
评分类型 M=客观测量 J=主观评价	项目描述	分值	得分
M4.4	在医学模型上观察并描述出胚胎、胎儿发育特点,以4周为一个孕龄单位: 4周末:可以辨认胚盘与体蒂; 8周末:初具人型,早期心脏形成,B超检查可见心脏搏动; 12周末:外生殖器发育,部分可辨别性别; 16周末:从外生殖器可确定胎儿性别,部分孕妇能自觉胎动; 20周末:全身覆盖毳毛,开始出现吞咽、排尿功能。检查时可听到胎心音; 24周末:各脏器均已发育,皮下脂肪开始沉积,但量少,皮肤仍有皱纹; 28周末:皮下脂肪仍少,形如老人。有呼吸运动,但出生易患呼吸窘迫综合征。特殊护理下可成活; 32周末:皮肤深红,面部毳毛已脱落,生活力尚可。出生后注意护理,可以存活; 36周末:皮下脂肪较多,面部皱纹消失,胸部、乳房突出,指(趾)甲达指(趾)尖。出生后能啼哭及吸吮,生活力良好,此时基本可以成活; 40周末:皮肤粉红,皮下脂肪多,头发粗,外观体型丰满,肩、背部有时有毳毛。出生后哭声响亮,吸吮能力强,能很好存活; 胎儿身长及体重逐月增长,一般身长增长较平均,临床常以身长来判断胎龄	8	
M5	足月胎头		
M5.1	检查用物:足月儿头颅骨,皮尺,测量器,记录笔等	2	
M5.2	在模型上描述出胎儿颅骨的构成:顶骨、额骨、颞骨、枕骨	4	
M5.3	在模型上描述出颅骨之间的颅缝:矢状缝、额缝、冠状缝、人字缝、颞缝	4	
M5.4	在模型上描述出胎儿颅骨的囟门:大囟门、小囟门 大囟门(前面):位于胎头前方菱形,由额缝、矢状缝、冠状缝汇合而成; 小囟门(后面):位于胎头后方三角形,由人字缝、矢状缝汇合而成	4	

续表

分值:实操(85%)+主观(15%)

评分类型 M=客观测量 J=主观评价	项目描述	分值	得分
M5.5	在足月儿头颅骨模型上准确测量胎头的径线: 双顶径:为两侧顶骨隆突间的距离,是胎头最大横径。临床上用B超检查测此值判断胎儿大小,妊娠足月时平均长度约为9.3 cm; 枕额径:为鼻根上方至枕骨隆突间的距离。胎头以此径衔接,平均约为11.3 cm; 枕下前囟径:又称小斜径。为前囟中央至枕骨隆突下方相连处的距离。胎头俯屈后以此径通过产道,平均约为9.5 cm; 枕颏径:又称大斜径。为颏骨下方中央至后囟顶部间的距离,平均约为13.3 cm	8	
M6	胎儿附属物的形成		
M6.1	检查用物:胎盘、胎膜、脐带标本及模型是否完好	2	
M6.2	在模型上准确描述胎儿附属物的组成:胎盘、胎膜、脐带和羊水	4	
M6.3	在模型上准确描述胎盘和胎膜的形成:蜕膜、绒毛膜、羊膜 蜕膜:底蜕膜、包蜕膜、真蜕膜; 绒毛膜:丛密绒毛膜、平滑绒毛膜; 羊膜:构成胎盘的胎儿部分,是胎盘的最内层	8	
M6.4	在模型上准确描述脐带及作用: 脐带是连接胎儿与胎盘呈条索状的组织,一端连于胎儿腹壁脐轮,另一端附着于胎盘胎儿面。妊娠足月,脐带长平均约为55 cm,脐带断面有一条脐静脉、两条脐动脉; 脐带是母体及胎儿气体交换、营养物质供应和代谢产物排出的主要通道	8	
M6.5	在模型上准确描述羊水的主要来源及量: 羊膜腔内的液体,称为羊水;妊娠早期的羊水主要是母体血清经胎膜进入羊膜腔的透析液;妊娠16~18周后,胎儿尿液成为羊水的主要来源;妊娠足月时,羊水量约为800 mL	8	
M7	询问患者有无不适,洗手,记录,反馈	4	
M8	正确处理垃圾,整理用物	4	
M9	操作过程自然流畅,规定时间内完成所有任务	2	

续表

分值:实操(85%)+主观(15%)					
评分类型 M=客观测量 J=主观评价	项目描述				分值	得分
J	主观评价				15	
序号	主观方面	差	一般	良好	优秀	分值
J1	职业素养	0	1	2	3	3
J2	专业素养	0	1	2	3	3
J3	沟通能力	0	1	2	3	3
J4	解决问题能力	0	1	2	3	3
J5	人文关怀能力	0	1	2	3	3
总分值						

【评价】

1.患者理解操作的目的并主动配合。

2.护士操作规范、熟练,动作轻巧。

3.能与患者有效沟通,规定时间内完成任务。

五、要点提示

1.操作中语言描述准确,动作轻柔。

2.注意仔细观察,发扬团队协作精神。

3.根据要求规范操作,测量数据要准确。

4.评估患者的心理承受能力,沟通时言简意赅。

任务三 妊娠诊断

一、学习目标

【知识目标】

1.掌握妊娠的诊断要点。

2.掌握预产期的推算及妊娠期限的诊断。

3.熟悉胎产式、胎先露、胎方位的概念及分类。

【技能目标】
1.学生能运用妊娠生理和母体的变化相关知识进行宣教。
2.学生能协助诊断早、中晚期妊娠。
3.运用观察的方法,培养学生观察模型的能力。

【素质目标】
1.具有良好语言、文字表述和沟通能力。
2.具有探究学习、终身学习、分析问题和解决问题的能力。
3.关爱准妈妈,具有严谨、细心、热情、真诚的护理素质。

二、任务导入

患者,女,28岁。已婚,以往月经规律,周期28天。因月经过期12天未来潮,且近3天时感恶心,前来就诊。请问该妇女可能发生了什么问题?可采用哪些检查方法明确诊断?

三、任务要求

请根据患者目前存在的问题,根据护理程序制订可行的照护计划,并根据照护计划完成妊娠诊断模块的实践操作任务。

四、任务实施

【评估】
1.评估患者的年龄、职业、月经史、孕产史、本次妊娠过程、既往史、手术史等。
2.评估患者的症状与体征、推算预产期、产科检查情况、合作程度等。
3.评估环境是否整洁、安静、安全,有无屏风遮挡,室温是否适宜等。

【计划】
1.患者准备　了解检查的目的、方法及配合要点,能配合操作。
2.护士准备　衣帽整洁,修剪指甲,洗手,戴口罩。
3.用物准备　孕妇人体模型、骨盆及胎儿模型、胎方位示意图、头盆关系图等。
4.环境准备　整洁、安静、安全,光线充足,温湿度适宜,屏风遮挡。

【实施】　见表6-3。

表6-3　妊娠诊断操作考核评分标准

评分类型 M=客观测量 J=主观评价	项目描述	分值	得分
分值:实操(85%)+主观(15%)			
M	操作步骤	85	
M1	护理人员要求:仪表端庄,服装整洁,无长指甲,接触患者前正确洗手,戴口罩	2	

续表

分值:实操(85%)+主观(15%)			
评分类型 M = 客观测量 J = 主观评价	项目描述	分值	得分
M2	物品准备:物品准备齐全,摆放合理	2	
M3	沟通:问候患者,自我介绍;使用姓名和出生日期来核对患者;解释来访目的,征得患者同意后,方可实施护理;询问患者有无其他需求(如厕等)	4	
M4	早期妊娠的诊断		
M4.1	详细询问患者的年龄、职业、月经史、孕产史、本次妊娠过程(末次月经、推算预产期)、既往史、手术史、配偶身体情况	2	
M4.2	评估患者的症状与体征: 停经:是妊娠最早也是最重要的症状 早孕反应:停经6周左右出现恶心、呕吐、偏食等一系列症状,即早孕反应;早孕反应约持续2个月后自行消失; 尿频:于妊娠早期出现。为增大的前倾子宫在盆腔内压迫膀胱所致; 乳房变化:乳房逐渐增大并感胀痛,乳头、乳晕颜色加深,乳晕周围出现深褐色结节,即蒙氏结节; 妇科检查:见阴道黏膜和宫颈充血,呈蓝紫色。双合诊检查子宫峡部极软,感觉宫颈与宫体似不相连,即黑加征,是妊娠早期特有的变化	6	
M4.3	辅助检查: 妊娠试验:临床上多用早早孕诊断试纸法检测孕妇尿液,若为阳性,在白色显示区上下呈现两条红线,表明受检者尿中含HCG,可协助诊断早期妊娠; 超声检查:是妊娠早期诊断快速、准确的方法。超声最早确定妊娠的依据是妊娠囊,即在增大的子宫轮廓内见到圆形或椭圆形光环,边界清楚,其内为无回声区; 超声多普勒:能听到节律单一高调的胎心音; 黄体酮实验:停药7天未见月经来潮 宫颈黏液检查:可见排列成行的椭圆形而未见到羊齿植物叶状结晶; 基础体温:高温持续18天以上	6	

续表

分值:实操(85%)+主观(15%)			
评分类型 M=客观测量 J=主观评价	项目描述	分值	得分
M5	中、晚期妊娠的诊断		
M5.1	详细询问患者的年龄、职业、月经史、孕产史、本次妊娠过程(末次月经、推算预产期)、既往史、手术史、配偶身体情况	2	
M5.2	检查用物:孕妇人体模型是否完好	2	
M5.3	体位:孕妇排尿后仰卧在检查床上,头部稍垫高,暴露腹部,双腿略屈曲稍分开,使腹肌放松;检查者应站在孕妇的右侧	2	
M5.4	评估患者的症状与体征: 孕妇腹部逐渐增大,妊娠18~20周孕妇自觉胎动; 子宫增大,通过宫底高度初步估计胎儿大小及孕周; 腹部可触及胎体及胎动; 妊娠18~20周可用听诊器经腹壁听到胎心音,正常时为110~160次/分	6	
M5.5	辅助检查: 超声检查:B超检查不仅能显示胎儿数量、胎方位、胎心搏动及胎盘位置,还能测量胎头双顶径、股骨长等径线,了解胎儿发育情况; 胎儿心电图:对诊断胎心异常有一定价值	6	
M6	妊娠月份的诊断及推算预产期		
M6.1	检查用物:孕妇人体模型是否完好	4	
M6.2	体位:孕妇排尿后仰卧在检查床上,头部稍垫高,暴露腹部,双腿略屈曲稍分开,使腹肌放松;检查者应站在孕妇的右侧	2	
M6.3	在孕妇人体模型上准确描述妊娠周数与子宫高度: 妊娠周数　　手测子宫高度　　　尺测耻上子宫长度(cm) 满12周　　　耻骨联合上2~3横指 满16周　　　脐耻之间 满20周　　　脐下1横指　　　　　　18 满24周　　　脐上1横指　　　　　　24 满28周　　　脐上3横指　　　　　　26 满32周　　　脐与剑突之间　　　　　29 满36周　　　剑突下2横指　　　　　32 满40周　　　脐与剑突之间或略高　　33	6	

续表

分值:实操(85%)+主观(15%)			
评分类型 M=客观测量 J=主观评价	项目描述	分值	得分
M6.4	结合任务要求及评估内容准确推算患者的预产期: 通常计算的方法是末次月经的月份加9或减3,日数加7,即为预产期。如末次月经记不清楚或哺乳期月经未复潮受孕者,可根据早孕反应出现时间、初觉胎动时间、双合诊子宫大小或腹部检查子宫高度等推算估计	4	
M7	胎产式、胎先露、胎方位		
M7.1	检查用物:骨盆及胎儿模型,胎方位示意图,头盆关系图是否完好	2	
M7.2	在孕妇人体模型上准确描述胎产式: 以胎体纵轴与母体纵轴的关系,将胎产分3类:①纵产式:两纵轴平行者,占99.75%;②斜产式:两纵轴交叉成角度;③横产式:两纵轴垂直者,占0.25%	5	
M7.3	在骨盆及胎儿模型上准确描述胎先露: 最先进入骨盆入口的胎儿部分。纵产式有头先露和臀先露,横产式有肩先露。头先露根据胎头仰伸的程度可分为枕先露、前囟先露、额先露、面先露。臀先露根据入盆的先露部分不同又分为混合臀先露、单臀先露、膝先露和足先露。偶见头先露或臀先露与胎手或胎足同时入盆者,称复合先露	8	
M7.4	在骨盆及胎儿模型上准确描述胎方位: 胎儿先露部的指示点与母体骨盆的关系,称为胎方位或胎位。 ①头先露:枕先露:以枕骨为指示点,占95.55%~97.55%。有枕左前、枕左横、枕左后、枕右前、枕右横、枕右后;面先露:以颏骨为指示点,占0.2%。有颏左前、颏左横、颏左后、颏右前、颏右横、颏右后; ②臀先露:以骶骨为指示点,占2%~4%。有骶左前、骶左横、骶左后、骶右前、骶右横、骶右后; ③横产式:肩先露,以肩胛骨为指示点,占0.25%。有肩左前、肩左后、肩右前、肩右后	8	
M8	询问患者有无不适,洗手,记录,反馈	2	
M9	正确处理垃圾,整理用物	2	
M10	操作过程自然流畅,规定时间内完成所有任务	2	

续表

分值:实操(85%)+主观(15%)							
评分类型 M=客观测量 J=主观评价	项目描述						分值	得分
J	主观评价						15	
序号	主观方面	差	一般	良好	优秀	分值	
J1	职业素养	0	1	2	3	3	
J2	专业素养	0	1	2	3	3	
J3	沟通能力	0	1	2	3	3	
J4	解决问题能力	0	1	2	3	3	
J5	人文关怀能力	0	1	2	3	3	
总分值								

【评价】

1.患者理解操作的目的并主动配合。

2.护士操作规范、熟练、动作轻巧。

3.能与患者有效沟通,规定时间内完成任务。

五、要点提示

1.操作中注意保暖和保护隐私,动作轻柔。

2.注意发扬团队协作精神。

3.根据要求规范操作,测量数据要准确。

4.因人而异采用多种方式进行沟通。

任务四　分娩机制

一、学习目标

【知识目标】

1.掌握以枕左前位为例,演示分娩机制。

2.熟悉准确理解分娩机制每个动作的名称及意义。

3.了解骨产道的大小、形状与分娩的关系。

【技能目标】
1. 以枕左前位为例,学生能在模型上演示描述分娩机制。
2. 学生能准确描述分娩机制每个动作的名称及意义。
3. 运用观察的方法,培养学生观察模型的能力。
【素质目标】
1. 具有良好语言、文字表述和沟通能力。
2. 具有探究学习、终身学习、分析问题和解决问题的能力。
3. 具有良好的职业道德,关爱、尊重、理解女性。

二、任务导入

患者,女,28岁。第一胎足月临产4 h,宫口未开,胎膜未破,胎方位正常,头先露,胎心、胎位正常。请在胎儿分娩机制模型上模拟演示分娩机制,准备协助分娩。

三、任务要求

请根据孕妇目前存在的问题,根据分娩机制理论知识和老师分娩机制演示,在胎儿分娩机制模型上模拟演示分娩机制,并完成女性分娩机制模块的实践操作任务。

四、任务实施

【评估】
1. 评估患者的一般情况、本次妊娠情况、既往病史及家族史。
2. 评估患者现在的身体状况、产程进展情况、心理社会支持状况。
3. 评估环境是否安全,有无屏风遮挡,室温是否适宜等。
【计划】
1. 患者准备　了解分娩目的、方法及配合要点,能配合操作。
2. 护士准备　衣帽整洁,修剪指甲,洗手,戴口罩。
3. 用物准备　胎儿分娩机制模型。
4. 环境准备　整洁、安静、安全、光线充足、温湿度适宜、屏风遮挡。
【实施】　见表6-4。

表6-4　分娩机制操作考核评分标准

分值:实操(85%)+主观(15%)

评分类型 M=客观测量 J=主观评价	项目描述	分值	得分
M	分娩机制操作步骤	85	
M1	护理人员要求:仪表端庄,服装整洁,无长指甲,接触患者前正确洗手,戴口罩	2	

续表

评分类型 M = 客观测量 J = 主观评价	项目描述	分值	得分
分值:实操(85%)+主观(15%)			
M2	物品准备:物品准备齐全,摆放合理	2	
M3	沟通:问候患者,自我介绍;使用姓名和出生日期来核对患者;解释来访目的,征得患者同意后,方可实施护理;询问患者有无其他需求(如厕等)	4	
M4	复习骨产道的大小、形状与分娩的关系	5	
M5	观看胎儿娩出产道的视频	5	
M6	检查用物:胎儿分娩机制模型是否完好	2	
M7	两名学生相互配合以枕左前位为例讲解分娩机制过程: 分娩机制:是指胎儿先露部随着骨盆各平面的不同形态,被动地进行一系列适应性转动,以其最小径线通过产道的全过程,包括衔接、下降、俯屈、内旋转、仰伸、复位及外旋转及胎儿娩出等动作	8	
M8	衔接:胎头双顶径进入骨盆入口平面,胎头颅骨最低点接近或达到坐骨棘水平	5	
M9	下降:胎头沿着骨盆轴前进的动作	5	
M10	俯屈:当胎头以枕额径进入骨盆腔后,继续下降至骨盆底,处于半俯屈状态的胎头枕部遇肛提肌阻力,借杠杆作用进一步俯屈,使下颏接近胸部,变胎头衔接时的枕额径11.3 cm为枕下前囟径9.5 cm,以适应产道的最小径线,有利于胎头进一步下降	8	
M11	内旋转:胎头为适应骨盆纵轴而旋转,使其矢状缝与中骨盆及出口前后径相一致	8	
M12	仰伸:胎头沿着骨盆轴下段继续前进,当到达耻骨联合下缘时,以耻骨弓为支点,使胎头逐渐仰伸,胎头顶额、鼻、口及颏相继娩出	8	
M13	复位及外旋转:胎头娩出后为使胎头与胎肩呈正常关系,枕部向左旋转45°为复位,前(右)肩向前向中线旋转45°,胎儿双肩径转成与骨盆出口前后径相一致方向,枕部须在继续向左旋转45°,以保持胎头与胎肩垂直的关系为外旋转	8	
M14	胎儿娩出:前肩、后肩、胎体及下肢相继娩出	5	

续表

评分类型 M=客观测量 J=主观评价	项目描述				分值	得分
分值：实操(85%)+主观(15%)						
M15	准确理解分娩机制每个动作的名称及意义				5	
M16	操作过程自然流畅，规定时间内完成所有任务				5	
J	主观评价				15	
序号	主观方面	差	一般	良好	优秀	分值
J1	职业素养	0	1	2	3	3
J2	专业素养	0	1	2	3	3
J3	沟通能力	0	1	2	3	3
J4	解决问题能力	0	1	2	3	3
J5	人文关怀能力	0	1	2	3	3
总分值						

【评价】

1. 患者理解操作的目的并主动配合。
2. 护士操作规范、熟练，动作轻巧。
3. 能与患者有效沟通，规定时间内完成任务。

五、要点提示

1. 操作中注意观察产程进展，动作轻柔。
2. 产妇情绪稳定，正确使用腹压，积极配合，分娩过程顺利。
3. 注意保暖，屏风遮挡，对产妇充满关爱。
4. 生产后应防止孕妇虚脱，精神问题，尤其是丈夫应给予足够的关心。

任务五　产前检查

一、学习目标

【知识目标】
1.掌握四步触诊法及区别多种胎位。
2.掌握骨盆外测量法,各条径线的起止点和正常值。
3.熟悉胎心音听取、区别和计数。

【技能目标】
1.学生能在模型上描述出四步触诊法及区别多种胎位。
2.学生能准确在模型上描述出骨盆外测量法,各条径线的起止点和正常值。
3.运用观察的方法,培养学生观察及操作能力。

【素质目标】
1.具有良好语言、文字表述和沟通能力。
2.具有探究学习、终身学习、分析问题和解决问题的能力。
3.具有良好的职业道德,关爱、尊重、理解女性。

二、任务导入

患者,26岁孕妇。月经周期规律,周期35日,末次月经为2003年4月1日。来院就诊:请计算出预产期是什么日期？如果接诊时妊娠7个月,可为孕妇做哪些常规产检项目？请在医学模型上进行常规产前检查操作。

三、任务要求

请根据患者目前存在的问题,根据所学产前检查的理论内容,并根据老师示教操作演示完成产前检查模块的实践操作任务。

四、任务实施

【评估】
1.评估患者的一般情况、孕周、是否为高危妊娠。
2.评估环境温度、光线、隐蔽程度。
3.评估患者的反应、配合程度等。

【计划】
1.患者准备　了解产前检查的目的、方法及配合要点,能配合操作。

2.护士准备　衣帽整洁,修剪指甲,洗手,戴口罩。
3.用物准备　孕妇模型、骨盆外测量器、软尺、骨盆、胎儿模型、胎心听筒或多普勒胎心音监护仪等。
4.环境准备　整洁、安静、安全,光线充足,温湿度适宜,屏风遮挡。

【实施】　见表6-5。

表6-5　产前检查操作考核评分标准

分值:实操(85%)+主观(15%)

评分类型 M=客观测量 J=主观评价	项目描述	分值	得分
M	操作步骤	85	
M1	护理人员要求:仪表端庄,服装整洁,无长指甲,接触患者前正确洗手,戴口罩	2	
M2	物品准备:物品准备齐全,摆放合理	2	
M3	沟通:问候患者,自我介绍;使用姓名和出生日期来核对患者;解释来访目的,征得患者同意后,方可实施护理;询问患者有无其他需求(如厕等)	4	
M4	腹部检查		
M4.1	嘱患者排空膀胱,协助仰卧于检查床上,头部稍垫高,暴露腹部,双腿略屈曲外展,使腹肌放松	2	
M4.2	检查者站在患者右侧进行检查	2	
M4.3	观察腹形、妊娠纹、疤痕及紧张度	2	
M4.4	用软尺测量宫高及腹围值(测量方法:要求皮尺一端放在耻骨联合上缘中点,另一端贴腹壁沿子宫弧度到子宫底最高点为宫高,皮尺经绕腹一周为腹围)(手法不正确、部位不清楚一处扣2分)	6	
M5	四步触诊		
M5.1	第一步手法:①操作者面向孕妇头端,两手置于子宫底部——了解外形、宫底位置、是否与孕周相符。②两手指腹相对,轻推——判断宫底胎儿部、区分胎头与胎臀	6	
M5.2	第二步手法:①检查者左右手分别置于孕妇腹壁左右侧。②一手固定,另一手轻轻深按检查,分辨胎背及肢体位置。③两手交替进行,确定胎背是向前、侧方或向后	6	

续表

评分类型 M＝客观测量 J＝主观评价	项目描述	分值	得分
分值:实操(85%)+主观(15%)			
M5.3	第三步手法:①检查者右手拇指与其余四指分开,置于耻骨联合上方,握住胎先露,向下深探,进一步查清胎先露为胎头或胎背。②左右推动,以确定是否衔接	6	
M5.4	第四步手法:①检查者面向孕妇足端。②左右手平放在子宫下段胎先露两侧,并向骨盆入口方向向下深按,检查胎先露是否入盆及入盆的程度,再次核对胎先露部诊断的准确性	6	
M6	胎心听诊		
M6.1	根据不同孕周、不同胎位在孕妇腹壁不同部位用胎心听筒或是多普勒听诊	3	
M6.2	胎心音在靠近胎背上方的孕妇腹壁上方听得最清楚,正常胎心率为120~160次/min	3	
M7	骨盆外测量		
M7.1	测髂棘间径:①孕妇取伸腿仰卧位。②检查者两手持测量器两末端置于髂前上棘的外侧缘。③测量两髂前上棘间距(23~26 cm)	6	
M7.2	测髂嵴间径:双手持测量器末端沿两髂嵴外侧循行,测得其最大距离为髂嵴间径(25~28 cm)	6	
M7.3	测骶耻外径:①孕妇取左侧卧位,右腿伸直,左腿屈曲。②检查者双手持测量器末端,左手端放在第五腰椎棘突下凹陷处(相当于米氏菱形窝上角),右手端放在耻骨联合上缘中点。③测量其间距为骶耻外径(18~20 cm)	6	
M7.4	测坐骨结节间径(出口横径):①孕妇取仰卧位,两腿弯曲,双手抱膝,暴露会阴。②检查者双手持测量器末端,测量两坐骨结节内侧缘的距离(8.5~9.5 cm)	6	
M7.5	测耻骨弓角度:用左右手拇指指尖斜着对拢放在耻骨联合下缘,左右两拇指平放在耻骨降支上,测量拇指间的角度(正常值为90°)	5	
M8	询问患者有无不适,洗手,记录,反馈	2	
M9	正确处理垃圾,整理用物	2	
M10	操作过程自然流畅,规定时间内完成所有任务	2	

续表

分值:实操(85%)+主观(15%)

评分类型 M=客观测量 J=主观评价	项目描述				分值	得分
J	主观评价				15	
序号	主观方面	差	一般	良好	优秀	分值
J1	职业素养	0	1	2	3	3
J2	专业素养	0	1	2	3	3
J3	沟通能力	0	1	2	3	3
J4	解决问题能力	0	1	2	3	3
J5	人文关怀能力	0	1	2	3	3
总分值						

【评价】

1.患者理解操作的目的并主动配合。

2.护士操作规范、熟练,动作轻巧。

3.能与患者有效沟通,规定时间内完成任务。

五、要点提示

1.告知孕妇测量宫高腹围的意义及配合事项。

2.告知孕妇四部触诊的意义及配合方法。

3.告知孕妇检查前排尿。

4.告知孕妇听诊胎心音的意义和正常值范围。

5.指导孕妇自我监测胎动。自测胎动方法:孕妇每日早、中、晚3次卧床计数胎动,每次1 h,相加乘以4即为12 h胎动。若胎动≥30次/12 h或≥4次/h为正常;若连续2日胎动≤3次/h,则为异常(要求清楚了解如何指导孕妇自测胎动)。

任务六 胎心音听诊技术

一、学习目标

【知识目标】

1.掌握胎心音听诊技术。
2.熟悉胎心音听诊技术重要性及正常值。
3.了解胎儿在子宫内的情况。

【技能目标】

1.学生能在模型上描述出正确的胎心音听诊部位。
2.学生能准确在模型上描述出胎心音听诊技术。
3.学生能准确在模型上判断胎儿在子宫内的情况。
4.运用观察的方法,培养学生观察的能力。

【素质目标】

1.具有良好语言、文字表述和沟通能力。
2.具有探究学习、终身学习、分析问题和解决问题的能力。
3.具有良好的职业道德,关爱、尊重、理解女性。

二、任务导入

孕妇刘某,孕2产0,孕40周,胎方位枕左前。临产后6 h,宫缩中等强度,间歇4~5 min,持续45 s,宫口开大2 cm,胎膜未破,以往胎心音正常,现在听诊胎心音110次/分,不规律。问:该孕妇可能存在的问题是什么?护士该如何处理?请在医学模型上进行常规胎心音听诊技术操作。

三、任务要求

请根据刘女士目前存在的问题,根据护理程序制订可行的照护计划,并根据照护计划完成胎心音听诊技术模块的实践操作任务。

四、任务实施

【评估】

1.评估孕妇孕周大小、胎方位、胎动情况。
2.评估孕妇自理能力、合作程度。
3.评估孕妇局部皮肤情况。

【计划】
1. 患者准备　了解目的、方法及配合要点,能配合操作。
2. 护士准备　衣帽整洁,修剪指甲,洗手,戴口罩。
3. 用物准备　多普勒胎心仪(听筒、听诊器)、耦合剂、带秒针的表、手纸、洗手液等。
4. 环境准备　整洁、安静、安全,光线充足,温湿度适宜,屏风遮挡。

【实施】　见表6-6。

表6-6　胎心音听诊技术操作考核评分标准

分值:实操(85%)+主观(15%)

评分类型 M=客观测量 J=主观评价	项目描述	分值	得分
M	操作步骤	85	
M1	护理人员要求:仪表端庄,服装整洁,无长指甲,接触患者前正确洗手,戴口罩	2	
M2	物品准备:物品准备齐全,摆放合理	2	
M3	核对患者:问候患者,自我介绍;使用姓名和出生日期来核对患者	4	
M4	解释目的,评估患者,指导患者配合操作的方法,如有不适,及时告诉护理人员	4	
M5	屏风遮挡患者保护隐私	2	
M6	协助摆体位(15°斜坡位,左侧30°)	2	
M7	协助患者暴露腹部	4	
M8	应用四步触诊法判断胎背的位置	6	
M9	涂耦合剂于听诊探头上打开开关,将听诊探头(听筒)放在胎背处听诊,如有宫缩,应在宫缩间歇听诊	6	
M10	听到钟表"滴答"双音后,记数1 min	6	
M11	注意胎心的频率、节律、强弱	6	
M12	注意与腹主动脉音、子宫杂音、脐带杂音相鉴别	6	
M13	告知胎心音正常范围及所测结果	5	
M14	擦去腹部及探头耦合剂	5	
M15	协助孕妇穿衣,恢复舒适体位	5	
M16	告知孕妇自我监测胎动的重要性,教会孕妇自我监测胎动方法	6	

续表

分值:实操(85%)+主观(15%)					
评分类型 M=客观测量 J=主观评价	项目描述				分值	得分
M17	教会孕妇记录胎心的数值及听取胎心的时间				6	
M18	询问患者有无不适,洗手,记录,反馈				4	
M19	正确处理垃圾,整理用物				2	
M20	操作过程自然流畅,规定时间内完成所有任务				2	
J	主观评价				15	
序号	主观方面	差	一般	良好	优秀	分值
J1	职业素养	0	1	2	3	3
J2	专业素养	0	1	2	3	3
J3	沟通能力	0	1	2	3	3
J4	解决问题能力	0	1	2	3	3
J5	人文关怀能力	0	1	2	3	3
总分值						

【评价】

1.患者理解操作的目的并主动配合。

2.护士操作规范、熟练,动作轻巧。

3.能与患者有效沟通,规定时间内完成任务。

五、要点提示

1.操作中注意保持环境安静,动作轻柔。

2.听胎心音时需与子宫杂音、腹主动脉音、胎动音及脐带杂音相鉴别。

3.听胎心音应在宫缩间歇期进行,以了解宫缩与胎心的关系。

4.每次听诊1 min,并注意胎心的次数、规律性及心音的强度。

5.若胎心音>160次/分或<110次/分,应当立即触诊孕妇脉搏做对比鉴别,必要时吸氧,改变孕妇体位,进行胎心监护,通知医生。

任务七　妊娠期保健操

一、学习目标

【知识目标】
1. 掌握妊娠期保健操的目的、操作方法。
2. 熟悉妊娠期保健操的注意事项。
3. 了解妊娠期保健操的适应证及准备工作。

【技能目标】
1. 学生能准确描述出妊娠期保健操的操作流程。
2. 学生能准确描述操作实施要点。
3. 学生能指导妊娠期妇女进行妊娠期保健操。
4. 运用观察的方法,培养学生观察的能力。

【素质目标】
1. 具有良好语言、文字表述和沟通能力。
2. 具有探究学习、终身学习、分析问题和解决问题的能力。
3. 具有良好的职业道德,关爱、尊重、理解女性。

二、任务导入

患者,女,32岁。孕1产0,现孕16周。之前产检结果皆正常,胎儿发育良好,早孕反应逐渐消失,困顿乏力等症状大多已缓解,因孕早期,担心营养不够,故大肆进补,自怀孕后体重已增加10斤。产检时,护士进行健康宣教,根据患者目前的情况,为促进血液循环,转移注意力减轻孕妇身体不适;伸展会阴部肌肉、关节和韧带,使分娩得以顺利进行;同时强化肌肉,以助产后身体迅速有效地恢复;促进肠蠕动,预防和改善便秘。医生建议患者可以进行孕期保健操,我们应如何指导患者进行妊娠期保健操?

三、任务要求

请根据患者目前存在的问题和医生的建议,根据护理程序制订可行的妊娠期保健操操作流程,并根据护理计划完成妊娠期保健操实践操作任务。

四、任务实施

【评估】
1. 评估患者的一般情况、身体状况、是否为高危妊娠。

2.评估环境温度、光线、衣服舒适度。
3.评估患者的反应、配合程度等。

【计划】

1.患者准备　了解目的、方法及配合要点,能配合操作。
2.护士准备　衣帽整洁,修剪指甲,洗手,戴口罩。
3.用物准备　宽松衣物、瑜伽垫、音乐等。
4.环境准备　整洁、安静、安全,光线充足,温湿度适宜。

【实施】　见表6-7。

表6-7　妊娠期保健操操作考核评分标准

分值:实操(85%)+主观(15%)

评分类型 M=客观测量 J=主观评价	项目描述	分值	得分
M	操作步骤	85	
M1	护理人员要求:仪表端庄,服装整洁,无长指甲,接触患者前正确洗手,戴口罩	2	
M2	物品准备:物品准备齐全,摆放合理	2	
M3	核对患者:问候患者,自我介绍;使用姓名和出生日期来核对患者	4	
M4	解释目的,评估患者,指导患者配合操作的方法,如有不适,及时告诉护理人员	3	
M5	穿宽松及弹性好的衣裤	2	
M6	脚腕运动(脚腕关节柔韧有力)		
M6.1	孕妇仰卧	2	
M6.2	左右摇摆脚腕10次	4	
M6.3	左右转动脚腕10次	4	
M6.4	前后活动脚腕,充分伸展、收缩跟腱10次	4	
M7	脚部运动		
M7.1	把一条腿搭在另一条腿上,然后放下来,重复10次,每抬1次高度增加一些,然后换另一条腿,重复10次	4	
M7.2	两腿交叉向内侧夹紧,紧闭肛门,抬高阴道,然后放松。重复10次后,把下面的腿搭到上面的腿上,再重复10次	4	

第六章 母婴护理

续表

评分类型 M＝客观测量 J＝主观评价	项目描述	分值	得分
分值:实操(85%)＋主观(15%)			
M8	腹肌运动(锻炼支持子宫的腹部肌肉)		
M8.1	单腿曲起、伸展、曲起、伸展,左右各10次	4	
M8.2	双膝曲起,单腿上抬、放下、上抬、放下,左右各10次	4	
M9	骨盆的运动(放松骨盆的关节与肌肉,使其柔韧,利于顺产)		
M9.1	单膝曲起,膝盖慢慢向外侧放下,左右各10次	4	
M9.2	双膝曲起,左右摇摆至床面,慢慢放松,左右各10次	4	
M10	盘腿运动(放松耻骨联合与股关节,伸展骨盆底肌肉群)		
M10.1	笔直坐好,双脚合十,用手拉向身体,双膝上下活动,宛如蝴蝶振翅10次	4	
M10.2	同一姿势,吸气伸直脊背,呼气身体稍向前倾,10次	4	
M11	猫姿(缓腰痛,锻炼腹部肌肉)		
M11.1	趴下,手与双膝分开	2	
M11.2	边吸气边拱起背部,头部弯向两臂中间,直至看到肚脐	2	
M11.3	边呼气边恢复到M11.1的姿势,边吸气边抬上身	4	
M11.4	边呼气边后撤身体,直至趴下。M11.1~4重复10次	4	
M12	吹蜡式运动(锻炼腹肌)		
M12.1	仰卧,屈起双膝,将手指立于离嘴30厘米处。把手指视为蜡烛,为吹熄烛焰而用力呼气	4	
M13	电梯式运动(收缩阴道肌肉)		
M13.1	与活动骨盆底肌肉群同要领收缩臀部,阴道肌肉,如电梯般上抬腰部。从"1楼"到"5楼"分5层上抬,在"5楼"处保持2~3 s后,边呼气边分5层放下腰部	4	
M14	询问患者有无不适,洗手,记录,反馈	2	
M15	正确处理垃圾,整理用物	2	
M16	操作过程自然流畅,规定时间内完成所有任务	2	

续表

评分类型 M＝客观测量 J＝主观评价	项目描述				分值	得分
J	主观评价				15	
序号	主观方面	差	一般	良好	优秀	分值
J1	职业素养	0	1	2	3	3
J2	专业素养	0	1	2	3	3
J3	沟通能力	0	1	2	3	3
J4	解决问题能力	0	1	2	3	3
J5	人文关怀能力	0	1	2	3	3
总分值						

分值:实操(85%)+主观(15%)

【评价】

1.患者理解操作的目的并主动配合。

2.护士操作规范、熟练,动作轻巧。

3.能与患者有效沟通,指导患者规定时间内完成任务。

五、要点提示

1.操作开始时不要勉强孕妇,做操次数可依身体状况而定,以后可逐日增加运动量。

2.注意做完一遍体操后如果感到累,就应该适当减少运动量。运动适量的感觉为身体微微发热,略有睡意。

3.如果操作时腹部胀痛、生病等身体不舒服的时候,可酌情减少体操的种类、次数、强度等。

4.早晨不建议做操,沐浴后可以。

5.做操时身旁必须有人陪伴。

6.猫姿与电梯式体操会使胎儿在腹中逆转,所以怀孕8~9个月时不要做。

任务八　产时外阴消毒

一、学习目标

【知识目标】
1. 掌握产时外阴消毒的操作要点。
2. 熟悉产时外阴消毒的目的、适应证。
3. 了解产时外阴消毒的注意事项。

【技能目标】
1. 学生能在模型上描述出产时外阴消毒的操作方法。
2. 学生能在操作时互相找出产时外阴消毒的操作错误。
3. 运用观察的方法,培养学生观察的能力。

【素质目标】
1. 具有良好语言、文字表述和沟通能力。
2. 具有探究学习、终身学习、分析问题和解决问题的能力。
3. 具有良好的职业道德,关爱、尊重、理解女性。

二、任务导入

患者,张某,女,30岁。初产妇,宫内孕39周。于昨天晚上感觉腹部一阵阵发紧,每半个小时一次,每次持续3~5 s,今天早上孕妇感觉腹部疼痛,每5~6 min一次,每次持续45 s左右。请问患者可能发生了什么问题?作为护士请在医学模型上进行常规产时外阴消毒操作。

三、任务要求

根据患者目前存在的问题,根据护理程序制订可行的照护计划,并根据照护计划完成产时外阴消毒模块的实践操作任务。

四、任务实施

【评估】
1. 核对患者姓名、床号,告知患者会阴消毒的目的。
2. 评估会阴清洁度及外阴皮肤情况,做好操作前的解释工作。
3. 评估孕妇孕周及产程开始情况,阴道流血、流液情况。

【计划】

1.患者准备 了解检查的目的、方法及配合要点,能配合操作。

2.护士准备 衣帽整洁,修剪指甲,洗手,戴口罩。

3.用物准备 产床、治疗车、方盘、弯盘、无菌消毒包(内含弯盘2个、卵圆钳2把)、肥皂水纱球罐(内置消毒肥皂水纱球)、纱球罐(内置消毒干纱球)、无菌治疗巾1块、冲洗壶2个、温开水、含碘消毒液(碘伏,含有效碘0.5%)、便盆、一次性会阴垫、污物桶。

4.环境准备 整洁、安静、安全,光线充足,温湿度适宜,屏风遮挡。

【实施】见表6-8。

表6-8 产时外阴消毒操作考核评分标准

分值:实操(85%)+主观(15%)

评分类型 M=客观测量 J=主观评价	项目描述	分值	得分
M	操作步骤	85	
M1	护士准备:仪表端庄,衣帽整洁,修剪指甲,洗手,戴口罩	2	
M2	用物准备:物品准备齐全,摆放合理	6	
M3	核对患者姓名、床号,告知患者会阴消毒的目的; 检查会阴清洁度及外阴皮肤情况,做好操作前的解释工作; 了解孕周及产程开始情况,阴道流血、流液情况	6	
M4	沟通:问候患者,自我介绍;解释来访目的,征得患者同意后,取得产妇配合	6	
M5	操作者准备好用物,取3只干纱球、4只肥皂水纱球、1 000 mL温开水、1 000 mL消毒液,推车至产妇产床或检查床旁	6	
M6	产妇取膀胱截石位,注意保暖,臀下放便盆	6	
M7	操作者站在产妇右侧,取第1把卵圆钳,夹取第1只肥皂水纱球擦洗外阴各部,顺序为:大小阴唇、阴阜、大腿内上1/3、会阴及肛门周围。以上擦洗重复三遍,顺序不变,但范围不能超过前一只纱球擦洗的范围。擦洗时间要求超过3 min。第4只纱球加强会阴及肛门擦洗,然后丢弃此卵圆钳	10	
M8	取第2把卵圆钳,夹取1只干纱球,堵住阴道口,用温开水冲净肥皂水,冲洗顺序:大小阴唇、阴阜、大腿内上1/3、会阴及肛门周围。冲洗范围大于擦洗范围	10	

续表

评分类型 M=客观测量 J=主观评价	项目描述	分值	得分
分值:实操(85%)+主观(15%)			
M9	夹取第2只干纱球堵住阴道口,用消毒液冲洗外阴部,冲洗顺序同上,但范围不能超过上次冲洗范围	10	
M10	取第3只干纱球,擦干外阴部,顺序同擦洗和冲洗,但范围不能超过擦洗和冲洗的范围	10	
M11	撤去便盆,臀下铺无菌治疗巾	6	
M12	询问患者有无不适,洗手,记录,反馈	3	
M13	正确处理垃圾,整理用物	2	
M14	操作过程自然流畅,规定时间内完成所有任务	2	
J	主观评价	15	

序号	主观方面	差	一般	良好	优秀	分值
J1	职业素养	0	1	2	3	3
J2	专业素养	0	1	2	3	3
J3	沟通能力	0	1	2	3	3
J4	解决问题能力	0	1	2	3	3
J5	人文关怀能力	0	1	2	3	3
	总分值					

【评价】

1.患者理解操作的目的并主动配合。

2.护士操作规范、熟练,动作轻巧。

3.能与患者有效沟通,规定时间内完成任务。

五、要点提示

1.操作中注意消毒原则:由内向外,自上而下。

2.操作中注意无菌原则。

3.操作过程中注意遮挡患者,给予保暖,避免受凉。

4.进行第二遍外阴消毒时,消毒范围不能超过第一遍范围。

任务九　平产接生

一、学习目标

【知识目标】
1. 掌握平产接生的操作流程。
2. 熟悉平产接生的目的、操作要点。
3. 了解平产接生的注意事项。

【技能目标】
1. 学生能在模型上描述出平产接生的操作方法。
2. 学生能在操作时互相找出平产接生的操作错误。
3. 运用观察的方法,培养学生观察的能力。

【素质目标】
1. 具有良好语言、文字表述和沟通能力。
2. 具有探究学习、终身学习、分析问题和解决问题的能力。
3. 具有良好的职业道德,关爱、尊重、理解女性。

二、任务导入

患者,女,27岁。孕39^{+3}周,枕左前位,活胎,阴道见红4 h伴阵发性腹痛4 h入院。12岁月经初潮,平素月经规则,周期5/28天,无痛经,孕1产0,此次妊娠期行正规产前检查,未见明显异常。入院前一天B超检查双顶径9.2 cm,股骨径7.2 cm,胎盘成熟度Ⅱ级,羊水指数10,胎动后胎心有加速。入院查体:一般情况好,生命体征正常,无水肿,发育中等,身高160 cm,体重62 kg。产科检查:宫高30 cm,腹围98 cm,头先露LOA已入盆,胎心145次/分,有规律宫缩30~40 s/4~5 min,骨盆外测量正常。宫颈管消失,宫口开1 cm,入院后常规待产。请判断该患者处于哪个产程？请在医学模型上进行常规平产接生的操作流程。

三、任务要求

根据患者目前存在的问题,根据护理程序制订可行的照护计划,并根据照护计划完成平产接生模块的实践操作任务。

四、任务实施

【评估】
1. 评估患者的一般情况、精神状态、自理能力、合作程度等。
2. 评估患者的产力、产道、产妇的精神心理因素、胎儿情况等。
3. 评估环境是否安全、有无屏风遮挡、室温是否适宜等。

【计划】
1. 患者准备　了解平产接生的目的、方法及配合要点,能配合操作。
2. 护士准备　衣帽整洁,修剪指甲,洗手,戴口罩。
3. 用物准备　灭菌产包1个、手术衣1件、产单1套、浴巾1条、聚血器、血管钳2把、组织剪1把、线剪1把、线与脐带卷或气门芯2个、吸痰管1根、纱布若干块、灭菌手套1双。
4. 环境准备　整洁、安静、安全,光线充足,温湿度适宜,屏风遮挡。

【实施】 见表6-9。

表6-9　平产接生操作考核评分标准

分值:实操(85%)+主观(15%)

评分类型 M=客观测量 J=主观评价	项目描述	分值	得分
M	操作步骤	85	
M1	护理人员要求:仪表端庄,服装整洁,无长指甲,接触患者前正确洗手,戴口罩	2	
M2	物品准备:物品准备齐全,摆放合理	2	
M3	沟通:问候患者,自我介绍;使用姓名和出生日期来核对患者;解释来访目的,征得患者同意后,方可实施护理;询问患者有无其他需求(如厕等)	2	
M4	消毒会阴顺序:大小阴唇→阴阜→两大腿内侧上1/3→会阴与肛周	5	
M5	产科洗手:用肥皂刷洗双手及前臂特别是指端。清水冲净,无菌小毛巾擦干,倒5 mL消毒液于掌心,涂抹双手及前臂,待干	4	
M6	戴无菌手套,穿手术衣,按无菌技术操作	4	
M7	产科铺巾原则:从近到远,由内向外	4	
M8	接产		
M8.1	胎头拨露使阴唇后联合紧张时,右手大鱼际肌顶住会阴部,宫缩时向上方托压,同时左手轻压胎头枕部,协助俯屈和下降。宫缩间歇时放松(防水肿)	4	

续表

分值:实操(85%)+主观(15%)			
评分类型 M = 客观测量 J = 主观评价	项目描述	分值	得分
M8.2	胎头枕部到达耻骨弓下时,协助胎头仰伸	4	
M8.3	宫缩间歇时娩出胎头	4	
M8.4	左手自鼻根向下挤压,挤出口鼻内黏液和羊水,右手仍保护会阴	4	
M8.5	协助复位和外旋转	4	
M8.6	协助前肩娩出(左手将胎儿颈部向下轻压,右手保护会阴)	4	
M8.7	协助后肩娩出(左手将胎儿颈部向上,右手保护会阴)	4	
M8.8	双手协助胎体及下肢相继娩出并记录时间	4	
M8.9	断脐:胎儿娩出后,在距脐带根部15~20 cm处用血管钳钳夹,剪断脐带	4	
M8.10	在产妇臀下放置聚血器或弯盘接血,以计测出血量	4	
M8.11	新生儿处理:气门芯结扎法:将无菌气门芯两个套于血管钳上,用套有气门芯的血管钳在距脐带根部1 cm处钳夹脐带,紧钳前外端剪断脐带,沿钳端将两个气门芯套在脐轮稍上方处,松钳。挤出残余血液,用5%碘伏或75%乙醇消毒断面(注意保护皮肤),待干,以干无菌纱布包盖,再用脐带卷包扎	5	
M8.12	协助胎盘娩出:子宫收缩时,左手握住宫底并按压,同时右手轻拉脐带,协助娩出胎盘、胎盘娩出至阴道口,双手捧住胎盘,向一个方向旋转牵拉,协助胎膜完整排出	5	
M9	检查胎盘、胎膜	3	
M10	检查软产道	3	
M11	询问患者有无不适,洗手,记录,反馈	2	
M12	正确处理垃圾,整理用物	2	
M13	操作过程自然流畅,规定时间内完成所有任务	2	
J	主观评价	15	
序号	主观方面	差	一般	良好	优秀	分值	
J1	职业素养	0	1	2	3	3	

续表

评分类型 M=客观测量 J=主观评价	项目描述				分值	得分
序号	主观方面	差	一般	良好	优秀	分值	
J2	专业素养	0	1	2	3	3	
J3	沟通能力	0	1	2	3	3	
J4	解决问题能力	0	1	2	3	3	
J5	人文关怀能力	0	1	2	3	3	
总分值							

分值:实操(85%)+主观(15%)

【评价】

1.患者理解操作的目的并主动配合。

2.护士操作规范、熟练,动作轻巧。

3.能与患者有效沟通,规定时间内完成任务。

五、要点提示

1.胎头拨露使阴唇后联合紧张时,注意保护会阴,宫缩间歇时放松(防水肿)。

2.胎头娩出后,不要急于娩出胎肩,左手自鼻根向下挤压,挤出口鼻内黏液和羊水,右手仍保护会阴。

3.胎盘尚未完全剥离时,切忌用手按揉、下压宫底或牵拉脐带,以免引起胎盘部分剥离而出血或拉断脐带,甚至造成子宫内翻。

4.胎盘娩出后仔细检查软产道有无裂伤,若有立即缝合,胎盘是否完整。

5.操作前后清点器械、纱布数量。

任务十 会阴侧切缝合术

一、学习目标

【知识目标】

1.掌握会阴侧切缝合术的操作要点及产后护理。

2.熟悉会阴侧切缝合术的目的、适应证。

3.了解会阴侧切缝合术的注意事项。

【技能目标】

1.学生能在模型上描述出会阴侧切缝合术的操作方法。

2.学生能在操作时互相找出会阴侧切缝合术的操作错误。

3.运用观察的方法,培养学生观察的能力。

【素质目标】

1.具有良好语言、文字表述和沟通能力。

2.具有探究学习、终身学习、分析问题和解决问题的能力。

3.具有良好的职业道德,关爱、尊重、理解女性。

二、任务导入

患者女性,孕40周。临产9 h,胎心率基线110次/分,宫缩时胎心100次/分,宫缩结束,胎心回升缓慢,阴道检查确定为LOP位,拟行产钳助娩术,行左侧会阴切开术。简述会阴侧切注意事项及术后护理,请在医学模型上进行常规会阴侧切缝合术操作。

三、任务要求

根据患者目前存在的问题,根据护理程序制订可行的照护计划,并根据照护计划完成会阴侧切缝合术模块的实践操作任务。

四、任务实施

【评估】

1.评估患者的一般情况、自理能力、合作程度等。

2.评估患者妊娠期及分娩期的情况。

3.评估会阴部情况。

【计划】

1.患者准备　了解会阴侧切缝合术的目的、方法及配合要点,能配合操作。

2.护士准备　衣帽整洁,修剪指甲,洗手,戴口罩。

3.用物准备　一次性产包、无菌手套(3副)、产包、可吸收缝合线两根(圆针、皮针)、镊子罐、生理盐水、无齿卵圆钳、带尾大纱布、小纱布(数块)、碘伏棉球等。

4.环境准备　整洁、安静、安全,光线充足,温湿度适宜,屏风遮挡。

【实施】见表6-10。

表6-10 会阴侧切缝合术操作考核评分标准

分值:实操(85%)+主观(15%)

评分类型 M=客观测量 J=主观评价	项目描述	分值	得分
M	操作步骤	85	
M1	护士准备:仪表端庄,衣帽整洁,修剪指甲,洗手,戴口罩	2	
M2	用物准备:物品准备齐全,摆放合理	2	
M3	核对患者姓名、床号,告知患者会阴消毒的目的。检查会阴清洁度及外阴皮肤情况,做好操作前的解释工作。如为孕妇,了解孕周及产程开始情况,阴道流血、流液情况	6	
M4	评估患者妊娠期及分娩期的情况;评估会阴部情况	6	
M5	沟通:问候患者,自我介绍;解释来访目的,征得患者同意后,取得产妇配合	5	
M6	刷手,穿手术衣,戴无菌手套	6	
M7	检查宫颈及阴道有无裂伤及血肿,带尾纱布填塞阴道直至宫颈外口处	5	
M8	缝合阴道黏膜至处女膜外缘打结	5	
M9	检查缝合处有无渗血,肛查检查有无肠线穿过直肠黏膜及有无阴道后壁血肿	5	
M10	更换手套,碘伏棉球消毒肛周,生理盐水冲洗侧切口	5	
M11	缝合肌层,关闭无效腔,恢复解剖关系	5	
M12	缝合皮肤及皮下脂肪,松紧适度	5	
M13	检查有无血肿,有无纱布遗留于阴道内,肛查有无肠线穿肠	5	
M14	询问患者有无不适,整理用物,洗手	5	
M15	指导产妇产后保持外阴清洁的方法:①保持外阴清洁,以侧切口反向卧位,术后5天内,每次便后会阴擦洗,勤换纸垫。②外阴伤口水肿疼痛严重者,以95%酒精湿敷或50%硫酸镁热敷或局部理疗。③术后每日检查伤口,了解有无感染征象	5	

续表

评分类型 M＝客观测量 J＝主观评价	项目描述			分值	得分
分值:实操(85%)+主观(15%)					
M16	告知产妇会阴切开的目的和方法(避免会阴严重裂伤,减少会阴阻力以利胎儿娩出,缩短第二产程)			5	
M17	正确处理垃圾,分类消毒			5	
M18	操作过程自然流畅,规定时间内完成所有任务			3	
J	主观评价			15	
序号	主观方面	差 一般 良好 优秀		分值	
J1	职业素养	0　　1　　2　　3		3	
J2	专业素养	0　　1　　2　　3		3	
J3	沟通能力	0　　1　　2　　3		3	
J4	解决问题能力	0　　1　　2　　3		3	
J5	人文关怀能力	0　　1　　2　　3		3	
总分值					

【评价】

1.患者理解操作的目的并主动配合。

2.护士操作规范、熟练,动作轻巧。

3.能与患者有效沟通,规定时间内完成任务。

五、要点提示

1.各层组织缝合时不宜过紧过密,以防组织肿胀坏死。

2.缝合皮下组织时不应留下无效腔,以免积血感染。

3.缝合完毕应仔细检查缝合区域,以确保止血。

4.应进行阴道检查以确保阴道入口没有狭窄。

5.完成操作时还应检查直肠,确认缝合没有穿过直肠。

6.如确有缝线穿过黏膜,应拆除重缝。

任务十一　产后乳房护理

一、学习目标

【知识目标】
1. 掌握产后乳房护理的操作要点。
2. 熟悉产后乳房护理的目的、适应证。
3. 了解产后乳房护理的注意事项。

【技能目标】
1. 学生能在模型上描述出产后乳房护理的操作方法。
2. 学生能在操作时互相找出产后乳房护理的操作错误。
3. 运用观察的方法,培养学生观察的能力。

【素质目标】
1. 具有良好语言、文字表述和沟通能力。
2. 具有探究学习、终身学习、分析问题和解决问题的能力。
3. 具有良好的职业道德,关爱、尊重、理解女性。

二、任务导入

刘某,经产妇,昨日经阴道顺产一正常男婴。医生查房时诉说乳房胀痛,下腹阵发性轻微疼痛。查乳房胀痛,无红肿,子宫硬,宫底在腹正中,脐下 2 指,阴道出血同月经量。该患者可能发生了什么问题？乳房胀痛首选的护理措施？请在医学模型上进行常规产后乳房护理操作。

三、任务要求

根据患者刘女士目前存在的问题,根据护理程序制订可行的照护计划,并根据照护计划完成产后乳房护理模块的实践操作任务。

四、任务实施

【评估】
1. 评估产妇对母乳喂养的认知程度及心理反应。
2. 评估产妇健康状况、分娩经过、产后天数。
3. 评估产妇乳房状况及采取喂养方式。
4. 评估新生儿健康状况。

【计划】
1.患者准备　了解产后乳房护理的目的、方法及配合要点,能配合操作。
2.护士准备　衣帽整洁,修剪指甲,洗手,戴口罩。
3.用物准备　清洁干、湿毛巾各一条、温水(50~60℃)、脸盆,必要时准备屏风遮挡。
4.环境准备　整洁、安静、安全,光线充足,温湿度适宜,屏风遮挡。

【实施】见表6-11。

表6-11　产后乳房护理操作考核评分标准

分值:实操(85%)+主观(15%)

评分类型 M=客观测量 J=主观评价	项目描述	分值	得分
M	操作步骤	85	
M1	护士准备:仪表端庄,衣帽整洁,修剪指甲,洗手,戴口罩	5	
M2	物品准备:物品准备齐全,摆放合理	5	
M3	评估:①产妇对母乳喂养的认知程度及心理反应;②新生儿健康状况,分娩经过,产后天数;③产妇乳房状况及采取的喂养方式;④评估新生儿健康状况	5	
M4	两人核对医嘱,备齐用物,核对产妇信息,向家属及产妇做好解释,取得配合	5	
M5	协助产妇洗手,遮挡产妇	3	
M6	再次核对产妇信息,协助产妇取舒适体位,解开衣扣,露出乳房	5	
M7	先用热毛巾清洁乳房,然后将热毛巾浸入热水后拧干,环绕包住乳房,露出乳头,每侧持续热湿敷5 min	8	
M8	协助者站在产妇背后,左手拇指与其余四指分开,托起产妇一侧乳房,右手小鱼际按顺时针方向螺旋式按摩乳房,直至乳房变软,双手拇指与其余四指分开,分别托起双侧乳房轻轻晃动5~6 min	8	
M9	左右手拇指对称置于距离乳头根部2 cm的乳晕上,上下左右向外拉扯乳房皮肤10次,拇指与示指牵拉乳头10次	10	
M10	按摩完毕,用干毛巾擦干乳房,协助产妇穿好衣服	5	
M11	询问患者有无不适,处理床单位	5	
M12	正确处理垃圾,分类消毒	5	
M13	洗手,记录,反馈,操作时间30 min	5	

续表

评分类型 M=客观测量 J=主观评价	项目描述				分值	得分
M14	指导护理要点:①指导产妇注意清洁乳头,去除痂皮。②热敷时温度适宜注意保暖,避免烫伤。③告知产妇自行按摩的方法及次数,避免疲劳。④告知产妇如有溢乳及时更换衣服,避免受凉				8	
M15	操作过程自然流畅,规定时间内完成所有任务				3	
J	主观评价				15	
序号	主观方面	差	一般	良好	优秀	分值
J1	职业素养	0	1	2	3	3
J2	专业素养	0	1	2	3	3
J3	沟通能力	0	1	2	3	3
J4	解决问题能力	0	1	2	3	3
J5	人文关怀能力	0	1	2	3	3
总分值						

【评价】

1.患者理解操作的目的并主动配合。

2.护士操作规范、熟练,动作轻巧。

3.能与患者有效沟通,规定时间内完成任务。

五、要点提示

1.热敷时注意水温,避免受凉或烫伤。

2.按摩时注意力度,避免暴力牵拉。

3.注意保护产妇隐私。

4.保持产妇衣服清洁干燥。

(高玲 王美丽)

任务十二 产褥期保健操

一、学习目标

【知识目标】
1. 掌握产褥期保健操的目的和注意事项。
2. 熟悉产褥期妇女的生理变化及身体状况,如生命体征、生殖系统等。
3. 了解产褥期妇女的行为特征和心理变化。

【技能目标】
1. 掌握产褥期保健操的锻炼方法,指导产妇进行保健操练习。
2. 根据产妇的情况合理制订锻炼计划。
3. 关爱产妇,为促进产妇身心健康提供有效健康指导。

【素质目标】
1. 在实施过程中,尊重、关爱、理解产妇,保护产妇隐私。
2. 能够理解产褥期妇女的心理变化,并关爱产妇。
3. 具有细心、爱心、耐心、责任心,具有良好的职业道德。

二、任务导入

产妇,女,25岁。孕40周,身高160 cm,体重75 kg。妊娠期间,按时去医院产检,无高血压、心脏病等妊娠期并发症,既往体健,13岁月经初潮,平素月经正常。因"阴道见红4 h,规律宫缩3 h"入院,经阴道分娩1活男婴,产妇会阴无侧切,软产道无裂伤,男婴体重3.5 kg,Apgar评分10分。分娩后30 min由产房室送回病房,母婴同室,由病房护理人员予以专业护理。3天后出院,恶露正常,体重68 kg,对于母乳喂养的知识和技能,以及产后饮食和卫生知识,产妇及家属已有一定的了解。

护士小张进行产后回访,见产妇情绪低落,故询问缘由,产妇告知护士,因产后身材走样、腰腹肥胖而产生焦虑,小张提到了产褥期保健操,说产褥期保健操不仅可以促进机体新陈代谢,预防肥胖,还可以促进产妇腹壁、盆底肌肉张力的恢复,避免腹壁皮肤过度松弛,预防尿失禁、膀胱直肠膨出及子宫脱垂。产妇听了很高兴,对产褥期保健操非常感兴趣,要求小张进行产褥期保健操的健康指导。

三、任务要求

确定患者目前存在的生理情况,制订出合理的产褥期保健操的计划,并指导产妇进行适量正确的锻炼。

四、任务实施

【评估】

1. 健康史 评估产妇的个人卫生习惯,询问是否有贫血、营养不良或生殖道、泌尿道感染病史,了解本次妊娠经过,是否有妊娠合并症及并发症,分娩时是否有胎膜早破、产程延长、手术助产、软产道损伤,是否有产前及产后出血史等。

2. 身体状况 评估产妇全身情况、子宫复旧及伤口恢复情况,是否有发热、寒战、头痛、恶心、呕吐等,评估体温、脉搏、血压,检查宫底高度、子宫软硬度、有无压痛等,观察会阴局部伤口是否有红肿、硬结及脓性分泌物,观察恶露的色、质、量、气味等。

3. 心理-社会状况 应评估产妇的心理变化及配合程度。

4. 评估产妇及家属对产褥期保健操的认知程度。

【计划】

1. 患者准备 向产妇解释产褥期保健操的目的、方法,取得产妇的同意和配合。
2. 护士准备 衣帽整洁,修剪指甲,洗手,戴口罩。
3. 用物准备 宽松衣服、瑜伽或泡沫垫。
4. 环境准备 室温24~26℃,湿度50%~60%,安静,关闭门窗,避免对流风,放舒缓的音乐。

【实施】见表6-12。

表6-12 产褥期保健操操作考核评分标准

分值:(85%)+主观(15%)

评分类型 M=客观测量 J=主观评价	项目描述	分值	得分
M	操作步骤	85	
M1	护理人员要求:仪表端庄,服装整洁,无长指甲,接触患者前正确洗手,戴口罩	3	
M2	物品准备:物品准备齐全,摆放合理	3	
M3	与产妇沟通,经得产妇同意,视产妇身体情况而定运动时间和强度	3	
M4	深呼吸练习:产妇仰卧位,身体完全放松,双臂伸直置于身体两侧,做深呼吸,先吸气,感受气息从鼻腔到喉部后,充分集中在肺部,当肺部感觉扩张时,保持胸廓不动,迫使横膈膜下沉,同时腹部向外隆起。呼气时回收腹部,横膈膜向上提,使腹中的浊气呼出。每次练习深呼吸时,深吸气到腹部后稍停一两秒,再做出呼气收腹,平均每分钟大约做5~6次即可。可提高肺部功能,缓解疲劳,放松情绪	5	

续表

分值:(85%)+主观(15%)

评分类型 M=客观测量 J=主观评价	项目描述	分值	得分
M5	勾绷脚练习:产妇仰卧位,身体放松,双臂伸直置于身体两侧,脚尖最大限度地勾起,脚跟往远蹬,保持2~3 s,然后脚腕伸展,脚背向上拱,脚尖向下压,保持2~3 s。可促进下肢血液循环,紧实腿部肌肉	5	
M6	缩肛练习:产妇仰卧,收腹,慢慢呼气,同时有意识地向上收提肛门,当肺中的空气尽量呼出后,屏住呼吸并保持收提肛门2~3 s,然后全身放松,让空气自然进入肺中,静息2~3 s。重复上述动作,同样尽量吸气时收提肛门,然后全身放松,让肺中的空气自然呼出。可提升盆底肌的力量,预防盆底肌松弛	5	
M7	胸部练习:产妇仰卧,掌心向上双臂向身体两侧外展打开,双手向上合掌,再向上尽力延伸,伸展双臂保持5 s,放松还原。可促强化胸肌,美化胸部,预防乳房松弛下垂	5	
M8	腹部练习:产妇仰卧,双腿伸直,双臂向前伸展,下巴尽力贴近前胸,呈点头状,保持8~10 s,放松还原。可紧实腹肌,增强腰背部力量	5	
M9	腰腹部练习:产妇仰卧,双手放于身体两侧,双腿伸直,左腿弯曲,收向腹部,右腿保持原位伸直,双手抱左膝,保持10 s,放松还原,右侧同理。可锻炼腰腹部肌肉	5	
M10	腰部扭转练习:产妇仰卧,双手抱头,左腿弯曲,收向腹部,右腿骑跨左腿上,向左侧倾倒,保持10 s,放松还原;再向右侧倾倒,保持10 s,放松还原。可帮助收腹肌,缓解腰部酸痛	5	
M11	提臀练习:产妇仰卧,头部微收,下巴尽量收紧,双腿屈曲略宽于肩,脚跟踩地发力将臀部抬起至大腿与身体呈一条直线,达到顶峰位置,臀部用力夹紧,顶峰位置保持膝、髋、肩三点一线,然后慢慢还原。可紧实腹部、臀部肌肉	6	
M12	腿部练习:产妇仰卧,双腿弯曲并拢,两侧大腿相互挤压,臀部收紧,保持5~10 s,放松还原。可锻炼大腿内侧肌肉,紧实臀部肌肉	5	
M13	腿部练习:产妇仰卧,双手放于身体两侧,双腿轮流伸直尽力向上抬起,与躯干保持垂直,保持10 s,放松还原。可改善下肢血液循环,紧实腹肌	6	

续表

评分类型 M=客观测量 J=主观评价	项目描述	分值	得分
分值:(85%)+主观(15%)			
M14	猫背练习:产妇跪在地上,两膝打开与臀部同一宽度,小腿及脚背紧贴在地上,脚板朝天。挺直腰背,注意大腿与小腿及躯干成直角,令躯干与地面平行。双手手掌按在地上,置在肩膀下面正中位置,手臂应垂直,与地面成直角,同时与肩膀同宽。指尖指向前方。吸气同时并慢慢地将盆骨翘高,腰向下微曲,形成一条弧线。眼望前方,垂下肩膀,保持颈椎与脊椎连成一直线,不要过分把头抬高。保持大腿不动。呼气,同时慢慢地把背部向上拱起,带动脸向下方,视线望向大腿位置,直至感到背部有伸展的感觉	6	
M15	腰部摇摆练习:产妇跪位,挺直腰背,注意躯干与大腿及小腿互成直角,令躯干与地面平行。双手手掌按在地上,置在肩膀下面正中位置,手臂应垂直,与地面成直角,同时与肩膀同宽。指尖指向前方双腿并拢。双膝并拢,大腿小腿互相紧贴,脚板朝天,双足向上抬起,向身体两侧摇摆,头部随之摆动,眼睛看脚尖。可锻炼腰部,强化手臂力量	6	
M16	仰卧起坐:产妇平躺,两腿并拢,两只手半握拳放耳朵两侧,然后张开双臂,上身坐起时,注意腹部发力,让头部和上半身慢慢离开地面,肘部尽力向膝盖靠拢,然后用腰部力量再将上半身恢复到平躺姿态。可促进子宫及腹部肌肉收缩	6	
M17	转体练习:产妇坐位,上身挺直,与大腿呈垂直姿态,左腿伸直,右腿弯曲,右脚掌抵于左腿大腿内侧,身体前倾,用左手尽力握住左脚踝,如果有难度,可以将左手放在左腿上,右手向身体后方伸展,眼睛看右手指尖,坚持片刻。另侧同理。可舒缓身体,紧实腹肌	6	
J	主观评价	15	

序号	主观方面	差	一般	良好	优秀	分值
J1	职业素养	0	1	2	3	3
J2	专业素养	0	1	2	3	3
J3	沟通能力	0	1	2	3	3
J4	解决问题能力	0	1	2	3	3
J5	人文关怀能力	0	1	2	3	3
总分值						

【评价】

1.产妇通过练习产褥期恢复操,提高身体机能,促进新陈代谢,预防并发症。

2.产妇在练习产褥期保健操时,无出血、切口无渗血、渗液、红肿等感染情况。

3.产妇在自我形象上逐渐表现出自信以及对生活的满足。

4.护士指导时,动作准确、规范、熟练,避免引起产妇不适。

五、要点提示

1.操作前,嘱产妇排空膀胱,身着宽松舒适衣物,使产妇能有良好的状态来练习产后保健操。

2.产后保健操一般从产后第二天即可开始,产妇可根据情况选择适宜的动作项目、练习时间、持续时间。练习注意循序渐进,遵循运动量由小到大、由弱到强的原则,每1~2日增加1节,每节重复8~16次,每次时间小于30 min。

3.剖宫产、会阴侧切或撕裂等产妇,在产褥期可先做深呼吸运动,视自身情况选择轻柔动作,酌情锻炼或减免练习,以免引起产后并发症或影响伤口愈合。

4.避免在饥饿或过饱的情况下进行练习,进餐1 h后再进行锻炼。

5.产妇在运动中会出汗,会导致人体的矿物质流失,运动期间一定要适当补充水分、盐分。

6.活动时如出现出血或其他不适,应停止练习。

7.属于下列情况的不宜做产褥期保健操:产妇体虚,发热者;血压持续升高者;有较严重心、肝、肺、肾疾病者;贫血及有其他产后并发症者;剖宫产手术伤口未愈合者;会阴严重撕裂者;产褥感染者。

8.练习时注意隐私保护,注意保暖,动作轻柔。

9.注意产妇心理护理,若产妇表现出情绪低落、哭泣、主诉疲劳、睡眠差、对新生儿关注度不够等情况,应警惕产褥期抑郁症。

任务十三 骨产道异常

一、学习目标

【知识目标】

1.掌握骨盆狭窄的定义、诊断及分类。

2.掌握骨盆平面主要狭窄径线。

3.熟悉骨盆出口平面主要狭窄环节以及骨盆狭窄的产程特点。

4.了解骨盆的生理结构与功能,骨盆狭窄的处理原则以及对母儿的影响。

【技能目标】

1.掌握狭窄骨盆分类和跨耻征检查。

2.根据骨盆狭窄类型、程度,能密切观察产程并能对骨盆异常产科助产手术进行护理配合。

3.将心理支持、人文关怀、职业安全与保护等贯穿于骨盆测量的过程中。

【素质目标】

1.在操作过程中,尊重患者,保护患者隐私。

2.能与患者及家属有效沟通,操作中体现人文关怀。

3.具有关心产妇、尽全力保障母婴安全的职业情感。

二、任务导入

李女士,26岁。因停经2月余,自述晨起有恶心和呕吐,双侧乳房胀痛,近来小便频繁来院就诊,既往月经紊乱,无痛经史,量中。近一周食欲缺乏,喜食酸物、头晕、乏力、嗜睡,平素身体健康。妇科检查:阴道黏膜和子宫颈变软,有少量白色糊状分泌物;阴道黏膜充血呈紫蓝色,子宫颈轻度糜烂;子宫前倾前屈位,增大变软,活动好,无痛。查小便,妊娠试验(+)。超声检查:子宫大小约88 mm×65.6 mm×76 mm。宫颈长度约33.5 mm,宫壁回声均匀,于宫内可见孕囊,胚芽长约23.5 mm,内可见原始心管搏动,双侧附件未见异常。

护士交代李女士两周后来院建档,进行相关检查。两周后,进行骨盆测量时,医生诊断李女士为狭窄骨盆,足月后不适合顺产。在门诊护士站,护士见李女士情绪低落上前询问,知道李女士因缺乏对狭窄骨盆的认知而担忧时,耐心做起知识宣教。

三、任务要求

确定患者目前存在的主要护理问题,制订可行的护理计划,并根据护理计划完成骨产道异常的实践操作任务。

四、任务实施

【评估】

1.评估健康史　包括年龄、职业、月经史、孕产史、本次妊娠过程、既往史和手术史、家族史及个人史。了解本次妊娠经过,妊娠期间有无阴道出血、高血压等异常情况。就诊时有无不适,如腹痛、见红、阴道流液等,了解预产期。

2.评估身体状况　评估孕妇发育、营养、身高及有无畸形,身材矮小不足145 cm者常伴有骨盆狭窄,注意孕妇心脏、血压、水肿、体重等情况。评估胎儿宫内情况,可以用胎心听诊器或多普勒胎儿监护仪监测胎心,正常胎心率为110~160次/分。测宫高、腹围。

3.评估孕妇对骨盆测量的认知程度及心理反应。

4.评估孕妇的自理能力及合作程度。

【计划】

1.患者准备 向孕妇解释骨盆测量的目的、方法,取得产妇的同意和配合。

2.护士准备 衣帽整洁,修剪指甲,洗手,戴口罩。

3.用物准备 一次性垫巾、外阴消毒包(备皮钳、无菌纱布)、无菌手套、碘伏(如碘过敏,用1/1 000苯扎溴铵溶液)、正常女性骨盆模型、骨盆外测量器、骨盆出口测量器、一次性检查手套、液状石蜡、手消毒液。

4.环境准备 室温24~26 ℃,湿度50%~60%,必要时设置屏风或隔帘遮挡患者,保护患者隐私。

【实施】见表6-13。

表6-13 骨产道异常操作考核评分标准

分值:(85%)+主观(15%)

评分类型 M=客观测量 J=主观评价	项目描述	分值	得分
M	操作步骤	85	
M1	护理人员要求:仪表端庄,服装整洁,无长指甲,接触患者前正确洗手,戴口罩,测量时戴无菌手套。男性操作者需由女性医护人员陪同	3	
M2	物品准备:物品准备齐全,摆放合理	3	
M3	核对孕妇信息。告知孕妇操作目的及必要性,取得孕妇的配合	3	
M4	体位:孕妇排尿后仰卧在检查床上,在臀下垫一次性垫巾。测量不同的径线时需要孕妇采取不同的体位,动作应轻柔	3	
M5	在使用骨盆外测量器和出口测量器前要校零,避免由于测量器不准而引起的测量误差	3	
M6	口述内容:骨产道异常:骨盆径线过短或伴有形态异常,致使骨盆腔小于胎先露可通过的限度,阻碍胎儿下降,影响产程顺利进展,称为狭窄骨盆。骨产道异常分为骨盆形态异常及骨盆径线异常	3	
M7	骨盆入口平面狭窄		
M7.1	在骨盆模型上观察并描述出:扁平骨盆最常见,以骨盆入口平面前后径狭窄为主,其形态呈横扁圆形。入口平面狭窄分为三级:Ⅰ级为临界性狭窄,骶耻外径18 cm,入口前后径10 cm,绝大多数可经阴道分娩;Ⅱ级为相对性狭窄,骶耻外径16.5~17.5 cm,入口前后径8.5~9.5 cm,阴道分娩的难度明显增加,胎儿不大且产力好,需经试产后才能决定是否可以经阴道分娩;Ⅲ级为绝对性狭窄,骶耻外径≤16.0 cm,入口前后径≤8.0 cm,必须行剖宫产术	5	

续表

分值:(85%)+主观(15%)

评分类型 M=客观测量 J=主观评价	项目描述	分值	得分
M7.2	骶耻外径测量:孕妇取左侧卧位,臀下垫一次性垫巾,左腿屈曲,右腿伸直。测量第5腰椎棘突下至耻骨联合上缘中点的距离,正常值为18~20 cm。在骨盆模型上观察并描述出:第5腰椎棘突下相当于米氏菱形窝的上角,或者相当于两髂嵴后连线中点下约1~1.5 cm。测量此径线可间接推测骨盆入口前后径的长度	3	
M7.3	在骨盆模型上观察并描述出:单纯扁平骨盆:骨盆入口呈横扁圆形,骶岬向前下突出,使骨盆入口前后径缩短而横径正常	3	
M7.4	在骨盆模型上观察并描述出:佝偻病性扁平骨盆:骨盆入口呈横的肾形,骶岬向前突,骨盆入口前后径短。骶骨变直向后翘。尾骨呈钩状突向骨盆出口平面。由于坐骨结节外翻,耻骨弓角度增大,骨盆出口横径变宽	3	
M8	中骨盆出口平面狭窄		
M8.1	在骨盆模型上观察并描述出:中骨盆出口平面狭窄,主要见于男子型骨盆和类人猿型骨盆,以坐骨棘间径及中骨盆后矢状径为主,中骨盆平面狭窄分为三级:Ⅰ级为临界性狭窄,坐骨棘间径10 cm,坐骨结节间径7.5 cm;Ⅱ级为相对性狭窄,坐骨棘间径8.5~9.5 cm,坐骨结节间径6.0~7.0 cm;Ⅲ级为绝对性狭窄,坐骨棘间径≤8.0 cm,坐骨结节间径≤5.5 cm	5	
M8.2	坐骨结节间径:孕妇仰卧位,臀下垫一次性垫巾,双腿向腹部弯曲,双手紧抱双膝,并向两侧外上方充分展开,检查者面向孕妇立于孕妇双腿之间,测量两坐骨结节内侧缘的距离,正常值为8.5~9.5 cm。此径线直接测出骨盆出口横径长度。若此值<8 cm,应加测出口后矢状径	5	
M8.3	孕36周后骨盆内测量前要消毒外阴,使用备皮钳夹无菌纱布一块,蘸肥皂水擦洗外阴部,顺序是大阴唇、小阴唇、阴阜、大腿内上1/3、会阴及肛门周围	3	
M8.4	用温开水冲掉肥皂水,用消毒干纱球盖住阴道口,防止冲洗液流入阴道,用备皮钳夹无菌纱布一块,浸透0.5%碘伏(或1/1 000苯扎溴铵溶液),进行外阴消毒	3	

续表

分值:(85%)+主观(15%)			
评分类型 M=客观测量 J=主观评价	项目描述	分值	得分
M8.5	取下阴道口纱球和臀下便盆或塑料布	1	
M8.6	检查者面向孕妇,立于孕妇两腿间,右手戴无菌手套,可用碘伏(或1/1 000苯扎溴铵溶液)润滑手套,示指与中指同时进入阴道内,拇指伸直,其余各指屈曲	3	
M8.7	坐骨棘间径:测量两坐骨棘间的距离,正常值为10 cm(可容6横指)。检查者一手示、中指伸入阴道,触及两侧坐骨棘,估计其间的距离。代表中骨盆横径	5	
M9	骨盆出口平面狭窄		
M9.1	在骨盆模型上观察并描述出:骨盆出口平面狭窄常与中骨盆平面狭窄相伴行,主要见于男性骨盆,以坐骨结节间径及骨盆出口后矢状径狭窄为主。中骨盆平面和出口平面的狭窄常并存	5	
M9.2	在骨盆模型上观察并描述出:漏斗型骨盆:骨盆入口各径线值正常,两侧骨盆壁内收,状似漏斗得名。其特点是中骨盆及骨盆出口平面均明显狭窄,使坐骨棘间径和坐骨结节间径缩短,坐骨切迹宽度(骶棘韧带宽度)<2横指,耻骨弓角度<90°,坐骨结节间径加出口后矢状径<15 cm,常见于男性骨盆;横径狭窄骨盆:与类人猿型骨盆类似、骨盆各平面横径均缩短,入口平面呈纵椭圆形。常因中骨盆及骨盆出口平面横径狭窄导致难产	5	
M9.3	口述内容:骨盆三个平面狭窄骨盆外形属正常女性骨盆,但骨盆三个平面各径线均比正常值小2 cm或更多,称为均小骨盆,多见于身材矮小、体形匀称的妇女	3	
M10	畸形骨盆		
M10.1	在骨盆模型上观察并描述出:畸形骨盆是指骨盆失去正常形态及对称性,分两类,一种是外伤致骨盆骨折畸形愈合,一种是偏斜骨盆,指的是骨盆两侧的侧斜径或侧直径之差>1 cm	3	
M11	跨耻征检查		
M11.1	产妇已进入产程但胎头仍未衔接入盆,应行跨耻征检查	2	
M11.2	嘱孕妇排空膀胱后仰卧,两腿伸直,臀下垫一次性垫巾	2	

续表

评分类型 M＝客观测量 J＝主观评价	项目描述				分值	得分
\multicolumn{5}{c	}{分值:(85%)+主观(15%)}		
M11.3	检查者一手放在耻骨联合上方,另一手将胎头向盆腔方向推压				2	
M11.4	口述内容:胎头跨耻征阴性:胎头低于耻骨联合平面,提示胎头已衔接入盆;胎头跨耻征可疑阳性:胎头与耻骨联合平面在同一平面,提示可疑头盆不称;胎头跨耻征阳性:胎头高于耻骨联合平面,表示头盆不称				3	
M12	测量过程中,观察孕妇有无不适				1	
M13	协助孕妇下床,整理床单位				1	
M14	按照《医务人员手卫生规范(WS/T 313—2019)》,认真洗手,记录				1	
J	主观评价				15	
序号	主观方面	差	一般	良好	优秀	分值
J1	职业素养	0	1	2	3	3
J2	专业素养	0	1	2	3	3
J3	沟通能力	0	1	2	3	3
J4	解决问题能力	0	1	2	3	3
J5	人文关怀能力	0	1	2	3	3
\multicolumn{6}{c	}{总分值}	

【评价】

1.孕妇愿意配合,且在测量中无不适感和其他意外发生。

2.孕妇提高对骨盆产道异常的认知,心态平稳,适应母亲角色,维持母儿健康。

3.护士操作谨慎、准确、规范、熟练,动作轻巧。

五、要点提示

1.测量过程中观察产妇生命体征,告知产妇,测量过程中如有不适及时反馈,护士根据情况判断是否停止操作。

2.检查前应排空膀胱,告知孕妇检查的目的及步骤,使其合作,有安全感。

3.检查中应注意保护其隐私,动作应轻柔,切忌粗暴,更换体位时给予协助。

4.严格遵守无菌操作原则。进行外阴消毒,检查前清洗双手。骨盆内测量时要佩戴无菌手套,避免接触肛周。减少手指进出阴道次数,或用无菌纱布遮盖肛门。

5.测量数据要精确,记录准确。骨盆测量数值异常者,应做进一步检查。

6.骨盆测量需要把握好时间,检查过早的话,会因为盆腔内软组织不够松弛,从而影响操作和准确性。

7.测量过程中,注意态度要温和,动作要温柔,对于患者要耐心,有责任心。

任务十四 胎头吸引术

一、学习目标

【知识目标】

1.掌握胎头吸引术的操作步骤、禁忌证及适应证。
2.熟悉胎头吸引术的注意事项。
3.熟悉术中监护和新生儿抢救配合。
4.了解胎头吸引器的结构及种类。

【技能目标】

1.能够在难产接产时正确及时地进行胎头吸引术的操作。
2.将心理支持、人文关怀、职业安全与保护等贯穿于胎头吸引术助产全过程。

【素质目标】

1.在操作过程中,保护产妇隐私。
2.具有良好的沟通能力、综合分析问题及处理问题的能力。
3.尊重、关爱、理解异常分娩产妇,具有良好的职业道德。

二、任务导入

王女士,小学文化水平,21岁。无重大疾病史、外伤手术史,无药物过敏及各类传染病史,G_1P_0,身高165 cm,体重74 kg,孕40周,宫内单活胎。因"阴道见红6 h,伴阵发性腹痛4 h"急诊入院。13岁月经初潮,平素月经规律,无痛经史,此次妊娠期行正规产前检查,未见明显异常,无妊娠期并发症。

入院前一天B超检查示:双顶径9.8 cm,腹径9.3 cm,股骨径7.2 cm,胎盘成熟度Ⅱ级,羊水指数正常。产科检查:宫高30 cm,腹围98 cm,头先露,枕左前位,已入盆,胎心145次/分,有规律宫缩,每4~5 min宫缩一次,每次30~40 s,骨盆外测量正常范围。入院宫口全开后2 h,产妇不配合,胎头拨露40 min仍不见娩出,产妇明显疲惫,为保证产妇和胎儿健康,助产士准备使用胎头吸引术。

三、任务要求

确定产妇目前存在的主要护理问题,制订可行的护理计划,并根据护理计划完成胎头吸引术助产的实践操作任务。

四、任务实施

【评估】

1.评估产妇的健康史

(1)一般情况:了解产妇的姓名、年龄、职业、文化程度、身高、体重等。

(2)此次妊娠情况:询问并查阅产前检查记录,了解本次妊娠经过,包括末次月经、预产期,妊娠有无阴道流血、高血压、心脏病等异常情况。本次就诊时的主要不适及程度,如腹痛、见红、阴道流液等。

(3)过去妊娠情况:包括妊娠次数,分娩方式,有无妊娠并发症,新生儿出生情况及体重等。

(4)既往史及家族史:如高血压、糖尿病、心脏病等,有无药物过敏史、特殊用药史、遗传病史等。

(5)了解产妇第一产程经过及处理情况,评估胎儿宫内安危。

2.评估产妇的身体状况

(1)一般情况:询问产妇腰酸、腰骶部胀痛等主诉情况,评估生命体征;观察会阴处有无水肿。

(2)胎儿宫内情况:可用胎心听诊器或多普勒胎儿监护仪严密监测胎心变化。

(3)产程进展情况:评估子宫收缩的持续时间、间歇时间及强度;密切关注胎心变化;观察产妇是否能正确使用腹压,观察胎先露下降、胎头拨露和着冠情况;评估会阴部条件,结合胎儿大小,判断是否需要行会阴切开术。

3.评估产妇的心理-社会支持状况 由于分娩知识的缺乏及子宫收缩产生的疼痛,产妇尤其是初产妇容易产生焦虑、无助、恐慌等不良情绪,产妇的精力和体力严重被消耗,会影响分娩信心。护理人员应给予安慰和鼓励,并密切观察生命体征的变化。

【计划】

1.患者准备 向产妇及家属解释胎头吸引术的目的、方法及可能出现的并发症,取得产妇和家属的同意和配合。

2.护士准备 衣帽整洁,修剪指甲,洗手,戴口罩。

3.用物准备 会阴切开包1个,负压吸引器1个,胎头吸引器1个,无菌橡皮连接管1根,100 mL注射器1个,血管钳2把,治疗巾2块,无菌手套1副,无菌纱布、棉球若干,无菌导尿管1个,吸氧面罩1个,供氧装置,液状石蜡,抢救药品。

4.环境准备 室温24~26 ℃,湿度50%~60%,必要时设置屏风或隔帘遮挡产妇。

【实施】见表6-14。

表6-14 胎头吸引术操作考核评分标准

分值:胎头吸引术实操(85%)+主观(15%)

评分类型 M=客观测量 J=主观评价	项目描述	分值	得分
M	操作步骤	85	
M1	护理人员要求:仪表端庄,服装整洁,无长指甲,接触产妇前正确洗手,戴口罩,男性操作者需由女性医护人员陪同	2	
M2	物品准备:物品准备齐全,摆放合理	2	
M3	沟通:问候产妇,自我介绍;核对姓名、床位及一般资料;介绍产程情况,胎头吸引术分娩经过,告知操作的目的、步骤、配合操作的方法,取得产妇和家属的信任	2	
M4	检查吸引器是否损坏、漏气,橡皮套是否松动,并将橡皮管连接在吸引器空心管柄上	2	
M5	产妇取截石位。外阴准备同正常分娩助产	2	
M6	导尿:再次消毒会阴,插入无菌尿管,排空膀胱,如胎头压迫导尿管不易插入时可用手轻压胎头	3	
M7	局麻:一般行阴部神经阻滞与局部浸润	3	
M8	阴道检查:排除头盆不称等禁忌证,了解宫口开大情况,确定胎头为顶先露,胎头骨质部已达坐骨棘水平及以下(S+3以下),排除禁忌证,胎膜未破者予以破膜	3	
M9	会阴较紧者行会阴切开,多行会阴后-侧切开术:左手示、中两指伸入胎先露和阴道侧后壁之间,既可保护胎儿又可指示切口的位置,右手持剪刀在会阴后联合正中偏左0.5 cm处向左下方,与正中线呈45°,于宫缩时剪开皮肤和黏膜3~4 cm,注意阴道黏膜与皮肤切口长度应一致。用纱布压迫止血,结扎小动脉	3	
M10	放置吸引器		
M10.1	检查吸引器一切正常,吸引器胎头端涂液状石蜡润滑	2	
M10.2	操作者左手分开产妇两侧小阴唇,并以示、中两指撑开阴道后壁,右手持吸引器头端,沿阴道后壁缓慢滑入	5	
M10.3	左手示、中指两指掌面向外拨开引导右侧壁,使吸引器头端侧缘滑入阴道内	5	

续表

评分类型 M＝客观测量 J＝主观评价	项目描述	分值	得分
分值:胎头吸引术实操(85%)+主观(15%)			
M10.4	手指转向上撑起阴道前壁,使吸引器头端上缘滑入阴道	5	
M10.5	最后右手示、中两指撑开阴道左侧壁,使吸引器头端完全滑入阴道内并与胎头顶端紧贴	4	
M10.6	检查吸引器一切正常	1	
M10.7	用一手扶持吸引器,并稍向内推压,使吸引器始终与胎头紧贴	5	
M10.8	另一手示、中指伸入阴道,触摸吸引器头端与胎头衔接处,推开周围软组织,确认宫颈和阴道壁未被夹于胎头吸引器头端内	3	
M10.9	调整吸引器横柄与胎头矢状缝相一致,作为旋转胎头方向的标记	3	
M11	形成吸引器内负压		
M11.1	术者左手持吸引器,右手将连接管交助手与负压吸引机相连,打开吸引机,胎头位置低可用 40 kpa(300 mmHg)负压,胎头位置较高或胎儿较大,估计分娩困难者可用 60 kpa(450 mmHg)负压,一般情况可选用 50.7kpa(380 mmHg)负压	4	
M11.2	注射器抽吸法:术者左手扶持吸头器,不可滑动,由助手用 50 mL 或 100 mL 空注射器逐渐缓慢抽气,一般抽出空气 150 mL 左右,如胎头位置较高,可酌情增加,负压形成后用血管钳夹紧橡皮接管,然后取下空注射器	4	
M12	牵引和旋转吸引器		
M12.1	先以示、中两指轻轻握持吸头器的牵引柄,缓慢用力试牵引,另一手示、中两指顶住胎头枕部。当吸引器向外牵拉时,如示、中指指尖随吸头器下降则表示吸头器与胎头衔接正确,不漏气	3	
M12.2	在宫缩时先向外后牵引,使胎头离开耻骨联合向后并沿产轴下降,继之向前,然后向上牵引	3	
M12.3	沿产轴方向在宫缩时进行牵引,宫缩间歇时停止,但应保持吸引器不要随胎头回缩而回缩	3	
M12.4	牵引方向不得突然变换,应始终与吸引器口径成直角,用力不可太大,牵力不超过 3~4 kg	3	
M12.5	胎头不正时应在牵引同时进行旋转,每次宫缩以旋转 45° 为宜	3	

续表

分值:胎头吸引术实操(85%)+主观(15%)						
评分类型 M=客观测量 J=主观评价	项目描述				分值	得分
M13	注意保护会阴				3	
M14	胎头娩出后取下胎头吸引器,松开连接管,恢复吸引器内正压,取下吸引器				2	
M15	胎盘娩出及处理同正常分娩助产				2	
J	主观评价				15	
序号	主观方面	差	一般	良好	优秀	分值
J1	职业素养	0	1	2	3	3
J2	专业素养	0	1	2	3	3
J3	沟通能力	0	1	2	3	3
J4	解决问题能力	0	1	2	3	3
J5	人文关怀能力	0	1	2	3	3
总分值						

【评价】

1.产妇理解操作的目的并主动配合。

2.护士操作谨慎、准确、规范、熟练,动作轻巧。

3.产妇会阴、软产道无撕裂,出院时无并发症,新生儿无生命危险。

五、要点提示

1.严格掌握胎头吸引术的适应证　第二产程延长,初产妇宫口开全已达3 h,经产妇胎头露于阴道口达1 h而未能娩出者;缩短第二产程,产妇全身情况不宜于娩出时屏气用力者,如产妇合并心脏病、妊娠高血压综合征、肺结核、严重贫血或哮喘等并发症;子宫瘢痕剖宫产史或子宫手术史,在第二产程子宫收缩力增强,易引起瘢痕撕裂者;持续性枕后位、持续性枕横位胎头内旋转受阻,徒手旋转不成功,需要旋转牵出胎头者;胎儿有可能发生宫内窘迫者。胎头吸引术的必备条件:胎儿存活;无明显头盆不称,胎头已入盆;宫口已开全;胎头双顶径已达坐骨棘平面,先露骨质部最低点已达坐骨棘下3 cm或以下。

2.掌握胎头吸引术的禁忌证　有严重头盆不称、面先露、产道阻塞、尿瘘修补术后等,不能或不宜经阴道分娩者;宫口未开全或胎膜未破者;胎头位置高,未达阴道口者。

3.术前向产妇讲解胎头吸引术助产目的及方法,取得产妇积极配合。

4.牵拉胎头吸引器前,检查吸引器有无漏气。吸引器负压要适当,压力过大容易使胎儿头皮受损,压力不足容易滑脱;发生滑脱,可重新放置,但不应超过2次,否则改行剖宫产。

5.吸引时间一般主张10~15 min,以不超过10 min为准,最长不超过20 min,且宫缩在5次以内为佳。指导产妇配合操作,当胎头双顶径越过骨盆出口时,避免用力增加腹压。

6.术后仔细检查软产道,有撕裂伤应立即缝合。

7.留产妇在产房观察2 h,注意监测产妇生命体征、宫缩及阴道流血等。

8.新生儿护理:观察新生儿头皮产瘤大小、位置,有无头皮血肿及头皮损伤,以便及时处理;注意观察新生儿面色、反应、肌张力等,警惕发生颅内出血,做好新生儿抢救准备;新生儿静卧24 h,避免搬动,3天内禁止洗头;给予新生儿维生素 K_1(10 mg)肌内注射,预防出血。

9.生产过程中多与产妇交流,舒缓产妇焦虑的心情。

任务十五　产钳术

一、学习目标

【知识目标】

1.掌握产钳术的操作步骤,产钳术的禁忌证及适应证。

2.熟悉产钳术的注意事项。

3.熟悉术中监护和新生儿抢救配合。

4.了解产钳的结构和产钳术的分类。

【技能目标】

1.根据临床需要正确使用产钳术。

2.能运用所学知识为患者提供整体护理。

【素质目标】

1.在操作过程中尊重关爱产妇。

2.具有良好的沟通能力、综合分析问题及处理问题的能力。

3.学会与患者进行良好的沟通,为患者提供心理护理。

二、任务导入

产妇李女士,32岁。无重大疾病史、外伤手术史、无药物过敏及各类传染病史,G_2P_0,

身高 160 cm,体重 70 kg,孕 39^{+4}周,宫内单活胎,因"规律宫缩 4 h,见红 5 h"急诊入院。14 岁月经初潮,平素月经规律,无痛经史。两年前曾行人工流产术,此次妊娠期行正规产前检查,未见明显异常,无妊娠期并发症。入院前一天 B 超检查示:双顶径 9.7 cm,腹径 9.3 cm,股骨径 7.2 cm,胎盘成熟度 Ⅱ 级,羊水指数正常。

产科检查:宫高 33 cm,腹围 99 cm,头先露,枕左前位,已入盆,胎心 145 次/分,有规律宫缩,每 4~5 min 宫缩一次,每次 30~40 s,骨盆外测量正常范围。入院宫口全开后 2 h,枕左前,S+3,羊水量少,色清,宫缩时胎心下降至 80 次/分,产妇已显疲乏。为保证产妇和胎儿健康,与家属谈话签字,要施产钳助产分娩。

三、任务要求

确定产妇目前存在的主要护理问题,制订可行的护理计划,并根据护理计划完成产钳术助产的实践操作任务。

四、任务实施

【评估】

1.评估产妇的健康史

(1)一般情况:了解产妇的姓名、年龄、职业、文化程度、身高、体重等。

(2)此次妊娠情况:询问并查阅产前检查记录,了解本次妊娠经过,包括末次月经、预产期,妊娠有无阴道流血、高血压、心脏病等异常情况。本次就诊时的主要不适及程度,如腹痛、见红、阴道流液等。

(3)过去妊娠情况:包括妊娠次数,分娩方式,有无妊娠并发症,新生儿出生情况及体重等。

(4)既往史及家族史:如高血压、糖尿病、心脏病等,有无药物过敏史,特殊用药史、遗传病史等。

(5)了解产妇第一产程经过及处理情况,评估胎儿宫内安危。

2.评估产妇的身体状况　评估子宫收缩的持续时间、间歇时间及强度;密切关注胎心变化;观察产妇是否能正确使用腹压,观察胎先露下降、胎头拨露和着冠情况;评估会阴部条件,结合胎儿大小,判断是否需要行会阴切开术。

3.心理-社会支持状况　进入第二产程,产妇的体力消耗更大,宫缩持续时间更长,腰骶部酸痛和会阴部胀痛加剧,大多表现焦躁不安、精疲力竭;产妇父母及爱人也因产妇疼痛喊叫而焦虑不安;护理人员应给予安慰和鼓励,并密切关注生命体征的变化。

【计划】

1.患者准备　向产妇及家属解释产钳的助产目的、方法及可能出现的并发症,取得产妇和家属的同意和配合。

2.护士准备　衣帽整洁,修剪指甲,洗手,戴口罩,穿手术衣,戴无菌手套。

3.用物准备 会阴切开包1个、无菌产钳1副、脚套2个、大中单1个、手术衣2件、20 mL注射器1个、9号穿刺针头1个、无菌导尿管1个、吸氧面罩1个、坐凳、灯光、2%利多卡因1支、0.5%聚维酮碘溶液、抢救药品。

4.环境准备 室温24~26 ℃，湿度50%~60%，必要时设置屏风或隔帘遮挡产妇。

【实施】见表6-15。

表6-15 产钳术操作考核评分标准

分值：实操（85%）+主观（15%）

评分类型 M=客观测量 J=主观评价	项目描述	分值	得分
M	操作步骤	85	
M1	护理人员要求：仪表端庄，服装整洁，无长指甲，接触产妇前正确洗手、戴口罩、穿手术衣。男性操作者需由女性医护人员陪同（错一项则不得分）	3	
M2	物品准备：物品准备齐全，摆放合理	3	
M3	沟通：问候产妇，自我介绍；核对姓名、床位及一般资料；介绍产程情况，产钳助产分娩经过，告知操作的目的、步骤；配合操作的方法，取得产妇和家属的信任	3	
M4	阴道检查：宫口开大，先露下降及胎方位，骨盆及胎儿情况	3	
M5	产妇体位：臀下铺一次性垫单，协助产妇脱去裤子，产妇取截石位。术者站在产妇两腿之间进行操作，助手站于产妇右侧保护会阴。注意保证患者安全、隐私及保暖	3	
M6	消毒会阴、铺巾：按自然分娩外阴消毒、铺巾。需行会阴切开者，先进行会阴切口处局部备皮	4	
M7	导尿：再次消毒会阴，插入无菌尿管，排空膀胱，如胎头压迫导尿管不易插入时可用手轻压胎头	5	
M8	局麻：一般行阴部神经阻滞与局部浸润	5	
M9	多行会阴后-侧切开术：左手示、中两指伸入胎先露和阴道侧后壁之间，既可保护胎儿又可指示切口的位置，右手持剪刀在会阴后联合正中左0.5 cm处向左下方，与正中线呈45°，宫缩时剪开皮肤和黏膜3~4 cm，注意阴道黏膜与皮肤切口长度应一致。用纱布压迫止血，结扎小动脉	5	

续表

分值:实操(85%)+主观(15%)			
评分类型 M=客观测量 J=主观评价	项目描述	分值	得分
M10	放置左叶产钳:以枕前位为例,左手持左钳柄使钳叶垂直向下,凹面朝前。右手在阴道检查后不退出,置于胎头与阴道后壁之间,掌面朝前。将左叶产钳沿右手掌面伸入胎头与掌心之间,在右手引导下将钳叶缓缓向胎头左侧及深部推进,将钳置于胎头左侧,钳叶及钳柄与地面平行,在此过程中,右手逐渐退出阴道口,并由助手固定左叶产钳	8	
M11	放置右叶产钳:右手持右叶产钳如前,左手中、示指伸入胎头与阴道后壁之间,引导右叶产钳进入到左叶产钳相对应的位置,左手退出	8	
M12	产钳合拢:如两钳叶放置适当,则扣锁吻合,钳柄自然对合。如果扣锁稍有错位时,可移动右叶产钳,以配合左叶产钳	7	
M13	检查钳叶位置:伸手入阴道内检查钳叶与胎头之间有无产道软组织或脐带夹着,胎头矢状缝是否位于两钳叶的中间	5	
M14	牵拉产钳:宫缩时合拢钳柄,向外、向下缓慢牵拉。当先露部着冠时,右手保护会阴,见胎儿额部露出阴道口时,可将产钳柄渐渐向上提起,使胎头仰伸,当双顶径娩出时,可先取出右叶产钳,以减少产钳对母体软组织的损伤,随后左叶产钳顺着胎头慢慢滑出	8	
M15	牵出胎体:按自然分娩机转用手牵拉胎头,使前肩、继而后肩及躯干娩出。有新生儿窒息者,实行新生儿复苏抢救	5	
M16	胎盘娩出后,仔细检查宫颈及阴道有无撕裂,然后缝合会阴	5	
M17	向产妇及家属交代术后注意事项及护理方法	2	
M18	整理用物帮助产妇垫好会阴垫,取低坡卧位、保暖,注意产妇血压、脉搏、子宫收缩、阴道流血、膀胱充盈情况	3	
J	主观评价	15	

序号	主观方面	差	一般	良好	优秀	分值
J1	职业素养	0	1	2	3	3
J2	专业素养	0	1	2	3	3
J3	沟通能力	0	1	2	3	3

续表

分值:实操(85%)+主观(15%)						
评分类型 M=客观测量 J=主观评价	项目描述					分值	得分
序号	主观方面	差	一般	良好	优秀	分值
J4	解决问题能力	0	1	2	3	3
J5	人文关怀能力	0	1	2	3	3
总分值						

【评价】
1.产妇理解操作的目的并主动配合。
2.护士操作谨慎、准确、规范、熟练,动作轻巧。
3.产妇会阴、软产道无撕裂,出院时无并发症,新生儿无生命危险。

五、要点提示

1.严格掌握产钳术的适应证 因宫缩乏力,致第二产程延长时;产妇有合并症、并发症、子宫瘢痕等特殊情况不宜或不能用力时,需缩短第二产程;胎儿窘迫,宫口已开全,需即刻结束分娩者;剖宫产或臀位胎头娩出困难时;胎头吸引术因阻力较大失败者;臀先露后胎头娩出困难者。产钳术的必备条件:胎膜已破,胎儿存活;无明显头盆不称;宫口已开全。

2.严格掌握产钳术的禁忌证 严重胎儿窘迫,估计短时间内不能经阴道分娩者;胎头骨质部的最低点在坐骨棘水平或以上,有明显头盆不称时;宫口未开全,胎头未衔接,胎方位异常;确定死胎、胎儿畸形者,应尽可能做穿颅术,以免损伤产道。

3.术前必须查明胎方位,才能正确放置产钳。如产钳放置不正确,则可能引起胎儿损伤,包括颅内出血、面神经麻痹、眼球压伤等,还可引起母体软组织损伤,阴道宫颈撕裂、子宫破裂等。故操作要十分谨慎准确。

4.术前检查产钳是否完好,向产妇和家属说明行产钳术的目的,指导产妇正确运用腹压,减轻其紧张情绪。

5.钳柄难以合拢或易滑脱,应取出产钳,再行内诊复查,如发现未具备产钳术条件者应及时改行剖宫产;未发现明显异常者,可重新放置产钳,再试行牵引,如再次失败者亦应改行剖宫产。

6.牵引方向要正确。牵拉产钳时用力要均匀,一般不需要用很大力气,切忌左右摇摆钳柄,速度不要过快。

7.胎头娩出时应注意保护会阴并缓慢娩出胎头,以免造成严重的会阴裂伤。

8.术毕应详细检查会阴、阴道、子宫颈等处有无裂伤。

9.留产妇在产房观察2 h,注意监测产妇生命体征、宫缩及阴道流血等。

10.并发症及处理,阴道壁、宫颈、后穹窿裂伤,发现后立即缝合。阴道血肿,清除血肿,结扎或缝扎出血点,缝合血肿腔和阴道壁。会阴Ⅲ度裂伤按会阴裂伤修补术处理。

11.术后应用抗生素预防感染。

12.新生儿护理 观察新生儿头皮产瘤大小、位置,有无头皮血肿及头皮损伤,以便及时处理;注意观察新生儿面色、反应、肌张力等,警惕发生颅内出血,做好新生儿抢救准备;新生儿静卧24 h,避免搬动,3天内禁止洗头;给予新生儿维生素K_1(10 mg)肌内注射,预防出血。

任务十六 臀助产、臀牵引

一、学习目标

【知识目标】

1.掌握臀助产、臀牵引术的禁忌证及适应证。

2.熟悉臀助产、臀牵引术的注意事项。

3.了解臀助产、臀牵引术的并发症。

【技能目标】

1.根据临床需要正确使用臀助产、臀牵引术。

2.根据分娩时机正确选择助产术,保证母婴生命健康。

3.将心理支持、人文关怀、职业安全与保护等贯穿于臀助产、臀牵引术全过程。

【素质目标】

1.在操作过程中,尊重关爱产妇。

2.具有良好的沟通能力、综合分析问题以及及时处理问题的能力。

3.具有关心产妇、尽全力保障母婴安全的职业情感。

二、任务导入

张女士,30岁,G_1P_0。末次月经2021年1月23日,预产期2020年10月30日。孕早期早孕反应明显,孕4个月自感胎动,在医院定期检查。孕34周产检时,胎方位为臀位。于2021年10月16日晚,因下雨路面湿滑摔倒在地,出现阴道出血伴轻微腹痛,半小时后由急诊收治入院。入院查体:T 36.6 ℃,P 84次/min,R 20次/min,BP 100/60 mmHg,心肺功能正常,骨产道及软产道无异常,宫高 32 cm,腹围 99 cm,子宫软,胎心 146 次/min,已破水,流出羊水清,臀先露,先露下降 S+3,阴道出血量多,色暗红。急查血常规及出凝血时间均无异常。诊断为孕 38 周。助产士护士已备好臀位助产准备。

三、任务要求

确定产妇目前存在的主要护理问题,制订可行的护理计划,并根据护理计划完成臀助产、臀牵引术的实践操作任务。

四、任务实施

【评估】

1.评估产妇的健康史

(1)一般情况:了解产妇的姓名、年龄、职业、文化程度、身高、体重等。

(2)此次妊娠情况:询问并查阅产前检查记录,了解本次妊娠经过,包括末次月经、预产期,妊娠有无阴道流血、高血压、心脏病等异常情况。本次就诊时的主要不适及程度,如腹痛、见红、阴道流液等。

(3)过去妊娠情况:包括妊娠次数,分娩方式,有无妊娠并发症,新生儿出生情况及体重等。

(4)既往史及家族史:如高血压、糖尿病、心脏病等,有无药物过敏史,特殊用药史、遗传病史等。

2.评估产妇的身体状况

(1)一般情况:如生命体征等。

(2)胎儿宫内情况:可用胎心听诊器或多普勒胎儿监护仪严密监测胎心变化。

(3)产程进展情况:通过四部触诊判断胎产式和胎方位;测宫高、腹围估计胎儿大小;骨盆测量了解骨盆各径线值,初步评估胎儿能否经阴道分娩;观察子宫收缩,可通过触诊和胎儿监护仪观察子宫收缩的持续时间、间歇时间、强度等;检查宫颈扩张及胎先露部的下降程度以评估产程进展。

3.评估产妇的心理-社会支持状况　由于分娩知识的缺乏及子宫收缩产生的疼痛,特别是臀位所带来的难产恐惧,产妇尤其是初产妇容易产生焦虑、无助、恐慌等不良情绪,由于臀位难产,产妇的精力和体力严重被消耗,会影响分娩信心。护理人员应给予安慰和鼓励,并密切观察生命体征的变化。

【计划】

1.患者准备　向产妇及家属解释产钳的助产目的、方法及可能出现的并发症,取得产妇和家属的同意和配合。

2.护士准备　衣帽整洁,修剪指甲,洗手,穿无菌手术衣,戴无菌口罩。

3.用物准备 无菌手套、0.5%碘伏棉球、纱布数块、2%利多卡因、0.9%生理盐水、20 mL注射器1个、新生儿复苏器械1套、脐静脉针、氧气、急救药品、碘伏液、碘伏棉球、灭菌侧切包1个,产包(一次性产包、无菌产包各1个)、无菌大棉签1包(三根)。

4.环境准备 室温24~26 ℃,湿度50%~60%。

【实施】见表6-16。

表6-16 臀助产、臀牵引操作考核评分标准

分值:实操(85%)+主观(15%)

评分类型 M=客观测量 J=主观评价	项目描述	分值	得分
M	操作步骤	85	
M1	护理人员要求:仪表端庄,服装整洁,无长指甲,接触产妇前正确洗手,戴无菌口罩,穿无菌衣(错一项则不得分)	3	
M2	物品准备:物品准备齐全,摆放合理	3	
M3	沟通:问候产妇,自我介绍;核对姓名、床位及一般资料;介绍产程情况,臀位助产、臀牵引分娩经过,告知操作的目的、步骤;配合操作的方法,取得产妇和家属的信任	3	
M4	产妇取膀胱截石位,外阴消毒,导尿,排空膀胱	3	
M5	建立静脉通道,观察宫缩情况	3	
M6	实施胎心监护	3	
M7	做好新生儿抢救准备	3	
M8	阴道检查,了解宫颈口是否全开、臀位类型、胎方位、有无脐带脱垂、骨软产道是否存在异常,当胎膜已破和无头盆不称时,方可施行	3	
M9	阴部神经阻滞麻醉,若经产妇会阴紧者,可在牵引前行会阴左侧切开术	3	
M10	臀助产术		
M10.1	压迫法(堵臀法):适用于足位助产术,目的是在宫口未开大时阻止胎足过早娩出,迫使胎足屈曲在阴道内,待臀部下降变成完全臀位;而在完全臀位下降时注意不要让一侧或双侧足先娩出。每当宫缩时宜用一消毒巾盖住阴道口,助产者用手抵压外阴,阻挡胎足娩出,经数次宫缩使胎臀及下肢充分扩张阴道,直至宫口开全,产妇用力向下屏气,手掌感到相当大冲力时行会阴侧切术,再次宫缩时,胎臀自然娩出。用消毒巾包裹胎体,进行牵引助产	5	

第六章 母婴护理

续表

分值:实操(85%)+主观(15%)				
评分类型 M=客观测量 J=主观评价	项目描述	分值	得分
M10.2	扶持法:仅适用于腿直臀位,腿直臀位时,不必堵住阴道口,随宫缩加剧臀及腿部扩张阴道及阴道口,伸直下肢加上躯干周径,使阴道充分扩张,保护脐带,接产者将双拇指置于胎儿腿部,其余四指在骶部,扶持逐渐外露的臀、躯干及下肢,这样出肩一般不会遇到困难(交叉抱在胸前的双手为胎足所压不易上举),当躯干大部分外露时,行会阴侧切,接着胎肩及胎头娩出,如娩肩困难,可按臀位牵引予助产	5	
M11	臀牵引术		
M11.1	臀部完全牵引术是指胎儿的全部分娩是凭借牵引而完成的,牵引是连续的过程,为叙述方便,分下肢臀部娩出、躯干娩出、肩上肢娩出、胎头娩出	5	
M11.2	下肢和臀部的牵出:①当胎儿臀部与足部已在外阴显露时,检查宫口已开全;②骶左前伸腿臀位时,用左手示指触及胎儿前臀的腹股沟并钩住,于宫缩时向下牵引;③待臀部到达骨盆出口时,以右手钩住右侧腹股沟,一并向下牵引到阴道口,再稍向上提,即可娩出臀部;④单足先露,应握住该足踝部,于宫缩时向下牵引,直到髋部露于阴道口时,再钩住对侧腹股沟,即可较易地协助娩出另一足;⑤如为双足先露,则握住两足踝部向下牵引至臀股沟露于阴道口后,再稍向上提,娩出臀部。不论牵引单足或双足,均须注意保持足趾向下,足跟向上,使臀转向前方	5	
M11.3	躯干的牵出:①将两手握住胎儿臀部,两侧拇指分别放在胎儿骶骨两侧,其余四指放在髋部前方,一面向下牵引,一面旋转胎体,使胎背转向前方,以利双肩进入骨盆入口横径;②继续向下、向后牵引,至脐部娩出后,应稍停,应将脐带轻轻向下拉出5~10 cm,以免继续牵引时过度牵拉使胎儿循环受阻。如脐带绕体过紧,不能推滑放松,应速将脐带钳夹剪断后,再牵引胎体;③当牵引至肩胛骨下角在耻骨弓下显露时,将胎背稍转回原来一侧,使胎儿双肩径与骨盆出口的前后径一致	5	

续表

分值:实操(85%)+主观(15%)			
评分类型 M=客观测量 J=主观评价	项目描述	分值	得分
M11.4	肩、上肢的牵出:在臀围牵引过程中,容易发生双手上举于胎头两侧,造成分娩困难,可采取以下两种方法:①滑脱法:右手握胎儿双足,向上提起,使后肩显露会阴,再用左手中、示指伸入阴道,由后肩沿上臂按压肘窝向外拉,助后臂及肘关节沿前胸滑出阴道。然后将胎体放低,前臂由耻骨弓下自然娩出或右手中、示指伸入阴道内同样压肘窝帮助前肩及上肢娩出;②旋转胎体法:消毒巾包裹胎儿臀部,双手紧握胎儿髋部,避免滑脱,将胎背逆时针方向旋转,并向下牵拉,使前肩及前臂自耻骨弓下自然脱出。亦可用右手中、示指伸入阴道,以滑脱法帮助娩出,再将胎背按顺时针方向旋转,使另一胎肩及胎臂转至耻骨弓下娩出	6	
M11.5	胎头的牵出:胎肩及上肢全部娩出后,将胎背转向前方,胎头矢状缝与骨盆出口前后径一致。助手在母体耻骨上方压胎头,协助胎头俯屈。术者将胎身骑跨于左前臂上,并以左手食、中两指压在鼻翼两侧及口部,避免胎儿吸进羊水,且可使胎头俯屈。右手食、中两指分别放在胎颈两侧肩上,钩住两肩,在助手于耻骨上方加压使胎头进入盆腔的同时向后下方牵引,当胎头枕部到达耻骨弓下方时,左手示指或中指立即伸入胎儿口内并将胎身上抬继续牵引,使口、鼻、额相继自会阴部娩出。牵引时注意手指不要钩在锁骨上窝,以免损伤臂丛神经	5	
M12	臀牵引中异常情况的操作处理		
M12.1	下肢娩出困难:腿直臀位行牵引术时,牵足往往有一定困难,若胎臀位置较低,以右手示指或中指沿阴道前壁钩住前腹股沟,待宫缩时向下牵引。如果能同时钩住另一侧腹股沟,也可两侧同时牵引。若胎臀位置较高时,可伸手入宫腔沿股部达腘窝,用手指压迫腘窝使下肢屈曲外展,然后握持足踝部向下牵引,同法将另一胎足牵出做双足牵引	5	
M12.2	上肢娩出困难,可用两种方法解脱:①旋转肢体法是握住胎体向胎背方向旋转180°或更多,使胎臂遇到阻力沿胎儿面部前滑下至胸前娩出。②牵引上肢法是举起胎体,利用骶骨凹空隙,将手伸入宫腔,沿胎背、肩、上臂直达肘部,以示指及中指钩住肘关节,使前臂沿胎儿面部滑过,经胸前下降娩出,操作应十分谨慎,防止上肢骨折	5	

续表

评分类型 M = 客观测量 J = 主观评价	项目描述	分值	得分
	分值:实操(85%)+主观(15%)		
M12.3	后出头娩出困难:如胎体及肢体娩出后,阴道内仍触不到胎儿颏部,此为胎头仰伸,应停止向外牵引胎体,改为向阴道推送胎体,同时由助手自耻骨上下压胎头,直至胎头完全俯屈,并能在阴道内清楚地扪及颏部时以手指钩住胎儿口腔再行牵引。若此时仍娩出困难,可将胎头枕部转向一侧,使胎头双顶通过骨盆入口前后径,促进胎头入盆;若胎头较低,可用产钳助产。若胎儿确已死亡,可行后出胎头穿颅术,以减少母体损伤	5	
M13	术后应检查宫颈和阴道有无损伤,新生儿处理,胎盘娩出,会阴侧切缝合	3	
M14	整理用物,取舒适卧位	2	
M15	按照《医务人员手卫生规范(WS/T 313—2019)》,认真洗手,记录	2	
J	主观评价	15	

序号	主观方面	差	一般	良好	优秀	分值
J1	职业素养	0	1	2	3	3
J2	专业素养	0	1	2	3	3
J3	沟通能力	0	1	2	3	3
J4	解决问题能力	0	1	2	3	3
J5	人文关怀能力	0	1	2	3	3
	总分值					

【评价】

1.产妇理解操作的目的并主动配合。

2.护士操作谨慎、准确、规范、熟练,动作轻巧。

3.产妇会阴、软产道无撕裂,出院时无并发症,新生儿无生命危险。

五、要点提示

1.掌握臀位助产、臀位牵引的禁忌证:骨盆狭窄或软产道异常;足先露;估计胎儿体重

>4 000 g;B超见胎头仰伸;B超提示脐带先露或隐性脐带脱垂;妊娠合并症或并发症,如重度妊高症、糖尿病等。

2.掌握臀位助产适应证　死胎或估计胎儿于出生后难以存活者;孕龄≥34周;单臀或完全臀位;估计胎儿体重2 000~3 500 g(尤适合于经产妇);胎头无仰伸;骨产道及软产道无异常。臀牵引术适应证:脐带脱垂,胎心音存在;胎儿重度窘迫,如胎心率重度过缓,频发性胎心率减弱;第二产程超过2 h无进展者;母体有严重并发症,如严重贫血、心衰、妊娠高血压疾病、过度疲劳;横位行内倒转术。

3.助产前做好麻醉及新生儿复苏急救准备。

4.助产时用0.5%缩宫素静滴,调整至维持规律有力的宫缩。

5.术前必须肯定无头盆不称、宫口开全、胎臀已入盆,并查清臀位的种类,如为全臀有一足在阴道口,则须"堵"足,使胎儿髋、膝关节呈极度屈曲,双下肢紧贴胎儿腹部,让胎臀下降深入盆底。但用力要适当,至产道充分扩张为止,待在宫缩中用力下屏时,手感有相当大的冲力方可助产。

6.会阴侧切切口要够长。

7.胎儿脐带娩出后,应在8 min内娩出胎头。

8.牵引过快可造成胎臂上举,用旋转与滑脱法配合助胎肩及上肢娩出。

9.娩头困难时,可由助手在耻骨联合上向下、向前推胎头,或用后出头产钳助产。

10.有脐带脱垂,但胎心尚好,而无立即从阴道助产的条件时,应立即行剖宫产术。

11.胎儿娩出后注意有无颅脑、肩及臂丛神经损伤和有无软产道损伤。

12.臀位助产手法不当并发症　①母体并发症:产道损伤,胎儿胎盘娩出后,常规检查宫颈,疑有子宫破裂应行宫腔探查。有先兆或完全破裂者,应立即剖腹探查,按破裂程度与部位决定手术方式;产后出血,与臀先露不能均匀有力地压迫子宫下段,而不能诱发良好的子宫收缩有关;产褥感染,产后给予抗生素治疗。②新生儿并发症产伤:颅内出血;脊柱损伤;臂丛神经损伤;膈神经损伤;骨折;胎儿窘迫及新生儿窒息。

任务十七　后穹隆穿刺术

一、学习目标

【知识目标】

1.掌握后穹隆穿刺的目的和意义。

2.掌握后穹隆穿刺术的适应证和禁忌证。

3.熟悉后穹隆穿刺术的相关基础知识。

4.了解盆腔内积液的性质。

第六章 母婴护理

【技能目标】
1.掌握后穹隆穿刺术的操作方法和步骤。
2.将心理支持、人文关怀、职业安全与保护等贯穿于后穹隆穿刺术中。

【素质目标】
1.在操作过程中,尊重患者,保护患者隐私。
2.能与患者及家属有效沟通,操作中体现人文关怀。
3.具有细心、爱心、耐心、责任心。

二、任务导入

患者,女,28岁,已婚。平素月经规则,无异常白带及阴道流血史,周期28~30天,经期5~7天,量约50 mL,色红,无痛经及白带异常史。既往史:1年前曾因输卵管妊娠在当地医院行左侧输卵管切除术,术后愈合良好;有链霉素过敏史;否认肝炎、肺结核等传染病史;否认高血压、心脏病、糖尿病、脑血管病史;否认外伤、输血史;否认食物过敏史;否认两系三代家族遗传及传染性病史。患者停经38天时在所在乡镇卫生院,查尿妊娠试验阳性,B超显示:"宫内、宫外未见孕囊"(未见报告),无恶心、呕吐,无腹痛、腹泻,无阴道异常流血、流液,建议先观察,期间患者复查B超数次,提示均同前,宫内未见孕囊。

今日为停经45天,因右侧下腹隐痛,有酸胀感来医院就诊,查血β-HCG:5 000.7 mIU/mL。门诊拟"异位妊娠"收住入院。发病以来,患者情绪稳定,大小便正常,进食、睡眠正常,体重无明显变化,无阴道出血。查体:T 36.7 ℃,P 70次/分,R 20次/分,BP 100/65 mmHg,无压痛及反跳痛,肝脾肋下未及,移动性浊音(-),肠鸣音3~5次/分。妇检:外阴发育正常,阴道畅,宫颈肥大,宫颈剧痛(+),子宫前位。B超示:目前宫内未见孕囊,盆腔积液25 mL,现怀疑腹腔内出血,患者需要行阴道后穹隆穿刺术。

三、任务要求

确定患者目前存在的主要护理问题,制订可行的护理计划,并根据护理计划完成阴道后穹隆穿刺术的实践操作任务。

四、任务实施

【评估】

1.评估患者的健康史　应仔细询问月经史,以往月经是否规律,以推算准确的停经时间。注意不要将不规则阴道流血误认为末次月经,或由于月经仅过期几天,不认为是停经。此外,还要评估是否存在不孕、盆腔炎、放置宫内节育器、输卵管吻合术等高危因素。评估既往史及家族史,如高血压、糖尿病、心脏病等,有无药物过敏史,特殊用药史、遗传病史等。

2.评估患者的身体状况 如腹痛的性质、部位,有无腹膜刺激征;有无移动性浊音;阴道流血情况;有无贫血貌及脉搏细速、血压下降等失血症状;有无晕厥或休克症状;腹部有无包块。输卵管妊娠未发生流产或破裂前,症状体征不明显。

3.评估患者的心理-社会支持状况 由于剧烈腹痛和急性大量内出血,患者可表现出恐惧、无助、悲伤及面临死亡的威胁。

4.查看检查报告 如血常规、凝血功能、术前感染四项、B超等。

【计划】

1.患者准备 向患者及家属解释后穹隆穿刺术的目的、方法,取得患者和家属的同意和配合,签署手术同意书。

2.护士准备 衣帽整洁,修剪指甲,洗手,戴口罩。

3.用物准备 治疗车、光源、阴道后穹隆穿刺包1个(弯盘1个、阴道窥器1个、长镊子2把、孔巾1块、治疗巾1块、方纱2块、棉球、纱布若干、液状石蜡1小瓶、9号长针头1个、宫颈钳1把)、碘伏、无菌手套1副、10 mL无菌注射器或20 mL无菌注射器1支、一次性垫巾。

4.环境准备 光线明亮,室温24~26 ℃,湿度50%~60%,必要时设置屏风或隔帘遮挡患者,保护患者隐私。

【实施】见表6-17。

表6-17 后穹隆穿刺术操作考核评分标准

评分类型 M=客观测量 J=主观评价	项目描述	分值	得分
	分值:实操(85%)+主观(15%)		
M	操作步骤	85	
M1	护理人员要求:仪表端庄,服装整洁,无长指甲,接触患者前正确洗手,戴口罩,男性操作者需由女性医护人员陪同	3	
M2	物品准备:物品准备齐全,摆放合理	3	
M3	核对患者信息,确认操作的必要性及有无禁忌证。告知患者操作目的及必要性,取得患者和家属的配合	3	
M4	患者排空膀胱,臀下垫一次性垫巾,取膀胱截石位,打开并对好光源	3	
M5	取出后穹隆穿刺包,检查有效期	3	
M6	再次洗手,打开后穹隆穿刺包,检查包内灭菌指示卡,检查包内器械是否齐全,将包内的物品摆放好	3	

续表

分值:实操(85%)+主观(15%)			
评分类型 M=客观测量 J=主观评价	项目描述	分值	得分
M7	将碘伏以无菌溶液倒取方法倒入装有无菌棉球的消毒杯内,备好10 mL或20 mL无菌注射器	3	
M8	正确带好无菌手套	3	
M9	消毒外阴2遍(注意消毒顺序和范围),铺孔巾	5	
M10	润滑阴道窥器,放置阴道窥器充分暴露宫颈及阴道后穹隆,消毒阴道2遍	5	
M11	阴道检查:了解子宫及附件情况,注意观察后穹隆是否膨隆,是否有宫颈剧痛或摇摆痛	5	
M12	用宫颈钳夹持宫颈后唇并向前提拉,充分暴露阴道后穹隆,再次消毒	5	
M13	连接好注射器和针头,检查针头有无堵塞、漏气	5	
M14	选择阴道后穹隆中央或稍偏病侧作为穿刺部位,于宫颈后唇与阴道后壁黏膜交界处稍下方平行宫颈管刺入,当针穿过阴道壁有落空感时,进针深度约为2~3 cm,立即抽吸,必要时改变穿刺方向或深浅度,若无液体抽出,可以边退针边抽吸	8	
M15	操作过程中注意观察患者神情,询问患者感受	3	
M16	目测穿刺液性质,送常规涂片、细胞学等检查	5	
M17	拔针后,观察穿刺点有无活动性出血,若有出血,用无菌棉球压迫止血,再次消毒,检查阴道内无异物残留后,取出宫颈钳及阴道窥器	5	
M18	撤孔巾、垫巾,脱手套,洗手	5	
M19	协助患者舒适位,恢复衣物被褥等	5	
M20	交代术后注意事项,整理用物,再次洗手	5	
J	主观评价	15	

序号	主观方面	差	一般	良好	优秀	分值
J1	职业素养	0	1	2	3	3
J2	专业素养	0	1	2	3	3

续表

分值:实操(85%)+主观(15%)							
评分类型 M=客观测量 J=主观评价	项目描述						分值	得分
序号	主观方面	差	一般	良好	优秀	分值	
J3	沟通能力	0	1	2	3	3	
J4	解决问题能力	0	1	2	3	3	
J5	人文关怀能力	0	1	2	3	3	
总分值							

【评价】

1.患者理解操作的目的并积极配合。

2.护士操作谨慎、准确、规范、熟练、动作轻巧。

3.患者生命体征平稳,穿刺成功。

五、要点提示

1.严格掌握阴道后穹隆穿刺术的适应证　怀疑有腹腔内出血,如输卵管妊娠流产或破裂等;怀疑盆腔内有积液、积脓,若为盆腔脓肿,可行穿刺引流及注入广谱抗生素治疗;盆腔肿块位于直肠子宫陷凹内,经后穹隆穿刺直接抽吸肿块内容物做涂片,行细胞学检查以明确性质。若高度怀疑恶性肿瘤,应尽量避免穿刺。一旦穿刺诊断为恶性肿瘤,应及早手术;B型超声引导下行卵巢子宫内膜异位囊肿或输卵管妊娠部位注药治疗;B型超声引导下经后穹隆穿刺取卵,用于各种助孕技术。

2.严格掌握阴道后穹隆穿刺术的禁忌证　盆腔严重粘连,较大肿块占据直肠子宫陷凹部位并凸向直肠者;疑有肠管和子宫后壁粘连者;临床已高度怀疑恶性肿瘤者;异位妊娠准备采用非手术治疗者。

3.术前应认真评估患者健康状况,做好抢救准备。

4.术中应严密观察并记录患者生命体征,关注患者的主诉。

5.穿刺时一定要注意进针方向和深度,告知患者操作中禁止移动身体,避免伤及直肠和子宫。穿刺方向是阴道后穹隆中点进针与宫颈管平行的方向,深入至直肠子宫陷凹,不可过分向前或向后,以免针头刺入宫体或进入直肠。穿刺深度要适当,一般2~3 cm,过深可刺入盆腔器官或穿入血管。若积液量较少时,过深的针头可超过液平面,抽不出液体而延误诊断。

6.有条件或病情允许的情况下,先行超声检查,协助诊断直肠子宫陷凹有无液体及液体量。

7.若抽出血液,应观察血液是否在短时间内凝集,出现凝集为血管内血液,血液不凝集为腹腔内血液。若未能抽出不凝血液,也不能完全排除异位妊娠,因内出血量少、血肿位置较高或与周围组织粘连时均可造成假阴性。抽出的液体应根据初步诊断,分别进行涂片、常规检查、药敏试验、细胞学检查等,抽取的组织送组织学检查。

8.术后注意观察患者阴道流血情况,嘱其半卧位休息,保持外阴部清洁。

9.手术一般在月经干净3~7天内进行,术前3天禁止性生活。

任务十八　人工剥离胎盘术

一、学习目标

【知识目标】

1.掌握人工剥离胎盘术的适应证和禁忌证。

2.熟悉人工剥离胎盘术的护理要点。

3.了解胎盘的生理结构与功能。

【技能目标】

1.掌握人工剥离胎盘术的操作方法。

2.将心理支持、人文关怀、职业安全与保护等贯穿于人工剥离胎盘术中。

【素质目标】

1.在操作过程中具有细心、爱心、耐心、责任心,保护患者隐私。

2.能与患者及家属有效沟通,操作中体现人文关怀。

3.关爱、尊重、理解异常分娩产妇,具有良好的职业道德。

二、任务导入

患者,女,30岁。孕39^{+4}周,枕左前位,活胎。因"阴道见红5 h,阵发性腹痛6 h"急诊入院。患者14岁月经初潮,平素月经规律,无痛经史,月经周期28~30天,持续4~5天,G_2P_0,既往体健,无过敏史,两年前曾行人工流产术,术后曾继发感染。此次妊娠期行正规产前检查,未见明显异常。入院前一天B超检查示:双顶径9.5 cm,股骨径7.3 cm,胎盘成熟度Ⅱ级,羊水指数正常,无水肿,发育中等,孕妇身高165 cm,体重72 kg。

产科检查:宫高33 cm,腹围108 cm,头先露,已入盆,胎心150次/分,有规律宫缩,骨盆外测量正常。入院后10 h宫口全开,S+3,1 h后,经阴道娩出一男活婴,重3 500 g,Apgar评分10分。30 min后,胎盘仍未娩出,阴道出血不多,行人工剥离胎盘术。

三、任务要求

确定患者目前存在的主要护理问题,制订可行的护理计划,并根据护理计划完成人工剥离胎盘术的实践操作任务。

四、任务实施

【评估】

1.评估健康史　了解第一、第二产程分娩经过及产妇、新生儿情况。

2.评估身体状况　产妇胎盘娩出前,注意观察子宫收缩和阴道出血情况,识别胎盘剥离征象。胎盘娩出后,检查胎盘胎膜是否完整,判断有无残留。检查软产道损伤情况。产后2 h重点监测产妇的血压、脉搏、子宫收缩、阴道出血情况;评估新生儿的健康状况,进行Apgar评分。

3.评估心理-社会支持状况　评估产妇的心理状态,因胎盘残留或大出血等,产妇常表现为紧张和恐惧,对病情不能理解。

【计划】

1.患者准备　向患者及家属解释人工剥离胎盘术的目的、方法,取得产妇和家属的同意和配合。

2.护士准备　衣帽整洁,修剪指甲,洗手,戴口罩。

3.用物准备　无菌手套1副、手术衣1件、一次性导尿包1个、无齿长镊2把、干棉球及棉签若干、0.5%聚维酮碘溶液、阿托品0.5 mg及哌替啶50 mg、5 mL注射器2支、缩宫素1支、麦角新碱1支、抢救药品等。

4.环境准备　室温24~26 ℃,湿度50%~60%,必要时设置屏风或隔帘遮挡患者,保护患者隐私。

【实施】见表6-18。

表6-18　人工剥离胎盘术操作考核评分标准

评分类型 M=客观测量 J=主观评价	项目描述	分值	得分
分值:(85%)+主观(15%)			
M	操作步骤	85	
M1	护理人员要求:仪表端庄,服装整洁,无长指甲,接触患者前正确洗手,戴口罩,男性操作者需由女性医护人员陪同	3	
M2	物品准备:物品准备齐全,摆放合理	3	

第六章 母婴护理

续表

	分值：(85%)+主观(15%)		
评分类型 M=客观测量 J=主观评价	项目描述	分值	得分
M3	核对患者信息。告知患者操作目的及必要性，取得患者和家属的配合	3	
M4	通常不需要麻醉，当宫颈内口较紧，手不能进入宫腔时，可行双侧阴部神经阻滞麻醉或肌注阿托品 0.5 mg 及哌替啶 50 mg，对操作困难者可用丙泊酚静脉麻醉	3	
M5	患者取膀胱截石位或屈膝仰卧位	3	
M6	患者导尿排空膀胱，重新消毒外阴及外露脐带	3	
M7	更换无菌手套及手术衣，助手协助患者体位摆放，观察手术过程中患者情况，或超声协助监视	4	
M8	术者一手牵脐带，另一手涂滑润剂，五指合拢成圆锥状，沿脐带进入阴道及宫腔，摸清胎盘附着位置	6	
M9	一手经腹壁下压宫底，宫腔内的手掌展开，四指并拢，手背紧贴宫壁，以手指尖和桡侧缘向上左右划动，将胎盘自宫壁剥离。开始时手指和胎盘间有一层柔滑的胎膜相隔，以后胎膜被撑破，手指直接与胎盘母面和宫壁接触，一般剥离无困难	8	
M10	若遇阻力，应内外两手配合仔细剥离，遇少许索状粘连带时可用手指断开。粘连面广而紧，不能用手剥离者，可能为胎盘粘连或植入，应即停止操作	8	
M11	加强宫缩，可用麦角新碱 0.2 mg 肌注或静注，若出血不多，可暂观察，给予缩宫素。若出血多，即予开腹处理	5	
M12	若胎盘附着前壁，则手掌朝前壁贴宫壁剥离胎盘	3	
M13	估计大部分已剥离，可一手再牵拉脐带，帮助查明并分离剩余部分，然后将胎盘握于手中，边旋转边向下牵引而出。注意勿用强力牵引以免胎盘或胎膜部分残留	8	
M14	剖宫产：操作方法同上，自子宫切口进入宫腔，胎盘娩出后用卵圆钳清理宫腔，防止胎盘小叶和胎膜残留，再以纱布擦拭宫腔，拭尽残留胎膜	5	

续表

评分类型 M=客观测量 J=主观评价	项目描述	分值	得分
	分值:(85%)+主观(15%)		
M15	检查胎盘和胎膜有无缺损,观察胎盘小叶是否完整,并伸手进入宫腔检查,清除残留组织,亦可用卵圆钳在手指引导下夹取,或用大钝刮匙刮除。同时注意检查子宫有无破损	5	
M16	术后立即使用缩宫素预防产后出血,应用抗生素预防感染	5	
M17	拔针后,观察穿刺点有无活动性出血,若有出血,用无菌棉球压迫血止,再次消毒,检查阴道内无异物残留后,取出宫颈钳及阴道窥器	5	
M18	撤孔巾、垫巾,脱手套,按照《医务人员手卫生规范(WS/T 313—2019)》,认真洗手,记录	5	
J	主观评价	15	

序号	主观方面	差	一般	良好	优秀	分值
J1	职业素养	0	1	2	3	3
J2	专业素养	0	1	2	3	3
J3	沟通能力	0	1	2	3	3
J4	解决问题能力	0	1	2	3	3
J5	人文关怀能力	0	1	2	3	3
	总分值					

【评价】

1.产妇消除恐惧心理,能够配合操作顺利完成分娩。

2.护士操作谨慎、准确、规范、熟练,动作轻巧。

3.患者生命体征平稳,无并发症。

五、要点提示

1.掌握人工剥离胎盘术的适应证 胎儿娩出 30 min,胎盘仍未剥离排出者;胎儿娩出后,经按摩宫底或用宫缩剂等处理,胎盘不能完全排出者;胎儿娩出后,胎盘部分剥离引起子宫大量出血者。掌握人工剥离胎盘术的禁忌证:植入性胎盘,切勿强行剥离。

2.术前应向产妇说明人工剥离胎盘术的目的以及注意事项,做好输血、输液准备。

3.密切观察产妇生命体征,产妇身旁有专人观察,配合医师尽快完整娩出胎盘、胎膜。

4.严格遵守无菌操作原则,动作应轻柔,切忌粗暴,尽可能一次进入宫腔,不可多次进入。从胎盘边缘或已剥离处轻轻逐步将胎盘与宫壁分离,禁忌用手指抓取。

5.分离困难时不可强取,若牵拉脐带时发现绒毛植入较深,考虑为胎盘植入时,应停止行人工剥离术,根据情况选择子宫全切或者部分切除。

6.手术应给予镇痛或麻醉以减轻患者的痛苦;但情况异常紧急时可不考虑麻醉。

7.术中、术后观察子宫收缩及阴道出血情况,宫缩不佳时应按摩子宫,并按照医嘱使用缩宫素,子宫肌内注射或静注。

8.术后观察有无并发症,如子宫出血、子宫损伤或穿孔、产后感染等。

9.按医嘱应用抗生素预防感染。

任务十九 人工流产术

一、学习目标

【知识目标】

1.掌握人工流产术的适应证及禁忌证。

2.熟悉人工流产术的并发症及防治。

3.了解女性的内、外生殖器的结构和功能。

【技能目标】

1.掌握人工流产术的操作方法和步骤。

2.指导夫妇双方采用安全可靠的避孕措施。

3.将心理支持、人文关怀、职业安全与保护等贯穿于人工流产术中。

【素质目标】

1.在操作过程中,尊重患者,保护患者隐私。

2.能与患者及家属有效沟通,操作中体现人文关怀。

3.具有细心、爱心、耐心、责任心。

二、任务导入

患者,女,25岁,已婚。体重60 kg,身高165 cm,平素月经正常,无痛经。以"停经2月余,恶心、头晕、嗜睡"为主诉入院。一个月前曾做过胸部CT,因感冒而自行服用抗生素等药物。既往史:七年前曾在当地医院行阑尾切除术,术后恢复良好,有青霉素过敏史;否认肝炎、肺结核等传染病史;否认高血压、心脏病、糖尿病、脑血管病史;否认外伤、输血史,按计划预防接种;否认两系三代家族遗传及传染性病史。患者停经40天时在所在乡镇卫生院,查尿妊娠试验阳性。

妇科检查:阴道伸展性好,有少量白色糊状分泌物,无异味。阴道黏膜充血,子宫颈轻度糜烂,色泽微蓝。子宫前倾前屈位,增大变软,活动好,无痛,双侧附件未见异常。超声检查:宫内可见孕囊,见原始心管波动。现患者要求终止妊娠,需要根据患者情况进行人工流产术。

三、任务要求

确定患者目前存在的主要护理问题,制订可行的护理计划,并根据护理计划完成人工流产术的实践操作任务。

四、任务实施

【评估】

1.评估健康史　应详细询问患者病史,月经史及避孕史,特别注意反复人工流产史、剖宫产史、是否哺乳等高危情况,了解其现在和过去有无与本次手术禁忌的病史。

2.评估身体状况　了解生命体征有无异常,注意内外生殖器和盆腔有无急、慢性炎症及肿瘤。了解患者血常规、凝血功能检查、感染四项、肝肾功能、阴道分泌物、B超检查、心电图等情况。

3.评估心理-社会支持状况　了解患者是否害怕手术过程,担心是否有并发症等,患者常表现为紧张、无助及恐惧。

【计划】

1.患者准备　向患者及家属解释人工流产的目的、方法,取得产妇和家属的同意和配合。

2.护士准备　术前向患者介绍手术步骤。着清洁工作服,戴工作帽、口罩。术前常规刷手并穿无菌衣及戴无菌手套,整理手术器械、用物。

3.用物准备　外包布1块(双层)、内包布1块、洞巾1块、纱布若干、干棉球若干、阴道窥器1个、消毒钳1把、宫颈钳1把、探针1根、宫颈扩张器1套、吸管5、6、7、8号各1支、刮匙1把、有齿卵圆钳2把、长镊子2把、橡皮管1根、弯盘1个、胎盘钳1把、无菌手套1副、人工流产负压器、生理盐水250 mL、消毒液。

4.环境准备　同手术室。

【实施】见表6-19。

表6-19 人工流产术操作考核评分标准

分值:(85%)+主观(15%)

评分类型 M = 客观测量 J = 主观评价	项目描述	分值	得分
M	操作步骤	85	
M1	护理人员要求:仪表端庄,服装整洁,无长指甲,接触患者前正确洗手,戴口罩,男性操作者需由女性医护人员陪同	2	
M2	物品准备:物品准备齐全,摆放合理	2	
M3	核对患者信息。与患者进行沟通,缓解患者紧张情绪	2	
M4	负压吸引术		
M4.1	嘱患者排空膀胱	2	
M4.2	患者取膀胱截石位或屈膝仰卧位,常规消毒外阴、阴道	3	
M4.3	根据患者情况,可施行麻醉,减轻患者痛苦。常用的麻醉方法有:①依托咪酯静脉注射法:术前禁食,将依托咪酯溶液 10 mL(20 mg),于15~60 s内静脉推注完毕,药物起效后开始手术,该麻醉方法需有麻醉师负责麻醉管理。②宫旁神经阻滞麻醉:取1%利多卡因于宫颈4、8点钟处各注射2.5 mL,5 min后开始手术	3	
M4.4	铺无菌巾,妇科双合诊,再次确定子宫大小、位置及附件情况	2	
M4.5	用阴道窥器暴露宫颈,重新消毒	2	
M4.6	用宫颈钳钳夹宫颈前唇(或后唇),稍向外牵拉,使子宫呈水平位	2	
M4.7	用子宫探针顺子宫屈度逐渐进入宫腔,探测子宫腔深度	2	
M4.8	以执笔式手法持宫颈扩张器扩张宫颈,顶端超过宫颈内口	2	
M4.9	自小到大起逐步扩张至大于所用吸管半个号或1个号,动作稳、准、轻,禁止跳号,扩张时注意用力均匀,切忌强行进入宫内,以免发生宫颈内口损伤或用力过猛造成子宫穿孔	4	
M4.10	根据孕周及宫腔大小选择适当大小的吸管	2	
M4.11	吸引前,将吸管末端与消毒橡皮管相连,并连接到负压吸引器橡皮管前端接头上,进行负压吸引试验,试吸无误,一般控制负压在400~500 mmHg	2	

续表

评分类型 M＝客观测量 J＝主观评价	项目描述	分值	得分
分值:(85%)+主观(15%)			
M4.12	将吸管不带负压依子宫方向缓缓送入宫腔,达宫底部后退出少许,寻找胚胎着床部位	2	
M4.13	开放负压将吸管按顺时针方向转动,并上下移动,吸宫腔1~2周	2	
M4.14	当感觉宫壁粗糙、宫腔缩小出现少量血性泡沫时,表示已吸干净	2	
M4.15	夹闭吸引管,关闭负压,取出吸管,释放压力	3	
M4.16	检查宫腔是否吸净,用小刮匙轻绕宫腔刮1周,特别注意两侧宫角及宫底部,确认已吸净,取下宫颈钳,用棉球擦拭宫颈及阴道血迹,观察无异常后取出阴道窥器,结束手术	3	
M4.17	将吸刮物清洗过滤,仔细检查有无绒毛、胚胎组织或水泡状物,所吸出量是否与孕周相符,肉眼观有异常者送病检。测量或估计出血量	3	
M5	钳刮术		
M5.1	需住院手术,术前排空膀胱,认真消毒外阴及阴道	2	
M5.2	宫颈准备:术前3 h口服米索前列醇400~600 mg,或术前1 h将卡孕栓一枚放置于阴道后穹窿;术前12 h用一根18号无菌导尿管插入宫腔1/2深,留在阴道内的用无菌纱布包好置于阴道后穹窿,术前取出,还可术前12 h将一内注生理盐水100~200 mL的无菌水囊放置宫腔管内,术前取出	4	
M5.3	宫颈钳钳夹宫颈前唇,探针沿宫腔方向缓缓伸入宫腔达宫底,记录宫底深度	2	
M5.4	用扩张棒沿子宫方向、自小号开始逐号扩张宫颈,至所用卵圆钳、刮匙能顺利通过	3	
M5.5	准备好负压吸引器装置	2	
M5.6	用吸引器或胎盘钳进入宫腔,先夹破胎膜,尽量使羊水流尽	3	
M5.7	用胎盘钳沿宫颈管缓慢进,到达宫底后退入宫腔1 cm左右,在前壁、后壁或侧壁寻找胎盘附着部位。夹住胎盘(幅度宜小),左右轻轻摇动,使胎盘逐渐剥离以便能完整地或大块将胎盘夹出,切忌暴力	4	

续表

评分类型 M=客观测量 J=主观评价	项目描述	分值	得分
分值:(85%)+主观(15%)			
M5.8	钳取胎体时,应保持胎儿纵位为宜,避免胎儿骨骼伤及宫壁。如妊娠足月份较大可先取出胎体后取胎盘	4	
M5.9	保留取出的胎块,手术结束时核对是否完整	3	
M5.10	用中号钝刮匙轻刮宫腔一周或用6~7号吸引管清理干净宫腔内残留组织	3	
M5.11	测量术后宫腔深度并观察宫腔有无出血及子宫收缩情况	3	
M5.12	纱布拭净阴道内血迹,再次消毒宫颈和阴道,除去宫颈钳,取出窥阴器	3	
M5.13	后续处理填写手术记录	2	
J	主观评价	15	

序号	主观方面	差	一般	良好	优秀	分值
J1	职业素养	0	1	2	3	3
J2	专业素养	0	1	2	3	3
J3	沟通能力	0	1	2	3	3
J4	解决问题能力	0	1	2	3	3
J5	人文关怀能力	0	1	2	3	3
	总分值					

【评价】

1.患者消除恐惧心理,能以平稳的心态配合手术,使操作能顺利完成。

2.操作者动作谨慎、准确、规范、熟练,动作轻巧。

3.患者术后生命体征平稳,无并发症。

五、要点提示

1.术前护士要热情接待,关心患者,主动介绍手术简单经过,注意事项。做好术前宣教及术前相关检查。

2.术前应详细询问停经时间、生育史及既往病史,测量体温、脉搏和血压,根据双合诊检查、尿HCG检查和B型超声检查进一步明确早期宫内妊娠诊断,并通过血常规、凝血四项、术前四项以及白带常规等检查评估受术者。协助医师严格核对手术适应证和禁忌证。

3.负压吸引术的适应证　妊娠10周以内要求终止妊娠者;因各种慢性疾患不适合继续妊娠者。禁忌证:各种疾病的急性期或严重的全身性疾患,需待治疗好转后住院手术;生殖器官急性炎症,宫颈或阴道有明显的脓性分泌物;妊娠剧吐尚未纠正酸中毒者;术前相隔4 h两次体温在37.5 ℃以上;3天之内有性交史者。钳刮术适用于妊娠11~14周者,适应证、禁忌证同负压吸引术。

4.术中术后观察子宫收缩及阴道出血情况。

5.术后观察有无并发症,如术中出血、子宫损伤或穿孔、人工流产综合反应、吸宫不全、感染、漏吸等。

6.按医嘱给予药物治疗。术后给予抗生素预防感染。

7.嘱患者术后保持外阴清洁,禁止盆浴及性生活1个月。指导安全有效的避孕措施。术后休息4周。术后1月应随诊一次。如若发生出血量多、腹痛、发热等异常情况随时就诊。

任务二十　妊娠中期引产术

一、学习目标

【知识目标】

1.掌握利凡诺引产及水囊引产的适应证。

2.掌握水囊制作方法。

3.熟悉利凡诺引产及水囊引产的禁忌证。

4.了解利凡诺引产及水囊引产的并发症。

【技能目标】

1.根据临床需要正确使用利凡诺引产及水囊引产。

2.熟练掌握利凡诺引产及水囊引产的操作步骤。

3.将心理支持、人文关怀、职业安全与保护等贯穿于利凡诺引产及水囊引产全过程。

【素质目标】

1.在操作过程中,尊重关爱产妇。

2.具有良好的沟通能力、综合分析问题及处理问题的能力。

3.具有关心产妇、尽全力保障母婴安全的职业情感。

二、任务导入

患者张女士,26岁,G_1P_0。患者14岁月经初潮,平素月经规律,无痛经,既往体健,无高血压、心脏病等疾病，无过敏史，妊娠期间无特殊情况，末次月经为 2021 年 3 月 15 日。以"停经 5 月余，发现胎儿唇腭裂 4 天"为主诉于 2021 年 8 月 10 日入院。B 超示：单胎存活，胎儿唇腭裂，要求终止妊娠。入院诊断：1：中孕 2：胎儿畸形。

入院查体：T 36.6 ℃，P 84 次/min，R 20 次/min，BP 100/60 mmHg，心肺功能正常。入院后给予急查血常规、术前四项、血型、血凝常规、肝功、肾功、血糖及心电图等等。患者要求终止妊娠，根据情况实施妊娠中期引产术。于 8 月 30 日行利凡诺引产术。

三、任务要求

确定产妇目前存在的主要护理问题，制订可行的护理计划，并根据护理计划完成利凡诺引产及水囊引产的实践操作任务。

四、任务实施

【评估】

1. 评估患者的健康史

(1) 一般情况：了解患者的姓名、年龄、职业、文化程度、身高、体重等。

(2) 此次妊娠情况：询问并查阅产前检查记录，了解本次妊娠经过，包括末次月经、预产期，妊娠有无阴道流血、高血压、心脏病等异常情况。本次就诊时的主要不适及程度，如腹痛、见红、阴道流液等。

(3) 过去妊娠情况：包括妊娠次数，分娩方式，有无流产史、妊娠并发症，新生儿出生情况及体重等。

(4) 既往史及家族史：如高血压、糖尿病、心脏病等，有无药物过敏史，特殊用药史、遗传病史等。

2. 评估患者的身体状况　测量宫高、腹围，进行骨盆外测量，了解子宫大小与停经月份是否相符，胎儿大小、胎方位、有无阴道出血与腹痛情况，盆腔有无肿物，阴道清洁状况，必要时术前三天行阴道冲洗治疗，全面评估患者的各项生命体征。

3. 评估心理-社会支持状况　由于引产知识的缺乏，患者容易产生焦虑、无助、恐慌等不良情绪。护理人员应给予安慰和鼓励，并密切观察生命体征的变化。

4. 辅助检查　患者的全身检查及妇科检查，白带常规检查，超声检查以定位胎盘及穿刺点。

【计划】

1. 患者准备　向产妇及家属解释利凡诺引产及水囊引产的目的、方法及可能出现的并发症，取得产妇和家属的同意和配合。

2. 护士准备　衣帽整洁，修剪指甲，洗手，穿无菌手术衣，戴无菌口罩。

3. 用物准备

(1) 羊膜腔内注入法：卵圆钳 2 把、7 号或 9 号腰椎穿刺针 1 个、弯盘 1 个、5 mL 及

50 mL注射器各1个、洞巾1块、纱布4块、棉球若干、0.5%聚维酮碘液、0.2%依沙吖啶(利凡诺)液80~100 mg、无菌手套1副、胶布。

(2)羊膜腔外注入法:长镊子2把、阴道窥器1个、宫颈钳1把、敷料镊2把、橡皮导尿管1根、5 mL及50 mL注射器各1个、洞巾1块、布巾钳2把、纱布6块、棉球若干、0.5%聚维酮碘液、0.2%依沙吖啶(利凡诺)液80~100 mg、无菌手套1副、药杯及10号丝线。

(3)水囊引产法:阴道窥器1个、宫颈钳1把、敷料镊2把、宫颈扩张器1套、阴茎套2个、14号橡皮导管1根、10号丝线、棉球若干、0.5%聚维酮碘液、0.9%氯化钠溶液500 mL、无菌手套1副。将消毒后的两个阴茎套套在一起成双层来制备水囊,再将14号橡皮导管送入阴茎套内1/3,用丝线将囊口缚扎于导尿管上。排空囊内空气后将导尿管末端扎紧,以备用。

4.环境准备 同手术室。

【实施】见表6-20。

表6-20 妊娠中期引产术操作考核评分标准

分值:(85%)+主观(15%)

评分类型 M=客观测量 J=主观评价	项目描述	分值	得分
M	操作步骤	85	
M1	护理人员要求:仪表端庄,服装整洁,无长指甲,接触产妇前正确洗手,戴无菌口罩,穿无菌衣(错一项则不得分)	3	
M2	物品准备:物品准备齐全,摆放合理	3	
M3	沟通:问候产妇,自我介绍;核对姓名、床位及一般资料;介绍引产情况,告知操作的目的、步骤;配合操作的方法,取得产妇和家属的信任	3	
M4	患者准备:全面了解其妊娠分娩史,全面体格检查及相关辅助检查,排除禁忌证后,向患者解释引产术的目的、操作过程、风险、需要配合的事项,签署知情同意书。中期引产术适用于妊娠13~28周,因疾病或胎儿异常不宜妊娠者	5	
M5	利凡诺引产(羊膜腔内注入法)		
M5.1	术前B型超声行胎盘及羊水暗区定位并做出标记。穿刺尽量避开胎盘,选在羊水量相对较多的暗区进行	2	
M5.2	孕妇排尿后取仰卧位,常规消毒腹部皮肤,铺无菌洞巾	2	

续表

评分类型 M=客观测量 J=主观评价	项目描述 分值:(85%)+主观(15%)	分值	得分
M5.3	穿刺点用0.5%利多卡因行局部浸润麻醉达腹膜,用腰椎穿刺针垂直刺入腹壁,穿刺阻力第一次消失表示进入腹腔,继续进针又有阻力表示进入子宫壁,阻力再次消失表示已进入羊膜腔内	6	
M5.4	拔出穿刺针芯,有羊水溢出,接上注射器抽出少量羊水,注入0.2%依沙吖啶(利凡诺)液80~100 mg(注意:从穿刺针向外溢出血液或者抽出血性液,可能是刺入胎盘,应将针向深处进针或略改变方向,如仍有血液,应更换穿刺点)	4	
M5.5	拔出穿刺针,局部消毒,纱布压迫数分钟后,胶布固定	2	
M5.6	观察有无腹痛、阴道出血、宫缩等情况,观察有无面色苍白、呼吸困难。体温、脉搏每4 h测一次	2	
M6	利凡诺引产(羊膜腔外注入法)		
M6.1	孕妇排尿后取膀胱截石位,常规消毒外阴阴道,铺无菌巾	2	
M6.2	阴道窥器暴露宫颈及阴道,再次消毒,用宫颈钳钳夹宫颈前唇	2	
M6.3	用敷料镊将无菌导尿管送入子宫壁与胎囊间,将0.2%依沙吖啶(利凡诺)液80~100 mg由导尿管注入宫腔	5	
M6.4	折叠并结扎外露的导尿管,放入阴道穹窿部,填塞纱布。24 h后取出纱布及导尿管	3	
M7	水囊引产		
M7.1	原理:将消毒水囊放置在子宫壁和胎膜之间,囊内注入一定量0.9%氯化钠溶液,以增加宫腔压力和机械性刺激宫颈管,诱发子宫收缩,促使胎儿和胎盘排出	5	
M7.2	孕妇排尿后取膀胱截石位,常规外阴消毒,铺无菌巾	5	
M7.3	阴道窥器暴露宫颈,消毒阴道和宫颈,用宫颈钳钳夹宫颈前唇,用宫颈扩张器依顺序扩张宫颈口至8~10号。再用敷料镊将准备好的水囊逐渐全部送入子宫腔内,使其置于子宫壁和胎膜之间	8	
M7.4	在放置水囊过程中切勿触碰阴道壁,以免感染。如遇到阻力或出血(碰到胎盘),应调换方向,从子宫另一侧重新放入	5	

续表

评分类型 M = 客观测量 J = 主观评价	项目描述	分值	得分
	分值:(85%)+主观(15%)		
M7.5	缓慢向水囊内注入无菌的0.9%氯化钠溶液300~500 mL,注入量过少影响引产效果,注入量过多可引起胎盘早剥,甚至子宫破裂。并加入数滴亚甲蓝(美蓝)以利于识别羊水或注入液。折叠导尿管,用无菌纱布扎紧后放入阴道穹隆部,取出阴道窥器	10	
M7.6	测量子宫底高度,观察有无胎盘早剥及内出血征象	5	
M7.7	处理用物,按照《医务人员手卫生规范(WS/T 313—2019)》认真洗手,填写水囊引产记录表	3	
J	主观评价	15	

序号	主观方面	差	一般	良好	优秀	分值
J1	职业素养	0	1	2	3	3
J2	专业素养	0	1	2	3	3
J3	沟通能力	0	1	2	3	3
J4	解决问题能力	0	1	2	3	3
J5	人文关怀能力	0	1	2	3	3
总分值						

【评价】
1.产妇理解操作的目的并主动配合。
2.护士操作谨慎、准确、规范、熟练,动作轻巧。
3.产妇会阴、软产道无撕裂,出院时无并发症。

五、要点提示

1.中期妊娠引产术适应证　妊娠在13~28周,因疾病或胎儿异常不宜继续妊娠者,羊膜腔内利凡诺引产术禁忌证:严重的心脏病、高血压及血液病等;有急慢性肝肾疾病或肝肾功能不全者;各种疾病急性期,如急性传染病、生殖器官炎症;剖宫产术或肌瘤挖出术2年内;前置胎盘;胎膜早破或羊水过少;利凡诺过敏者;术前24 h体温两次超过37.5 ℃。

2.依沙吖啶(利凡诺)引产注意事项　依沙吖啶通常应用剂量为50~100 mg,不超过100 mg;宫腔内羊膜腔外注药时,避免导尿管接触阴道壁,防止感染;术前向孕妇及家属说明操作目的、过程,缓解其紧张心理,积极配合操作;配合医师选择合适的穿刺时间,产前诊断宜在妊娠16~22周进行;胎儿异常引产,宜在妊娠16~26周内;胎儿异常引产前应做血、尿常规、术前四项、出凝血时间和肝功能检查,测量生命体征,会阴部备皮;术中严格执行无菌操作规程。若抽不出羊水,可能是针孔被羊水中有形物质阻塞,调整穿刺方向、深度后常能抽出羊水。若抽出血液,应立即拔针,并压迫穿刺点,包扎腹部。血液可能来自腹壁、子宫壁、胎盘或胎儿血管。若羊水过少,不要勉强操作,以免误伤胎儿;穿刺针进入时不可过深过猛,尽可能一次成功,最多不超过2次。穿刺与拔针前后,注意观察孕妇有无呼吸困难、发绀等异常情况,警惕发生羊水栓塞的可能;嘱孕妇术后当天减少活动,多休息;注意观察有无穿刺部位液体渗出、阴道流血及胎心率和胎动变化等,若有异常,立即通知医师处理。

3.水囊引产时,水囊注水量不超过500 mL;放置水囊后出现规律宫缩时应取出水囊。若出现宫缩乏力,或取出水囊无宫缩,或有较多阴道流血,应静脉点滴缩宫素;放置水囊不得超过2次。再次放置,应在前次取出水囊72 h后且无感染征象;每次放置水囊时间不应超过48 h。若宫缩过强、出血较多或体温超过38 ℃,应提前取出水囊;放置水囊后定时测量体温,特别注意观察有无寒战、发热等感染征象。

任务二十一 妇科检查

一、学习目标

【知识目标】
1.掌握阴道窥器检查、双合诊、三合诊、直肠-腹部诊的方法和护理配合。
2.熟悉女性内外生殖器官的生理解剖结构。
3.了解妇科患者的心理特点。

【技能目标】
1.掌握阴道窥器检查、双合诊、三合诊、直肠-腹部诊的操作方法。
2.能够运用护理程序对妇产科患者进行整体护理。
3.将心理支持、人文关怀、职业安全与保护等贯穿于妇科检查的过程中。

【素质目标】
1.在操作过程中,关爱、尊重患者,注意保护患者隐私。
2.能与患者及家属有效沟通,操作中体现人文关怀。
3.具有细心、爱心、耐心、责任心。

二、任务导入

李女士,25岁。间歇性下腹痛半年、持续1周来院就诊。患者无明显诱因,于1周前出现持续性下腹痛,伴坠胀感及发热,阴道分泌物增多。3天前患者去药店买退烧药服用,自觉热退,但腹痛不缓解,仍有坠胀感,出现恶心、呕吐等症状。过去2年曾行药物流产1次,流产后有高热史,其后开始有间歇性下腹痛。平素月经紊乱,有痛经史。入院后医生要为其做妇科检查,如阴道窥器、双合诊、三合诊等。李女士上网检索后表示担忧恐惧,责任护士小李看到后,主动耐心为其做好解释工作。

三、任务要求

确定患者目前存在的主要护理问题,制订可行的护理计划,并根据护理计划完成妇科检查的实践操作任务。

四、任务实施

【评估】

1. 评估健康史　如年龄、职业、月经史、婚育史、既往史和手术史、家族史及个人史。
2. 评估身体状况　患者是否有外阴瘙痒、阴道流血、白带异常、腹痛等,评估患者体温、脉搏、呼吸、血压、身高、体重,观察患者精神状态、全身发育、毛发分布、皮肤等,评估患者腹部有无压痛、反跳痛及腹肌紧张,腹部有无包块,必要时听诊肠鸣音。
3. 评估患者对妇科检查的认知程度及心理反应。
4. 评估患者的自理能力及合作程度。

【计划】

1. 患者准备　向患者解释妇科检查的目的、方法,取得患者的同意和配合。
2. 护士准备　衣帽整洁,修剪指甲,洗手,戴口罩。
3. 用物准备　一次性臀部垫单、无菌手套、阴道窥器、鼠齿钳、长镊子、子宫探针、宫颈刮板、玻片、棉拭子、棉球、消毒液、液状石蜡或肥皂水、生理盐水、涂片固定液。
4. 环境准备　室温24~26 ℃,湿度50%~60%,必要时设置屏风或隔帘遮挡患者,保护患者隐私。

【实施】见表6-21。

表6-21　妇科检查操作考核评分标准

分值:实操(85%)+主观(15%)

评分类型 M=客观测量 J=主观评价	项目描述	分值	得分
M	操作步骤	85	
M1	护理人员要求:仪表端庄,服装整洁,无长指甲,接触患者前正确洗手,戴口罩,操作时戴无菌手套。男性操作者需由女性医护人员陪同	3	

续表

分值:实操(85%)+主观(15%)			
评分类型 M=客观测量 J=主观评价	项目描述	分值	得分
M2	物品准备:物品准备齐全,摆放合理	3	
M3	核对患者信息。再次核实患者的婚姻状况,对未婚患者委婉地了解有无性生活史。告知患者操作目的及必要性,取得患者的配合	3	
M4	患者排空小便,大便充盈者应在排便或灌肠后进行	3	
M5	患者取膀胱截石位,臀部置于台缘,头部略抬高,两手平放于身旁,以使腹肌松弛。检查者面向患者,立在患者两腿之间。尿瘘患者有时须取膝胸位。危重患者不宜搬动时可在病床上检查	3	
M6	外阴部检查		
M6.1	观察外阴发育、阴毛多少和分布情况(女性型或男性型),有无畸形、水肿、炎症、溃疡、赘生物或肿块,注意皮肤和黏膜色泽或色素减退及质地变化,有无增生、变薄或萎缩	3	
M6.2	用右手拇指和示指轻轻分开小阴唇,暴露阴道前庭及尿道口和阴道口,观察尿道口周围黏膜色泽及有无赘生物。无性生活的患者处女膜一般完整未破,其阴道口勉强可容示指;有性生活的患者阴道口能容两指通过;经产妇的处女膜仅余残痕或可见会阴后-侧切瘢痕。检查时还应让患者用力向下屏气,观察有无阴道前壁或后壁膨出、子宫脱垂或尿失禁等情况	5	
M7	阴道窥器检查		
M7.1	当放置窥器时,将阴道窥器两叶合拢,表面涂润滑剂(生理盐水或肥皂液)润滑两叶前端,以利插入阴道,避免阴道损伤	2	
M7.2	放置窥器时,检查者左手拇指和示指将两侧小阴唇分开,暴露阴道口,右手持阴道窥器避开敏感的尿道周围区,斜行沿阴道侧后壁缓慢插入阴道内,边推进边旋转,将窥器两叶转正并逐渐张开两叶,直至完全暴露宫颈、阴道壁及穹窿部,然后旋转窥器,充分暴露阴道壁	5	
M7.3	检查内容包括宫颈、阴道的视诊。首先观察阴道前后壁和侧壁及穹窿黏膜颜色、皱襞多少,是否有阴道隔或双阴道等先天畸形,有无溃疡、赘生物或囊肿等。并注意阴道分泌物的量、性状、色泽,有无臭味。阴道分泌物异常者应进行滴虫、假丝酵母菌、淋菌及线索细胞等检查	5	

分值:实操(85%)+主观(15%)			
评分类型 M=客观测量 J=主观评价	项目描述	分值	得分
M7.4	暴露宫颈,观察宫颈大小、颜色、外口形状,有无出血、柱状上皮异位、撕裂、外翻、腺囊肿、损伤、息肉、赘生物、畸形,宫颈管内有无出血或分泌物,并可采集宫颈外口鳞-柱交接部或宫颈分泌物标本做宫颈细胞学检查	5	
M7.5	取出窥器时应将两叶合拢后退出,以免小阴唇和阴道壁黏膜被夹入两叶侧壁间而引起患者剧痛或不适	5	
M8	双合诊		
M8.1	检查者一手示指和中指涂擦润滑剂后伸入阴道内,另一手放在腹部配合检查	5	
M8.2	检查者戴无菌手套,右手(或左手)示指和中指蘸润滑剂,顺阴道后壁轻轻插入,检查阴道通畅度、深度、弹性,有无先天畸形、瘢痕、结节、肿块及阴道穹窿情况	5	
M8.3	触诊宫颈的大小、形状、硬度及宫颈外口情况,有无接触性出血和宫颈举痛。当扪及宫颈外口方向朝后时,宫体为前倾;宫颈外口方向朝前时,宫体为后倾。宫颈外口朝前且阴道内手指伸达后穹窿顶部可触及子宫体时,子宫为后屈	5	
M8.4	检查子宫体位置、大小、形状、软硬度、活动度以及有无压痛:将阴道内两指放在宫颈后方,另手掌心朝下手指平放在患者腹部平脐处,当阴道内手指向上、向前方抬举宫颈时,腹部手指向下向后按压腹壁,并逐渐向耻骨联合部位移动,通过内、外手指同时抬举和按压,相互协调,扪诊子宫体位置、大小、形状、软硬度、活动度以及有无压痛	5	
M8.5	检查子宫附件区有无肿块、增厚或压痛:扪清子宫后,将阴道内两指由宫颈后方移至一侧穹窿部,尽可能往上向盆腔深部扪触;与此同时,另一手从同侧下腹壁髂嵴水平开始,由上往下按压腹壁,与阴道内手指相互对合,以触摸该侧子宫附件区有无肿块、增厚或压痛。若扪及肿块,应查清其位置、大小、形状、软硬度、活动度、与子宫的关系以及有无压痛等	5	

续表

分值:实操(85%)+主观(15%)			
评分类型 M=客观测量 J=主观评价	项目描述	分值	得分
M9	三合诊		
M9.1	一手示指放入阴道，中指插入直肠，另一手放于腹部配合检查。通过三合诊能扪清后倾或后屈子宫的大小，发现子宫后壁、宫颈旁、直肠子宫凹陷、子宫骶韧带及双侧盆腔后壁的病变，估计盆腔内病变范围，及其与子宫或直肠的关系，特别是癌肿与盆壁间的关系，以及扪诊阴道直肠隔、骶骨前方或直肠内有无病变	5	
M10	直肠-腹部诊		
M10.1	检查者一手示指伸入直肠，另一手在腹部配合检查	5	
M11	行双合诊、三合诊或直肠-腹部诊时，除应按常规操作外，掌握下述各点有利于检查的顺利进行：①当两手指放入阴道后，患者感疼痛不适时，可单用示指替代双指进行检查；②三合诊时，在将中指伸入肛门时，嘱患者像解大便一样用力向下屏气，使肛门括约肌放松，可减轻患者疼痛和不适感；③若患者腹肌紧张，可边检查边与患者交谈，使其张口呼吸而使腹肌放松；④当检查者无法探明盆腔内解剖关系时，继续强行扪诊，不但患者难以耐受，且往往徒劳无益，此时应停止检查	5	
J	主观评价	15	

序号	主观方面	差	一般	良好	优秀	分值
J1	职业素养	0	1	2	3	3
J2	专业素养	0	1	2	3	3
J3	沟通能力	0	1	2	3	3
J4	解决问题能力	0	1	2	3	3
J5	人文关怀能力	0	1	2	3	3
总分值						

【评价】
1.操作熟练、连贯、准确、规范、熟练，动作轻巧、有条不紊，严格遵守无菌观念。
2.护士检查时间把握得当，时间避免过长，造成患者不适。
3.操作中能注意患者反应，能及时处理。

五、要点提示

1.检查者关心体贴患者,做到态度严肃、语言亲切,检查前向患者做好解释工作,检查时仔细认真,动作轻柔。

2.除尿失禁患者外,检查前嘱咐患者排空膀胱,必要时导尿。大便充盈者应在排便或灌肠后进行。

3.为避免感染或交叉感染,置于臀部下面的垫单、检查器械和无菌手套应一人一换,一次性使用。

4.除尿瘘患者有时需取膝胸位外,一般妇科检查取膀胱截石位,头部略抬高,两手平放于身旁,以使腹肌松弛,患者臀部置于检查台缘,检查者一般面向患者,站在患者两腿间。不宜搬动的危重患者不能上检查台,可在病床上检查。

5.应避免于月经期做盆腔检查。如为阴道异常出血必须检查时应先消毒外阴,并使用无菌手套及器械,以免感染。

6.直肠-腹部诊一般适用于无性生活史、阴道闭锁、经期不宜做双合诊检查者或有其他原因不宜行双合诊检查的患者。无性生活患者禁止做阴道窥器检查、双合诊和三合诊检查,如确有检查必要时,应先征得患者及其家属同意后,方可进行检查。

7.怀疑有盆腔内病变而腹壁肥厚、高度紧张不合作或无性生活史患者,如妇科检查不满意时,可行 B 型超声检查,必要时可在麻醉下进行盆腔检查,以做出正确的判断。

8.男性医护人员对患者进行妇科检查时,应有女性医护人员在场,以减轻患者紧张心理,并可避免发生不必要的误会。

9.临床常见的阴道窥器为鸭嘴形,可以固定,便于阴道内治疗操作。阴道窥器有大小之分,根据患者阴道大小和阴道壁松弛情况,选用相应型号的阴道窥器。

10.严格遵守无菌操作原则,动作应轻柔,切忌粗暴。

11.冬天气温较低时,可将窥器前端置于 40~45 ℃肥皂液中预先加温,防止因窥器的温度过低影响对患者的检查效果。如拟做宫颈细胞学检查或取阴道分泌物做涂片时,可改用生理盐水润滑,以免润滑剂影响涂片质量和检查结果。

任务二十二　妇科治疗一

一、学习目标

【知识目标】

1.掌握会阴擦洗、会阴热敷、坐浴的方法和护理配合。

2.熟悉女性会阴部生理解剖结构。
3.了解妇科患者的心理特点。
【技能目标】
1.掌握会阴擦洗、会阴热敷、坐浴的操作方法。
2.能运用护理程序对妇产科患者进行整体护理。
3.将心理支持、人文关怀、职业安全与保护等贯穿于骨盆测量的过程中。
【素质目标】
1.在操作过程中,尊重患者,保护患者隐私。
2.能与患者及家属有效沟通,操作中体现人文关怀。
3.学会与患者进行良好的沟通,为患者提供心理护理。

二、任务导入

王女士,28岁。初中文化水平,既往体健,无心血管疾病、肝炎、结核及手术外伤史,妊娠期无任何并发症。第一胎孕足月临产入院,枕左前位,临产后17h宫口开全,60 min后行会阴左侧切开,顺利分娩一男婴,体重为3 200 g,10 min后胎盘娩出,检查胎盘胎膜完整,会阴伤口内缝数针。产时未导尿,产后2 h排尿一次,约240 mL。产房留观2 h,阴道流血100 mL。回病房后,产妇自诉褥汗较多,感到疲乏,生命体征平稳,乳房挤压有少量初乳。子宫圆而硬,宫底平脐,按压宫底见阴道有少量流血,血腥味,无臭味,会阴切口处水肿。产妇自述孕前曾有阴道炎症,使用过坐浴,护士解释说根据产后医嘱,不能进行坐浴,但是需要进行会阴擦洗、会阴热敷来保持会阴清洁,预防感染。

三、任务要求

确定患者目前存在的主要护理问题,制订可行的护理计划,并根据护理计划完成妇科治疗的实践操作任务。

四、任务实施

【评估】

1.评估健康史　如年龄、职业、月经史、婚育史、既往史和手术史、家族史及个人史。了解外阴和阴道创伤的原因,产后患者应咨询分娩过程,有无急产史及阴道助产情况;询问创伤的时间,创伤后采取的措施及其效果等。

2.评估身体状况　评估患者是否有外阴瘙痒、阴道流血、白带异常、腹痛等,评估患者体温、脉搏、呼吸、血压、身高、体重,观察患者精神状态、全身发育、毛发分布、皮肤等,评估患者腹部有无压痛、反跳痛及腹肌紧张,腹部有无包块,必要时听诊肠鸣音。

3.评估患者会阴部情况　是否有水肿,若会阴部有切口或撕裂缝合,应评估切口恢复情况,若局部有疼痛、红肿、渗血、渗液,应考虑感染可能。

4.评估患者的自理能力及合作程度。

5.评估患者对妇科检查的认知程度及心理反应　外阴神经末梢丰富,涉及隐私,患者常表现出胆怯、害羞及对疼痛敏感等问题。

【计划】

1.患者准备　向患者解释妇科治疗的目的、方法,取得患者的同意和配合。

2.护士准备　衣帽整洁,修剪指甲,洗手,戴口罩。

3.用物准备

(1)会阴擦洗:会阴擦洗包(内放弯盘2个、无菌卵圆钳3把、0.5%碘伏棉球若干)、无菌纱布若干、一次性垫巾或橡胶单和中单、一次性手套、屏风、洗手液、笔、垃圾桶。

(2)会阴热湿敷:无菌包(内放弯盘2个、卵圆钳2把)、棉签、医用凡士林、沸水、热源袋(如热水袋、电热宝)、红外线灯、无菌纱布若干、一次性垫巾或橡胶单和中单、热敷药物(煮沸的50%硫酸镁或95%乙醇)。

(3)坐浴:坐浴盆、30 cm高的坐浴盆架、消毒小毛巾、温度计;溶液的准备与配置:滴虫性阴道炎药物(常用0.5%醋酸溶液、1%乳酸溶液或1∶5 000高锰酸钾溶液);念珠菌性阴道炎药物(常用2%~4%碳酸氢钠溶液);萎缩性阴道炎药物(0.5%~1%乳酸溶液);外阴炎、非特异性阴道炎、外阴阴道手术术前药物准备(常用1∶5 000高锰酸钾溶液、1∶1 000苯扎溴铵溶液、0.02%碘伏溶液等)。

4.环境准备　室温24~26 ℃,湿度50%~60%,关闭门窗,必要时设置屏风或隔帘遮挡患者,保护患者隐私。

【实施】见表6-22。

表6-22　妇科治疗一操作考核评分标准

分值:实操(85%)+主观(15%)			
评分类型 M=客观测量 J=主观评价	项目描述	分值	得分
M	操作步骤	85	
M1	护理人员要求:仪表端庄,服装整洁,无长指甲,接触患者前正确洗手,戴口罩,测量时戴无菌手套。男性操作者需由女性医护人员陪同	3	
M2	物品准备:物品准备齐全,摆放合理。无关人员离开病房,保护患者隐私	3	
M3	核对患者信息,告知患者操作目的及必要性,取得患者的配合	3	

续表

分值:实操(85%)+主观(15%)			
评分类型 M = 客观测量 J = 主观评价	项目描述	分值	得分
M4	会阴擦洗		
M4.1	嘱患者排空膀胱,帮患者脱去一侧裤脚,取屈膝仰卧位,略外展,充分暴露外阴部。给患者臀部垫一次性会阴垫	3	
M4.2	若为产后患者,臀部垫一次性会阴垫。先按摩子宫,了解宫底高度、子宫软硬度,按压宫底,观察恶露色、质、量、气味,如出血量多,再更换会阴垫	3	
M4.3	将擦洗弯盘放在治疗巾上,用卵圆钳分别取5只碘伏棉球分别擦洗	5	
M4.4	擦洗顺序正确,顺序为:阴道前庭(正中)→对侧大、小阴唇→近侧大、小阴唇→伤口→会阴及肛门周围。每个棉球仅擦洗一个部位,不得重复使用。擦洗完毕弃去此卵圆钳	8	
M4.5	取第2把卵圆钳,夹取1只碘伏棉球消毒会阴伤口	3	
M4.6	保留导尿管者根据需要更换集尿袋	3	
M4.7	整理用物,撤去治疗巾,更换干净的会阴垫,穿上裤子,擦干会阴部,协助患者穿好裤子,整理好床单位	3	
M4.8	产后有会阴伤口的患者保持会阴清洁,勤更换会阴垫,大小便后清洗会阴部,向伤口对侧卧位等	3	
M4.9	处理用物,按照《医务人员手卫生规范(WS/T 313—2019)》,认真洗手,记录	2	
M5	会阴热湿敷		
M5.1	准备好用物,打开无菌包,取出弯盘和无菌持物钳,取纱布若干块	3	
M5.2	嘱患者排空膀胱,协助其松解衣裤,暴露会阴部,臀下铺治疗巾	5	
M5.3	热敷部位先涂一层凡士林,盖上纱布,再敷上浸有热敷溶液的温纱布,外面盖上棉布垫保温	5	
M5.4	一般每隔3~5 min更换热敷垫1次,热敷时间为15~30 min,亦可用热源袋放在棉垫外或用红外线灯照射	5	
M5.5	热敷完毕,移去敷料,观察热敷部位皮肤,用纱布擦净皮肤上的凡士林	5	

续表

分值:实操(85%)+主观(15%)			
评分类型 M=客观测量 J=主观评价	项目描述	分值	得分
M5.6	协助患者穿好衣裤,整理好床单位	3	
M5.7	处理用物,按照《医务人员手卫生规范(WS/T 313—2019)》,认真洗手,记录	2	
M6	坐浴		
M6.1	根据患者病情及治疗目的,配置好坐浴液2 000 mL,根据不同治疗目的调节好温度,将坐浴盆置于坐浴架上	5	
M6.2	嘱患者排空膀胱后全臀及外阴部浸泡于溶液中,坐浴时间为15~20 min,坐浴结束后用无菌小毛巾擦干臀部及外阴	5	
M6.3	根据目的不同,坐浴分为3种。①热浴:水温在41~43 ℃,适用于渗出性病变及急性炎性病变,可先熏后坐浴。②温浴:水温在35~37 ℃,适用于慢性盆腔炎、术前准备等。③冷浴:水温在14~15 ℃,适用于膀胱阴道松弛、性无能及功能性无月经者。主要是利用低温刺激肌肉神经,使其张力增加。坐浴时间为2~5 min	5	
J	主观评价	15	

序号	主观方面	差	一般	良好	优秀	分值
J1	职业素养	0	1	2	3	3
J2	专业素养	0	1	2	3	3
J3	沟通能力	0	1	2	3	3
J4	解决问题能力	0	1	2	3	3
J5	人文关怀能力	0	1	2	3	3
总分值							

【评价】
1.操作熟练、连贯、准确、规范,动作轻巧、有条不紊,严格遵守无菌观念。
2.护士与患者沟通有效,注重人文关怀,保护患者隐私。
3.操作中能注意患者反应,有异常情况能及时处理。

五、要点提示

1.会阴擦洗的注意事项 天冷时注意保暖,纱球需要加温;擦洗时应注意观察会阴部及伤口情况,有无红肿、分泌物及异味,如有异常应及时处理。水肿者可用50%硫酸镁热湿敷或95%乙醇湿敷;擦洗时每个棉球限用1次,严忌反复使用;擦洗动作应轻柔,凡有血迹的地方均应擦洗干净;擦洗时应掌握由上而下的原则,凡是擦过肛门的纱球和卵圆钳均不可再用;对留置导尿者,应注意导尿管是否通畅,避免脱落或打结,每日擦洗1~2次,每日更换集尿袋。

2.会阴热敷的注意事项　对有伤口的部位热湿敷时,应掌握无菌技术,敷后按换药法处理伤口;热湿敷时应在会阴擦洗、清洁局部伤口后进行;温度不宜过高,以免烫伤,热湿敷的温度一般在41~48 ℃左右。热湿敷的面积应为病损范围的2倍;热湿敷过程中应定时检查热源袋是否完好,防止烫伤,对休克、虚脱、昏迷及术后感觉不敏感的患者应特别注意;热湿敷过程中随时观察患者情况,如有不适,立即停止操作;在热湿敷治疗中,护士应随时评价热敷效果,为患者提供必要的生活护理;注意保暖,天气冷时湿敷面积大者要分批湿敷。

3.坐浴的注意事项　坐浴前擦干净外阴及肛门周围;坐浴溶液应严格按比例配制,浓度过低,起不到治疗效果,浓度过高,容易导致黏膜灼伤;坐浴溶液温度根据坐浴的不同目的调节,并按照坐浴时间进行坐浴;坐浴时需将臀部及外阴部全部浸入药液中;月经期妇女、阴道流血者、孕妇、产后7天内,禁止坐浴。

(王美丽　闫梦华)

任务二十三　妇科治疗二

一、学习目标

【知识目标】

1.掌握阴道冲洗/擦洗、阴道或宫颈上药的目的及适用症,阴道冲洗/擦洗、阴道或宫颈上药的操作方法要领。

2.熟悉阴道冲洗/擦洗、阴道或宫颈上药的物品准备及护理要点。

3.了解阴道冲洗/擦洗、阴道或宫颈上药的概念。

【技能目标】

1.掌握阴道冲洗/擦洗、阴道或宫颈上药的操作方法。

2.能够根据临床需要熟练为妇女进行此项技术操作。

【素质目标】

1.尊重、关爱女性。

2.具有良好的沟通能力、综合分析问题及处理问题的能力。

3.具有细心、爱心、耐心、责任心。

二、任务导入

李女士,32岁。因外阴烧灼痛、瘙痒、尿痛、阴道分泌物增多来院就诊。妇科检查:外阴红斑、水肿,外阴皮肤有抓痕,阴道黏膜红肿,小阴唇内侧及阴道黏膜附有白色膜状物。诊断为外阴阴道假丝酵母菌病。护士遵医嘱为其进行阴道冲洗和阴道上药。

三、任务要求

根据上述案例,请确定该妇女的病情,并思考如何为患者进行阴道擦洗、宫颈上药,完成实践操作任务。

四、任务实施

【评估】

1.评估健康史　如年龄、职业、月经史、婚育史、既往史和手术史。

2.评估身体状况　评估患者是否有外阴瘙痒、阴道流血、白带异常、腹痛等,评估患者体温、脉搏、呼吸、血压、身高、体重,观察患者精神状态、全身发育、毛发分布、皮肤等。

3.评估患者会阴及阴道清洁状况及局部皮肤完整性。

4.评估患者的自理能力及合作程度。

5.评估患者对妇科治疗的认知程度及心理反应　外阴神经末梢丰富,涉及隐私,患者常表现出胆怯、害羞及对疼痛敏感等问题。

【计划】

1.患者准备　患者了解操作的目的、方法及配合要点,能配合操作。

2.护士准备　衣帽整洁,修剪指甲,洗手,戴口罩。

3.用物准备

(1)阴道冲洗/擦洗:治疗车、一次性塑料布、治疗巾、一次性手套、无菌冲洗筒包(内含消毒冲洗筒、橡皮管、冲洗头,橡皮管上有控制冲洗压力和流量的调节开关)、阴道冲洗包(内含弯盘2个、卵圆钳3把、窥阴器、药杯)、输液架、便盆、纱球罐(内放大纱球)、棉球罐(内放棉球)、润滑油、温度计、1%甲紫、长棉签、小毯子、冲洗液(常用溶液有250 mg/L的碘伏溶液、0.1%苯扎溴铵溶液、生理盐水、2%~4%的碳酸氢钠溶液、1%乳酸溶液、4%硼酸溶液、0.5%醋酸溶液或1:5 000高锰酸钾溶液)。

(2)阴道或宫颈上药:治疗车、治疗盘、一次性塑料布、一次性手套、阴道冲洗包(内含弯盘2个、卵圆钳2把、窥阴器、药杯)、润滑油、消毒干棉球、消毒长棉签、带尾线的大棉球/纱球。

4.环境准备　关闭门窗,屏风遮挡,光线充足,湿度适宜,调节合适的温度。

【**实施**】见表 6-23。

表 6-23 妇科治疗二操作考核评分标准

分值:实操(85%)+主观(15%)

评分类型 M=客观测量 J=主观评价	项目描述	分值	得分
M	操作步骤	85	
M1	护理人员要求:仪表端庄,服装整洁,无长指甲,接触患者前正确洗手,戴口罩	2	
M2	物品准备:物品准备齐全,摆放合理	2	
M3	核对患者信息,解释操作的目的,取得配合	2	
M4	嘱患者排空膀胱后至治疗室	1	
M5	阴道冲洗/擦洗		
M5.1	环境准备:关闭治疗室门窗,调节适宜的温度	1	
M5.2	备齐用物,打开冲洗包,夹取 3 只干纱球,1 只棉球;打开冲洗筒包,取出冲洗筒,倒入配置的溶液 1 000 mL,用温度计测量温度为 41~43 ℃。用碘伏原液浸渍棉球 1 只和 250 mg/L 的碘伏溶液浸渍纱球 1 只备用	3	
M5.3	协助患者上检查床,取膀胱截石位,脱去一侧裤脚,冬天用小毛毯保暖,臀下垫一次性塑料布,放置便盆	3	
M5.4	将冲洗筒挂在输液架上,其高度距离检查床 60~70 cm,排去管内空气	4	
M5.5	戴手套,取窥阴器涂润滑油,用手将小阴唇分开,窥阴器保持闭合状态,轻轻置入阴道暴露宫颈,左手固定窥阴器,右手取卵圆钳夹取消毒液纱球擦洗宫颈、阴道穹窿、阴道壁,边擦洗边转动窥阴器,确保阴道壁各个侧面均被擦到。丢弃纱球及第 1 把卵圆钳	6	
M5.6	左手仍固定窥阴器,右手取冲洗头,打开冲洗开关,手腕内侧测试水温后,冲洗宫颈、阴道穹窿及阴道壁,边冲洗边转动窥阴器,确保阴道各侧壁均冲洗干净。冲洗完毕,轻轻下压窥阴器,使阴道内残留液体完全流出	8	
M5.7	取第 2 把卵圆钳夹取一只干纱球擦干宫颈、阴道穹窿及阴道壁,丢弃第 2 把卵圆钳	4	

续表

分值:实操(85%)+主观(15%)			
评分类型 M=客观测量 J=主观评价	项目描述	分值	得分
M5.8	取第3把卵圆钳夹取一只消毒棉球消毒宫颈、穹窿。根据需要用长棉签蘸甲紫涂于宫颈及阴道穹窿处	4	
M5.9	窥阴器闭合,轻轻退出阴道,用干纱球擦干外阴部	4	
M5.10	弃去患者臀下一次性塑料布,铺治疗巾于患者臀下,协助患者穿好裤子,恢复体位	3	
M6	阴道或宫颈上药		
M6.1	环境准备:关闭门窗,置屏风	1	
M6.2	备齐用物,打开冲洗包,取出弯盘、卵圆钳,检查窥阴器能否正常使用	3	
M6.3	协助患者上检查床,取膀胱截石位,脱去一侧裤子,臀下垫一次性塑料布	3	
M6.4	上药前先行阴道冲洗或擦洗,依据病情及治疗目的不同,选择不同方法上药: ①阴道后穹窿塞药:可指导患者自行放置,临睡前洗净双手,戴一次性手套,用示指将药片或栓剂沿阴道后壁推行至阴道后穹窿处; ②局部用药:非腐蚀性药物可用长棉签蘸药液涂擦于阴道壁或子宫颈。腐蚀性药物,可用长棉签蘸药液涂于宫颈糜烂面,并插入宫颈管内0.5 cm,片刻后用生理盐水棉球擦去表面残余药液,最后用干棉球吸干; ③宫颈棉球上药:用窥阴器充分暴露宫颈,用卵圆钳将带有尾线的棉球蘸药后塞于宫颈处,同时将窥阴器轻轻退出,然后取出卵圆钳,以防退出窥阴器时将棉球带出,将线尾端露于阴道口外,并用胶布固定于阴阜侧上方。叮嘱患者于上药12~24 h后轻拉尾线将棉球取出; ④喷雾器上药:用窥阴器暴露阴道壁,用喷雾器将药物粉末喷于炎性组织表面	16	
M6.5	弃去一次性塑料布,铺治疗巾于患者臀下,协助患者穿好裤子,恢复体位	3	
M7	正确处理垃圾,整理用物	2	

续表

分值:实操(85%)+主观(15%)						
评分类型 M=客观测量 J=主观评价	项目描述				分值	得分
M8	按照手卫生原则认真洗手				2	
M9	记录				4	
M10	操作者保持合适的身体姿势,注意节力原则				2	
M11	过程自然流畅,规定时间内完成所有任务				2	
J	主观评价				15	
序号	主观方面	差	一般	良好	优秀	分值
J1	职业素养	0	1	2	3	3
J2	专业素养	0	1	2	3	3
J3	沟通能力	0	1	2	3	3
J4	解决问题能力	0	1	2	3	3
J5	人文关怀能力	0	1	2	3	3
总分值						

【评价】
1. 患者理解操作的目的并主动配合。
2. 护士操作熟练、连贯、准确、规范、熟练,动作轻巧、有条不紊,严格遵守无菌观念。
3. 护士操作过程中与患者沟通有效,尊重患者,注重人文关怀,保护患者隐私。
4. 操作中能注意患者反应,有异常情况能及时处理。

五、要点提示

阴道冲洗/擦洗:

1. 应根据不同的目的选择冲洗溶液,滴虫性阴道炎应选择酸性溶液,念珠菌性阴道炎应选择碱性溶液,非特异性阴道炎选择一般消毒液或生理盐水。妇科术前常规阴道准备选择碘伏溶液、高锰酸钾溶液或苯扎溴铵溶液。

2. 冲洗液温度以 41~43 ℃ 为宜,温度过低容易造成患者不舒服,温度过高容易导致患者阴道黏膜烫伤。

3. 冲洗筒与检查床的距离不应超过 70 cm,以免压力过大,水流过速,使液体或污物进入子宫腔,或者冲洗液与局部作用时间不足。

4.在擦洗、冲洗、擦干时,应轻轻转动窥阴器,使阴道各侧壁均被擦洗及消毒。

5.阴道冲洗操作技能要求高,需要患者良好配合,冲洗过程中,动作宜轻柔,转动窥阴器时,应放松窥阴器柄,在进入及退出时,应保持窥阴器处于闭合状态,以免损伤阴道壁及宫颈组织。

6.产后10天或妇科手术2周后的患者,若出现阴道分泌物浑浊、有臭味、阴道伤口愈合不良时,可行低位阴道冲洗,冲洗筒的高度一般不超过检查床30 cm,以免污物进入宫腔或损伤阴道残端伤口。

7.未婚妇女一般不做阴道冲洗,必要时可用导尿管进行冲洗,不能使用窥阴器。此外,月经期、产后10天内、人工流产术后宫颈未闭合前、有阴道出血的患者,不宜行阴道冲洗,以防上行性感染。宫颈癌患者有活动性出血时,不宜阴道冲洗以免引起大出血。

阴道或宫颈上药:

1.使用非腐蚀性药物时,应转动窥阴器,使阴道壁各侧壁均涂上药物。

2.应用腐蚀性药物时,要注意保护正常阴道壁及组织,上药前将纱布或干棉球垫于阴道后壁或阴道后穹窿处,以免药液灼伤正常组织。药液涂好后,用干棉球吸干,随即取出棉球或所垫纱布。

3.棉签上的棉花必须捻紧,涂药时朝同一方向转动,避免棉花落入阴道内。

4.阴道栓剂宜于晚上临睡前使用,以免站起脱落,影响治疗效果。

5.未婚妇女上药时,不能使用窥阴器,可用长棉签上药。经期或子宫出血者不宜阴道上药。

6.用药期间,禁止性生活。

任务二十四　宫内节育器放取术

一、学习目标

【知识目标】

1.掌握放、取宫内节育器的禁忌证、时间。

2.熟悉节育器大小的选择及消毒。

3.了解放、取宫内节育器的用物准备。

【技能目标】

1.练习掌握宫内节育器放、取的操作方法步骤。

2.能够根据临床需要熟练为妇女进行此项技术操作。

【素质目标】
1.尊重、关爱女性。
2.具有良好的沟通能力、综合分析问题及处理问题的能力。
3.具有细心、爱心、耐心、责任心。

二、任务导入

王女士,34岁。平素月经规律,周期28天,经期5~7天,无异常白带及阴道流血史。现已婚10年,夫妻二人已经孕育三个宝宝,夫妻双方不愿再生育,需要进行避孕。经过了解,王女士决定采取放置宫内节育器避孕方式进行避孕。经检查,王女士不存在放置宫内节育器的禁忌证。

三、任务要求

根据上述案例,明确该妇女的需求及身体状况,并思考如何为该妇女正确取出宫内节育器,完成实践操作任务。见图6-1、图6-2、图6-3。

四、任务实施

【评估】
1.评估健康史　如年龄、职业、月经史、婚育史、既往史和手术史。
2.评估身体状况　患者是否有外阴瘙痒、阴道流血、白带异常、腹痛等,评估患者体温、脉搏、呼吸、血压、身高、体重,观察患者精神状态、全身发育、毛发分布、皮肤等是否正常。
3.评估患者会阴及阴道清洁状况及局部皮肤完整性。
4.评估患者的自理能力及合作程度。
5.评估患者对宫内节育器放、取术的认知程度及心理反应。
6.评估妇女是否存在宫内节育器放、取术的禁忌证;放置时间是否合适。

【计划】
1.患者准备　排空膀胱,取膀胱截石位,消毒外阴与阴道。
2.护士准备　衣帽整洁,修剪指甲,洗手,戴口罩。
3.用物准备　阴道窥器1个、消毒钳2把、宫颈钳1把、子宫探针1个、纱布钳1把、弯盘1个、放环器(取环钩)1把、剪刀1把、节育器1个、1%苯扎溴铵纱布、2.5%碘酒、75%乙醇、方包布1块、洞巾一块、纱布棉球若干、一次性塑料布、无菌手套一双。节育器的选择:T型节育器按其横臂宽度(mm)分为26、28、30号3种,宫腔深度>7 cm用28号,≤7 cm用26号。
4.环境准备　关闭门窗,屏风遮挡,调节适宜的温度。

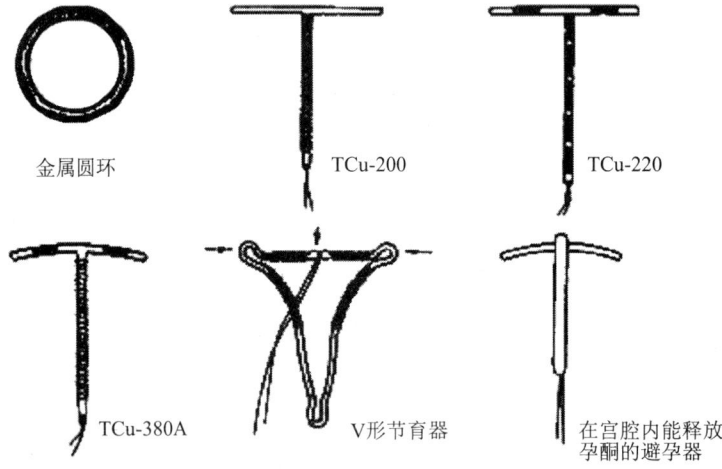

图 6-1　国内常用节育器

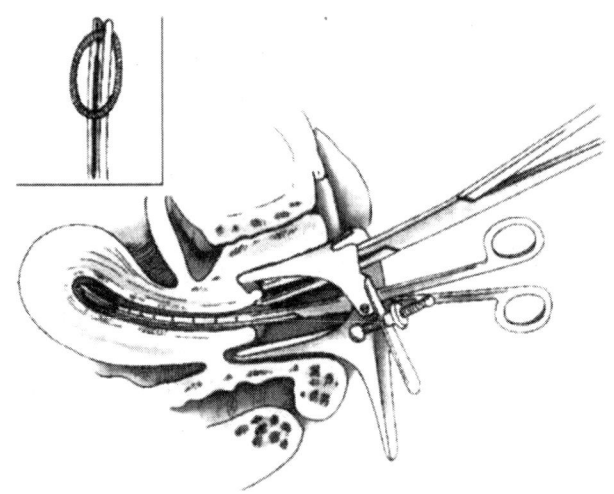

图 6-2　宫内节育器的放置

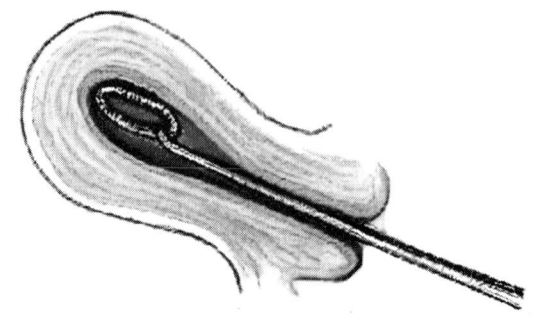

图 6-3　取出宫内节育器

【实施】见表6-24。

表6-24 宫内节育器放取术操作考核评分标准

评分类型 M=客观测量 J=主观评价	项目描述	分值	得分
	分值:实操(85%)+主观(15%)		
M	操作步骤	85	
M1	护理人员要求:仪表端庄,服装整洁,无长指甲,接触患者前正确洗手,戴口罩	2	
M2	物品准备:物品准备齐全,摆放合理	2	
M3	核对患者信息,解释操作的目的,取得配合	2	
M4	嘱患者排空膀胱后至治疗室	1	
M5	协助患者上检查床,取膀胱截石位,脱去一侧裤脚,冬天用小毛毯保暖,臀下垫一次性塑料布	3	
M6	宫内节育器放置方法		
M6.1	常规消毒外阴、阴道,铺无菌洞巾	2	
M6.2	双合诊检查子宫大小、位置及附件情况	4	
M6.3	窥阴器扩张阴道,暴露宫颈	3	
M6.4	用1%苯扎溴铵纱布消毒阴道、宫颈,2.5%碘酒再次消毒宫颈口,75%乙醇脱碘	4	
M6.5	用宫颈钳钳夹宫颈前唇,按水平位向外牵拉,伸展子宫体、宫颈间的屈度,左手固定	3	
M6.6	用子宫探针沿子宫方向探测宫腔大小及深度	2	
M6.7	根据宫颈口松弛度和节育器种类决定是否扩张宫颈管	2	
M6.8	根据宫腔深度和宽度选择相应大小的节育器。一般按照深度如横径宽选择大一号,横径窄选择小一号	2	
M6.9	将节育器放在放置器上,金属环一般用环叉,上缘放于小叉内,下缘骑在叉柄上,顺子宫方向轻轻送到宫底,张开放置器,将环叉或放置器从节育器后方退出,至宫颈内口时再上推节育器的下缘,使节育器保持在近子宫底部的位置;若带有尾丝者,在距离宫口2 cm处剪断(图6-2)	8	

续表

分值:实操(85%)+主观(15%)

评分类型 M=客观测量 J=主观评价	项目描述	分值	得分
M6.10	取出宫颈钳	2	
M6.11	窥阴器闭合,轻轻退出阴道,用干纱球擦干外阴部	4	
M7	宫内节育器的取出方法		
M7.1	常规消毒外阴、阴道,铺无菌洞巾	2	
M7.2	双合诊检查子宫大小、位置及附件情况	4	
M7.3	用窥阴器扩张阴道,暴露宫颈并消毒	5	
M7.4	取节育器:①有尾丝者,用血管钳夹住后轻轻拉出;②无尾丝者,先用子宫探针探查宫内节育器的位置,再用取环钩或长钳取出(图6-3)	10	
M7.5	窥阴器闭合,轻轻退出阴道,用干纱球擦干外阴部	4	
M8	处理医疗垃圾,协助患者穿好裤子,恢复体位	3	
M9	正确处理垃圾,整理用物	2	
M10	按照手卫生原则认真洗手	2	
M11	填写手术记录	3	
M12	操作者保持合适的身体姿势,注意节力原则	2	
M13	过程自然流畅,规定时间内完成所有任务	2	
J	主观评价	15	
序号	主观方面	差	一般	良好	优秀	分值
J1	职业素养	0	1	2	3	3
J2	专业素养	0	1	2	3	3
J3	沟通能力	0	1	2	3	3
J4	解决问题能力	0	1	2	3	3
J5	人文关怀能力	0	1	2	3	3
总分值						

【评价】
1.患者理解操作的目的并主动配合。
2.护士操作熟练、连贯、准确、规范、熟练,动作轻巧、有条不紊,严格遵守无菌观念。
3.护士操作过程中与患者沟通有效,尊重患者,注重人文关怀,保护患者隐私。
4.操作中能注意患者反应,有异常情况能及时处理。

五、要点提示

宫内节育器放置术:
1.禁忌证
(1)生殖器官炎症,如急慢性盆腔炎、阴道炎和中度宫颈糜烂。
(2)频发月经或经量过多,不规则阴道出血。
(3)生殖器肿瘤,如子宫肌瘤、卵巢肿瘤。
(4)有各种较严重的全身性疾病,如心力衰竭、重度贫血或各种疾患的急性阶段。
(5)子宫颈内口过松,重度子宫脱垂。
(6)畸形子宫,如双角子宫等。
(7)宫颈<5.5 cm 或>9 cm。
2.放置时间
(1)月经干净后 3~7 天内。
(2)产后满 3 个月。
(3)人工流产同时(子宫收缩不良或出血过多者暂不放)。
(4)自然流产、中期妊娠引产转经后子宫恢复正常者。
(5)剖宫产后半年。
(6)哺乳期闭经者排除妊娠后。
3.节育器的消毒
(1)金属不锈钢:高压煮沸或 75%乙醇浸泡 30 min 以上。
(2)带铜节育器:平时用 95%乙醇浸泡,使用前以 75%乙醇浸泡 10 min。
4.严格无菌操作,进子宫腔的器械、节育器勿触碰阴道壁、窥阴器及手。
5.节育器要一送到底,不中途停顿及随意扭转,环丝接头应放在侧方。
6.术后按规定休息 3 天,1 周内勿做重体力劳动;术后 2 周内禁止性交或盆浴,保持外阴清洁;术后 3 个月每次行经或排便时注意有无节育器脱落;节育器放置后 3、6、12 个月各复查 1 次,以后每年复查 1 次,直至取出。
7.术后可能有少量阴道出血及下腹不适,若发热、下腹痛及阴道流血量多时,应随时就诊。

宫内节育器取出或置换术:
1.宫内节育器取出时间于月经干净 7 天内,因放器出血则随时取出。

2.术前确认宫腔确有无节育器,可经超声检查、X线透视及观察确认有无尾丝。

3.如遇取出困难,切勿强行牵拉,以免损伤宫壁,可于下次经后再取,或用刮匙在局部轻轻搔刮后试取。若不锈钢单环嵌入肌层,可牵出部分钢丝剪断,再慢慢抽出。有尾丝的节育器,拉出尾丝即可取出。

3.若换宫内节育器,则取出后可立即置入新宫内节育器,也可在下次月经后再放。

4.术后2周内禁止性交及盆浴。

任务二十五　输卵管通液术

一、学习目标

【知识目标】

1.掌握输卵管通液术的适应证、禁忌证。

2.熟悉输卵管通液术的操作方法、注意事项。

3.了解输卵管通液术的术前准备。

【技能目标】

1.练习掌握输卵管通液术的操作方法步骤。

2.能够根据临床需要熟练为妇女进行此项技术操作。

【素质目标】

1.尊重、关爱女性。

2.具有良好的沟通能力、综合分析问题及处理问题的能力。

3.具有细心、爱心、耐心、责任心。

二、任务导入

刘女士,28岁。已婚2年,平素月经规律,周期28~30天,经期5~7天,无异常白带及阴道流血史。刘女士无既往病史,无内、外生殖器急性炎症或慢性炎症,否认严重的全身性疾病。夫妻二人同房未避孕,但是一直没有成功受孕,为查明原因来我院就诊。现已排除男方身体原因,刘女士需要进行相关检查,其中包括输卵管通液术。

三、任务要求

根据上述案例,明确该妇女的主要问题,并根据该妇女的情况为其进行输卵管通液术,完成实践操作任务。见图6-4。

四、任务实施

【评估】

1.评估妇女的一般情况、精神状态、合作程度等。

2.评估妇女是否存在禁忌证,手术时间是否合适。

【计划】

1.患者准备　排空膀胱,取膀胱截石位,外阴部的清洁已做好。

2.护士准备　衣帽整洁,修剪指甲,洗手,戴口罩。

3.用物准备　窥阴器、宫颈钳、长弯钳、宫颈导管、20 mL 注射器、无菌生理盐水 20 mL、庆大霉素 8 万 U、地塞米松 5 mg、玻璃酸酶(又称 a-糜蛋白酶)4 000 U、一次性塑料布、消毒药品及敷料等。

4.环境准备　关闭门窗,屏风遮挡,调节适宜的温度。

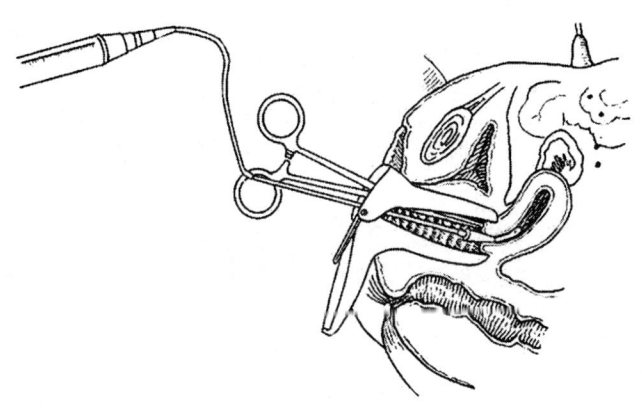

图 6-4　输卵管通液术

【实施】 见表 6-25。

表 6-25　输卵管通液术操作考核评分标准

评分类型 M=客观测量 J=主观评价	项目描述	分值	得分
	分值:实操(85%)+主观(15%)		
M	操作步骤	85	
M1	护理人员要求:仪表端庄,服装整洁,无长指甲,接触患者前正确洗手,戴口罩	2	
M2	物品准备:物品准备齐全,摆放合理	2	

续表

分值:实操(85%)+主观(15%)			
评分类型 M=客观测量 J=主观评价	项目描述	分值	得分
M3	核对患者信息,解释操作的目的,取得配合	2	
M4	嘱患者排空膀胱后至治疗室	1	
M5	协助患者上检查床,取膀胱截石位,脱去一侧裤脚,冬天用小毛毯保暖,臀下垫一次性塑料布	4	
M6	常规消毒外阴、阴道,铺无菌洞巾	4	
M7	双合诊检查子宫大小、位置及附件情况	5	
M8	窥阴器扩张阴道,暴露宫颈	5	
M9	再次消毒阴道穹窿(后部)及宫颈	5	
M10	用宫颈钳钳夹宫颈前唇,沿宫腔方向置入宫颈导管,并使其与宫颈外口紧密相贴	6	
M11	将注射器与宫颈导管相连,并使宫颈导管内充满生理盐水(图6-4),缓慢推注,观察推注时阻力大小,经宫颈注入的液体是否回流,患者下腹部是否疼痛	10	
M12	结果评判: ①输卵管通畅:顺利推注 20 mL 生理盐水无阻力或开始稍有阻力,随后阻力消失,无液体回流,患者也无不适感,提示输卵管通畅; ②输卵管通而不畅:注射液体有阻力,再经加压注入又能推进,说明有轻度粘连并已被分离,患者感轻微腹痛; ③输卵管阻塞:勉强注入 10 mL 即感有阻力,患者感下腹胀痛,停止推注后液体又回流至注射器内,痛感消失表明输卵管阻塞	12	
M13	术后取出宫颈导管,再次消毒宫颈、阴道	6	
M14	取出宫颈钳	2	
M15	窥阴器闭合,轻轻退出阴道,用干纱球擦干外阴部	4	
M16	弃去一次性塑料布,铺治疗巾于患者臀下,协助患者穿好裤子,恢复体位	4	
M17	正确处理垃圾,整理用物	2	
M18	按照手卫生原则认真洗手	2	

续表

评分类型 M=客观测量 J=主观评价	项目描述				分值	得分
M19	填写手术记录				3	
M20	操作者保持合适的身体姿势,注意节力原则				2	
M21	过程自然流畅,规定时间内完成所有任务				2	
J	主观评价				15	
序号	主观方面	差	一般	良好	优秀	分值
J1	职业素养	0	1	2	3	3
J2	专业素养	0	1	2	3	3
J3	沟通能力	0	1	2	3	3
J4	解决问题能力	0	1	2	3	3
J5	人文关怀能力	0	1	2	3	3
总分值						

分值:实操(85%)+主观(15%)

【评价】

1. 患者理解操作的目的并主动配合。
2. 护士操作规范、熟练,动作轻巧。

五、要点提示

1. 输卵管通液术适应证

(1)不孕症,男方精液正常,疑有输卵管阻塞者。

(2)检验和评价输卵管绝育术、输卵管再通术或输卵管成形术的效果。

(3)对输卵管轻度粘连有疏通作用。

(4)输卵管吻合术后经宫腔注药液,可防止吻合处粘连,以保证手术效果。

2. 输卵管通液术禁忌证

(1)月经期或有不规则阴道出血者。

(2)内、外生殖器急性炎症或慢性炎症,急性或亚急性发作者。

(3)严重的全身性疾病,如心、肺功能异常等,不能耐受手术者。

(4)体温高于37.5 ℃。

(5)已明确为男性不育者。

3.所用无菌生理盐水以接近体温为宜,以免液体过冷造成输卵管痉挛。

4.注入液体时必须使宫颈导管紧贴宫颈外口,防止液体外漏。

5.患者术前需要月经干净3~7天,术前3天禁止性生活;术后2周禁盆浴及性生活,酌情给予抗生素预防感染。

任务二十六　婴幼儿体格测量

一、学习目标

【知识目标】

1.掌握婴幼儿体格测量的操作步骤。

2.熟悉婴幼儿体格测量的操作准备及注意事项。

3.了解婴幼儿体格测量的目的。

【技能目标】

1.能正确帮助婴幼儿进行体格测量,操作规范,动作娴熟。

2.将安全照护、心理支持、人文关怀、职业安全与保护等贯穿于操作全过程。

【素质目标】

1.具有高度社会责任感和同情心,爱护儿童。

2.具有良好的沟通能力、综合分析问题及处理问题的能力。

3.具有细心、爱心、耐心、责任心。

二、任务导入

乐乐,男,出生42天。足月活婴,自然分娩,出生时体重3 300 g,Apgar评分10分,无畸形,无产伤,无药物过敏史,无家族特殊疾病史。该婴儿口唇红润,哭声响亮,纯母乳喂养,食奶吸吮有力,无呛咳及呕吐,大小便正常。测T 36.6 ℃,HR 120次/分,R 44次/分,心肺听诊无异常,腹软,肝脾无肿大。今天在家人带领下来医院进行体格测量。

三、任务要求

根据该小朋友具体情况为其进行体格测量,并根据体重、身高、头围、胸围的测量结果评估该小儿体格发育和营养状况。同时请思考如何为不同年龄段的儿童进行体格测量。

四、任务实施

【评估】
1.评估儿童的一般情况、精神、反应灵敏度。
2.评估儿童身体的体格发育和营养状况。

【计划】
1 儿童及家属准备　家属了解操作的目的、方法及配合要点,能配合操作。
2.护士准备　衣帽整洁,修剪指甲,洗手,戴口罩。
3.用物准备
(1)体重测量法:根据儿童年龄备好体重秤,如电子婴儿体重秤、儿童体重秤或成人体重秤,一次性垫巾、手消毒液、护理记录单。
(2)身高(身长)、坐高(顶臀长)测量法:身高(身长)测量器、坐高(顶臀长)测量器、清洁软布、手消毒液、护理记录单。
(3)头围、胸围测量法:软尺、手消毒液、护理记录单。
4.环境准备　室内安静、清洁,温度适宜,光线明亮。

【实施】见表6-26。

表6-26　婴幼儿体格测量操作考核评分标准

分值:实操(85%)+主观(15%)

评分类型 M=客观测量 J=主观评价	项目描述	分值	得分
M	操作步骤	85	
M1	护理人员要求:仪表端庄,服装整洁,无长指甲,操作前正确洗手,戴口罩	2	
M2	物品准备齐全,摆放准确	2	
M3	核对儿童身份信息	2	
M4	体重测量法		
M4.1	婴儿体重测量法: ①将电子婴儿体重秤接通电源,打开开关,确认功能正常; ②将一次性垫巾斜对角铺在体重秤上归零,去除婴儿衣服及尿布,将婴儿轻轻放于秤盘上,待体重秤的数值稳定后准确读数并记录; ③如室温较低,可先称出衣服、尿布及包被的重量,然后给婴儿穿衣,包好包被后再测。后者重量减去前者重量,即为婴儿体重	12	

续表

分值:实操(85%)+主观(15%)				
评分类型 M=客观测量 J=主观评价	项目描述	分值	得分
M4.2	儿童体重测量法： ①调节儿童体重秤指针至零点； ②称重前确定空腹并排空膀胱，协助儿童脱下外套及鞋子，穿单衣进行测量； ③儿童稳站于体重秤的站板上，两手自然下垂，不可接触其他物体，待体重秤指针稳定后，准确读数并记录； ④如儿童不能合作或病重不能站立，可用成人体重秤，由测量者(或家属)抱儿童一起称重，称后减去成人的体重，即为儿童体重	12	
M5	身高(身长)、坐高(顶臀长)测量法		
M5.1	婴幼儿身长(顶臀长)测量法： ①将清洁软布铺在测量板上，脱去帽子和鞋袜，使婴幼儿仰卧于量板的中线上； ②将婴幼儿头顶部轻触测量板顶端，头部扶正，双手自然伸平； ③测量者左手按住婴幼儿双膝，使两腿伸直。右手推动滑板贴至两足底且两侧标尺刻度读数相同，读出身长厘米数； ④将婴幼儿双腿抬起与底板垂直，推滑板至紧贴臀部，读出顶臀长厘米数	14	
M5.2	儿童身高(坐高)测量法： ①脱去鞋、帽、袜，让儿童站立在立位测量器上或带有身高量杆的体重秤上； ②使儿童足跟、臀部、肩胛骨及枕部同时靠在量杆上，两眼正视前方，抬头挺胸收腹，两臂自然下垂，两足跟并拢，足尖分开60°； ③测量者移动测量器头顶板，与儿童头顶接触，头顶板与量杆成90°，读出身高厘米数； ④儿童坐于坐高测量器上，两大腿伸直与躯干成直角并与地面平行。头与肩部的位置与测量身高的要求相同。将头顶板与儿童头顶接触，头顶板与量杆成90°，读出坐高厘米数	14	

续表

分值:实操(85%)+主观(15%)			
评分类型 M=客观测量 J=主观评价	项目描述	分值	得分
M6	头围、胸围测量法		
M6.1	头围测量法： ①测量者站于儿童的前方或右侧，协助儿童取坐位或立位； ②测量者用左手拇指将软尺零点固定于儿童头部一侧眉弓上缘，左手中、示指固定软尺于枕骨粗隆，手掌固定儿童头部。右手持软尺紧贴头皮绕枕骨结节最高点至另一侧眉弓上缘，回至零点； ③准确读出头围厘米数	10	
M6.2	胸围测量法： ①协助儿童取卧位或立位，两臂自然平放或下垂； ②用软尺沿乳头下缘水平绕胸一周为胸围。测量者用左手将软尺零点固定于儿童一侧乳头下缘。右手将软尺紧贴皮肤，经背部两侧肩胛骨下缘绕胸一周回至零点； ③取平静呼吸时的中间厘米数，或吸、呼气时的平均数	10	
M7	按照手卫生原则认真洗手，记录	3	
M8	操作过程中保持合适的身体姿势，注意节力原则	2	
M9	过程自然流畅，规定时间内完成所有任务	2	
J	主观评价	15	
序号	主观方面	差	一般	良好	优秀	分值
J1	职业素养	0	1	2	3	3
J2	专业素养	0	1	2	3	3
J3	沟通能力	0	1	2	3	3
J4	解决问题能力	0	1	2	3	3
J5	人文关怀能力	0	1	2	3	3
	总分值					

【评价】

1.家属理解操作的目的并主动配合。

2.护士操作规范、熟练，动作轻巧。

五、要点提示

1.体重测量法

(1)每次测量前对体重秤进行校对,测量时先调至零点,平衡后方可使用。

(2)电子婴儿体重秤适用于 3 个月以内婴儿。除新生儿记录体重以克(g)为单位外,其余均以千克(kg)记录。

(3)测量中注意安全及保暖,如为婴儿测体重时,操作者两手应守护在婴儿两侧,以确保安全。

(4)如需每日测量体重者,应用同一体重秤在每日的同一时间空腹进行。

(5)若测得的数值与前次差异较大,应重新测量。体重降低较多者应报告医生,查找原因。

2.身高(身长)、坐高(顶臀长)测量法

(1)婴幼儿测量时,量板与婴幼儿足底垂直,推动滑板时动作应轻快。

(2)3 岁以下仰卧位测量身长,3 岁以上立位测量身高。

(3)读数要准确,精确至 0.1 cm。

3.头围测量法

(1)测量用的软尺不能过于柔软,应无弹性,否则会增加测量误差。

(2)脑积水、急性脑水肿患儿,应每日测量头围。

(3)头发过多或有辫发者,应将其拨开。

(4)测量结果要精确至 0.1 cm。

4.胸围测量法

(1)3 岁以上儿童取立位测量。

(2)乳腺已发育的女孩测量胸围时,软尺应固定于胸骨中线第 4 肋间。

(3)测量准确,读数精确至 0.1 cm。

任务二十七　更换尿布法

一、学习目标

【知识目标】

1.掌握婴儿皮肤护理及更换尿布的方法。

2.熟悉婴儿更换尿布法的操作准备及注意事项。

3.了解婴儿更换尿布法的目的。

【技能目标】

1.能正确帮助婴儿更换尿布,保持婴儿臀部皮肤清洁干燥,促进舒适,操作规范,动作娴熟。

2.将安全照护、心理支持、人文关怀、职业安全与保护等贯穿于操作全过程。

【素质目标】

1.具有高度社会责任感和同情心,爱护儿童。

2.具有良好的沟通能力、综合分析问题及处理问题的能力。

3.具有细心、爱心、耐心、责任心。

二、任务导入

小丽之子,出生5天。足月活婴,自然分娩,出生体重3 200 g,Apgar评分10分,无畸形,无产伤,无药物过敏史,无家族特殊疾病史。该新生儿全身皮肤略黄染,口唇红润,哭声响亮,食奶吸吮有力,无呛咳及呕吐,大小便正常。测 T 36.5 ℃,HR 110 次/分,R 40 次/分,心肺听诊无异常,腹软,肝脾无肿大。脐带残端干燥,未脱落,无红臀。作为责任助产士,在宝宝大小便后为其更换尿布。

三、任务要求

根据该婴儿具体情况为其制订可行的照护计划,并思考如何为婴儿更换尿布,完成实践操作任务。

四、任务实施

【评估】

1.评估婴儿身体情况,包括体重、体温、黄疸、进食情况、脐带有无脱落、精神状态及有无并发症或合并症。

2.评估婴儿臀部皮肤、尿布的污湿情况。

【计划】

1.婴儿及家属准备　家属了解操作的目的、方法及配合要点,能配合操作。

2.护士准备　衣帽整洁,修剪指甲,洗手,戴口罩。

3.用物准备　尿布、尿布桶、护臀霜或鞣酸软膏、平整的操作台,根据需要备小毛巾、温水或湿纸巾。

4.环境准备　室内温湿度适宜,避免空气对流。

【实施】见表6-27。

表6-27 更换尿布法操作考核评分标准

分值:实操(85%)+主观(15%)

评分类型 M=客观测量 J=主观评价	项目描述	分值	得分
M	操作步骤	85	
M1	护理人员要求:仪表端庄,服装整洁,无长指甲,接触新生儿前正确洗手,戴口罩	2	
M2	物品准备齐全,携用物至床旁	4	
M3	核对婴儿信息	2	
M4	解开包被,拉高婴儿的上衣,避免被排泄物污湿	8	
M5	解开尿布,一只手抓住婴儿双脚踝,另一只手用尿片的前半部分较洁净处从前向后擦拭婴儿的会阴部和臀部,并将此部分遮盖尿布的污湿部分后垫于婴儿臀下	12	
M6	用湿纸巾或蘸温水的小毛巾从前向后擦净臀部皮肤,注意擦净皮肤的皱褶部分,如果臀部皮肤发红,用小毛巾和温水清洁	12	
M7	将预防尿布炎或治疗尿布炎的软膏、药物涂抹于臀部,注意涂抹易于接触排泄物或皮肤发红的部位	12	
M8	提起婴儿双腿,抽出脏尿片	8	
M9	拉平衣服,包好包被	6	
M10	观察排泄物性状,或根据需要称量尿布	5	
M11	正确处理垃圾,整理用物	4	
M12	按照手卫生原则认真洗手,记录	4	
M13	操作过程中保持合适的身体姿势,注意节力原则	3	
M14	过程自然流畅,规定时间内完成所有任务	3	
J	主观评价	15	

序号	主观方面	差	一般	良好	优秀	分值
J1	职业素养	0	1	2	3	3
J2	专业素养	0	1	2	3	3

续表

评分类型 M = 客观测量 J = 主观评价	项目描述				分值	得分
序号	主观方面	差	一般	良好	优秀	分值
J3	沟通能力	0	1	2	3	3
J4	解决问题能力	0	1	2	3	3
J5	人文关怀能力	0	1	2	3	3
总分值						

分值:实操(85%)+主观(15%)

【评价】

1.护士操作规范、熟练,动作轻巧。

2.更换尿布法操作正确,婴儿愉悦、无哭闹。

3.产妇及家属对操作过程满意。

五、要点提示

1.用物携带齐全,避免操作中离开婴儿。

2.禁止将婴儿单独留在操作台上,始终确保一只手与婴儿接触,防止婴儿翻滚坠落。

3.尿布应透气性好、吸水性强,根据需要可选择一次性尿布或棉质尿布,并应做到勤更换。

4.注意保暖,房间温度应适宜,操作中减少暴露。

5.男婴要确保阴茎指向下方,避免尿液从尿片上方漏出。

6.注意检查尿布是否包扎合适,不可过紧也不可过松,大腿和腰部不能留有明显的缝隙,以免排泄物外溢。

任务二十八 约束保护法

一、学习目标

【知识目标】

1.掌握患儿约束保护法的方法。

2.熟悉患儿约束保护法的操作准备及注意事项。
3.了解患儿约束保护法的目的。

【技能目标】
1.能正确帮助患儿进行约束保护法,限制患儿活动,便于诊疗。
2.保护躁动不安的患儿以免发生意外,避免发生意外。
3.将安全照护、心理支持、人文关怀、职业安全与保护等贯穿于操作全过程。

【素质目标】
1.具有高度社会责任感和同情心,爱护儿童。
2.具有良好的沟通能力、综合分析问题及处理问题的能力。
3.具有细心、爱心、耐心、责任心。

二、任务导入

患儿,男,3岁。因先天性心脏病室间隔缺损入院,于今日全麻下行"经胸室间隔封堵修补术",术后转入ICU进行后续治疗。目前,患者全麻未清醒,生命体征平稳,手术部位伤口敷料完整、干燥无渗血,留置有气管插管、中心静脉置管。为了保证治疗安全,避免非计划性拔管等不良事件发生,需要对患儿进行保护性约束。经过与患儿家属沟通解释后,家属已知情并同意。

三、任务要求

根据上述案例,明确该患儿的具体情况,并思考如何为其进行约束保护,约束保护法都包括哪些内容?完成实践操作任务。

四、任务实施

【评估】
1.评估患儿病情、意识状态。
2.评估患儿及家属合作程度。

【计划】
1.患儿及家属准备　家属了解操作的目的、方法及配合要点,能配合操作。
2.护士准备　衣帽整洁,修剪指甲,洗手,戴口罩。
3.用物准备　各根据患儿的约束部位,选择合适的约束器具。①全身约束法(图6-5):大毛巾或毛毯、宽布绷带。②四肢约束法(图6-6、图6-7):手足约束带、棉垫与绷带。
4.环境准备　室内整洁、安静,温湿度适宜,光线充足。

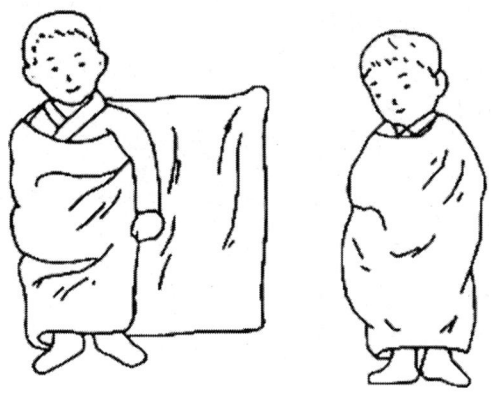
图 6-5 全身约束法

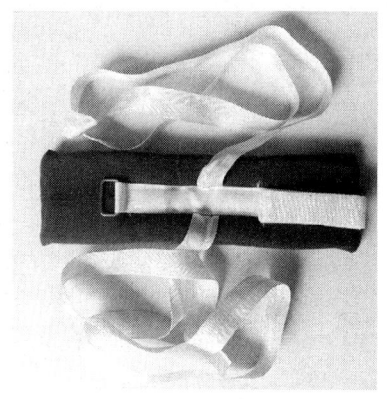
图 6-6 手足约束带

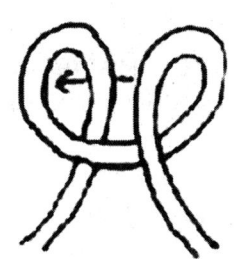 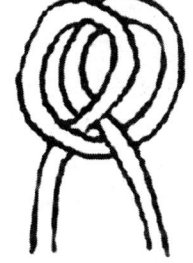
图 6-7 双套结

【实施】见表 6-28。

表 6-28 约束保护法操作考核评分标准

分值:实操(85%)+主观(15%)			
评分类型 M=客观测量 J=主观评价	项目描述	分值	得分
M	操作步骤	85	
M1	护理人员要求:仪表端庄,服装整洁,无长指甲,接触新生儿前正确洗手,戴口罩	4	
M2	物品准备齐全,携用物至床旁	4	
M3	与家长核对患儿信息,包括姓名、性别、床号、住院号	3	

续表

分值:实操(85%)+主观(15%)			
评分类型 M=客观测量 J=主观评价	项目描述	分值	得分
M4	全身约束法: ①将大毛巾(或毛毯)折叠成能盖住患儿肩部至踝部的宽度; ②放置患儿平卧于大毛巾中间,将靠近操作者一侧的大毛巾紧裹患儿同侧上肢、躯干和双下肢,至对侧腋窝处,将大毛巾整齐地压于患儿后背; ③再用同法将另一侧包裹好,将大毛巾剩余部分塞于近侧肩身下; ④如患儿躁动明显,可用宽布绑带围绕双臂打活结系好(图6-5)	30	
M5	四肢约束法: ①手足约束带法:先在手腕或足踝处垫棉垫,然后将约束带一端系于手腕或足踝处,并打结在棉垫外侧,松紧度以能插入一指为宜;另一端系于床的主体结构处(图6-6); ②双套结约束法:用于限制手臂和下肢活动:先将棉垫衬于手腕或足踝部,再用绷带挽成双套结,套在棉垫外拉紧,松紧度以肢体不易脱出且不影响血液循环为宜,将绷带系于床的主体结构处(图6-7)	30	
M6	正确处理垃圾,整理用物	4	
M7	按照手卫生原则认真洗手,记录	4	
M8	操作过程中保持合适的身体姿势,注意节力原则	3	
M9	过程自然流畅,规定时间内完成所有任务	3	
J	主观评价	15	
序号	主观方面	差	一般	良好	优秀	分值
J1	职业素养	0	1	2	3	3
J2	专业素养	0	1	2	3	3
J3	沟通能力	0	1	2	3	3
J4	解决问题能力	0	1	2	3	3
J5	人文关怀能力	0	1	2	3	3
总分值							

【评价】
1.家属理解操作的目的并主动配合。
2.护士操作规范、熟练,动作轻巧。

五、要点提示

1.向患儿和家长解释约束的必要性,以取得理解和配合,并签署约束具使用知情同意书。
2.约束带应松紧适宜,过松失去约束意义,过紧则影响局部血液循环。
3.注意保持患儿肢体处于功能位,定时翻身,以减轻疲劳感。
4.每15~30 min巡视1次,观察约束局部皮肤有无破损、皮肤颜色、温度、约束肢体的末梢循环状况;每2 h松解、放松1次,必要时进行局部按摩,以促进血液循环。
5.完整记录约束具使用观察表,做好交接班。

任务二十九　母乳喂养指导

一、学习目标

【知识目标】
1.掌握母乳喂养的方法。
2.熟悉母乳喂养的注意事项。
3.了解母乳喂养哺乳前的准备。
【技能目标】
能够根据临床需要为妇女进行母乳喂养指导。
【素质目标】
1.尊重、关爱女性。
2.具有良好的沟通能力、综合分析问题及处理问题的能力。
3.具有细心、爱心、耐心、责任心。

二、任务导入

刘女士,已经怀孕8个半月,马上到预产期,除了担心能否顺利分娩,刘女士还希望能学习一些母乳喂养的相关知识。

三、任务要求

根据上述案例,明确该妇女的主要需求,告知其母乳喂养的益处,为其进行母乳喂养指导。并思考哺乳期间对饮食有什么要求,完成实践操作任务。

四、任务实施

【评估】

1.评估妇女的一般情况。

2.评估妇女对母乳喂养相关知识的了解程度。

【计划】

1.母亲准备　洗净双手及乳头。婴儿准备：婴儿吸吮和吞咽功能正常,处于待进食状态。

2.护士准备　衣帽整洁,修剪指甲,洗手,戴口罩。

3.用物准备　小毛巾,根据需要准备垫枕或脚凳。

4.环境准备　关闭门窗,屏风遮挡,调节适宜的温度。

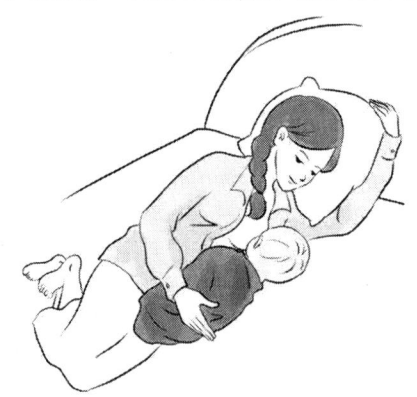

图 6-8　侧卧位哺乳姿势

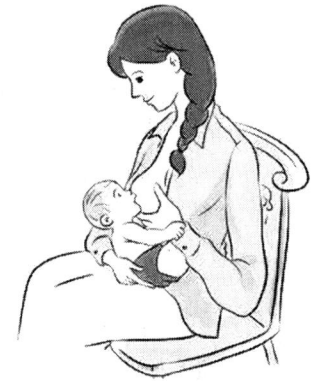

图 6-9　搂抱式哺乳姿势

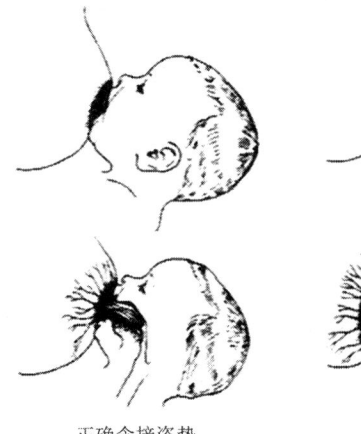

正确含接姿势　　　错误含接姿势

图 6-10　婴儿正确与错误的含接姿势

【实施】见表 6-29。

表 6-29　母乳喂养指导考核评分标准

分值:实操(85%)+主观(15%)

评分类型 M=客观测量 J=主观评价	项目描述	分值	得分
M	操作步骤	85	
M1	护理人员要求:仪表端庄,服装整洁,无长指甲,接触患者前正确洗手,戴口罩	4	
M2	物品准备:物品准备齐全,摆放合理	4	
M3	核对母亲及婴儿信息,解释操作的目的,取得配合	4	
M4	指导产妇早开奶,正常分娩的健康产妇于产后半小时内开始哺乳。应实施母婴同室,鼓励早吸吮,按需哺乳,不给新生儿添加牛乳或其他代乳品	5	
M5	选择舒适的哺乳姿势: ①侧卧位哺乳:母亲与婴儿面对面侧躺(图 6-8); ②搂抱式哺乳:母亲坐位哺乳,一手抱住婴儿,使婴儿身体贴近母亲,面向乳房,口对着乳头,头与身体保持一条直线,为了舒适性可在母亲脚下放一脚凳(图 6-9); ③抱球式哺乳	10	
M6	婴儿正确含接乳头:用乳头轻触婴儿口唇,待其口张大后,将乳头和乳晕送入婴儿口中,婴儿的口唇应含接乳头和大部分乳晕,下巴贴近乳房,婴儿的舌头卷住乳头,齿龈压迫乳窦;下唇外翻,面颊鼓起呈圆形(图 6-10)	10	
M7	指导母亲通过以下方法判断婴儿有效吸吮及吞咽乳汁:①婴儿有节律性地吸吮、吞咽;②听见婴儿吞咽声或看见婴儿吞咽动作;③嘴角可看到少量乳汁;④哺乳后婴儿有满足感	10	
M8	指导母亲通过以下方法判断婴儿是否获得足够乳汁:哺乳时,婴儿吸吮的节奏变慢、嘴巴放松、吐出乳头、身体放松、肢体伸展、饥饿的征兆消失、状态满足,哺乳后睡眠安稳、体重增加理想	10	
M9	指导母亲哺乳时间和次数:产后一周内产妇 24 h 内至少有 8~12 次哺乳,随着婴儿长大,延长至 3~4 h 哺乳 1 次。产后哺乳时间从 5~10 min 开始,以后逐渐延长,但一般不超过 30 min	10	
M10	正确处理垃圾,整理用物	5	

续表

分值:实操(85%)+主观(15%)						
评分类型 M=客观测量 J=主观评价	项目描述				分值	得分
M11	按照手卫生原则认真洗手				4	
M12	记录				3	
M13	操作者保持合适的身体姿势,注意节力原则				3	
M14	过程自然流畅,规定时间内完成所有任务				3	
J	主观评价				15	
序号	主观方面	差	一般	良好	优秀	分值
J1	职业素养	0	1	2	3	3
J2	专业素养	0	1	2	3	3
J3	沟通能力	0	1	2	3	3
J4	解决问题能力	0	1	2	3	3
J5	人文关怀能力	0	1	2	3	3
总分值						

【评价】

1.护士操作规范、熟练,动作轻巧,母乳喂养指导内容全面。

2.产妇及家属对护士讲解内容满意,对母乳喂养的方法及意义具有一定认知。

五、要点提示

1.哺乳时母亲应面对面注视婴儿,通过眼光、语言、抚摸等沟通技巧与婴儿进行情感交流,鼓励婴儿吸吮。

2.母亲在哺乳前可先按摩或用毛巾热敷乳房,促使乳管扩张,刺激排乳,哺乳时应保持愉快的心情,舒适的体位,全身放松,利于乳汁排出。

3.哺乳时一手拇指与其余四指分别放在乳房上、下方,呈"C"形托起整个乳房,将乳头送入婴儿口中,这种方法有利于婴儿含乳,防止乳房堵住婴儿口鼻,还可以控制乳汁的流速,防止婴儿呛咳。

4.若哺乳时婴儿未吃饱就打瞌睡,可以轻轻敲一下脚掌或下颌,促使婴儿努力吸吮,母亲能明显感觉到婴儿有节奏地吸吮和排乳感。

5.在哺乳时要注意先吸空一侧乳房再吸吮另一侧,以利乳汁分泌,每次哺乳交替进行,让双侧乳房得到相同的吸吮机会。

6.哺乳结束时用示指轻轻向下按压婴儿下颌,避免在吸吮形成口腔负压情况下强行拉出乳头而导致疼痛或皮肤损伤。

7.哺乳结束后,将婴儿抱起轻拍背部。一手支撑婴儿,另一手呈杯状轻拍婴儿的背部 1~2 min,使其胃内的气泡排出,防止溢奶。

8.母乳喂养的优点

(1)母乳最适合婴儿营养需要。

(2)母乳有利于婴儿大脑发育。

(3)母乳可增强婴儿抵抗力。

(4)母乳喂养有利于促进婴儿体格健康,满足婴儿生长发育需求。

(5)母乳喂养时通过婴儿吸吮乳头反射性引起缩宫素分泌增加,促进子宫收缩,利于子宫复旧。

(6)母乳喂养可减少某些癌症发生的风险,如乳腺癌、卵巢癌、子宫癌及输卵管癌等。

(7)母乳喂养可增进母子感情,有利于婴儿情绪培养,促进婴儿心理发展,亦可促进母婴情感联结。

(8)母乳清洁、新鲜、方便经济,不必担心冲泡浓度和量,不必担心污染和储存问题。

任务三十　人工喂养

一、学习目标

【知识目标】

1.掌握人工喂养的操作步骤。

2.熟悉人工喂养的操作准备及注意事项。

3.了解人工喂养的目的。

【技能目标】

1.能正确帮助特殊患儿或婴儿进行人工喂养,操作规范,动作娴熟。

2.将安全照护、心理支持、人文关怀、职业安全与保护等贯穿于操作全过程。

【素质目标】

1.具有高度社会责任感和同情心,爱护儿童。

2.具有良好的沟通能力、综合分析问题及处理问题的能力。

3.具有细心、爱心、耐心、责任心。

二、任务导入

28周早产儿,男。测 T 36.2 ℃,HR 140次/分,R 30次/分。该早产儿全身各个系统发育不完善,对外周环境的调节适应能力差,吸吮、吞咽能力均差,不能由口进食。护士遵医嘱为其留置鼻导管进行鼻饲喂养,保证营养的摄入。

三、任务要求

根据上述案例,请思考如何为该新生儿进行鼻饲喂养?人工喂养的方式都包括哪些,分别如何进行?完成实践操作任务。

四、任务实施

【评估】

1.评估患儿一般情况,包括体重、体温、黄疸、进食情况、脐带有无脱落、精神状态及有无并发症或合并症。

2.评估患儿病情、鼻饲史、饮食过敏史、鼻腔情况。

【计划】

1.患儿及家属准备 家属了解操作的目的、方法及配合要点,能配合操作。

2.护士准备 衣帽整洁,修剪指甲,洗手,戴口罩。

3.用物准备

(1)鼻饲喂养:胃管、20 mL注射器、一次性手套、无菌棉签、弯盘、纱布2块、液状石蜡、治疗巾、听诊器、记号笔、手电筒、医用胶布、别针、生理盐水、适量温开水(38~40 ℃)、鼻饲液或药物、护理记录单。

(2)适宜温度和量的乳液、奶瓶、孔径合适的奶嘴、小毛巾、记录单。

4.环境准备 室内清洁,光线充足,空气清新,温湿度适宜。

【实施】见表6-30。

表6-30 人工喂养操作考核评分标准

	分值:实操(85%)+主观(15%)		
评分类型 M = 客观测量 J = 主观评价	项目描述	分值	得分
M	操作步骤	85	
M1	护理人员要求:仪表端庄,服装整洁,无长指甲,接触新生儿前正确洗手,戴口罩	2	
M2	物品准备齐全,携至床旁	2	

续表

分值:实操(85%)+主观(15%)				
评分类型 M=客观测量 J=主观评价	项目描述	分值	得分
M3	核对患儿信息;核对奶液的种类、量	2	
M4	鼻饲喂养		
M4.1	患儿半卧位或平卧位,无法坐起者取右侧卧位,头侧向一侧。昏迷患者头稍后仰,抬高床头30°~45°	2	
M4.2	颌下铺治疗巾,将弯盘置于口角旁,备好胶布	3	
M4.3	检查鼻腔有无畸形、破损、息肉等,用棉签蘸生理盐水清洁鼻腔	2	
M4.4	戴手套,检查注射器,连接胃管,检查胃管是否通畅	4	
M4.5	测量胃管长度并做好标记,插入深度为前额发际—剑突或鼻尖—耳垂—剑突的长度	4	
M4.6	用液状石蜡溶液润滑胃管前端,沿一侧鼻孔轻轻插入胃管,到达咽喉部(约1/3长度)时,嘱患儿吞咽(昏迷患儿将下颌靠近胸骨柄),使胃管沿咽后壁徐徐送入	7	
M4.7	用注射器抽吸胃管,观察有胃液抽出,证实胃管在胃内。用胶布固定胃管,并做好标记。在胃管末端贴上标示贴,注明插管日期、时间并签名	5	
M4.8	开口端接注射器,先回抽,见有胃液抽出,再缓慢注入少量温开水,然后灌注鼻饲液或药液,注入完毕,再注入少量温开水,以冲净胃管	6	
M4.9	鼻饲完毕,将胃管开口端扣好。反折胃管末端,用纱布包好,用别针固定于枕旁或患儿衣领处	3	
M4.10	整理床单位,告知患儿或家属维持原卧位20~30 min,有不适及时告知医护人员	2	
M4.11	清理用物,记录鼻饲液或药物名称、量及鼻饲时间	3	

续表

评分类型 M=客观测量 J=主观评价	项目描述	分值	得分
分值:实操(85%)+主观(15%)			
M4.12	拔管法:用于患儿停止鼻饲或鼻饲期间需要更换胃管时。 ①备齐用物携至床旁,核对床号、姓名、住院号; ②协助患儿取坐位或右侧卧位,置弯盘于颌下,轻轻揭去固定的胶布; ③用纱布包裹近鼻孔处的胃管,边拔边用纱布擦拭胃管,到咽喉处时,用手捏紧胃管并快速拔出,以免胃管内液体反流入气管,胃管拔出后放于弯盘内; ④清洁患儿口鼻部,协助年长儿漱口,取舒适体位,整理床单位及用物	10	
M5	奶瓶喂养		
M5.1	哺喂姿势环抱婴儿,使其头部枕于喂哺者左臂上成半卧位,不能抱起者应将头垫高并取侧卧位,将小毛巾围于婴儿颌下	4	
M5.2	右手将奶瓶倒转,先滴1~2滴于喂哺者手腕内侧测试温度,以温热(40℃左右)不烫为宜。倾斜奶瓶,使奶嘴充满乳液,婴儿充分含住奶嘴吸吮	6	
M5.3	喂乳完毕,将婴儿抱起伏于肩上,轻拍婴儿后背,以利排出咽下的空气	5	
M5.4	将婴儿放回床上,取右侧卧位,抬高床头30°	3	
M5.5	整理用物,用清水冲洗奶瓶及奶嘴后煮沸消毒5~10 min	4	
M6	按照手卫生原则认真洗手,记录	2	
M7	操作过程中保持合适的身体姿势,注意节力原则	2	
M8	过程自然流畅,规定时间内完成所有任务	2	
J	主观评价	15	
序号	主观方面	差	一般	良好	优秀	分值	
J1	职业素养	0	1	2	3	3	
J2	专业素养	0	1	2	3	3	
J3	沟通能力	0	1	2	3	3	

续表

评分类型 M = 客观测量 J = 主观评价	分值:实操(85%)+主观(15%)					分值	得分
	项目描述						
序号	主观方面	差	一般	良好	优秀	分值	
J4	解决问题能力	0	1	2	3	3	
J5	人文关怀能力	0	1	2	3	3	
总分值							

【评价】

1.家属理解操作的目的并主动配合。

2.护士操作规范、熟练,动作轻巧。

五、要点提示

1.鼻饲喂养

(1)每次鼻饲前均需证实胃管在胃内,验证胃管在胃内的方法如下:①接注射器抽吸有胃液;②将胃管末端放入水中,无气体逸出;③用注射器向胃管内注入少许空气,于胃部听诊有气过水音。

(2)插管过程中,若出现恶心,应暂停片刻;如发现咳嗽、呼吸困难、发绀等情况,表示误入气管,应立即拔出,休息片刻后重插;插入不畅时,应检查胃管是否卷曲在口中。

(3)鼻饲温度 38~40 ℃,食物与药物必须分开注入。

(4)每次鼻饲前,均需确定胃管在胃内方可注入;鼻饲前检查胃内有无潴留,并记录潴留量,根据具体情况选择补足余量;如潴留量大时,应通知医生,以确定是否暂停鼻饲。

(5)长期鼻饲者应做口腔护理,每日2次;普通胃管每周更换1次,硅胶胃管每个月更换1次,双侧鼻孔交替插入。

2.奶瓶喂养

(1)为了防止吸入空气引起腹胀或呕吐,喂哺时乳液要始终充满奶嘴。

(2)奶瓶颈不要压在婴儿唇上,以免妨碍吸吮和吞咽。

(3)喂乳期间随时观察婴儿的面色、呼吸、吞咽情况及有无呛咳。如婴儿吸吮过急发生呛咳时,应暂停喂哺,轻拍后背,休息片刻再进行喂乳。

(4)喂奶后观察有无溢奶、呕吐、腹胀等情况,防止误吸。

(5)奶瓶使用后刷洗干净,消毒备用。

任务三十一　新生儿沐浴

一、学习目标

【知识目标】

1.掌握新生儿皮肤护理及沐浴方法。

2.熟悉新生儿沐浴的操作准备及注意事项。

3.了解新生儿沐浴的目的。

【技能目标】

1.能正确帮助新生儿沐浴,操作规范,动作娴熟。

2.将安全照护、心理支持、人文关怀、职业安全与保护等贯穿于操作全过程。

【素质目标】

1.具有高度社会责任感和同情心,爱护儿童。

2.具有良好的沟通能力、综合分析问题及处理问题的能力。

3.具有细心、爱心、耐心、责任心。

二、任务导入

小兰之子,出生2天。足月活婴,自然分娩,出生体重3 000 g,Apgar评分10分,无畸形,无产伤,无药物过敏史,无家族特殊疾病史。该新生儿口唇红润,哭声响亮,食奶吸吮有力,无呛咳及呕吐,大小便正常。测 T 36.4 ℃,HR 120次/分,R 44次/分,心肺听诊无异常,腹软,肝脾无肿大。脐带残端干燥,未脱落,无红臀。作为责任助产士,应该如何给宝宝进行沐浴?

三、任务要求

根据上述案例,明确该新生儿的具体情况,为其制订可行的照护计划,并思考如何为新生儿进行沐浴。完成实践操作任务。

四、任务实施

【评估】

1.评估新生儿身体情况,包括体重、体温、黄疸、进食情况、脐带有无脱落、精神状态及有无并发症或合并症。

2.评估新生儿全身皮肤完整性。

【计划】

1.新生儿及家属准备　家属了解操作的目的、方法及配合要点,能配合操作。

2.护士准备　衣帽整洁,修剪指甲,洗手,戴口罩。

3.用物准备　浴盆、水温计、热水、婴儿浴液、婴儿洗发液、便于操作的治疗台、大小毛巾、婴儿尿布及衣服、包被、棉签、棉球、碘伏、婴儿爽身粉、护臀霜或鞣酸软膏、磅秤、弯盘,根据需要备液状石蜡油、指甲剪等。

4.环境准备　浴室内安静,关闭门窗,屏风遮挡,室温调至26~28℃。

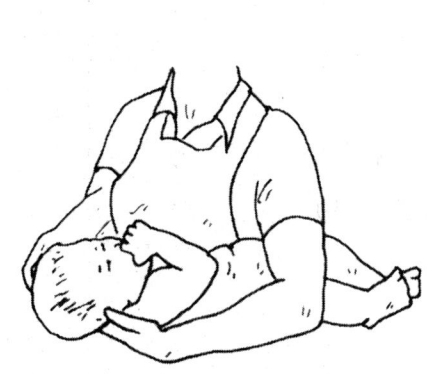

图6-11　新生儿洗头法

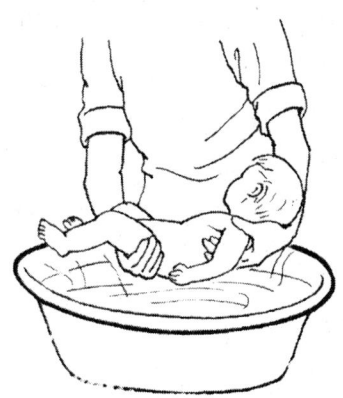

图6-12　新生儿出入浴盆法

【实施】见表6-31。

表6-31　新生儿沐浴操作考核评分标准

评分类型 M=客观测量 J=主观评价	项目描述	分值	得分
分值:实操(85%)+主观(15%)			
M	操作步骤	85	
M1	护理人员要求:仪表端庄,服装整洁,无长指甲,接触新生儿前正确洗手,戴口罩	2	
M2	物品准备齐全,按使用顺序摆好,调节水温至37~39℃	4	
M3	核对新生儿信息,包括性别及母亲的姓名、床号	2	
M4	抱婴儿至沐浴处,松解衣服,检查全身情况。脱去衣服,保留尿布(若污湿时更换尿布,依需要测体重),用大毛巾包裹婴儿全身	5	
M5	以左前臂托住新生儿背部,左手掌托住头颈部,拇指与中指分别将新生儿双耳廓折向前按住,防止水流入造成内耳感染,左臂及腋下夹住婴儿臀部及下肢(图6-11),将头移至盆边	6	

续表

分值:实操(85%)+主观(15%)			
评分类型 M=客观测量 J=主观评价	项目描述	分值	得分
M6	用小毛巾或棉球擦洗婴儿双眼,方向由内眦向外眦;接着擦洗面部,注意擦洗耳后皮肤皱褶处;用棉签清洁鼻孔;洗发液清洗头部,用清水洗净	10	
M7	左手握住婴儿左肩及腋窝处,使头颈部枕于操作者左前臂;用右手握住婴儿左腿靠近腹股沟处,轻放婴儿于水中(图6-12)	8	
M8	保持左手的握持,用右手抹沐浴液按顺序洗颈下、胸、腹、腋下、上肢、手、会阴、下肢,边洗边冲净浴液	8	
M9	以右手从新生儿前方握住新生儿左肩及腋窝处,使其头颈部俯于操作者右前臂,左手抹沐浴液清洗婴儿后颈、背部、臀部及下肢,边洗边冲净浴液	10	
M10	将婴儿按放入水中的方法抱出,迅速用大毛巾包裹全身并将水分吸干	6	
M11	①脐部护理:脐带未脱落时用75%乙醇消毒脐带残端和脐周; ②皮肤和臀部护理:在皮肤皱褶处扑少许爽身粉,必要时臀部涂抹护臀霜,兜好尿布,穿上清洁衣裤。检查指甲及腕带,视情况修剪指甲,裹好小毛毯; ③鼻、耳护理:用消毒棉签吸净外鼻孔及外耳道可能残存的水渍	12	
M12	再次与家长核对手腕带信息,体位安置妥当,送回婴儿。告知家属喂奶后将婴儿头偏向一侧,以防呛奶	4	
M13	正确处理垃圾,整理用物	2	
M14	按照手卫生原则认真洗手,记录	2	
M15	操作过程中保持合适的身体姿势,注意节力原则	2	
M16	过程自然流畅,规定时间内完成所有任务	2	
J	主观评价	15	
序号	主观方面	差	一般	良好	优秀	分值	
J1	职业素养	0	1	2	3	3	
J2	专业素养	0	1	2	3	3	

续表

分值:实操(85%)+主观(15%)							
评分类型 M=客观测量 J=主观评价	项目描述						分值	得分
序号	主观方面	差	一般	良好	优秀	分值	
J3	沟通能力	0	1	2	3	3	
J4	解决问题能力	0	1	2	3	3	
J5	人文关怀能力	0	1	2	3	3	
总分值								

【评价】

1.护士操作规范、熟练,动作轻巧。

2.新生儿沐浴操作正确,新生儿愉悦、无哭闹。

3.产妇及家属对操作过程满意,对新生儿沐浴意义具有一定认知。

五、要点提示

1.沐浴应在新生儿进食后 1 h 进行,以免发生呕吐或溢奶。

2.动作轻稳,不可将新生儿单独留在操作台上,防止坠落;注意保暖,减少暴露时间;注意水温,防止烫伤。

3.沐浴过程中,注意观察新生儿面色、呼吸,如有异常应立即停止操作;注意洗净皮肤皱褶处,并轻轻吸干水分。

4.头皮有皮脂结痂时,可涂油剂浸润,如液状石蜡、植物油等,待痂皮软化后清洗,切不可用力擦拭,以免出血。

5.脐带残端未脱落时,应使用脐带贴保护,避免脐部被水浸湿造成感染。

6.清洗会阴部及臀部时,将女婴阴唇分开,用棉签蘸清水由前至后轻轻擦拭。如为男婴,则向上提拉包皮,暴露尿道外口,用棉签蘸清水环形擦洗干净后将包皮恢复原状。有臀红时可用鱼肝油(或氧化锌软膏)涂擦局部。

任务三十二　新生儿抚触

一、学习目标

【知识目标】
1. 掌握新生儿抚触的方法。
2. 熟悉新生儿抚触的操作准备及注意事项。
3. 了解新生儿抚触的目的。

【技能目标】
1. 能正确帮助新生儿抚触,操作规范,动作娴熟。
2. 将安全照护、心理支持、人文关怀、职业安全与保护等贯穿于操作全过程。

【素质目标】
1. 具有高度社会责任感和同情心,爱护儿童。
2. 具有良好的沟通能力、综合分析问题及处理问题的能力。
3. 具有细心、爱心、耐心、责任心。

二、任务导入

小兰之子,出生2天。足月活婴,自然分娩,出生体重3 000 g,Apgar 评分10分,无畸形,无产伤,无药物过敏史,无家族特殊疾病史。该新生儿口唇红润,哭声响亮,食奶吸吮有力,无呛咳及呕吐,大小便正常。测 T 36.4 ℃,HR 120 次/分,R 44 次/分,心肺听诊无异常,腹软,肝脾无肿大。脐带残端干燥,未脱落,无红臀。作为责任助产士,应该如何给宝宝进行抚触?

三、任务要求

根据上述案例,明确该新生儿具体情况,为其制订可行的照护计划,并思考如何进行新生儿抚触,完成实践操作任务。

四、任务实施

【评估】
1. 评估新生儿身体情况,包括体重、体温、黄疸、进食情况、脐带有无脱落、精神状态及有无并发症或合并症。
2. 评估新生儿全身皮肤完整性。

【计划】
1.新生儿及家属准备　家属了解操作的目的、方法及配合要点,能配合操作。
2.护士准备　衣帽整洁,修剪指甲,洗手,戴口罩。
3.用物准备　平整的操作台、温度计、润肤油、婴儿尿布及衣服、包被等。
4.环境准备　室内安静,关闭门窗,屏风遮挡,调至26~28℃以上;可播放舒缓的音乐。

【实施】见表6-32。

表6-32　新生儿抚触操作考核评分标准

分值:实操(85%)+主观(15%)

评分类型 M=客观测量 J=主观评价	项目描述	分值	得分
M	操作步骤	85	
M1	护理人员要求:仪表端庄,服装整洁,无长指甲,接触新生儿前正确洗手,戴口罩	2	
M2	物品准备齐全,按使用顺序摆好	3	
M3	核对新生儿信息,包括性别及母亲的姓名、床号	3	
M4	解开新生儿包被和衣物,去除尿布。取适量润肤油,双手涂抹均匀,并预热双手。按头面部、胸部、腹部、四肢、手足、背部顺序依次进行抚触	6	
M5	头面部抚触: ①双手拇指指腹从前额中心处向太阳穴推压,到达太阳穴时,轻轻按压; ②双手拇指指腹从下颌中央向耳前方推压,划出微笑状; ③一手轻托起新生儿头部,另一手从一侧前额发际抚向脑后,注意避开囟门,中指停在耳后乳突处轻压一下。换手,同法抚触另一侧	12	
M6	胸部抚触:双手放在新生儿两侧肋下缘,向对侧肩部交叉推进,在胸部划出一个大的交叉,两手交替进行。注意避开乳头	12	
M7	腹部抚触:按顺时针方向按摩腹部。 ①用右手由新生儿右下腹推向右上腹,呈英文字母"I"字形; ②再由新生儿右上腹推动至左上腹再至左下腹,呈倒"L"字形; ③最后由新生儿右下腹→右上腹→左上腹→左下腹推动,呈倒"U"字形。腹部抚触注意避开脐部	12	

续表

分值:实操(85%)+主观(15%)					
评分类型 M=客观测量 J=主观评价	项目描述			分值	得分
M8	四肢抚触： ①两手呈半圆形交替握住婴儿的上臂向腕部滑行，在滑行过程中，从近端向远端分段挤捏上肢； ②用拇指从手掌心按摩到手指，并从手指两侧轻轻提拉每个手指； ③同法依次抚触婴儿的对侧上肢和双下肢			12	
M9	背部抚触：新生儿呈俯卧位，头偏向一侧。操作者双手与脊柱成直角，分别于婴儿脊柱两侧由中央向两侧推动，再由后颈部推向臀部，最后由头顶沿脊椎抚触至骶部。一边按摩一边与婴儿说话，进行感情交流，避免受外界打扰			12	
M10	抚触完以后为新生儿包好尿布，穿衣			5	
M11	整理用物，洗手			2	
M12	操作过程中保持合适的身体姿势，注意节力原则			2	
M13	过程自然流畅，规定时间内完成所有任务			2	
J	主观评价			15	
序号	主观方面	差	一般	良好	优秀	分值
J1	职业素养	0	1	2	3	3
J2	专业素养	0	1	2	3	3
J3	沟通能力	0	1	2	3	3
J4	解决问题能力	0	1	2	3	3
J5	人文关怀能力	0	1	2	3	3
总分值						

【评价】

1.护士操作规范、熟练、动作轻巧。

2.新生儿抚触操作正确，新生儿愉悦、无哭闹。

3.产妇及家属对操作过程满意，对新生儿抚触意义具有一定认知。

五、要点提示

1.抚触应选择在婴儿沐浴后、游泳后、晚上临睡前或换衣服时进行,每日可进行2~3次,每个抚触动作可重复4~6次,每次抚触时间以15 min为宜。

2.腹部按摩应顺时针方向进行,在脐带残端未脱落前不要按摩脐部。

3.抚触动作要到位,用力适当。开始抚触时动作要轻柔,然后逐渐加力,让新生儿慢慢适应。

4.抚触过程中应注意观察新生儿的反应,如果出现哭闹、肌张力增加、兴奋性增加、肤色改变、呕吐等则应暂停抚触,反应持续1 min以上应停止抚触。

5.抚触时保持环境安静,可以播放音乐,注意与新生儿进行语音和目光的交流。

任务三十三 新生儿游泳

一、学习目标

【知识目标】

1.掌握新生儿游泳的方法。
2.熟悉新生儿游泳的操作准备及注意事项。
3.了解新生儿游泳的目的。

【技能目标】

1.能正确帮助新生儿游泳,操作规范,动作娴熟。
2.将安全照护、心理支持、人文关怀、职业安全与保护等贯穿于操作全过程。

【素质目标】

1.具有高度社会责任感和同情心,爱护儿童。
2.具有良好的沟通能力、综合分析问题及处理问题的能力。
3.具有细心、爱心、耐心、责任心。

二、任务导入

小兰之子,出生6天。足月活婴,自然分娩,出生体重3 000 g,Apgar评分10分,无畸形,无产伤,无药物过敏史,无家族特殊疾病史。该新生儿口唇红润,哭声响亮,食奶吸吮有力,无呛咳及呕吐,大小便正常。测T 36.5 ℃,HR 116次/分,R 42次/分,心肺听诊无异常,腹软,肝脾无肿大。脐带残端干燥,未脱落,无红臀。作为责任助产士,应该如何给宝宝进行游泳?

三、任务要求

根据上述案例,明确该新生儿具体情况,为其制订可行的照护计划,并思考如何进行新生儿游泳,完成实践操作任务。

四、任务实施

【评估】

1.评估新生儿身体情况,包括体重、体温、黄疸、进食情况、脐带有无脱落、精神状态及有无并发症或合并症。

2.评估新生儿全身皮肤完整性。

【计划】

1.新生儿及家属准备　家属了解操作的目的、方法及配合要点,能配合操作。

2.护士准备　衣帽整洁,修剪指甲,洗手,戴口罩。

3.用物准备　治疗盘、水温计、合适型号泳圈、一次性水疗垫巾、防水护脐贴、浴巾、棉签、乙醇、新生儿衣服、尿裤。

4.环境准备　室内清洁、安静,温度调至26~28 ℃;新生儿游泳池已消毒并铺上一人一换的一次性塑料膜袋,游泳池内水温调至36~38 ℃。

【实施】 见表6-33。

表6-33　新生儿游泳操作考核评分标准

分值:实操(85%)+主观(15%)

评分类型 M=客观测量 J=主观评价	项目描述	分值	得分
M	操作步骤	85	
M1	护理人员要求:仪表端庄,服装整洁,无长指甲,接触新生儿前正确洗手,戴口罩	2	
M2	物品准备齐全,放置合适的位置	4	
M3	核对新生儿信息,包括性别及母亲的姓名、床号;询问新生儿喂养时间	4	
M4	抱新生儿至游泳处,将新生儿放置在抚触台上,打开包被,解开衣物,检查全身情况,核对新生儿胸卡	6	
M5	给新生儿脐部贴防水护脐贴	4	
M6	用水温计及手腕内侧再次测试水温	3	

续表

分值:实操(85%)+主观(15%)			
评分类型 M=客观测量 J=主观评价	项目描述	分值	得分
M7	选择合适型号的游泳圈,检查其安全性	4	
M8	一人抱住新生儿,用一只手托着新生儿头、颈、背部,另一手固定,使新生儿头稍向后仰,另一人掰开泳圈开口处,从新生儿颈前部套入游泳圈,认真检查新生儿下颌部是否放在下颌槽内,下颌是否垫托在预设位置(将泳圈的内圈紧贴双下颌部位)	10	
M9	扣紧安全扣和安全带,抱新生儿的工作人员托着新生儿头颈背部的手不改变,另一手托着新生儿臀部,逐渐且缓慢入水	8	
M10	游泳时间为15~20 min,可用手伸入水中抚触婴儿臀部及双下肢促使新生儿在水中活动	6	
M11	游泳完毕,将新生儿抱回准备台上,迅速用浴巾包裹并吸干全身水渍,由助手取下游泳圈	6	
M12	轻柔地取下防水贴,予75%乙醇消毒脐部两次,自然晾干,重新包扎脐带	6	
M13	游泳后给新生儿称体重,保暖,观察生命体征、是否呕吐及皮肤颜色,垫尿布,核对胸卡、性别、床号,包好新生儿	6	
M14	送新生儿回床边,再次核对胸卡、性别、床号	4	
M15	取出泳池薄膜,放水,用消毒液擦拭泳圈,再用清水冲洗干净,物品归还原位备用	4	
M16	按照手卫生原则认真洗手,记录	4	
M17	操作过程中保持合适的身体姿势,注意节力原则	2	
M18	过程自然流畅,规定时间内完成所有任务	2	
J	主观评价	15	

序号	主观方面	差	一般	良好	优秀	分值
J1	职业素养	0	1	2	3	3
J2	专业素养	0	1	2	3	3
J3	沟通能力	0	1	2	3	3

分值:实操(85%)+主观(15%)							
评分类型 M = 客观测量 J = 主观评价	项目描述						分值	得分
序号	主观方面	差	一般	良好	优秀	分值	
J4	解决问题能力	0	1	2	3	3	
J5	人文关怀能力	0	1	2	3	3	
总分值								

【评价】

1.护士操作规范、熟练,动作轻巧。

2.新生儿游泳操作正确,新生儿愉悦、无哭闹。

3.产妇及家属对操作过程满意,对新生儿游泳意义具有一定认知。

五、要点提示

1.根据新生儿的颈圈选择泳圈型号,游泳圈使用前必须进行安全检测(如保险按扣正常否、漏气等)。

2.新生儿游泳全过程必须有专人全程监护。

3.游泳完毕后,要迅速擦干水迹,注意保暖。

4.新生儿第一次游泳 3~5 min 为宜,以后可根据情况适当延长至 15~20 min,最长不宜超过 30 min。

5.当在游泳中发现新生儿面色苍白、全身发抖,必须停止游泳,以免发生不良后果。

(闫梦华 常晓芳)

任务三十四 新生儿疫苗接种

一、学习目标

【知识目标】

1.掌握新生儿疫苗接种的操作方法、接种部位和注意事项。

2.熟悉新生儿疫苗接种的适应证及禁忌证。

3.了解卡介苗与乙肝疫苗的保存管理方式。

【技能目标】
1.按照操作流程规范实施疫苗接种。
2.根据新生儿预防接种的常见反应实施对应的护理措施。
3.具有综合分析问题及处理问题的能力。
【素质目标】
1.具有慎独精神,爱护新生儿。
2.具有细心、爱心、耐心、责任心。
3.热爱护理事业,具有良好的职业道德。

二、任务导入

李某之子,出生后 12 h,第 1 胎第 1 产。孕 38 周,出生体重 3 000 g,出生时 1 分钟 Apgar评分9分。体格检查:T 36.2 ℃,HR 135 次/分,R 42 次/分。生后家属询问什么时候可以接种疫苗。

三、任务要求

根据上述案例,正确评估新生儿的生命体征、一般状况,回答家属提出的问题,并按照操作规范完成疫苗接种相关准备工作。按照无菌操作原则,规范熟练地完成新生儿疫苗接种的实践教学任务。

四、任务实施

【评估】
1.评估新生儿全身状态,有无发热,接种部位有无损伤、皮疹。
2.评估疫苗性状、剂量、有效期、储存冰箱内的温度。
【计划】
1.新生儿及其家属准备　新生儿皮肤清洁,接种部位无感染。告知家属接种疫苗的名称、作用、禁忌证、接种后的不良反应以及注意事项,并签署疫苗接种知情同意书。
2.护士准备　衣帽整洁,修剪指甲,洗手,戴口罩。
3.用物准备
(1)治疗车上层:预防接种本、治疗盘、治疗巾、1 mL 注射器、75%酒精、无菌棉签、体温表、1∶1 000 肾上腺素和氧气等急救药物和用品、弯盘、手消毒液。
(2)治疗车下层:生活垃圾桶、医用垃圾桶、锐器盒。
4.环境准备　清洁、安静,温湿度适宜,光线明亮。

【实施】见表6-34。

表6-34 新生儿疫苗接种操作考核评分标准

分值:实操(85%)+主观(15%)

评分类型 M=客观测量 J=主观评价	项目描述	分值	得分
M	操作步骤	85	
M1	护理人员要求:衣帽整洁,修剪指甲,洗手,戴口罩	3	
M2	物品准备:物品准备齐全,摆放合理	4	
M3	核对新生儿胸牌及腕带的床号、姓名、性别、出生时间、产妇姓名以及预防接种卡信息,避免重种、漏种或误种	4	
M4	评估新生儿生命体征,有无发热,接种部位有无损伤、感染、皮疹等,排除接种禁忌证	3	
M5	向家属解释操作目的,取得家属的配合	2	
M6	自冰箱取出疫苗,核对疫苗名称、剂型、剂量,检查包装、批号、有效期;检查安瓿是否破裂,疫苗有无浑浊、絮状物	5	
M7	将疫苗充分摇匀,无菌开启安瓿,使用1 mL注射器抽吸疫苗,放于无菌盘内	4	
M8	乙肝疫苗接种		
M8.1	新生儿取左侧卧位,露出右上臂外侧三角肌,75%酒精消毒注射部位皮肤,待干	5	
M8.2	再次核对新生儿胸牌、腕带信息	2	
M8.3	排尽注射器内空气,用左手绷紧皮肤,右手持注射器与皮肤呈70°~90°快速进针,进针长度约为针头的2/3,左手固定针管,右手回抽活塞确定无回血,缓慢注入疫苗	8	
M8.4	注射完毕,快速拔出针头,用消毒干棉球或干棉签按压注射部位	2	
M9	卡介苗接种		
M9.1	新生儿取右侧卧位,显露左上臂外侧三角肌下缘;75%酒精消毒注射部位皮肤,待干	5	
M9.2	再次核对新生儿胸牌、腕带信息	2	

续表

分值:实操(85%)+主观(15%)					
评分类型 M=客观测量 J=主观评价	项目描述				分值	得分
M9.3	排尽注射器内空气,用左手绷紧皮肤,右手持注射器,示指固定针栓,针头斜面向上,与皮肤呈5°,将针头斜面刺入皮内后,左手拇指固定针栓,右手推动针管活塞注入0.1 mL,使局部形成8~10 mm的圆形皮丘				8	
M9.4	注射完毕,顺时针旋转针头45°,迅速拔出针头。禁用乙醇棉球或干棉球按揉				3	
M10	再次核对新生儿腕带信息及药液;整理新生儿衣物,注意保暖				3	
M11	交代家属注意事项及可能出现的反应;嘱现场留观30 min,不适及时告知				5	
M12	整理用物:接种完毕,将剩余疫苗废弃,活疫苗焚毁。用过的空安瓿、棉签、注射器等放入专用容器内				4	
M13	按照手卫生原则洗手				2	
M14	填写预防接种登记卡,记录接种疫苗名称、剂量、接种日期、接种方法及部位等,并嘱咐家长妥善保管				3	
M15	评估新生儿接种后的全身和局部反应,并做好记录				3	
M16	操作过程熟练准确,遵守无菌操作原则,规定时间内完成所有任务				5	
J	主观评价				15	
序号	主观方面	差	一般	良好	优秀	分值
J1	职业素养	0	1	2	3	3
J2	专业素养	0	1	2	3	3
J3	沟通能力	0	1	2	3	3
J4	解决问题能力	0	1	2	3	3
J5	人文关怀能力	0	1	2	3	3
总分值					

【评价】

1.新生儿无不良反应。

2.护士操作符合无菌操作原则,规范熟练,接种方法及部位掌握正确。

3.新生儿家属掌握接种的注意事项。

五、要点提示

1.严格执行查对制度,遵守无菌操作原则。

2.疫苗应妥善放置、专人管理。使用前检查疫苗名称、剂型、剂量,检查包装、批号、有效期;检查安瓿是否破裂,疫苗有无浑浊、絮状物。

3.疫苗应保存在2~8 ℃冰箱内,卡介苗注意避光保存。打开应立即使用,开启时间不能超过30 min。

4.新生儿出生后24 h内应接种首剂乙肝疫苗和卡介苗。接种前应了解新生儿健康状况,如发现有以下情况:①急性传染病;②发热,严重心、肝、肾脏疾病及活动性结核病;③自身免疫性疾病、免疫缺陷病或应用免疫抑制剂;④接种部位皮肤化脓性感染;⑤早产儿、体重不足2 500 g等应暂缓接种,并及时告知家长以后接种疫苗的时间。对于早产儿、体重不足2 500 g,应待体重达到2 500 g再进行接种。

5.疫苗在使用前要充分摇匀,否则接种效果会明显降低。若疫苗安瓿破裂、容量不足、变质、有摇不散的凝块、超过有效期,均不得使用。

6.接种后要留观30 min,观察有无过敏等异常反应,并做好急救的准备。

7.向家长说明预防接种的常见反应与护理,如局部红肿、疼痛,中、低度发热,呕吐等,加强观察,无需特殊处理,注意休息、保暖,多饮水即可。高热不退或者伴有其他并发症,应及时就诊。

8.卡介苗接种后2~3周左右,接种部位出现红肿、硬结,逐渐形成白色脓疱,脓疱破溃后,经1~2周结痂,痂皮脱落局部形成椭圆形凹陷瘢痕。此为正常现象,告知家长不必要担忧,在洗澡时注意勿碰水,避免发炎。但若局部脓疱和溃疡面超过1 cm或者3个月未愈,及时到医院进行处理。

9.对于母亲HbsAg阳性新生儿,出生后接种乙肝疫苗同时接种乙肝免疫球蛋白。

10.同时接种两种及以上注射类疫苗,应在不同部位接种。严禁将两种或多种疫苗混合吸入同一支注射器内接种。

11.接种前30 min内应避免给孩子喂食。

任务三十五　新生儿听力筛查技术

一、学习目标

【知识目标】
1.掌握新生儿听力筛查操作方法及注意事项。
2.熟悉新生儿听力筛查的用物准备及听力筛查目的。
3.了解新生儿听力损失的常见高危因素。

【技能目标】
1.按照操作流程规范实施新生儿听力筛查。
2.能够正确分析新生儿听力筛查结果。
3.具有较强的护理技能,能应用护理程序处理存在或潜在的问题。

【素质目标】
1.具有慎独精神,爱护新生儿。
2.具有细心、爱心、耐心、责任心。
3.具有高尚的情操以及良好的职业道德。

二、任务导入

依依,出生后 36 h,第 2 胎第 2 产。孕 39 周,出生体重 3 200 g,出生时 1 分钟 Apgar 评分 10 分。体格检查:T 36.6 ℃,HR 130 次/分,R 40 次/分。生后家属询问什么时候进行听力筛查。

三、任务要求

根据上述案例,正确评估新生儿的生命体征、一般状况,告知家属听力筛查时间以及听力筛查的目的及操作方法,完成新生儿听力筛查的实践操作任务。

四、任务实施

【评估】
1.评估新生儿生命体征、意识状态,观察新生儿外耳郭及耳道情况;评估新生儿出生天数是否适合做听力筛查。
2.评估新生儿家属对听力筛查技术的了解程度及接受程度等。

【计划】
1.新生儿及其家属准备　新生儿皮肤清洁。告知新生儿家属听力筛查时间、操作方法、目的,家属能够配合操作,签署听力筛查知情同意书。

2.**护士准备** 衣帽整洁,修剪指甲,洗手,戴口罩。

3.**用物准备** 听力筛查仪、电耳镜、耳塞、探针、75%酒精、无菌棉签、新生儿听力筛查报告单、手消毒液等。

4.**环境准备** 清洁、安静无噪音,光线充足,温湿度适宜。

【实施】见表6-35。

表6-35 新生儿听力筛查技术操作考核评分标准

分值:实操(85%)+主观(15%)

评分类型 M=客观测量 J=主观评价	项目描述	分值	得分
M	操作步骤	85	
M1	护理人员要求:衣帽整洁,修剪指甲,洗手,戴口罩	5	
M2	物品准备齐全,摆放合理;听力筛查仪器处于备用状态	4	
M3	核对新生儿胸牌及腕带的床号、姓名、性别、出生时间、产妇姓名	4	
M4	评估新生儿生命体征、意识状态,观察新生儿外耳郭及耳道情况	6	
M5	向家属解释操作目的,取得家属的配合	4	
M6	将新生儿置于舒适体位,向后向下牵拉耳郭,用电耳镜检查耳道内是否堆积耳垢或胎脂,用无菌棉签擦拭清理外耳道口	6	
M7	测试前应检查探头是否堵塞,保持耳塞及探头的清洁;实行一人一耳塞,耳塞型号因人而异,根据新生儿个人外耳道及耳郭的大小选择小号、中号、大号	6	
M8	再次核对新生儿胸牌、腕带信息	3	
M9	双耳分别测试,测试耳朝向测试者,将外耳郭向下向外拉,顺势塞入耳塞,其尖端小孔正对鼓膜,探头耳塞密闭地置于外耳道;启动筛查仪器,结果会经筛查仪自动显示,"PASS"为通过,出现"REFER"为未通过	10	
M10	测试一侧耳结果未通过,需重复测量3~5次,重测时需要重新放置耳塞,测完一侧再测另一侧;测试过程中测试者的手不可触碰探头,以免产生噪音	8	
M11	测试完毕,再次核对新生儿腕带信息;整理新生儿衣物,注意保暖	5	
M12	关闭仪器,整理用物,用75%酒精对耳塞进行消毒,做到"一人一消"	5	
M13	按照手卫生原则洗手	3	

续表

评分类型 M=客观测量 J=主观评价	项目描述				分值	得分
分值:实操(85%)+主观(15%)						
M14	记录筛查时间及结果				3	
M15	向家属解释测试结果: ①通过:表示目前新生儿的听力功能基本正常,但还需要密切观察听力及语言功能,定期随访。 ②未通过:并不完全代表新生儿听力异常,若外耳道内还残留有羊水、胎脂、中耳积液等因素均会导致不通过,到出生后42天时再次进行双耳复筛,复筛仍未通过者,在出生后3个月内可再次复筛,复筛未通过则转诊至听力障碍诊治机构做进一步检查诊断				8	
M16	操作过程熟练准确,动作轻柔,规定时间内完成所有任务				5	
J	主观评价				15	
序号	主观方面	差	一般	良好	优秀	分值
J1	职业素养	0	1	2	3	3
J2	专业素养	0	1	2	3	3
J3	沟通能力	0	1	2	3	3
J4	解决问题能力	0	1	2	3	3
J5	人文关怀能力	0	1	2	3	3
总分值						

【评价】

1.能够准确客观得到筛查的结果。

2.整个操作过程顺序合理、操作熟练、动作轻柔。

3.操作过程中时刻观察新生儿变化。

五、要点提示

1.测试时间选择 正常分娩新生儿,出生后48 h进行听力筛查,此时新生儿外耳道中的羊水、胎脂已被吸收干净;软骨部分受大气压力已经撑开,有利于声音的传导。对于重症监护病房的新生儿,应在病情稳定后或出院前进行听力初筛。

2.一般选择在新生儿进食后安静或睡眠状态下进行听力筛查,尽量保持安静和平静呼吸。在测试过程中,避免任何外界刺激以防引起新生儿的不安或躁动。

3.放置耳塞以紧扣耳孔、测试仪能正常工作、新生儿安静不躁动为宜。不可过松或过紧,放置过松会使测试仪不能够接收反馈信号,导致测试自动终止,影响测试结果;放置过紧会引起新生儿疼痛、不适、哭闹或烦躁,噪声增大使测试无法进行。新生儿皮肤娇嫩,若长时间放置过紧的耳塞会压迫局部皮肤造成疼痛水肿,甚至压伤而易引发感染。

4.当有干扰或新生儿躁动影响结果时需重新筛查,检查另一边耳朵时需要将新生儿置于正确体位,筛查的左右耳方向需要与仪器上选择方向一致。

5.对不愿意接受听力筛查的新生儿监护人,应明确告知不进行听力筛查的危害性。若对反复解释和告知仍不愿意接受听力筛查的,应要求新生儿监护人签署"拒绝新生儿听力筛查意见书",并存档备案。应告知日常生活中监护人或照顾婴儿者观察听力的方法和保护听力的方法,若发现听力异常应及时到专科就诊。

6.新生儿听力损失的常见高危因素

(1)新生儿重症监护病房(NICU)住院超过5天。

(2)永久性听力障碍家族史。

(3)巨细胞病毒、风疹病毒、疱疹病毒、梅毒或毒浆体原虫(弓形体)病等引起的宫内感染。

(4)颅面形态畸形,包括耳郭和耳道畸形等。

(5)出生体重低于1 500克。

(6)高胆红素血症达到换血要求。

(7)病毒性或细菌性脑膜炎。

(8)新生儿窒息(Apgar评分1分钟0~4分或5分钟0~6分)。

(9)早产儿呼吸窘迫综合征。

(10)体外膜给氧。

(11)机械通气超过48 h。

(12)母亲孕期曾使用过耳毒性药物或袢利尿剂或滥用药物和酒精。

(13)临床上存在或怀疑有与听力障碍有关的综合征或遗传病。

任务三十六　新生儿足底血采集技术

一、学习目标

【知识目标】

1.掌握新生儿足底采血的操作方法、穿刺部位和注意事项。

2.熟悉新生儿足底血采集时间、采集目的。

3.了解标本干燥以及保存方法。

【技能目标】
1.按照操作流程规范采集新生儿足底血。
2.能够在正确的部位进行采血,对血标本正确地保存。
3.具有综合分析问题及处理问题的能力。
【素质目标】
1.具有慎独精神,爱护新生儿。
2.具有细心、爱心、耐心、责任心。
3.热爱护理事业,热爱本职工作,具有为人类健康服务的敬业精神。

二、任务导入

王梅之子,出生后 48 h,第 2 胎第 1 产。孕 39 周,出生体重 3 000 g,出生时 1 分钟 Apgar 评分 9 分。体格检查:T 36.4℃,HR 140 次/分,R 44 次/分。由于身体原因历经千辛万苦终于生得一子,所以王梅对之加倍呵护小心照料,看到隔壁床宝宝在采集足底血时哭得撕心裂肺,家属心疼不已,询问可不可以不做足跟血采集的项目,对此该如何解决?

三、任务要求

根据上述案例,正确评估新生儿的生命体征、一般状况,告知家属新生儿足底血采集的时间、目的及操作方法,并按照操作规范完成足底血采集的相关准备工作,按照无菌操作原则,完成新生儿足底血采集实践操作任务,并正确对血标本进行保存。

四、任务实施

【评估】
1.评估新生儿一般健康状况、生命体征、体温、穿刺部位的皮肤情况等。
2.评估新生儿出生时间、是否充分喂养及保暖等。
3.评估新生儿家属对足底血采集的认知程度及接受程度。
【计划】
1.新生儿及家属准备
(1)新生儿出生时间满足 72 h,皮肤清洁,足底采血部位皮肤无破损、无感染。告知家属采足底血目的是筛查新生儿先天性甲状腺功能低下和苯丙酮尿症,告知操作方法及配合要点,家属能够配合。
(2)注射部位准备:穿刺点选择在新生儿足跟底部,定位方法为从外踝侧向足跟外侧缘作垂直线,垂线与足底外侧缘的交点处采血,该部位毛细血管丰富、出血快、血滴大,且渗透均匀,很容易采集到 3 个直径在 8 mm 以上的合格标本,采血一次性成功率高,减少反复穿刺,减轻了新生儿痛苦。

2.护士准备　衣帽整洁,修剪指甲,洗手,戴口罩。
3.用物准备
(1)治疗车上层:采血卡片、采血针、75%酒精、无菌棉签、无菌手套、手消毒液等。
(2)治疗车下层:生活垃圾桶、医用垃圾桶、锐器回收盒。
4.环境准备　整洁、安静,光线充足,温湿度适宜。
【实施】见表6-36。

表6-36　新生儿足底血采集技术操作考核评分标准

分值:实操(85%)+主观(15%)

评分类型 M=客观测量 J=主观评价	项目描述	分值	得分
M	操作步骤	85	
M1	护理人员要求:衣帽整洁,修剪指甲,洗手,戴口罩	3	
M2	物品准备:物品准备齐全,摆放合理	4	
M3	核对新生儿胸牌及腕带的床号、姓名、性别、出生时间、产妇姓名、检验单	4	
M4	向家属解释操作目的,取得家属的配合	2	
M5	将新生儿仰卧于操作台,抬高新生儿头部,头偏向一侧,使其足底位置低于心脏的水平;按摩足跟,使局部充血红润;注意保暖	6	
M6	75%酒精消毒足跟内侧缘与外侧缘,直径大于5 cm,待干	3	
M7	再次核对新生儿胸牌、腕带信息	2	
M8	戴无菌手套;左手轻轻握住新生儿的脚,将采血部位皮肤绷紧,右手持采血针在足跟采血部位穿刺,针头与皮肤呈45°斜刺进针,刺入深度小于3 mm	10	
M9	穿刺后使血液自然流出,然后轻轻用无菌棉签擦去第一滴血,以避免血液和组织液、消毒液混合而造成血样不合格	5	
M10	再从穿刺部位周围向穿刺点中心轻轻挤压、放松、再挤压、放松(不允许挤压和按揉针眼处),待血滴足够大时,用采血卡片正面轻轻接触血滴,使血液自行吸入并渗透至滤纸的反面,确保滤纸正反两面渗透均匀	10	
M11	连续采集3个血斑,每个血斑≥8 mm	5	
M12	采血后局部按压将新生儿足部抬高,平放于操作台上,用无菌棉签轻压针眼直到流血停止,勿揉,不要使用胶布	5	

续表

分值:实操(85%)+主观(15%)			
评分类型 M=客观测量 J=主观评价	项目描述	分值	得分
M13	再次核对新生儿腕带信息;整理新生儿衣物,注意保暖	4	
M14	交代新生儿家属注意事项,24 h内避免洗澡	3	
M15	将血片置于清洁空气中,避免阳光直射,自然晾干呈深褐色;将检查合格的滤纸干血片,置于塑料袋内,保存在2~8 ℃冰箱中	6	
M16	整理用物,用过的针头、棉签等分类处理	3	
M17	按照手卫生原则洗手	2	
M18	记录采血部位,采血时间,准确填写采血卡片信息	3	
M19	操作过程熟练准确,遵守无菌操作原则,规定时间内完成所有任务	5	
J	主观评价	15	

序号	主观方面	差	一般	良好	优秀	分值
J1	职业素养	0	1	2	3	3
J2	专业素养	0	1	2	3	3
J3	沟通能力	0	1	2	3	3
J4	解决问题能力	0	1	2	3	3
J5	人文关怀能力	0	1	2	3	3
	总分值					

【评价】

1.遵守无菌操作原则,足底血采集部位正确。

2.护士操作规范熟练、动作轻柔。

3.注意保暖,观察新生儿精神反应及呼吸等情况。

五、要点提示

1.按滤纸上圆圈大小采集血液,两面必须充分渗透,否则血量不足,将影响结果的准确性。

2.为防止采血过程中新生儿呕吐物吸入呼吸道引起窒息,采血前应让新生儿头偏向一侧。

3.采血的时候要避开炎症和瘀血的部位,针刺深度适当,滤纸使用要正确,采血的时候滤纸轻轻接触血滴,让其自行吸入滤纸中。

4.采血时间为出生72 h后,7天之内,并充分哺乳;对于各种原因(早产儿、低体重儿、提前出院者等)没有采血者,最迟不宜超过出生后20天。

5.为保证安全,下列部位绝不允许用于新生儿疾病筛查血标本的采集,否则容易造成邻近组织如软骨、肌腱、神经等损伤。①足跟中心部位;②足弓部位;③针眼部位;④水肿或肿胀部位;⑤手指部位;⑥后足跟弯曲部位。

6.血标本干燥过程中注意将滤纸片平放,避免日光直晒、紫外线照射、受潮、水浸及污染,冬季避免放置在暖气上,血标本不宜放置在新装修的房间内,未晾干的血样不得重叠放置。

7.特殊新生儿的采血要求:新生儿因任何原因(如提前出院、早产、低体重、疾病等)未采血时,做好详细记录,并告知家长及时补采血样,预约好采血时间。

任务三十七　新生儿经皮胆红素测定技术

一、学习目标

【知识目标】

1.掌握新生儿经皮胆红素测定的操作方法、测试部位和注意事项。
2.熟悉检测仪器的使用方法。
3.了解生理性黄疸与病理性黄疸的区别。

【技能目标】

1.按照操作流程规范实施新生儿经皮胆红素测定。
2.能够正确使用仪器,并在正确部位进行测定。
3.具有较强的护理技能,能应用护理程序处理存在或潜在的问题。

【素质目标】

1.具有慎独精神,爱护新生儿。
2.具有细心、爱心、耐心、责任心。
3.热爱护理事业,具有良好的职业道德。

二、任务导入

新生儿,女,足月。出生体重3 000 g,生后母乳喂养,第3天出现颜面皮肤浅黄染,第4天加重。因发现皮肤黄染入院。查体:T 36.4 ℃、HR 130次/min、R 40次/min,患儿精神好,吸吮有力,哭声响亮,大便黄,尿不黄。为了进一步明确诊断,需要行经皮胆红素测定。

三、任务要求

根据上述案例,正确评估新生儿的生命体征、一般状况,确定该新生儿目前存在的主要问题,完成经皮胆红素测定的实践操作任务。

四、任务实施

【评估】

1. 评估新生儿生命体征、意识状态、新生儿大小便情况。
2. 评估新生儿测试部位皮肤情况。

【计划】

1. 新生儿及其家属准备　新生儿皮肤清洁。家属知晓经皮测胆红素测定的操作方法、目的,能够配合操作。
2. 护士准备　衣帽整洁,修剪指甲,洗手,戴口罩。
3. 用物准备　黄疸检测仪、75%酒精、无菌棉签、纸、笔、手消毒液等。
4. 环境准备　清洁、安静无噪音,光线充足,温湿度适宜。

【实施】见表6-37。

表6-37　新生儿经皮胆红素测定技术操作考核评分标准

分值:实操(85%)+主观(15%)

评分类型 M=客观测量 J=主观评价	项目描述	分值	得分
M	操作步骤	85	
M1	护理人员要求:衣帽整洁,修剪指甲,洗手,戴口罩	5	
M2	物品准备齐全,摆放合理;确认黄疸仪性能良好,电量充足,处于备用状态	6	
M3	携用物至床旁,核对新生儿胸牌及腕带的床号、姓名、性别、出生时间、产妇姓名	6	
M4	评估新生儿生命体征、意识状态,测试部位皮肤状况	5	
M5	向家属解释操作目的,取得家属的配合	5	
M6	操作前再次核对新生儿腕带	4	
M7	依次检测新生儿前额眉心之间、面颊和胸骨上端三个部位	9	

续表

分值:实操(85%)+主观(15%)					
评分类型 M=客观测量 J=主观评价	项目描述		分值		得分
M8	测量时使仪器垂直接触皮肤表面,用适当的力度按压仪器探头,显示屏上显示黄疸指数,单位为 mg/dL		10		
M9	操作过程中注意遮挡患儿眼睛,以防对患儿视力的损伤		6		
M10	取三个部位测量结果的平均值即为黄疸数值		6		
M11	测试完毕,再次核对新生儿腕带信息;整理新生儿衣物,注意保暖		6		
M12	关闭仪器,整理用物,用75%酒精对仪器消毒		4		
M13	按照手卫生原则洗手		4		
M14	记录测试时间及结果		4		
M15	操作过程熟练准确,动作轻柔,规定时间内完成所有任务		5		
J	主观评价		15		
序号	主观方面	差	一般	良好	优秀	分值
J1	职业素养	0	1	2	3	3
J2	专业素养	0	1	2	3	3
J3	沟通能力	0	1	2	3	3
J4	解决问题能力	0	1	2	3	3
J5	人文关怀能力	0	1	2	3	3
总分值						

【评价】

1.操作中注意保护新生儿的眼睛。
2.整个操作过程顺序合理、操作熟练、动作轻柔。
3.操作过程中时刻观察新生儿变化。

五、要点提示

1.向新生儿家属解释生理性黄疸与病理性黄疸的相关知识。生理性黄疸在出生后2~3天出现,4~5天达高峰,10~14天消退,一般情况良好。病理性黄疸出现早,在生后

24 h 内出现,黄疸持续时间长(>2 周),黄疸退而复现。告知家属积极配合医生进行相关治疗,因高黄疸会影响患儿智力发育。

2.指导家属尽早母乳喂养,多食母乳,刺激肠蠕动,促进胎粪的排出;注意保暖;保持皮肤清洁。

3.操作过程中注意保护患儿的眼睛,因黄疸仪光谱会对孩子视力有损害。

4.密切观察病情,预防胆红素脑病。

任务三十八　温箱光照疗法

一、学习目标

【知识目标】

1.掌握温箱使用法、光疗的操作方法及注意事项。

2.熟悉使用温箱、光疗过程中出现的不良反应及护理措施。

3.了解温箱及光疗箱的终末处置方式。

【技能目标】

1.按照操作流程规范使用温箱,进行光疗操作。

2.根据光疗中容易出现的常见反应实施对应的护理措施。

3.能够在温箱内集中实施各项护理操作。

【素质目标】

1.具有慎独精神,爱护婴幼儿。

2.具有细心、爱心、耐心、责任心。

3.热爱护理事业,热爱本职工作,具有为人类健康服务的敬业精神。

二、任务导入

患儿胎龄足月,剖宫产,出生 1 min Apgar 评分 9 分。出生后母乳喂养,生后 14 h 发现皮肤轻微黄染,逐渐加重遍布全身,少哭闹、少动、拒奶,来院就诊。入院查体:T 36.8 ℃,HR 140 次/分,R 46 次/分,BP 84/52 mmHg,体重 3.5 kg,身长 52 cm,头围 32 cm,胸围 31 cm。患儿反应弱,各原始反射存在,全身皮肤重度黄染,巩膜黄染,手掌及足掌见黄染;大便黄软,小便橘黄色,肛周皮肤红肿伴皮疹。病程中患儿无发热,无抽搐,无口吐白沫。患儿父母体健,无孕期感染史、服药史,无其他家族遗传史。测总胆红素为336.0 μmol/L,直接胆红素为 5.0 μmol/L,间接胆红素为 311.0 μmol/L。医嘱:给予Ⅰ级护理,低流量吸氧,配方奶喂养,双面蓝光照射疗法,暖箱使用,臀部护理等。

三、任务要求

根据上述案例,正确评估该患儿的生命体征、一般状况,根据该患儿的病情,完成温箱使用法以及光照疗法的相关准备工作,告知家属使用温箱与光照疗法的目的,按照正确的操作流程规范使用温箱,完成光照疗法的实践操作任务。

【评估】

1.评估患儿生命体征、意识状态,测量体温,了解胎龄、日龄、出生体重、病情等。

2.评估患儿血清胆红素数值、出入量等状况。

3.评估患儿家属对使用温箱或者光照疗法的了解程度及接受程度等。

【计划】

1.患儿及其家属准备　穿单衣或裹尿布。家长知晓使用温箱及光照治疗的目的及重要性。

2.护士准备　衣帽整洁,修剪指甲,洗手,戴口罩。

3.用物准备

(1)温箱使用法用物准备:灭菌蒸馏水、清洁消毒备用的温箱、体温计、婴儿体重秤、尿布、护理记录单、洗手液,根据病情准备氧气、心电监护仪。

(2)光照疗法用物准备:光疗箱、遮光布帘、遮光眼罩、尿裤、体温表、光疗记录卡、洗手液。

4.环境准备　整洁、安静,光线充足,温湿度适宜。

【实施】 见表6-38。

表6-38　温箱光照疗法操作考核评分标准

分值:实操(85%)+主观(15%)

评分类型 M=客观测量 J=主观评价	项目描述	分值	得分
M	操作步骤	85	
M1	护理人员要求:衣帽整洁,修剪指甲,洗手,戴口罩	2	
M2	物品准备:物品准备齐全,摆放合理	3	
M3	核对患儿床号、姓名、住院号、出生时间、产妇姓名	2	
M4	评估患儿一般情况、生命体征、出生体重、日龄、孕周(胎龄)、体温等	3	
M5	向家属解释操作目的,取得家属的配合	2	
M6	温箱使用法		
M6.1	检查温箱处于完好备用状态,消毒温箱	3	

续表

评分类型 M=客观测量 J=主观评价	项目描述	分值	得分
分值:实操(85%)+主观(15%)			
M6.2	向温箱水槽以及湿化器水槽中加入蒸馏水至水位指示线以保持相对湿度。接通电源,将箱温预热至所需的温度,根据患儿的体重及出生日龄调节至适中温度;调整箱内湿度至55%~65%。如果患儿体温不升,箱温应设置为比患儿体温高1 ℃	5	
M6.3	箱温达到预定温度后,再次核对患儿信息	2	
M6.4	将患儿穿单衣或裹尿布后放置温箱内,如果使用温箱的肤控模式调节箱温时,一般设置探头肤温温度在36~36.5 ℃;并将温度探头置于患儿腹部较平坦处用胶布固定探头于上腹部	6	
M6.5	密切观察患儿面色、呼吸、心率及体温变化,根据体温调节箱温,并做好记录;在患儿体温未升至正常之前应每小时监测1次,升至正常后可每4 h测量一次,注意保持体温在36~37 ℃之间	5	
M6.6	温箱使用过程中严密观察温箱的箱温、湿度、各项仪表显示是否正常,如有报警及时寻找原因妥善处理	3	
M6.7	做好温箱的清洁及消毒工作,每日用1:1 000的新洁尔灭擦拭、消毒,定期细菌培养,水箱内的水每班更换	2	
M6.8	患儿体重增至2 000 g以上,或体重虽不到2 000 g但一般情况良好,在32 ℃温箱内,患儿穿单衣能保持正常体温,且吃奶良好,体重上升者,可出温箱;出温箱时用预热衣物包裹好患儿;出箱后密切观察患儿体温变化,每4 h测量体温一次	4	
M6.9	关闭温箱电源,倒掉水箱里的蒸馏水,并对温箱进行终末消毒处理	2	
M7	光照疗法		
M7.1	备好光疗箱,抹去灯管浮灰,水槽中加蒸馏水	2	
M7.2	测量患儿体温、体重并记录	2	
M7.3	接通电源,检查光疗箱,调节光疗箱湿度维持在50%~60%,箱温预热28~30 ℃(早产儿32~36 ℃),灯管与皮肤距离33~50 cm	4	
M7.4	再次核对患儿信息,裸露患儿,清洁皮肤,戴遮光眼罩,尿布遮盖会阴,将患儿放入光疗箱	3	

续表

分值:实操(85%)+主观(15%)			
评分类型 M=客观测量 J=主观评价	项目描述	分值	得分
M7.5	再次核对无误后在光疗箱外挂上遮光布帘,开启蓝光灯,记录开始光疗时间	2	
M7.6	单面疗法每2 h翻身一次,可以仰卧、侧卧、俯卧交替更换。俯卧位照射时要有专人巡视,避免口鼻受压影响呼吸	3	
M7.7	2~4 h测体温一次,使体温维持在36.5~37.2 ℃,如体温高于37.8 ℃或者低于35 ℃,应暂停光疗,体温恢复正常后再继续治疗	4	
M7.8	观察患儿精神反应、呼吸、脉搏、皮肤颜色及完整性、四肢张力有无变化及黄疸进展程度并记录	3	
M7.9	血清胆红素<171 μmol/L,遵医嘱结束光疗。关闭开关,切断电源。摘掉眼罩,将患儿衣服、包被预热,穿好衣服,测体重,抱回病床	4	
M7.10	患儿出箱后清洁消毒光疗设备	2	
M7.11	整理用物,分类处理垃圾	2	
M8	按照手卫生原则洗手	2	
M9	记录出箱时间、体温、脉搏、呼吸、体重、灯管使用时间等	3	
M10	操作过程熟练准确,遵守无菌操作原则,规定时间内完成所有任务	5	
J	主观评价	15	
序号	主观方面	差	一般	良好	优秀	分值
J1	职业素养	0	1	2	3	3
J2	专业素养	0	1	2	3	3
J3	沟通能力	0	1	2	3	3
J4	解决问题能力	0	1	2	3	3
J5	人文关怀能力	0	1	2	3	3
总分值						

【评价】
1.熟悉温箱及光疗箱性能,设置的温箱温湿度适宜,保暖有效,光疗效果好。
2.护士操作规范、熟练、准确,动作轻柔。
3.注重人文关怀,注意为患儿遮盖、保暖。

五、要点提示

1.工作人员操作、检查、接触患儿前必须洗手,防止交叉感染。

2.温箱所在房间室温应维持在 22～26 ℃之间,以减少辐射散热,避免放置在阳光直射、有对流风或取暖设备附近,以免影响箱内温度。严禁骤然提高箱温,以免患儿体温上升造成不良后果。

3.一切护理操作应尽量在箱内进行,如喂奶、换尿布、清洁皮肤、观察病情及检查等;且护理操作应集中进行,避免反复开箱,维持温箱温度恒定。

4.严格执行操作规程,定期检查温箱有无故障,保证绝对安全。

5.患儿光疗时,应随时观察患儿眼罩、会阴遮盖物有无脱落,注意皮肤有无破损。

6.光照过程中患儿出现烦躁、嗜睡、高热、皮疹、呕吐、拒奶、腹泻及脱水症状时,应立即停止光照及时与医生联系,妥善处理。

7.灯管使用 300 h 后灯光能量输出减弱 20%,900 h 后减弱 35%,因此,蓝光灯管使用 1 000 h 必须更换。

任务三十九　换血疗法

一、学习目标

【知识目标】

1.掌握换血疗法的操作方法、换血过程中监测内容及注意事项。

2.熟悉换血出现的不良反应及护理措施。

3.了解换血量、换血时间以及常用血制品。

【技能目标】

1.按照操作流程规范实施换血疗法操作。

2.根据换血疗法中容易出现的常见问题实施对应的处理措施。

3.在换血过程中,能够正确监护各项指标。

【素质目标】

1.具有慎独精神,爱护婴幼儿。

2.具有细心、爱心、耐心、责任心。

3.热爱护理事业,具有为人类健康服务的敬业精神。

二、任务导入

患儿,男,出生后 24 h。因发现皮肤黄染 8 h 入院。第 1 胎第 1 产,胎龄 39 周,剖宫产娩出。出生体重 3 500 g,无窒息抢救史,羊水清,胎盘、脐带无异常。生后 16 h 皮肤出现黄染,进行性加重。母亲血型为 O 型血。母亲孕期体健,否认有输血史。查体:R 46 次/min,HR 130 次/min,易激惹,哭声尖,前囟平坦,巩膜黄染,皮肤重度黄染,四肢肌张力偏高,新生儿原始反射存在。血生化检查:总胆红素 384.5 μmol/L,间接胆红素 363.8 μmol/L。血常规:Hb 128 g/L。急查溶血筛查,结果为阳性,诊断为新生儿溶血病。医嘱:立即行换血疗法。

三、任务要求

根据上述案例,正确评估该患儿的生命体征、一般状况,告知家属换血疗法的目的,完成换血疗法的相关准备工作,按照无菌操作原则,完成换血疗法的实践操作任务。

四、任务实施

【评估】

1.评估患儿生命体征、精神反应、皮肤颜色及胆红素值、日龄、体重、黄疸等情况。

2.评估患儿是否出现胆红素脑病早期症状。

3.评估患儿是否具备换血指征。

【计划】

1.患儿及其家属准备　患儿禁食 2~4 h,留置胃管,禁食时间过短则于换血开始前抽尽胃内容物;建立静脉通路。告知家长换血疗法的目的及重要性,即是为了降低未结合胆红素,防止胆红素脑病的发生,换出致敏红细胞和血清中的免疫抗体,阻止溶血并纠正贫血。

2.护士准备　衣帽整洁,修剪指甲,洗手,戴口罩。

3.用物准备　辐射保暖台、体温表、氧气装置、吸痰器、心电监护仪、砂轮、换血记录单;无菌物品:手术衣 2 件、无菌换血手术包 1 套、动脉留置针 2~3 个、三通接头、输血器 5~6 个、50 mL 注射器 4~5 个、20 mL 注射器 3~5 个、10 mL、5 mL、2 mL、1 mL 注射器各 2~3 个、无菌手套 2 个、无菌纱布、无菌剪。输血泵 2~3 台、推泵 2~3 台,4 台输液泵,计时器 1 个、引流袋或废血瓶 1~2 个等。药物:12 500 u/2 mL 规格肝素钠 1 支,抽取 0.2 mL 加入 100 mL 生理盐水中,配置成浓度 12.5 u/mL 的肝素稀释液,用 50 mL 注射器抽好备用。葡萄糖酸钙 10 mL+10%葡萄糖 20 mL(或遵医嘱配制),用 50 mL 注射器抽好备用。苯巴比妥钠、水合氯醛各 1 支备用。

4.环境准备　在手术室或经消毒处理的环境中进行,安静、光线充足,温湿度适宜。

【实施】见表6-39。

表6-39 换血疗法操作考核评分标准

评分类型 M=客观测量 J=主观评价	项目描述	分值	得分
分值:实操(85%)+主观(15%)			
M	操作步骤	85	
M1	护理人员要求:衣帽整洁,修剪指甲,洗手,戴口罩	2	
M2	物品准备:物品准备齐全,摆放合理	3	
M3	核对患儿腕带、床号、姓名、性别、住院号	2	
M4	向家属解释操作目的,取得家属的配合	2	
M5	患儿禁食2~4 h,留置胃管,禁食时间过短则于换血开始前抽尽胃内容物	3	
M6	测量生命体征、体温	2	
M7	患儿在辐射式保暖床上仰卧,贴上尿袋,固定四肢	2	
M8	穿好手术衣,戴无菌手套,铺设无菌区	3	
M9	脐动、静脉插管换血:协助医师消毒皮肤置管上至剑突,下至耻骨联合,两侧至腋中线,铺巾,将硅胶管插入脐静脉;外周动、静脉换血:选择合适的动静脉穿刺,动脉首选桡动脉,常规消毒后进行留置针穿刺。静脉通路标记"V",动脉通路标记"A"	6	
M10	在动脉留置针通路上连接三通管,留取血胆红素及肝肾功能标本,核对无误后及时送检	3	
M11	换血开始前将连接输出血液的各管道用肝素生理盐水过滤润滑,保持抗凝状态	3	
M12	再次核对患儿信息,双人核对血液制品,确认无误开始换血	3	
M13	换血时做到同时、等量交换,新鲜血从静脉通路进入,患儿血液从动脉通路抽出,开始以每小时10 mL速度,逐渐增加到每小时20 mL、60 mL、120 mL、180 mL、240 mL、300 mL、360 mL、400 mL,以2~4 mL/(kg·min)速度匀速进行,出入量差不大于60~70 mL	6	
M14	应用一次性20 mL或50 mL注射器抽取患儿血液,准确记录每一注射器所抽血量及时间,同时记录输入血量,每换血100 mL,静脉推注肝素1 mg/kg,防止凝血	5	

续表

分值:实操(85%)+主观(15%)					
评分类型 M=客观测量 J=主观评价	项目描述			分值	得分
M15	密切监测患儿的生命体征,换血刚开始时应5~10 min记录一次心率、呼吸、血压、血氧饱和度、入血量及出血量、出入量平衡、生命体征平稳则每15 min记录一次。同时注意面色改变,每15 min关闭蓝光灯观察面色一次			8	
M16	生化指标:换血开始前、换血后1 h、换血后2 h及换血结束后分别采血查血气、血常规、电解质及血清胆红素。血标本可从动脉留置针处采集。操作时应注意血气标本勿混入太多肝素,血清标本勿混入肝素			6	
M17	换血结束前再次留取血胆红素及肝肾功能标本,及时送检			3	
M18	换血完毕行动脉留置针封管备用			2	
M19	换血后患儿继续行蓝光治疗			2	
M20	参与换血人员清点,核对术中血液、药物、标本及各项用物			2	
M21	继续监测生命体征。密切观察病情,每30 min测一次,共4次,以后改每2小时1次,共4次。若无特殊情况可按常规进行			3	
M22	告知患儿家属:禁食6 h,一般情况好,觅食反射强烈者可适当缩短禁食时间			2	
M23	正确处理垃圾,整理用物			2	
M24	按照手卫生原则洗手			2	
M25	记录,监测生命体征、血糖和局部伤口情况,观察心功能情况和低血糖征象			3	
M26	操作过程熟练准确,遵守无菌操作原则			5	
J	主观评价				15
序号	主观方面	差	一般	良好	优秀	分值
J1	职业素养	0	1	2	3	3
J2	专业素养	0	1	2	3	3
J3	沟通能力	0	1	2	3	3

续表

分值:实操(85%)+主观(15%)					
评分类型 M=客观测量 J=主观评价	项目描述				分值	得分
序号	主观方面	差	一般	良好	优秀	分值
J4	解决问题能力	0	1	2	3	3
J5	人文关怀能力	0	1	2	3	3
总分值					

【评价】

1.遵守无菌操作原则,用物准备正确。

2.护士操作规范熟练、动作轻柔。

3.操作过程中按规定时间及时记录各项体征及监测各项指标。

五、要点提示

1.严格遵守无菌技术要求,避免感染。

2.插管动作应轻柔,避免造成静脉壁及内脏损伤;抽注速度均匀,注射器内不能有空气,每次注射前先抽回血,以防空气栓塞;注射器、管道、三通管需用含肝素的生理盐水冲洗,防止凝血。

3.换血过程中应注意保暖,密切观察患儿全身情况、末梢温度、血流灌注指数、血压变化及反应;使用新生儿输血加温装置对输入的血液预温,保持在27~37 ℃,库存血的温度过低可能会导致心律失常,温度过高则会导致溶血。

4.开始换血前必须安稳患儿,换血后必须密切监护,换血过程中必须详细记录每次出量、入量、累积出入量及用药量等。

5.在换血前、换血中、换血结束时均需抽取血标本,测定胆红素,视情况做生化检查,以判断换血效果及病情变化。换血后四小时内每隔1~2 h测血糖一次,以及时发现低血糖。

6.换血过程中患儿如有激惹、心电图改变等低钙症状时,应给予10%葡萄糖酸钙缓慢静推。

7.根据换血目的决定换血量,新生儿溶血换血量为150~180 mL/kg,约为患儿全身血量的2倍,应尽量选用新鲜血,库血不应超过3天。

8.换血前一定要与家属签输血协议书,查输血前8项,输注时速度不能太快。

任务四十　婴儿被动操

一、学习目标

【知识目标】
1.掌握婴儿被动操的操作方法及注意事项。
2.熟悉婴儿被动操进行时间。
3.了解婴儿被动操适用对象。

【技能目标】
1.按照操作流程规范实施婴儿被动操。
2.能够在正确的时间进行,并能正确观察操作中婴儿的反应。
3.具有较强的护理技能,能应用护理程序处理存在或潜在的问题。

【素质目标】
1.具有慎独精神,爱护婴幼儿。
2.具有细心、爱心、耐心、责任心。
3.热爱护理事业,具有良好的职业道德。

二、任务导入

贝贝,出生后4个月。可以俯卧撑起自己的上半身,能够随着周围人的走动将头竖起观察,但是无法灵活地转动头部,无法从俯卧位翻到侧卧位,对于塞到他手里的玩具也握不牢固。贝贝的妈妈看到宝妈群里宝宝们握拳蹬腿、挥动手臂的视频羡慕不已,于是前来咨询如何促进宝宝的运动发展。

三、任务要求

根据上述案例,明确贝贝目前存在的主要照护问题,制订可行的照护计划,并根据照护计划完成婴儿被动操的实践操作任务。

四、任务实施

【评估】
1.评估婴儿的一般状况、生命体征、进食状况等。
2.评估室内的温度等。

【计划】
1.婴儿准备　脱掉多余的衣服,穿薄而宽松衣服。

2. 护士准备　衣帽整洁,修剪指甲,洗手,戴口罩。
3. 用物准备　护理台、室温计、大浴巾、干净尿布1块、洗手液等。
4. 环境准备　整洁、安静,光线充足,温湿度适宜。

【实施】见表6-40。

表6-40　婴儿被动操操作考核评分标准

分值:实操(85%)+主观(15%)

评分类型 M=客观测量 J=主观评价	项目描述	分值	得分
M	操作步骤	85	
M1	护理人员要求:衣帽整洁,修剪指甲,洗手,戴口罩	3	
M2	物品准备:物品准备齐全,摆放合理	4	
M3	核对婴儿姓名、性别及父母姓名	3	
M4	向家属解释操作目的,取得家属的配合	2	
M5	扩胸运动:婴儿仰卧,握住婴儿的双腕部,拇指放在婴儿手掌内,握拳。第1拍将两手向外平展与身体成90°,掌心向前(协助婴儿稍用力);第2拍两臂向胸前交叉,还原。重复共2个8拍	7	
M6	屈肘运动:婴儿仰卧,握住双腕部,拇指放在婴儿手掌内,握拳,两臂放于身体两侧。第1拍将左臂肩肘关节前屈(手触婴儿肩);第2拍将左臂肩肘关节伸直还原(不要用力);第3、4拍换右手屈伸肘关节	6	
M7	屈腿运动:握住婴儿的一双小腿,令双腿膝关节上抬,并屈曲成90°,然后双腿慢慢伸直并拢	6	
M8	肩关节运动:婴儿仰卧,握住双腕部,拇指放在婴儿手掌内,握拳,两臂放于身体两侧。将左臂弯曲贴近身体,以肩关节为中心,由内向外做回环动作(动作要轻),还原;换右手做同样动作	7	
M9	上肢伸展运动:婴儿仰卧,握住双腕部,拇指放在婴儿手掌内,握拳,两臂放于身体两侧。第1拍双臂向外展平,掌心向上;第2拍两臂胸前交叉;第3拍两臂向上举过头,掌心向上(动作轻柔),第4拍还原	7	
M10	下肢伸屈运动:婴儿仰卧,两腿伸直,双手握婴儿脚腕(不要太紧)。第1拍两腿同时屈曲至腹部(稍用力),第2拍轻轻伸直	6	
M11	两腿轮流屈伸运动:分别握婴儿两膝关节下部。第1拍屈左膝关节,使膝缩近腹部(稍用力),第2拍轻轻伸直左腿;换腿同上,模仿蹬车动作	7	

续表

评分类型 M = 客观测量 J = 主观评价	项目描述			分值	得分
	分值:实操(85%)+主观(15%)				
M12	下肢伸直上举腿运动:两腿下肢伸直平放,两手掌心向下握住婴儿膝关节。第1、2拍两下肢伸直上举90°,第3、4拍还原			6	
M13	转体翻身运动:婴儿仰卧,一手扶胸腹部,一手垫于婴儿背部帮助从仰卧转体为侧卧,或从仰卧到俯卧再转为仰卧,每1个动作4拍			7	
M14	操作完毕,为婴儿换上干净尿布,整理衣物,注意保暖			5	
M15	整理用物			2	
M16	按照《医务人员手卫生规范(WS/T 313—2019)》,认真洗手,记录			2	
M17	操作过程熟练准确,规定时间内完成所有任务			5	
J	主观评价			15	
序号	主观方面	差	一般	良好	优秀	分值
J1	职业素养	0	1	2	3	3
J2	专业素养	0	1	2	3	3
J3	沟通能力	0	1	2	3	3
J4	解决问题能力	0	1	2	3	3
J5	人文关怀能力	0	1	2	3	3
	总分值				

【评价】

1.关爱婴儿,与婴儿沟通交流。

2.护士操作规范、熟练,动作轻巧。

3.婴儿不哭闹,无吐奶发生。

五、要点提示

1.进行婴儿被动操时,居室温度以 28 ℃ 左右为宜,室内不要有对流风。

2.手法一定要轻柔和缓,并始终微笑着注视婴儿的眼睛,把爱传递给婴儿。

3.每个动作重复4遍,做操全过程不宜超过 15 min,每天做两次即可。

4.避免在过饥或过饱状态进行,最好选择喂奶后 1 h 左右进行。

5.一旦婴儿哭闹,不愿意继续,应立即停止。做屈伸运动时若婴儿有抵抗,切不可蛮力。

任务四十一 婴儿排气操

一、学习目标

【知识目标】
1.掌握婴儿排气操的操作方法及注意事项。
2.熟悉婴儿排气操进行时间。
3.了解婴儿排气操适用对象。

【技能目标】
1.按照操作流程规范实施婴儿排气操。
2.能够在正确的时间进行,并能准确观察操作中婴儿的反应。
3.具有综合分析问题及处理问题的能力。

【素质目标】
1.具有慎独精神,爱护新生儿。
2.具有细心、爱心、耐心、责任心。
3.热爱护理事业,热爱本职工作。

二、任务导入

3个月大的婴儿,近1周发现肚子胀得圆滚滚,总是发出"咕噜咕噜"的声音,还经常乱蹬乱踹、使劲用力,把小脸涨得通红,好像拉便便又拉不出来的样子,哭闹不安,抱、哄、喂奶都没用,直到排气或排便才停止哭闹。

三、任务要求

根据上述案例,确定该婴儿目前存在的主要照护问题,制订可行的照护计划,并根据照护计划完成婴儿排气操的实践操作任务。

四、任务实施

【评估】
1.评估婴儿的一般状况、生命体征、大小便情况、腹胀状况等。
2.评估婴儿皮肤有无破损、皮疹、感染等。

【计划】
1.婴儿及其家属准备　婴儿穿薄而宽松的衣服,或者只穿纸尿裤,在吃奶1 h后进行。告知家属婴儿排气操的目的。
2.护士准备　衣帽整洁,修剪指甲,洗手,戴口罩。
3.用物准备　润肤油、洗手液等。
4.环境准备　整洁、安静,光线充足,温湿度适宜。

【实施】见表6-41。

表6-41　婴儿排气操操作考核评分标准

分值:实操(85%)+主观(15%)

评分类型 M=客观测量 J=主观评价	项目描述	分值	得分
M	操作步骤	85	
M1	护理人员要求:衣帽整洁,修剪指甲,洗手,戴口罩	3	
M2	物品准备:物品准备齐全,摆放合理	4	
M3	核对婴儿姓名、性别及父母姓名	3	
M4	向家属解释操作目的,取得家属的配合	5	
M5	让婴儿平躺,操作者双手涂润肤油并搓热,两手同时以婴儿肚脐为中心,用手掌顺时针轻揉8圈	8	
M6	操作人员两手交替从婴儿胸口开始,向下轻抚至大腿根,左右交替各做8次	8	
M7	再双手并排,从婴儿胸口向下轻抚至大腿根,做8次	8	
M8	握住婴儿脚踝、小腿,像蹬自行车一样,两腿交替压向腹部,左右交替各做8次	8	
M9	握住婴儿脚踝、小腿,让婴儿双腿膝盖弯曲,大腿压腹部,并保持这个姿势1~2 s,做8次	8	
M10	握住婴儿脚踝、小腿,让婴儿双腿保持伸直,抬起压向腹部,做8次	8	
M11	一手抓宝宝左膝盖,另一手抓宝宝右侧手臂,同时向上抬起尽量挨近,左右交替做8次	8	
M12	操作完毕,为婴儿换上干净尿布,整理衣物,注意保暖	4	
M13	整理用物	3	

续表

评分类型 M=客观测量 J=主观评价	项目描述				分值	得分
分值:实操(85%)+主观(15%)						
M14	按照《医务人员手卫生规范(WS/T 313—2019)》,认真洗手,记录				2	
M15	操作过程熟练准确,规定时间内完成所有任务				5	
J	主观评价				15	
序号	主观方面	差	一般	良好	优秀	分值
J1	职业素养	0	1	2	3	3
J2	专业素养	0	1	2	3	3
J3	沟通能力	0	1	2	3	3
J4	解决问题能力	0	1	2	3	3
J5	人文关怀能力	0	1	2	3	3
总分值						

【评价】

1.关爱婴儿,与婴儿沟通交流。

2.护士操作规范、熟练、动作轻巧。

3.婴儿不哭闹,无吐奶发生。

五、要点提示

1.做婴儿排气操时室内温度维持在28 ℃左右,不要有对流风,以免婴儿着凉。

2.按揉腹部时,注意力度,不要压迫到胃部,以免引起吐奶。

3.手法一定要轻柔和缓,并始终微笑着注视婴儿的眼睛,把爱传递给婴儿。

4.避免在过饥或过饱状态进行,最好选择喂奶后1 h左右进行。

5.一旦婴儿哭闹,不愿意继续,应立即停止。

6.给家长讲解注意事项,让家长有基本了解。

任务四十二　头皮静脉输液法

一、学习目标

【知识目标】
1.掌握头皮静脉输液法的操作方法和注意事项。
2.熟悉头皮静脉输液法常用的穿刺部位。
3.了解穿刺失误的皮肤变化。

【技能目标】
1.按照操作流程规范实施头皮静脉输液操作。
2.根据头皮静脉输液婴幼儿常出现的问题针对性地处理。
3.能够正确准备操作用物。

【素质目标】
1.具有慎独精神,爱护婴幼儿。
2.具有细心、爱心、耐心、责任心。
3.热爱护理事业,具有良好的职业道德。

二、任务导入

患儿,男,2岁。间断咳嗽4天,发热2天伴抽搐4次。患儿于入院前3天出现流涕、轻咳,家长自服"小儿感冒冲剂",流涕消失,咳嗽略有加重,有痰;入院前2天加服"儿童止咳糖浆"好转不明显;入院前1天出现发热,最高体温39.1 ℃,口服"泰诺林"体温下降不明显。于入院前6 h抽搐1次,表现为双眼上翻,牙关紧闭,颜面口唇发绀,四肢僵硬抖动,呼之不应,持续约2 min缓解,缓解后入睡,醒后精神反应稍差,间隔4 h后再次如上抽搐1次,抽后体温38.8 ℃,急来我院。急诊化验血常规:WBC 11.6×10^9/L,Hb 124 g/L。以"抽搐原因待查、肺炎"收入院。

三、任务要求

根据上述案例,正确评估该患儿的生命体征、一般状况,告知家属头皮静脉输液法的目的及操作方法,完成头皮静脉输液的相关准备工作,按照无菌操作原则,完成头皮静脉输液的实践操作任务。

四、任务实施

【评估】

1.评估患儿生命体征、意识状态、病情、心理状态,穿刺部位皮肤、血管状况等。

2.评估用药史和目前用药情况,过敏反应等。

【计划】

1.患儿及其家属准备　患儿取舒适卧位。告知家属头皮静脉输液的目的、方法、注意事项及配合要点,所用药物的特性、治疗作用及可能出现的不良反应等。

2.护士准备　衣帽整洁,修剪指甲,洗手,戴口罩。

3.用物准备

(1)治疗车上层:治疗盘、治疗巾、输液器、头皮针、输液贴、胶布、消毒液、无菌棉签、已配好的药液、弯盘、医嘱单、处置单、护理记录单、一次性备皮刀、纱布、洗手液,必要时备约束带。

(2)治疗车下层:生活垃圾桶、医用垃圾桶、锐器回收盒。

4.环境准备　整洁、安静,光线充足,温湿度适宜。

【实施】见表6-42。

表6-42　头皮静脉输液法操作考核评分标准

评分类型 M=客观测量 J=主观评价	项目描述	分值	得分
\multicolumn{4}{c}{分值:实操(85%)+主观(15%)}			
M	操作步骤	85	
M1	护理人员要求:衣帽整洁,修剪指甲,洗手,戴口罩	3	
M2	物品准备齐全,摆放合理;铺无菌巾,内放已吸好生理盐水5 mL的注射器	4	
M3	携用物至床旁,核对患儿床号、姓名及腕带,核对医嘱或处置卡片,查对药液	3	
M4	向家属解释操作目的,取得家属的配合	2	
M5	调整输液架,挂输液瓶,排气(将茂菲滴管倒置,抬高下段输液管,打开调节器,液体流入茂菲滴管的1/2~2/3满时,迅速转正茂菲滴管,同时缓慢降低下段输液管,当液体流至乳头和头皮针连接处,输液管的下段无气泡时,关闭调节器),不浪费药物	5	

续表

评分类型 M=客观测量 J=主观评价	项目描述	分值	得分
分值:实操(85%)+主观(15%)			
M6	协助患儿取合适体位,患儿侧卧或平卧于床中央;必要时全身约束法约束患儿;如两人操作,则一人固定患儿头部,另一人立于患儿头端,便于操作	5	
M7	选择头皮静脉方法正确,常选用额上静脉、颞浅静脉及耳后静脉等;如所选静脉在发际内,垫治疗巾后消毒;顺头发方向剃去周围毛发,用纱布擦净局部皮肤	6	
M8	更换治疗巾;消毒皮肤(直径>5 cm,方法正确),待干;准备输液贴或胶布;以注射器接头皮针,驱除针内气体	4	
M9	再次核对患儿床号、姓名及腕带,药液的药名、浓度、剂量及给药时间和给药方法	3	
M10	打开调节器,再次排气后,关闭调节器,至不流液为止	3	
M11	头皮静脉穿刺:取下护针帽,操作者左手拇指、示指分别固定绷紧静脉两端皮肤;右手持针在距离静脉最清晰点后移0.3 cm处以15°~30°角刺入皮肤;将针头稍稍挑起,沿静脉走行方向潜行刺入;见回血后放平针头再进针少许,松开调节器	8	
M12	固定针头:如无异常,一手固定针柄,另一手打开调节器,待药液通畅滴入,用胶布固定(第一条固定针柄,第二条带棉垫的输液贴固定针头,第三条蝶形固定针柄,第四条蝶形固定头皮针	6	
M13	调节滴速;将输液管弯绕于患儿头上适当位置,胶布固定	2	
M14	核对床号、姓名、腕带,药物的名称、浓度、剂量、给药时间和给药方法	3	
M15	在输液卡上签名,记录开始时间,并将输液卡挂于输液架上	2	
M16	整理患儿衣被,协助取安全、相对舒适体位;向家属交代静脉输液的有关注意事项	3	
M17	整理用物,正确处理垃圾	2	
M18	按照手卫生原则,洗手,记录	2	
M19	更换液体:连续输多瓶药液,在第一瓶液体输完之前准备第二瓶液体,核对后从上一液体瓶内拔出输液器粗针头,快速插入下一瓶内,确保滴管液面高度合适、输液管中无气泡,输液通畅后,签字记录方可离开	5	

续表

分值:实操(85%)+主观(15%)			
评分类型 M=客观测量 J=主观评价	项目描述	分值	得分
M20	拔针按压:输液完毕,轻揭输液贴或胶布,关闭调节器,迅速拔针后嘱患儿家属按压片刻至无出血	3	
M21	协助患儿取舒适卧位,整理患者床单位	2	
M22	清理用物,将头皮针头和输液插头剪至锐器收集盒中	2	
M23	洗手,记录	2	
M24	操作过程熟练准确,遵守无菌操作原则	5	
J	主观评价	15	

序号	主观方面	差	一般	良好	优秀	分值
J1	职业素养	0	1	2	3	3
J2	专业素养	0	1	2	3	3
J3	沟通能力	0	1	2	3	3
J4	解决问题能力	0	1	2	3	3
J5	人文关怀能力	0	1	2	3	3
总分值						

【评价】

1.严格执行三查七对,遵守无菌操作原则。

2.护士操作规范、熟练,动作轻巧。

3.操作过程中关心患儿,多与患儿及家属沟通。

五、要点提示

1.严格执行查对制度和无菌技术操作原则,注意药物配伍禁忌。

2.针头刺入皮肤,如未见回血,可用注射器轻轻抽吸以确定回血;因血管细小或充盈不全而无回血者,可试推入极少量液体,如畅通无阻,皮肤无隆起及变色现象,且点滴顺利,证实穿刺成功。如皮肤变白,表明进入小动脉,应立即拔出针头重新穿刺。

3.穿刺中注意观察患儿的面色和一般情况。

4.根据患儿病情、年龄、药物性质调节输液速度,观察输液情况,如速度是否合适,局部有无肿胀,针头有无移动、脱出,瓶内溶液是否滴完,各连接处有无漏液,以及有无输液反应发生。

5.因患儿较小,输入液体量应严格控制。

任务四十三　婴幼儿灌肠法

一、学习目标

【知识目标】
1.掌握婴幼儿灌肠法的操作方法和注意事项,灌肠液的温度、量、流速和压力等。
2.熟悉婴幼儿灌肠法常用溶液性质以及不同年龄灌肠所用液体量。
3.了解灌肠的适应证与禁忌证。

【技能目标】
1.按照操作流程为婴幼儿规范实施灌肠操作。
2.具有较强的护理技能,能应用护理程序处理灌肠过程中出现的问题。

【素质目标】
1.具有慎独精神,爱护婴幼儿。
2.具有细心、爱心、耐心、责任心。
3.热爱护理事业,具有良好的职业道德。

二、任务导入

患儿,男,年龄1岁6月。因"发热2天,抽搐1次"入院就诊。近2天患儿无明显诱因出现发热,体温高达38.6 ℃,无寒战、盗汗及抽搐,家属给予灌肠"头孢唑啉、阿尼利定、地塞米松、利巴韦林注射液"药物治疗2天,体温反复升高,今日再次出现高热,抽搐1次,抽搐时间2 min左右,当时测量体温38.9 ℃,伴有双眼上翻,口吐白沫,四肢僵硬,无失禁,家属掐人中后抽搐停止。以"上呼吸道感染、高热惊厥、发热抽搐待查"收入院。查体:T 36.8 ℃,呼吸平稳,精神尚可,咽充血,双侧扁桃体未见肿大,无疱疹。遵医嘱给予10%水合氯醛灌肠等治疗。

三、任务要求

根据上述案例,正确评估该患儿的生命体征、一般状况,告知家属灌肠的目的及操作方法,完成婴幼儿灌肠法的实践操作任务。

四、任务实施

【评估】
1.评估患儿的病情、意识状态、肛周皮肤黏膜情况等。
2.评估患儿腹胀及排泄情况等。

【计划】
1.患儿及其家属准备　指导家长灌肠前协助患儿排尿排便。告知家属灌肠目的、操作方法及注意事项,取得家长和患儿的配合。
2.护士准备　衣帽整洁,修剪指甲,洗手,戴口罩。
3.用物准备
(1)治疗车上层:治疗盘、治疗巾、灌肠袋、灌肠溶液(39~41 ℃)、肛管、弯盘、液状石蜡、棉签、一次性防水垫单、水温计、温开水 2~5 mL、一次性清洁手套、小垫枕、卫生纸、洗手液。
(2)治疗车下层:医用垃圾桶、生活垃圾桶、酌情备便盆、便盆巾。
4.环境准备　整洁、安静,光线充足,温湿度适宜。

【实施】见表6-43。

表6-43　婴幼儿灌肠法操作考核评分标准

评分类型 M=客观测量 J=主观评价	项目描述	分值	得分
M	操作步骤	85	
M1	护理人员要求:衣帽整洁,修剪指甲,洗手,戴口罩	5	
M2	物品准备齐全,摆放合理;根据医嘱取灌肠溶液进行配制,测量溶液温度	5	
M3	携用物至床旁,核对患儿腕带:床号、姓名、住院号	4	
M4	向家属解释操作目的,取得家属的配合	3	
M5	关好门窗,必要时屏风遮挡	3	
M6	协助患儿脱去裤子,取仰卧位,将小垫枕置于患儿臀下,使臀部抬高10 cm,解开尿布,如无大小便,可用尿布垫在臀部和便盆之间	8	
M7	置垫单于臀下,患儿臀部放于便盆边上,双膝屈曲,约束固定患儿,适当遮盖患儿保暖	6	

续表

分值:实操(85%)+主观(15%)			
评分类型 M = 客观测量 J = 主观评价	项目描述	分值	得分
M8	再次核对,戴手套,挂灌肠袋于输液架上,灌肠筒底距患儿臀部所在平面30~40 cm;排出管内气体,夹闭橡胶管	6	
M9	润滑灌肠管前端	5	
M10	分开臀部,暴露肛门,将肛管缓缓插入直肠(婴儿2.5~4 cm,幼儿5~7.5 cm),置入后固定肛管,打开调节器,缓慢注入药液,护士一手持肛管,同时观察灌肠液注入速度及患儿情况。完毕后再注入温开水2~5 mL	10	
M11	抬高肛管尾端,待液体全部注入后,用卫生纸包裹后拔出肛管,清洁肛门	4	
M12	撤出治疗巾及小垫枕,脱去手套	3	
M13	协助患儿平卧,尽量保留药液5~10 min后再排便,如果患儿不能配合,可用手夹紧患儿两侧臀部。对家长行相关知识宣教	5	
M14	再次核对。协助排便,擦净臀部,取下便盆,包好尿布,整理衣物、床单	4	
M15	整理用物,分类处理垃圾,用物及污物处理正确	3	
M16	按照手卫生原则洗手	3	
M17	记录,排便次数及量、在当天体温单上的大便栏内记录	3	
M18	操作过程熟练准确,规定时间内完成所有任务	5	
J	主观评价	15	

序号	主观方面	差	一般	良好	优秀	分值	
J1	职业素养	0	1	2	3	3	
J2	专业素养	0	1	2	3	3	
J3	沟通能力	0	1	2	3	3	
J4	解决问题能力	0	1	2	3	3	
J5	人文关怀能力	0	1	2	3	3	
总分值							

【评价】
1.灌肠管内无气体。
2.护士操作规范、熟练,动作轻柔,注意保暖,注意保护患儿的隐私。
3.态度严谨、和蔼,与患儿和家长沟通良好,关心、体贴患儿,态度亲和。

五、要点提示

1.灌肠前嘱患儿先排尿、排便,灌肠完毕不要立即排便,分散患儿注意力,尽量延长保留时间。降温灌肠保留 30 min 后再排出,排便后隔半小时再测量体温并记录。

2.灌肠过程中,如溶液流入受阻,可协助患儿更换体位或调整肛管插入的深度,必要时检查有无粪便阻塞。患儿如有便意,应将灌肠筒放低,指导患儿做深呼吸,减慢注入速度。

3.灌肠过程中及灌肠后,应注意观察病情,若小儿疲乏,可暂停片刻后再继续,以免小儿虚脱;若出现面色苍白、出冷汗、异常哭闹、腹胀或排出液为血性时,应立即停止灌肠,并和医师联系查找原因。

4.幼儿需使用等渗液灌肠,灌肠液量遵医嘱而定,一般小于 6 个月约为每次 50 mL;6 个月~1 岁约为每次 100 mL;1~2 岁约为每次 200 mL;2~3 岁约为每次 300 mL。准确测量灌入量和排出量,达到出入量基本相等或排出量大于注入量。

5.灌肠过程中注意保暖,尽量少暴露患儿,避免受凉。

6.肛门、直肠、结肠等手术后患儿、排便失禁者均不宜做保留灌肠。肠道疾病患儿在晚间睡眠前灌入为宜。慢性菌痢取左侧卧位,阿米巴痢取右侧卧位。

7.保留灌肠时,肛管宜细,插入稍深,速度宜慢,量宜少,减少气体进入肠道。

8.操作熟练、动作轻柔,尽量一次插入成功,以免造成患儿恐惧感。

任务四十四　新生儿心肺复苏术

一、学习目标

【知识目标】

1.掌握新生儿心肺复苏术的操作步骤,胸外按压部位、深度、频率,通气与按压比值,以及注意事项。

2.熟悉 Apgar 评分方法。

3.了解抢救药物并能说出药物作用和用法。

【技能目标】

1.按照心肺复苏步骤正确为新生儿实施心肺复苏。

2.能够正确评估新生儿Apgar评分,并及时进行心肺复苏。

【素质目标】

1.具有慎独精神,爱护新生儿。

2.具有细心、爱心、耐心、责任心。

3.具备良好的职业心理素质,开展抢救工作时心态平稳紧张有序地进行。

二、任务导入

患儿系第1胎,第1产,胎龄41周。其母于入院当天无明显诱因出现分娩先兆,急来院就诊,因胎位LOP、胎儿宫内窘迫、脐绕颈以剖宫产娩出,生后哭声低弱,全身苍白,1 min Apgar评分5分。羊水浑浊,胎盘正常,出生体重3 000 g,身长50 cm。

三、任务要求

根据上述案例,判断该患儿出现了什么情况?应作何处理?完成新生儿心肺复苏术的实践操作任务。

四、任务实施

【评估】

1.评估新生儿出生后1分钟内的Apgar评分。

2.评估新生儿妊娠周数,是否足月?羊水是否清澈?有无呼吸或哭声?有无良好的肌张力?

【计划】

1.患儿准备　以下4项中出现1项为"否",则需要立即进行初步复苏。新生儿妊娠周数,是否足月?羊水是否清澈?有无呼吸或哭声?有无良好的肌张力?

2.护士准备　衣帽整洁,修剪指甲,洗手,戴口罩。

3.用物准备　复苏气囊及面罩、正压人工通气装置、氧气装置、简易呼吸器、吸引设备、处置车、保暖辐射台、气管插管、吸痰管、喉镜、各种型号气管套管、金属芯、胶布、剪刀、治疗碗、听诊器、洗手液。复苏常用物品:肾上腺素、生理盐水、纳洛酮、5%碳酸氢钠。

4.环境准备　整洁,安静,光线充足,温湿度适宜。

【实施】见表6-44。

表6-44 新生儿心肺复苏操作考核评分标准

评分类型 M=客观测量 J=主观评价	项目描述	分值	得分
M	操作步骤	85	
M1	护理人员要求:衣帽整洁,修剪指甲,洗手,戴口罩	3	
M2	物品准备:物品准备齐全,摆放合理	4	
M3	新生儿出生后立即快速评估:妊娠周数,是否足月?羊水是否清澈?有无呼吸或哭声?肌张力是否良好?若4项中有1项为"否",则需要立即进行初步复苏	4	
M4	保暖,置新生儿于辐射保暖台	4	
M5	摆正体位,仰卧,头部略后仰,颈部适度仰伸,可放肩垫,打开气道	5	
M6	清理呼吸道(畅通气道)	4	
M7	擦干全身,移去湿巾,进一步保暖,重新摆正体位	4	
M8	触觉刺激,轻拍足底或弹足底,诱发呼吸	4	
M9	评估新生儿呼吸、心率和皮肤颜色:有呼吸,HR>100次/min,皮肤粉红色,继续观察;有呼吸,HR>100次/min,皮肤青紫,给氧	6	
M10	若新生儿出现呼吸暂停、喘息样呼吸、HR<100次/min,给予正压通气;将面罩覆盖新生儿鼻口和下颌的尖端,呈密闭状,予以21%浓度氧,通气频率为40~60次/min	5	
M11	有效正压通气30 s,再次评估新生儿心率:HR>100次/min,皮肤粉红色,继续观察。HR<60次/min,继续正压通气,并同时进行胸外按压,胸外按压与正压通气比为3:1,即90次/min按压和30次/min呼吸	8	
M12	按压部位:两乳头连线中点的略下方。按压手法:①拇指法:双手拇指重叠或并列按压胸骨,双手环抱胸廓支撑新生儿背部;②双指法:右手示指、中指有节奏按压胸骨体下1/3处,左手支撑背部。按压深度:胸廓前后径的1/3~1/2,每次按压后应让胸廓壁完全回弹	8	
M13	有效通气、心脏按压45~60 s后再次评估心率:HR<60次/min,继续胸外按压,并给予1:10 000肾上腺素	7	

续表

分值:实操(85%)+主观(15%)					
评分类型 M=客观测量 J=主观评价	项目描述				分值	得分
M14	复苏后密切监测患儿神志、体温、呼吸、心率、血压、尿量、肤色、血氧饱和度等各系统症状,并做好相关记录				5	
M15	保暖,病情稳定后置于暖箱中,或用热水袋保暖。维持患儿肛温在36.5~37.5 ℃				5	
M16	整理用物,按照《医务人员手卫生规范(WS/T 313—2019)》,认真洗手,记录				4	
M17	操作过程熟练准确,规定时间内完成所有任务				5	
J	主观评价				15	
序号	主观方面	差	一般	良好	优秀	分值
J1	职业素养	0	1	2	3	3
J2	专业素养	0	1	2	3	3
J3	沟通能力	0	1	2	3	3
J4	解决问题能力	0	1	2	3	3
J5	人文关怀能力	0	1	2	3	3
总分值						

【评价】

1.新生儿建立有效的呼吸。

2.新生儿没有受伤与感染。

3.护士操作规范、熟练。

五、要点提示

1.心脏按压中断时间不能超过10 s。

2.按压必须做到频率、深度有效,胸廓充分回弹。

3.熟悉抢救药物并能说出药物作用和用法。

4.按压部位要正确,注意防止用力过大造成肋骨骨折。按压方法要正确,注意避免按压胸骨最下部的剑突。

5.新生儿胸部按压和正压通气的比例是3:1。

(常晓芳 高玲)

第七章 老年护理

任务一 老年护理学综合性实训一

一、学习目标

【知识目标】
1. 掌握助行器的作用及使用方法；口服药的取药方法及正确帮助老年人服药。
2. 熟悉助行器的种类及性能；促进睡眠的健康教育措施。
3. 了解睡眠环境的布置；药物的剂型。

【技能目标】
1. 在护士的指导下，老年人能使用拐杖进行活动。
2. 指导老年人正确服用口服药。
3. 根据老年人的情况合理制订照护计划。

【素质目标】
1. 具有孝老精神，尊重、关爱老年人。
2. 具有良好的沟通能力、综合分析问题及处理问题的能力。
3. 具有细心、爱心、耐心、责任心。
4. 将安全照护、心理支持、人文关怀、职业安全与防护等贯穿于照护服务全过程。

二、任务导入

李奶奶，77岁，事业单位退休干部，身高160 cm，体重63 kg。因子女在国外无法照料，现入住某医养结合养老院701房间2床。老人平素喜欢看电视、唱歌，性格外向，喜欢与人交流。既往有Ⅱ型糖尿病史12年，一直口服降糖药控制血糖；高血压病史17年，口服降压药物治疗，血压、血糖控制良好。

李奶奶半年前突发脑梗死，导致右侧肢体活动不便，左侧肢体活动正常，因无法独立行走，平常生活以轮椅代步。日常与人沟通交流正常，无法独立进行进食、穿衣、上下床、如厕等,需要护士协助。李奶奶看1床的马奶奶可以使用手杖进行短距离行走,自己却只能坐轮椅,感觉自己很没用,整天闷闷不乐的,情绪很消沉。每天总想着要快点好起来,睡眠较差,入睡困难并夜间经常醒来。

三、任务要求

根据上述案例,请确定老人目前存在的主要照护问题,制订可行的照护计划,并根据照护计划完成拐杖步行训练(图7-1)、帮助服口服药、睡眠障碍照料的实践操作任务。

四、任务实施

【评估】
1.评估老人的精神状态、自理能力、合作程度等。
2.评估老人的肢体活动度、肌力、吞咽能力等。

【计划】
1.老人准备　老人了解操作的目的、方法及配合要点,能配合操作。
2.护士准备　衣帽整洁,修剪指甲,洗手,戴口罩。
3.用物准备　腋杖、治疗车、水壶、水杯、药杯、服药本、发药卡等。
4.环境准备　整洁、安静,光线充足,温湿度适宜。

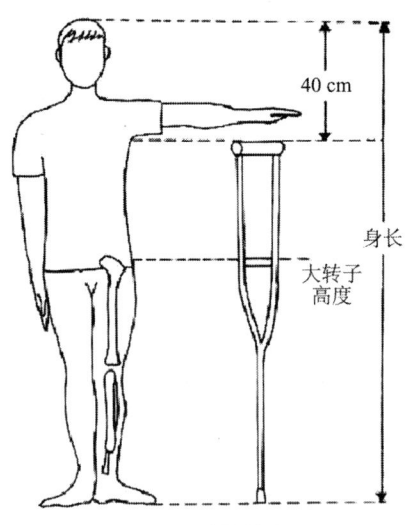

图 7-1　腋杖的使用

【实施】 见表 7-1。

表 7-1 老年护理学综合性实训一操作考核评分标准

分值:实操(85%)+主观(15%)

评分类型 M=客观测量 J=主观评价	项目描述	分值	得分
M	操作步骤	85	
M1	护理人员要求:仪表端庄,服装整洁,无长指甲,接触老人前正确洗手,戴口罩	1	
M2	物品准备:物品准备齐全,摆放合理	2	
M3	沟通:问候老人,自我介绍;使用姓名、床号和出生日期来核对老人;解释来访目的,征得老人同意后,方可实施护理;询问老人有无其他需求(如厕等)	4	
M4	拐杖步行训练评估和护理(图 7-1)		
M4.1	评估老人肢体情况及合作程度;环境是否符合要求	2	
M4.2	告知操作的目的、步骤;配合操作的方法,如有不适,及时告诉护理人员	2	
M4.3	检查用物:可调节式腋杖(根据患者身高选择),检查防滑垫、直立杆、把手、折叠按钮、可调节按钮、螺丝、连接处有无破损、断裂、松脱、是否固定、调节的可顺性是否完好	2	
M4.4	调节腋杖长度。腋杖长度计算方法:使用者身高减去 40 cm	1	
M4.5	携带腋杖至床旁,边演示边讲解如何使用。向其说明配合要点,取得配合	2	
M4.6	协助老人坐于床边,评估其上下肢肌力	1	
M4.7	具体指导老人正确使用拐杖。使用时双肩放松,身体挺直站立,腋窝与拐杖顶垫间相距 2~3 cm,腋杖底端应距离足跟 15~20 cm,握紧把手时,手肘可以弯曲	3	
M4.8	具体指导老人正确行走。持拐杖行走时身体略向前倾,使身体的重心置于拐杖与身体之间,同时视线要向前看,不可一直看向地面或直盯着双脚的移动	3	
M4.9	协助老人进行行走练习。行走过程中护理人员手位于后方保护,防止老人发生跌倒及其他意外	2	

续表

评分类型 M=客观测量 J=主观评价	项目描述	分值	得分
分值:实操(85%)+主观(15%)			
M4.10	指导老人正确上下楼梯。①上楼梯法:老人站稳,健肢先上,将拐杖向上一步,然后患肢跟进,重复进行。②下楼梯法:患者站稳,先将拐杖向下一步,患肢跟下,最后健肢再下,重复进行(根据老人情况酌情进行)	2	
M4.11	告知老人使用拐杖时的注意事项;询问老人对训练的接受程度,给予鼓励;如有不适及时停止训练	4	
M4.12	协助老人坐于床边,由坐位变为平卧位。取安全、舒适体位,整理床单位	2	
M4.13	询问老人有无不适,总结反馈信息	1	
M5	帮服口服药评估和护理		
M5.1	备物核对。核对服药本和小药卡。按床号顺序将小药卡插入药盘内,放好药杯,备好用物	2	
M5.2	规范配药。三查七对,并根据不同剂型的药物,采用不同的取药方法。①固体药:同一老人同一时间内服用的多种药片放入同一药杯内。②液体药:先将药液摇匀,用量杯或滴管取药,将药液倒入药杯,用纱布擦净瓶口,盖好瓶盖	3	
M5.3	双人再次核对药物及服药卡	1	
M5.4	用治疗巾遮盖药盘。整理、清洁药物及用物,洗手	2	
M5.5	携带用物至老人床旁	1	
M5.6	解释用药目的及注意事项,再次核对老人床号、姓名、药名、浓度、剂量、用法、时间	2	
M5.7	协助服药:①协助老人取舒适卧位及服药,不能自理者应喂服。②确认老人服药后方能离开	4	
M5.8	服药后再次核对老人基本信息、服药卡及药物	2	
M5.9	收回药杯,带回所有用物	1	
M5.10	服药后观察服药的治疗效果及不良反应,若发现异常,及时联系医生,酌情处理	2	

续表

分值:实操(85%)+主观(15%)

评分类型 M=客观测量 J=主观评价	项目描述	分值	得分
M6	睡眠障碍照料评估与护理		
M6.1	评估环境:要求室内整洁、温湿度适宜;关闭门窗;空气清新	1	
M6.2	老人准备:已洗漱、排便完毕,安全坐于轮椅上	1	
M6.3	评估询问老人睡眠习惯,对床铺及环境温湿度有无特殊要求	1	
M6.4	评估老人有无睡前用药、身体有无不适、肢体活动度、身上有无引流管	1	
M6.5	协助老人铺好被褥,调整舒适度:①关闭门窗,闭合窗帘;②检查床铺有无渣屑,按压床铺硬度;③检查被褥软硬度,展开被褥平铺;④拍松枕头,枕头高度根据老人习惯适当调整;⑤展开盖被,呈"s"型折叠对侧	3	
M6.6	协助布置睡眠环境:①调节室内空调或暖气开关;②调整适宜睡眠的温湿度;③物品布局合理;④呼叫器、便器、水杯、拐杖置于触手可及之处	3	
M6.7	协助老人从轮椅转移回床上。将轮椅推至床尾,椅背与床尾平齐,固定车闸,翻起脚踏板。操作者面对老人,双手置于其腰部。老人双手交叉于操作者颈后,协助老人站立并慢慢坐回床缘	3	
M6.8	协助睡眠体位:①协助脱鞋、脱裤子;②将老人的双腿移到床上;③盖好下肢保暖,再脱上衣;④协助取舒适的体位(以健侧卧位为宜);⑤盖好盖被,拉好床档,询问老人是否还有其他需求	3	
M6.9	进行促进睡眠的健康教育:①指导睡前用热水泡脚,睡前不饮浓茶;②指导老人睡前勿进食,睡前排便,少饮水;③指导老人睡前不看刺激性的书或电视剧,白天适度运动;④指导睡前穿纯棉宽松内衣等;⑤指导老人加强安全防护,如夜间如厕时,要注意防跌倒、坠床等	3	
M6.10	开启地灯,关闭大灯;轻步退出房间,轻手关门	1	
M7	正确处理垃圾,整理用物	2	
M8	按照《医务人员手卫生规范(WS/T 313—2019)》,认真洗手	2	
M9	记录(至少包含老人主要问题、干预措施、重要数值及效果)	4	

续表

分值:实操(85%)+主观(15%)					
评分类型 M=客观测量 J=主观评价	项目描述				分值	得分
M10	护理人员保持合适的身体姿势,注意节力原则				1	
M11	过程自然流畅,规定时间内完成所有任务				2	
J	主观评价				15	
序号	主观方面	差	一般	良好	优秀	分值
J1	职业素养	0	1	2	3	3
J2	专业素养	0	1	2	3	3
J3	沟通能力	0	1	2	3	3
J4	解决问题能力	0	1	2	3	3
J5	人文关怀能力	0	1	2	3	3
总分值					

【评价】

1.老人理解操作目的并主动配合。

2.护士操作规范、熟练,动作轻巧。

3.与老人沟通有效,彼此需要得到满足。

五、要点提示

1.操作中注意观察老人,出现劳累、气喘等特殊情况时暂停操作,服药时避免发生呛咳。

2.使用拐杖进行步行训练时要注意保护老人安全,避免跌倒。

3.照护计划要综合考量实施的先后顺序及合理性。

4.取药时,液体药量过少时可直接滴入口中。

任务二 老年护理学综合性实训二

一、学习目标

【知识目标】
1. 掌握助行器的作用及使用方法;血压的测量方法及压疮的预防与护理措施。
2. 熟悉助行器的种类及性能;高血压的护理措施;压疮的分期及临床表现。
3. 了解高血压患者的健康教育;引起老年人压疮的原因。

【技能目标】
1. 在护士的指导下,老年人能使用助行器进行活动。
2. 指导老年人及家属进行血压健康监测、适时翻身等。
3. 根据老年人的情况合理制订照护计划。

【素质目标】
1. 具有孝老精神,尊重、关爱老年人。
2. 具有良好的沟通能力、综合分析问题及处理问题的能力。
3. 具有细心、爱心、耐心、责任心。
4. 将安全照护、心理支持、人文关怀、职业安全与防护等贯穿于照护服务全过程。

二、任务导入

李奶奶,81岁,纺织厂退休工人,身高161 cm,体重71 kg,已婚,丧偶。因子女无法照料,现入住某养老机构801房间8床。老人平素喜欢看电视,喜食甜食,性格比较孤僻,脾气不好。既往有帕金森病史11年,口服抗帕金森药物治疗;高血压病史14年,口服降压药物治疗;2型糖尿病史10年,血糖控制不佳。半年前,活动时跌倒,导致右侧髋部骨折,在医院行髋关节置换手术。

目前李奶奶反应迟钝,害怕跌倒,不敢自行活动,导致日常生活不能自理,但与人交流正常,血压控制良好。现在行走、穿衣、上下床、如厕均需照顾,不能自行行走,翻身困难,不愿活动。睡眠较差,消瘦。最近,受凉后李奶奶有些发烧伴有咳嗽,每日进食量减少。

三、任务要求

根据上述案例,请确定老人目前存在的主要照护问题,制订可行的照护计划,并根据照护计划完成压疮预防与护理、血压测量、助行器使用指导的实践操作任务。

四、任务实施

【评估】

1.评估老人的精神状态、血压情况、自理能力、合作程度、营养状况等。
2.评估老人的肢体活动度、肌力、皮肤状况、大小便等。

【计划】

1.老人准备　老人了解操作的目的、方法及配合要点,能配合操作。
2.护士准备　衣帽整洁,修剪指甲,洗手,戴口罩。
3.用物准备　助行器、治疗车、水银血压计(或电子血压计)、听诊器、浴巾、毛巾、水盆、水壶(内盛热水50~60 ℃)、50%乙醇、水温计、软枕等。
4.环境准备　整洁、安静,光线充足,温湿度适宜。

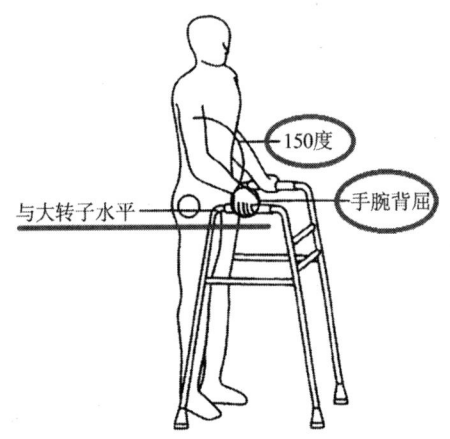

图7-2　助行器高度的确定方法

【实施】见表7-2。

表7-2　老年护理学综合性实训二操作考核评分标准

分值:实操(85%)+主观(15%)			
评分类型 M=客观测量 J=主观评价	项目描述	分值	得分
M	操作步骤	85	
M1	护理人员要求:仪表端庄,服装整洁,无长指甲,接触老人前正确洗手	1	
M2	物品准备:物品准备齐全,摆放合理	2	

续表

分值:实操(85%)+主观(15%)

评分类型 M=客观测量 J=主观评价	项目描述	分值	得分
M3	沟通:问候老人,自我介绍;使用姓名、床号和出生日期来核对老人;解释来访目的,征得老人同意后,方可实施护理;询问老人有无其他需求(如厕等)	4	
M4	压疮预防与护理		
M4.1	评估老人感受、睡眠、饮食、大小便等	0.5	
M4.2	评估老人营养状况、局部皮肤状态、躯体活动能力、全身状态,如有无水肿、大小便失禁等	1	
M4.3	了解老人的翻身情况,讲解操作的目的、方法和注意事项,以取得其配合	1	
M4.4	掀开被角,将老人左侧手臂放于枕边,右侧手臂放于胸前	1	
M4.5	在盖被下将右侧下肢搭在左侧下肢上	1	
M4.6	护理人员双手分别扶住老人的肩和髋部,使老人呈侧卧位	2	
M4.7	双手环住老人的臀部移至床中线位置,老人面部朝向护理人员(避免拖、拉、推等动作)	2	
M4.8	在老人胸前放置软枕,上侧手臂搭于软枕上,小腿中部垫软枕。保持体位稳定舒适	2	
M4.9	掀开衣被,检查背部、臀部皮肤是否完好	2	
M4.10	背臀下铺浴巾,用温热毛巾擦净背部、臀部汗渍(由腰骶部分别沿脊柱两侧螺旋形向上擦洗全背,环形擦洗臀部,擦拭后用浴巾遮盖),整理衣服撤浴巾	3	
M4.11	用软枕支撑背部,盖好被子(根据老人的情况摆成舒适体位)	1	
M4.12	整理床单位(被褥平整干燥无皱褶),必要时加床档保护	1	
M4.13	告知老人压疮的预防措施,交代注意事项	2	
M4.14	总结反馈信息	0.5	
M5	上臂式血压测量(以电子血压计为例)		
M5.1	评估老人身体状况、有无高血压史、家族史、用药及其30 min内有无剧烈活动及情绪波动情况、有无房颤史等	2	

续表

分值:实操(85%)+主观(15%)			
评分类型 M=客观测量 J=主观评价	项目描述	分值	得分
M5.2	评估老人的肢体活动情况和局部皮肤	1	
M5.3	讲解操作的目的、方法和注意事项,请勿移动手臂、手腕及身体部位等以取得老人的配合	1	
M5.4	选择适当体位,肢体放置正确,衣袖平整	1	
M5.5	确定肱动脉搏动最明显位置	1	
M5.6	系袖带正确(袖带下缘距肘窝上 2~3 cm,袖带罩上的"0"与动脉位置对齐)	3	
M5.7	松紧度以插入一指为宜	1	
M5.8	测量时手臂位置(肱动脉)与心脏要在一条水平线处	1	
M5.9	袖带要紧贴上臂,同时避免过紧、过松	2	
M5.10	按电源键启动血压计运行,注气速度适宜	1	
M5.11	正确读出测量数值(高压值、低压值、脉搏数)	3	
M5.12	取下袖带,放尽袖带内余气	1	
M5.13	告知老人数值的意义及正常血压的范围,做好解释	1	
M5.14	协助取安全、舒适体位,整理床单位	1	
M6	助行器使用指导(图 7-2)		
M6.1	评估老人患肢的情况、感受、合作程度及环境是否符合要求(地面有无水渍及油渍)	3	
M6.2	讲解操作目的、活动的益处,做好心理安慰,如有不适及时告知护理人员	2	
M6.3	检查助行器是否完好,螺丝是否有松动,支脚垫是否完好适用,高度是否合适,连接杆处有无破损、断裂、松脱,是否固定,调节的可顺性是否完好	2	
M6.4	携带助行器至床旁,边演示边讲解适用助行器的步行方法。向其说明配合要点,取得配合	1	
M6.5	演示四步法:助行器一侧向前移动一步(25~30 cm),对侧下肢抬高后迈出,落在助行器两后腿连线水平附近。然后助行器另一侧向前移动一步,迈出另一下肢。重复上述步骤前进	1	

续表

	分值:实操(85%)+主观(15%)		
评分类型 M=客观测量 J=主观评价	项目描述	分值	得分
M6.6	再次询问老人的意见,如不愿下床可做心理辅导	1	
M6.7	协助老人坐于床边,评估其上下肢肌力	3	
M6.8	助行器放于老人腿的两边,帮助老人将手扶在助行器扶手上,护理人员扶着老人腰部,同时嘱老人手撑着扶手站起	2	
M6.9	调节助行器高度,老人直立式双手握住助行器把手、肘关节屈曲15°~30°的高度	1	
M6.10	协助老人进行行走练习,行走过程中护理人员手位于后方保护,防止老人向后倾倒	3	
M6.11	练习过程中防止老人疲惫可适当休息,休息时演示三步法	1	
M6.12	演示三步法:双手同时将助行器向前移动一步(25~30 cm),患肢抬高后迈出。双手臂伸直支撑身体,迈出健侧肢体与患侧肢体平行。重复上述步骤前进	1	
M6.13	协助进行行走练习,练习过程中鼓励老人,给予肯定和表扬	3	
M6.14	协助老人坐于床边,由坐位变为平卧位	1	
M6.15	协助老人取安全、舒适体位,整理床单位	1	
M6.16	询问老人有无不适,总结练习效果反馈	1	
M7	正确处理垃圾,整理用物	2	
M8	按照《医务人员手卫生规范(WS/T 313—2019)》,认真洗手	2	
M9	记录(至少包含老人主要问题、干预措施、重要数值及效果)	4	
M10	护理人员保持合适的身体姿势,注意节力原则	1	
M11	过程自然流畅,规定时间内完成所有任务	2	
J	主观评价	15	
序号	主观方面	差	一般	良好	优秀	分值
J1	职业素养	0	1	2	3	3
J2	专业素养	0	1	2	3	3

续表

分值:实操(85%)+主观(15%)							
评分类型 M=客观测量 J=主观评价	项目描述						分值	得分
序号	主观方面	差	一般	良好	优秀	分值	
J3	沟通能力	0	1	2	3	3	
J4	解决问题能力	0	1	2	3	3	
J5	人文关怀能力	0	1	2	3	3	
总分值								

【评价】

1.老人理解操作目的并主动配合。

2.护士操作规范、熟练,动作轻巧。

3.与老人沟通有效,彼此需要得到满足。

五、要点提示

1.操作中注意观察老人情况;定时翻身,翻身时加床档保护;使用软枕保护骨隆突处,预防压疮的发生。

2.使用助行器进行训练时选择舒适的助行器,注意保护老人安全,避免跌倒,出现劳累、气喘等特殊情况时适当休息。

3.测血压时做到"四定";老人有情绪波动、剧烈活动等情况时,安静休息 30 min 后再测;偏瘫、肢体有损伤的老人测血压时选择健侧肢体。

4.照护计划要综合考量实施的先后顺序及合理性。

任务三 老年护理学综合性实训三

一、学习目标

【知识目标】

1.掌握穿脱衣训练的方法及原则;体温测量的方法;热湿敷的方法及适应证。

2.熟悉体温过高的护理措施;体温计的消毒方法及正常体温值;热湿敷的禁忌证。

3.了解体温计的种类、测量方式;老年人衣服的选择。

第七章 老年护理

【技能目标】
1. 在护士的指导下,老年人能进行穿脱衣训练。
2. 指导老年人及家属定期监测体温、热湿敷。
3. 根据老年人的情况合理制订照护计划。

【素质目标】
1. 具有孝老精神,尊重、关爱老年人。
2. 具有良好的沟通能力、综合分析问题及处理问题的能力。
3. 具有细心、爱心、耐心、责任心。
4. 将安全照护、心理支持、人文关怀、职业安全与防护等贯穿于照护服务全过程。

二、任务导入

张女士,女,73岁,身高164 cm,体重67 kg。因家人无法照料,现入住某医养结合养老院706房间1床。老人平素喜欢看电视、唱戏,性格外向,喜欢与人交流。既往患类风湿性关节炎病史多年,长期疼痛造成自身右侧穿衣功能下降,肌肉萎缩,感觉功能下降,现上肢疼痛已缓解。上午9:30张女士独自坐在凳子上发呆,请协助张女士进行穿脱衣训练以提高张女士的穿衣能力。下午14:00张女士睡午觉期间自感浑身发冷、寒颤、肌肉酸痛,请照护人员为其进行测量体温,了解体温情况。晚上20:00已到睡觉时间,由于张女士右侧下肢膝关节疼痛影响睡眠,请照护人员立刻给予热湿敷处理。

三、任务要求

根据上述案例,请确定老人目前存在的主要照护问题,制订可行的照护计划,并根据任务导入中的要求,在规定的时间进行穿脱衣训练、体温测量、热湿敷的实践操作任务。

四、任务实施

【评估】
1. 评估老人的精神状态、自理能力、发热程度、合作程度等。
2. 评估老人的肢体活动度、肌力、膝关节疼痛程度等。

【计划】
1. 老人准备 老人了解操作的目的、方法及配合要点,能配合操作。
2. 护士准备 衣帽整洁,修剪指甲,洗手,戴口罩。
3. 用物准备 手消毒液、开衫上衣1件、裤子1条、治疗车、体温表、消毒盒、75%乙醇、纱布、棉签、弯盘、毛巾或棉垫、浴巾或治疗巾、水温计、水盆、水壶(内盛热水50~60 ℃)、凡士林、热水袋、镊子2把等。
4. 环境准备 整洁、安静,光线充足,温湿度适宜。

【实施】见表 7-3。

表 7-3 老年护理学综合性实训三操作考核评分标准

分值:(85%)+主观分(15%)

评分类型 M = 客观测量 J = 主观评价	项目描述	分值	得分
M	操作步骤	85	
M1	护理人员要求:仪表端庄,服装整洁,无长指甲,接触老人前正确洗手	2	
M2	物品准备:物品准备齐全,摆放合理	2	
M3	沟通:问候老人,自我介绍;使用姓名、床号和出生日期来核对老人;解释操作目的,征得老人同意后,方可实施护理;询问老人有无其他需求(如厕等)	3	
M4	协助老人穿脱衣训练		
M4.1	评估老人的一般情况和心理情况,如病情、精神状态、睡眠、饮食、是否愿意配合等	1	
M4.2	评估老人的肢体活动度	1	
M4.3	核对解释,协助老人取合适的体位,坐位或半坐位	1	
M4.4	询问老人是否需要去卫生间	1	
M4.5	护理人员先示范穿衣,动作缓慢,确保老人能够看清楚穿衣的步骤。注意穿脱衣原则:穿衣时先穿患侧,再穿健侧;脱衣时先脱健侧,再脱患侧	3	
M4.6	指导老人自己进行穿脱衣的训练,在老人训练的过程中提供指导,尽量让老人自己穿脱衣服,并适时给予鼓励	3	
M4.7	训练完毕,根据情况帮助老人擦干汗液,饮用温度合适的水	2	
M4.8	协助老人取舒适卧位休息	1	
M4.9	整理床单位(被褥平整干燥无皱褶),必要时加床档保护	2	
M4.10	在训练过程中密切观察老人的身体情况和心理状态,如老人身体不适或不愿意配合训练,应立即暂停训练	2	
M4.11	动作轻柔,在训练过程中避免给老人造成二次伤害,预防老人跌倒或坠床	2	

第七章 老年护理

续表

分值:(85%)+主观分(15%)

评分类型 M=客观测量 J=主观评价	项目描述	分值	得分
M5	体温的测量(以腋温测量为例)		
M5.1	评估老人的一般情况和病情、老人的心理状况、合作程度等	2	
M5.2	评估老人30 min内有无影响体温测量的因素	2	
M5.3	讲解操作的目的、方法、注意事项及配合要点	1	
M5.4	为老人安置舒适的体位,确保老人情绪稳定	1	
M5.5	腋温测量法:擦干腋下汗液,将甩好的体温计放于腋窝处,紧贴皮肤,屈臂过胸夹紧体温计,测量10 min	3	
M5.6	准确记录体温值,并告知老人体温的情况	1	
M5.7	将体温计放入75%的乙醇溶液中进行浸泡消毒	2	
M5.8	整理床单位,协助老人取舒适卧位	2	
M5.9	腋窝有创伤、手术、炎症、腋下出汗多、肩关节受伤或过度消瘦者不宜测量腋温	2	
M5.10	避免影响体温测量的各种因素,测温前若有进食、冷热饮、冷热敷、沐浴、运动、坐浴、灌肠等,应休息30 min后再测量	1	
M5.11	发现体温与病情不符时,应重新测量并在床旁监测	2	
M6	热湿敷		
M6.1	评估老人一般情况和病情、心理状况、合作程度等	2	
M6.2	评估老人局部皮肤状况、有无伤口、感觉障碍及对热的耐受程度	2	
M6.3	核对解释热湿敷的目的、方法、注意事项及配合要点	2	
M6.4	协助老人排空大小便,取舒适卧位。暴露治疗部位,必要时屏风遮挡	2	
M6.5	在治疗部位下垫橡胶单及大毛巾,将凡士林涂于患处(范围略大于患处),并在其上盖一单层纱布	3	
M6.6	将敷布浸入热水中,用长钳将敷布拧至不滴水	1	
M6.7	抖开敷布,用手掌腕侧皮肤试温后折叠敷布敷于患处,上盖毛巾	2	

续表

评分类型 M=客观测量 J=主观评价	项目描述	分值	得分
分值:(85%)+主观分(15%)			
M6.8	每3~5 min更换一次敷布并及时更换盆内热水,治疗时间以15~20 min为宜	2	
M6.9	严密观察局部皮肤状况及老人反应,倾听老人的感受	2	
M6.10	治疗毕,撤去用物,用纱布擦去凡士林,轻轻擦拭热湿敷部位并协助老人取舒适卧位,整理老人床单位	3	
M6.11	整理用物,按规定消毒处理后放回原处	1	
M6.12	洗手、记录	1	
M6.13	对有伤口部位热湿敷应执行无菌操作,治疗后按外科换药法处理伤口	2	
M6.14	热湿敷过程中与老人交流并检查敷布的温度及老人皮肤颜色,每3~5 min更换一次敷布,维持适当的温度	2	
M6.15	若老人需要进行热敷的部位对压力无禁忌,可在敷布之上先放置热水袋,再盖上大毛巾,以保持温度	1	
M6.16	进行面部热湿敷时,应嘱老人在室内休息30 min后方可外出,防止感冒	1	
M7	正确处理垃圾,整理用物	2	
M8	按照《医务人员手卫生规范(WS/T 313—2019)》,认真洗手	2	
M9	记录(至少包含老人主要问题、干预措施、重要数值及效果)	4	
M10	护理人员保持合适的身体姿势,注意节力原则	1	
M11	过程自然流畅,规定时间内完成所有任务	2	
J	主观评价	15	

序号	主观方面	差	一般	良好	优秀	分值	
J1	职业素养	0	1	2	3	3	
J2	专业素养	0	1	2	3	3	
J3	沟通能力	0	1	2	3	3	

续表

评分类型 M=客观测量 J=主观评价	项目描述 分值:(85%)+主观分(15%)				分值	得分
序号	主观方面	差	一般	良好	优秀	分值
J4	解决问题能力	0	1	2	3	3
J5	人文关怀能力	0	1	2	3	3
总分值						

【评价】

1.老人理解操作目的并主动配合。

2.护士操作规范、熟练,动作轻巧。

3.与老人沟通有效,彼此需要得到满足。

五、要点提示

1.避免影响体温测量的各种因素,测温前若有进食、冷热饮、冷热敷、沐浴、运动、坐浴、灌肠等,应休息30 min后再测量;发现体温与病情不符时,应重新测量并在床旁监测。

2.热湿敷时随时与老人交流,关注老人的感受;注意敷布的温度及老人皮肤的变化,避免烫伤;有伤口的部位热湿敷应执行无菌操作。

3.老年人衣服选择棉质、宽松、款式简单舒适,上衣尽量选择开襟;偏瘫老人穿脱衣时注意穿脱衣原则:穿衣时先穿患侧,再穿健侧;脱衣时先脱健侧,再脱患侧。

4.热湿敷时若是传染性患者,应做好自我防护,使用后的物品按相关规定处理。

(豆银霞 陈梦霞 宁静 王珊珊)

第八章 健康评估

任务一 基本评估法和一般评估

一、学习目标

【知识目标】
1.掌握基本评估的方法;全身浅表淋巴结的评估方法。
2.熟悉体温计、血压计的使用。
3.了解一般状态评估的内容及指标。

【技能目标】
能熟练进行一般状态的评估和全身浅表淋巴结的评估。

【素质目标】
1.具有良好的沟通能力、综合分析问题及处理问题的能力。
2.具有细心、爱心、耐心、责任心。
3.培养尊重被评估者,认真、严谨的工作作风与合作精神。

二、任务导入

李女士,60岁。6年前因"胆囊结石、胆囊炎"行胆囊造瘘术,3个月后切除胆囊,术后胆绞痛症状消失。3年前开始出现右上腹绞痛,多于进食油腻后引起,无发热及黄疸。近2年腹痛发作频繁,偶有寒战、发热,无黄疸。半年前右上腹绞痛,伴轻度皮肤黄染,尿色深,经输液治疗后缓解。1天前突感右上腹绞痛,伴寒战、高热,体温39℃,且皮肤巩膜黄染,神志不清,急诊入院。既往无心脏、肾疾病,无肝炎或结核史。

三、任务要求

根据上述案例,请确定被评估者目前存在的主要问题,明确一般状态的评估内容有哪些?对李女士应该重点评估哪些方面?制订可行的评估计划,并根据评估计划完成实践操作任务。

四、任务实施

【评估】

基本评估法

1. 视诊　运用视觉观察被评估者全身或局部状态的评估方法。

2. 触诊

(1)浅部触诊法:将右手(亦可双手重叠)轻放腹壁上,利用掌指关节及腕关节的弹力,柔和的依次进行滑动触摸。适用于体表浅在的病变(关节、软组织、浅表动脉、静脉、神经、阴囊、精索等)的评估。浅部触诊一般不引起痛苦或痛苦较轻,因此有利于评估腹部有无压痛、抵抗感、搏动、包块和某些脏器肿大等异常。

(2)深部触诊法

1)深部滑行触诊法:嘱被评估者张口平静呼吸,评估者以并拢的示、中、环指末端逐渐压向腹后壁脏器或包块,在被触及的脏器或包块上做上下左右的滑动触摸,如为肠管或索条状包块,则应做与长轴相垂直方向的滑动触诊。此法有利于评估腹腔深部脏器和胃肠病变。

2)深压触诊法:以一个或两、三个手指,逐渐按压以明确压痛的部位,如阑尾压痛点、胆囊压痛点等。

3)双手触诊法:用两手进行触诊,右手按滑行触诊法进行,左手将被评估的部位或脏器后方托起推向右手,以便能清楚地触及评估脏器,必要时可嘱被评估者侧卧。此法常用于肾脏、脾脏、肝脏和腹腔肿物的评估。

4)冲击触诊法:用右手,以示、中、环指并拢,取 70°~90°角,放于腹壁上相应的部位,做数次急速而较有力的冲击动作,在冲击时即会触及腹腔内脏器或肿块在指端沉浮。注意此法应避免用力过猛,否则会引起被评估者不适。仅适用于大量腹水,肝、脾及腹腔肿块难以触及时。

3. 叩诊

(1)叩诊方法

1)直接叩诊法:用右手中间三指的掌面直接拍击被评估的部位,借拍击振动感来判断病变情况。

2)间接叩诊法:将左手中指第二指节紧贴于叩诊部位,勿重压,其余四指稍微抬起,以免影响被叩组织震动。以右手中指为叩诊锤,叩击左手中指第二指骨的前端。叩击方向应与被叩击部位的表面垂直,用腕关节及掌指关节的运动进行叩击(避免肘或肩关节参加),要有节奏、灵活、短促且富于弹性,叩击后右手指应立即抬起,在同一部位只需连续均匀的叩击两三下(必要时可重复),这样才能较准确判断叩诊音的性质及变化。

(2)叩诊音:辨别各种叩诊音,如清音、浊音、实音、鼓音、过清音。

4.听诊

(1)听诊法

1)间接听诊法:利用听诊器听诊。使用听诊器时,将弯曲金属管的凹面向前,将耳件放在两耳的外耳道,胸件置于听诊部位。胸件有钟型与膜型两种,钟型适于小区域评估及听取低调杂音,常用于心肺的评估;膜型适于听取深部病变及高调杂音的评估,常用于肺脏的评估。

2)直接听诊法:评估者将耳直接贴附于被评估者的体壁上进行听诊。

5.嗅诊　评估者利用嗅觉发现来自被评估者的各种气味以判断其健康状况的方法。

一般评估

1.一般情况　年龄、性别、身高、体重、体温、呼吸、脉搏、血压。

2.一般状态

(1)发育和营养状态

1)发育:通常以年龄、智力和体格成长状态之间的关系来判断(要具体描述)。判断结果以"正常"、"不正常"(包括超前或迟缓)进行记录。

2)营养状态:分为良好、中等、不良。良好者面色红润光泽,皮下脂肪丰满有弹性,肋间隙及锁骨上窝平坦,肌肉结实丰满。不良者皮肤干燥无华,弹性减退,皮下脂肪菲薄,肌肉松弛无力,双手向前平举时全部肋骨附着部均明显突出。中等介于两者之间。

(2)体位:如自动体位、被动体位、强迫体位、强迫侧卧位、强迫坐位、辗转体位、角弓反张位等。

(3)面容:健康面容、急性病容、重危病容、慢性病容、贫血面容、甲亢面容、二尖瓣面容、伤寒面容、满月面容等。

(4)表情:如安静、烦躁、愉快、痛苦、淡漠、激动、惊愕等。

(5)意识状态:如清醒、嗜睡、模糊、谵妄、昏睡、昏迷等。

(6)步态:如步态自然、蹒跚步态、慌张步态、醉酒步态等。

(7)皮肤和黏膜:弹性、湿度、出汗、颜色(发红、苍白、发绀、黄染、色素沉着或脱失)、皮疹、皮下出血(出血点、紫癜、瘀斑、血肿)、蜘蛛痣、肝掌、脱屑、瘢痕、溃疡、毛发(乌黑、斑白、毛发脱落、毛发增多、毛发分布状态)、指甲变形、皮下脂肪(菲薄、丰满、中等)、浮肿等。

淋巴结评估

依顺序评估耳前、耳后、乳突区、枕部、颌下、颏下、颈前、颈后、锁骨上窝、腋窝、滑车上、腹股沟、腘窝等部位之淋巴结。肿大时应记录部位、大小、数目、硬度、压痛、活动度、有无粘连、局部皮肤有无瘘管、疤痕、红肿、波动等。

【计划】

1.被评估者准备　取坐位或卧位,适当暴露评估部位。坐位时头稍向前倾,两手自然下垂或置于膝上,保持对称的体位,胸部肌肉放松,做平静均匀的呼吸。被评估者取卧位,应立于被评估者的右侧。

2.评估者准备　评估者的双手温暖、轻柔;必要时,可边交谈边评估,以分散被评估者的注意力,从而减轻被评估者自主性的肌紧张;手脑并用,边评估边思考。

3.用物准备　听诊器、软尺、棉签等。

4.环境准备　整洁、安静,光线充足,温湿度适宜。

【实施】　见表8-1。

表8-1　浅表淋巴结评估操作考核评分标准

分值:实操(85%)+主观(15%)

评分类型 M=客观测量 J=主观评价	项目描述	分值	得分
M	操作步骤	85	
M1	评估者准备:仪表端庄,服装整洁,指甲已修剪;光线充足,室温及手温适宜	2	
M2	物品准备:物品准备齐全,摆放合理	2	
M3	沟通:问候被评估者,自我介绍;核对被评估者;解释来访目的,征得被评估者同意后,方可实施评估;询问被评估者有无其他需求(如厕等)	4	
M4	体位:患者取坐位	2	
M5	手法:评估者以并拢的二、三、四指末端贴于皮肤表面,由下至上触诊	8	
M6	颈部淋巴结评估:评估时,嘱被评估者头稍低,或偏向评估侧,放松肌肉,有利触诊。评估者手指紧贴评估部位,由浅及深进行滑动触诊,一般顺序:耳前、耳后、乳突区、枕骨下区、颈后三角、颈前三角	10	
M7	锁骨上淋巴结评估:被评估者取坐位或仰卧位,头部稍向前屈,评估者用左手触被评估者右侧,右手触被评估者左侧,由浅部逐渐触摸至锁骨后深部	10	
M8	腋窝淋巴结评估:评估腋窝时面向被评估者,评估者应一手将被评估者前臂稍外展,以右手触诊被评估者左侧腋窝,左手评估右侧腋窝,评估腋窝两侧由浅及深至腋窝顶部	15	
M9	滑车上淋巴结:被评估者取坐位或站位,评估者以左手托扶患者前臂,以右手向滑车上由浅入深触摸分别评估两侧淋巴结	10	

分值:实操(85%)+主观(15%)			
评分类型 M=客观测量 J=主观评价	项目描述	分值	得分
M10	腹股沟淋巴结评估:被评估者平卧,评估者站在被评估者右侧,右手四指并拢,以指腹触及腹股沟,由浅及深滑动触诊,先触摸腹股沟韧带下方水平组淋巴结,再触摸腹股沟大隐静脉处的垂直组淋巴结。左右腹股沟对比评估	10	
M11	询问被评估者有无不适,总结以取得反馈	1	
M12	正确处理垃圾,整理用物	2	
M13	按照《医务人员手卫生规范(WS/T 313—2019)》,认真洗手	2	
M14	记录(包含被评估者的主要问题)	4	
M15	保持合适的身体姿势,注意节力原则	1	
M16	过程自然流畅,规定时间内完成所有任务	2	
J	主观评价	15	

序号	主观方面	差	一般	良好	优秀	分值
J1	职业素养	0	1	2	3	3
J2	专业素养	0	1	2	3	3
J3	沟通能力	0	1	2	3	3
J4	解决问题能力	0	1	2	3	3
J5	人文关怀能力	0	1	2	3	3
	总分值					

【评价】

1.被评估者理解操作的目的并主动配合。

2.评估者操作规范、熟练,动作轻巧。

3.与被评估者沟通有效,彼此需要得到满足。

五、要点提示

1.应以被评估者为中心,要关心、体贴,要有高度的责任感和良好的医德修养。

2.诊查室内必须安静、温暖,叩诊时注意对称部位的比较。听诊时,听诊器胸件在使用前应保持温暖,避免因寒冷引起肌肉震颤影响听诊。采取适宜方便的位置进行听诊,手持听诊器的体件,紧贴听诊部位,避免因摩擦而产生杂音,避免过度用力而使被评估者感到痛苦。

3.评估过程中,应注意避免交叉感染。

4.被评估者应仪表端庄,举止大方,态度诚恳和蔼。

5.评估者应站在被评估者右侧。评估前,应向患者做自我介绍,取得被评估者配合。评估结束后应对被评估者的配合与协作表示感谢。

6.评估时光线适当,室内温暖,环境安静;评估手法应规范轻柔,被评估部位暴露充分。对异性评估时应同时有两名工作人员在场。

7.在体格评估过程中,应注意左、右的对照评估。

8.应根据病情变化及时进行复查,这样才能有助于病情观察,有助于补充和修正诊断。

任务二 头部和颈部评估

一、学习目标

【知识目标】

1.掌握头部和颈部评估的方法。

2.熟悉头颈部评估的顺序、判断及记录方法。

3.了解头部和颈部评估的内容及指标。

【技能目标】

1.能熟练进行头部的评估。

2.能熟练进行甲状腺的评估。

【素质目标】

1.具有良好的沟通能力、综合分析问题及处理问题的能力。

2.具有细心、爱心、耐心、责任心。

3.培养尊重被评估者,认真、严谨的工作作风与合作精神。

二、任务导入

张女士,49岁。突眼、颈部增粗、心悸3个月。患者于2个月前因精神刺激出现心悸,活动时加重,眼睑水肿,眼球逐渐突出,颈部增粗,多食易饥,大便4~5次/天,未曾就诊。既往体健。

三、任务要求

根据上述案例,请确定被评估者目前存在的主要问题,对张女士应重点评估哪些部位?颈部评估的内容都有哪些?制订可行的评估计划,并根据评估计划完成实践操作任务。

四、任务实施

【评估】

头颈部评估

1.头部及其器官

(1)头颅:形状(正常或畸形)、大小、凹陷、肿块、不自主运动。

(2)头皮:清洁、瘢痕、压痛、头发的颜色、光泽、量及其分布。

(3)眼:眉毛(有无脱落)、眼睑(有无浮肿、下垂、闭合障碍、眼睑内翻或外翻)、眼球(有无突出、凹陷、运动障碍、斜视、震颤)、结膜(颜色、颗粒、滤泡、出血点)、巩膜(有无黄疸)、角膜(透明度、有无云翳、白斑、溃疡、新生血管翳、老人环及角膜反射等)、虹膜、瞳孔(形状、大小、两侧是否等圆、等大、对光反射、调节反射、辐辏反射)、晶体有无混浊。

(4)鼻:外形、鼻翼扇动、分泌物、中隔偏曲或穿孔、鼻窦压痛。

(5)耳:耳郭外形、外耳道分泌物或出血、溢液、乳突有无压痛、听力。

(6)口腔:口唇(颜色、干裂、疱疹、唇裂、口角糜烂)、口腔黏膜(溃疡、出血点、皮疹)、牙齿(形状异常、龋齿、义齿、齿龈红肿、溢脓、出血、铅线)、舌(颜色、舌苔厚薄及颜色、舌面乳头增生或萎缩、舌面干燥、伸舌时舌尖偏斜或震颤)、扁桃体(大小、颜色、渗出物、假膜)、咽(充血、分泌物滤泡)、口腔有无特殊的气味。

2.颈部评估

(1)颈部外形、运动、与包块的评估方法及其异常的临床意义。

(2)颈静脉怒张:正常人取立位或坐位时颈外静脉常不显露,去枕平卧时稍充盈,充盈水平仅限于锁骨上缘到下颌角距离的下 2/3 以内。如保持在 30°~45° 的半卧位时颈静脉充盈度超过正常水平或立位坐位时可见颈静脉充盈,称颈静脉怒张。

(3)颈动脉搏动:正常人颈动脉搏动仅见于剧烈活动后心搏出量增加时,且很微弱。

(4)甲状腺:甲状腺在甲状软骨下方及环状软骨两侧。见图 8-1。

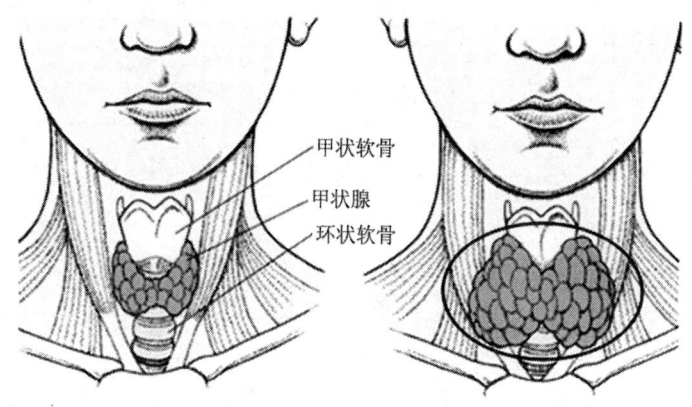

图 8-1 甲状腺评估

1) 视诊：正常时看不到且不易触及。

2) 触诊

峡部触诊法：评估者用拇指(或站于被评估者后面用示指)从胸骨上切迹向上触摸，可触到气管前软组织，判断组织有无增厚，此时请被评估者做吞咽动作，可感到此软组织在手指下滑动，判断有无增大和肿块。

前面触诊：被评估者取坐位，评估者站在被评估者前面，一手拇指施压于一叶甲状软骨，将气管推向对侧，另一手示、中指在胸锁乳突肌后缘向前推挤甲状腺侧叶，拇指在胸锁乳突肌前缘触诊，被评估者配合吞咽动作，重复进行评估，可触及被推挤的甲状腺。用同样方法评估另一侧甲状腺。注意在前位评估时，评估者拇指应交叉评估对侧，即右拇指评估左侧，左拇指评估右侧。

后面触诊：被评估者取坐位，评估者站在被评估者后面，一手示、中指施压于一叶甲状软骨，将气管推向对侧，另一手拇指在胸锁乳突肌后缘向前推挤甲状腺叶，示、中指在胸锁乳突肌前缘触诊，配合吞咽动作，重复进行评估，用同样方法评估另一侧甲状腺。

3) 听诊：当触到甲状腺肿大时，用钟型听诊器直接放到肿大的甲状腺上，如能听到低调的连续性静脉"嗡鸣"音，对诊断甲状腺功能亢进很有帮助。

(5) 气管：正常人气管居于颈前正中部。评估时被评估者取坐位或仰卧位，使颈部处于自然伸直状态，评估者面向被评估者，以示指和环指分别置于左右胸锁关节上，将中指置于胸骨上窝气管正中处，观察中指是否位于示指和环指正中央。

【计划】

1. 被评估者准备　取坐位或站立位，充分暴露被评估部位，保持肌肉放松。

2. 评估者准备　评估者的手必须温暖、轻柔；必要时，可边交谈边评估，以分散被评估者的注意力，手脑并用，边评估边思考。仪表端庄，态度认真，修剪指甲。

3. 用物准备　软尺、手电筒、棉签、压舌板等。

4. 环境准备　整洁、安静，光线充足，温湿度适宜。

【实施】见表 8-2。

表 8-2 甲状腺评估操作考核评分标准

分值:实操(85%)+主观(15%)

评分类型 M=客观测量 J=主观评价	项目描述	分值	得分
M	操作步骤	85	
M1	评估者准备:仪表端庄,服装整洁,指甲已修剪;光线充足,室温及手温适宜	2	
M2	物品准备:物品准备齐全,摆放合理	2	
M3	沟通:问候被评估者,自我介绍;核对被评估者;解释来访目的,征得被评估者同意后,方可开始评估;询问被评估者有无其他需求(如厕等)	4	
M4	体位:患者取坐位或卧位。评估者站于被评估者前面或后面	5	
M5	手法:评估者以并拢的二、三、四指末端贴于皮肤表面,进行触诊	5	
M6	峡部触诊:用拇指(或站于被评估者后面用示指)从胸骨上切迹向上触摸,可触到气管前软组织,判断组织有无增厚,此时请被评估者做吞咽动作,可感到此软组织在手指下滑动,判断有无增大和肿块	10	
M7	前面触诊:被评估者取坐位,评估者站在被评估者前面,一手拇指施压于一叶甲状软骨,将气管推向对侧,另一示、中指在胸锁乳突肌后缘向前推挤甲状腺侧叶,拇指在胸锁乳突肌前缘触诊,被评估者配合吞咽动作,重复进行评估,可触及被推挤的甲状腺。用同样方法评估另一侧甲状腺。注意在前位评估时,评估者拇指应交叉评估对侧,即右拇指评估左侧,左拇指评估右侧	20	
M8	后面触诊:被评估者取坐位,评估者站在被评估者后面,一手示、中指施压于一叶甲状软骨,将气管推向对侧,另一手拇指在胸锁乳突肌后缘向前推挤甲状腺叶,示、中指在胸锁乳突肌前缘触诊,被评估者配合吞咽动作,重复进行评估,用同样方法评估另一侧甲状腺	20	
M9	提问:甲状腺三度肿大分度	5	
M10	询问患者有无不适,总结反馈信息	1	
M11	正确处理垃圾,整理用物	2	
M12	按照《医务人员手卫生规范(WS/T 313—2019)》,认真洗手	2	

续表

分值:实操(85%)+主观(15%)

评分类型 M=客观测量 J=主观评价	项目描述			分值		得分
M13	记录(至少包含被评估者主要问题)			4		
M14	保持合适的身体姿势,注意节力原则			1		
M15	过程自然流畅,规定时间内完成所有任务			2		
J	主观评价			15		
序号	主观方面	差	一般	良好	优秀	分值
J1	职业素养	0	1	2	3	3
J2	专业素养	0	1	2	3	3
J3	沟通能力	0	1	2	3	3
J4	解决问题能力	0	1	2	3	3
J5	人文关怀能力	0	1	2	3	3
	总分值					

【评价】

1.被评估者理解操作的目的并主动配合。

2.评估者操作规范、熟练,动作轻巧。

3.与被评估者沟通有效,彼此需要得到满足。

五、注意事项

1.应以被评估者为中心,要关心、体贴,要有高度的责任感和良好的医德修养。

2.评估过程中,应注意避免交叉感染。

3.被评估者应仪表端庄,举止大方,态度诚恳和蔼。

4.评估者应站在被评估者右侧。评估前,应向患者做自我介绍,取得被评估者密切配合。评估结束应对被评估者的配合与协作表示感谢。异性检查应有两位工作人员同时在场。

5.评估时光线适当,室内温暖,环境安静;评估手法规范轻柔;被评估部位暴露充分。

6.在体格评估过程中,应注意左、右的对照评估。

7.应根据病情变化及时进行复查,这样才能有助于病情观察,有助于补充和修正诊断。

任务三 胸廓和肺部评估

一、学习目标

【知识目标】
1. 掌握胸廓和肺的视、触、叩的评估方法。
2. 熟悉胸廓及乳房的评估方法。
3. 了解胸部的体表标志、划线及分区。

【技能目标】
1. 能熟练进行肺部的评估。
2. 能正确指出胸部的体表标志、划线及分区、正常胸廓外形和呼吸运动。

【素质目标】
1. 具有良好的沟通能力、综合分析问题及处理问题的能力。
2. 具有细心、爱心、耐心、责任心。
3. 培养尊重被评估者,认真、严谨的工作作风与合作精神。

二、任务导入

吴先生,64岁。间断咳嗽、咳痰15年,加重伴呼吸困难、水肿1周。15年前开始出现咳嗽、咳痰,多于秋冬季节发作,使用抗生素及止咳化痰药物治疗有效。近2年来出现活动时气短,有时伴双下肢水肿;平时不规律口服氨茶碱和利尿剂治疗。1周前受凉后出现咳嗽、咳痰加重,为脓性痰,伴呼吸困难及下肢水肿,呼吸困难以夜间为著。吸烟30余年,平均每日1包,已戒5年。

三、任务要求

根据上述案例,请确定被评估者目前存在的主要问题,对吴先生应重点评估哪些内容?肺部评估的内容都有哪些?制订可行的评估计划,并根据评估计划完成实践操作任务。

四、任务实施

【评估】

胸部体表解剖

1. 骨骼标志 锁骨、胸骨和肋弓、胸骨(胸骨柄、胸骨体、剑突)、肩甲冈、肩胛下角、脊椎和棘突、乳头。

2.划线　前正中线、锁骨中线、腋前线、腋中线、腋后线、后正中线、肩胛线。
3.胸部分区　胸骨上窝、锁骨上窝、肩胛上区、肩胛区、肩胛下区、肩胛间区、腋窝。

胸壁、胸廓及乳房评估

1.胸壁　主要评估有无胸壁静脉曲张、皮下气肿和胸壁压痛等。
2.胸廓　能够区分正常及异常胸廓(扁平胸、桶状胸、佝偻病胸),见图8-2。

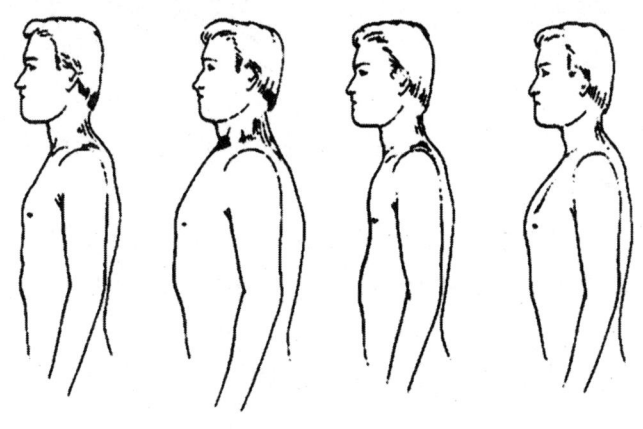

图8-2　胸廓外形图

3.乳房
(1)视诊:观察乳房发育是否正常,皮肤及乳头有无异常。
(2)触诊:注意乳房的硬度、弹性、压痛、包块,并仔细评估腋窝、锁骨上窝、颈部淋巴结是否肿大。

胸部及肺部评估内容及步骤

1.视诊
(1)认识正常的胸廓外形特征,观察脊柱、肋骨、肋间隙的情况,观察腹上角。
(2)观察正常的呼吸运动:被评估者平卧或端坐,评估者面对被评估者之前胸部,观察呼吸类型(胸式或腹式呼吸)、呼吸频率、节律及深度。正常成人16~20次/min,如超过24次为呼吸加快,小于12次为呼吸减慢。

2.触诊
(1)胸廓扩张度:将两手掌平放于前胸下部两侧,拇指沿肋缘指向剑突,拇指尖置于前正中线两侧对称部位;亦可将两手掌贴于背部肩胛下区对称部位,两手拇指在后正中线相遇,嘱被评估者做深呼吸,两手随之移动,观察两手拇指分开的距离。正常情况两侧胸廓扩张度一致。
(2)语音震颤评估:将两手掌面平放在被评估者两侧胸部的对称部位,并嘱其发出"1、2、3"等低音调,以感觉胸廓上的语颤,评估时自上而下,互相比较。

3.叩诊

(1)叩诊法练习:指指叩诊法。

(2)辨别叩诊音的变化:清音(正常肺野);浊音(肝或心脏的相对浊音界);实音(肝或心脏的绝对浊音界);鼓音(肺底鼓音区)。

(3)肺下界测定:沿锁骨中线、腋中线、肩胛线、自上而下地在肋间作中度叩诊(作叩诊板的手指应与肋间隙平行),由清音转变为浊音的部位即为肺下界。

(4)肺下界移动范围的测定。

【计划】

1.被评估者准备 取坐位或卧位,充分暴露评估部位,身体两侧保持平衡,胸部肌肉放松,呼吸平静而均匀。

2.评估者准备 评估者的手必须温暖、轻柔;必要时,可边交谈边评估,以分散被评估者的注意力,减轻被评估者的紧张情绪,手脑并用,边评估边思考。仪表端庄,态度认真,修剪指甲。

3.用物准备 直尺、标记笔等。

4.环境准备 整洁、安静,光线充足,温湿度适宜。

【实施】 见表8-3。

表8-3 胸廓和肺部评估操作考核评分标准

分值:实操(85%)+主观(15%)			
评分类型 M=客观测量 J=主观评价	项目描述	分值	得分
M	操作步骤	85	
M1	仪表端庄,服装整洁,指甲已修剪;光线充足,室温及手温适宜	2	
M2	物品准备:物品准备齐全,摆放合理	2	
M3	沟通:问候被评估者,自我介绍;核对被评估者;解释来访目的,征得被评估者同意后,方可开始评估;询问被评估者有无其他需求(如厕等)	4	
M4	体表标志:指出腋窝、锁骨上、下窝、胸骨上窝及腹上角;划分前正中线、胸骨旁线、锁骨中线、肩胛下角线	3	
M5	胸廓和胸壁:正常胸、桶状胸、扁平胸、鸡胸、肋间隙增宽、肋间隙变窄;正常呼吸频率、呼吸过速、呼吸过缓、呼吸深度变化;潮式呼吸、间停呼吸、抑制呼吸、叹息样呼吸	7	

续表

评分类型 M＝客观测量 J＝主观评价	项目描述	分值	得分
	分值:实操(85%)＋主观(15%)		
M6	乳房评估: ①体位:被评估者取坐位、站位或仰卧位,充分暴露双侧乳房、前胸、颈部,双上臂要在同一水平; ②视诊:评估者站在被评估者右侧,观察双侧乳房位置、大小、形态、对称性、有无溃疡、疤痕; ③触诊:嘱被评估者取坐位,两臂下垂,评估者将手掌和手指平放乳房上,逐渐向胸壁按压作浅部滑行触诊,先查健侧再查患侧,然后嘱被评估者双臂高举超过头部或双手叉腰再进行评估;通过乳头的水平线和垂直线将乳房分为4个象限,分别为1(内上)、2(外上)、3(内下)、4(外下)。指点正确得分。先从左侧乳房由外上象限开始,沿顺时针方向,由浅至深触摸,而后触诊乳头。右侧同法,但沿逆时针方向进行	20	
M7	前胸廓扩张度:评估者两手置于被评估者胸廓下面的前侧部,左右手拇指分别沿两侧肋缘指向剑突,拇指尖在前正中线两侧对称部位,两手掌和伸展的手指置于前侧胸壁。嘱被评估者做深呼吸运动,观察比较两手的动度是否一致,以此对比被评估者呼吸时两侧胸廓扩张度	10	
M8	胸廓扩张度:评估者将两手平置于被评估者背部,约于第10肋水平,拇指与胸中线平行,并将两侧皮肤向中线轻推,嘱被评估者做深呼吸运动,比较两手的活动度是否一致	10	
M9	语音震颤评估:评估者将左右手掌的尺侧缘或掌面轻放于被评估者两侧胸壁的对称部位,告之被评估者用同等强度轻重复轻发"yi"音,自上而下,从外到内,两手交叉评估,比较两侧对称部位语音震颤的异同,注意有无增强或减弱。说出生理性差异:前胸上部强于下部,右上胸强于左上胸,背部下部强于上部	15	
M10	询问被评估者有无不适,总结以取得反馈	1	
M11	正确处理垃圾,整理用物	2	
M12	按照《医务人员手卫生规范(WS/T 313—2019)》,认真洗手	2	
M13	记录(至少包含被评估者主要问题)	4	

续表

评分类型 M=客观测量 J=主观评价	项目描述				分值	得分
分值:实操(85%)+主观(15%)						
M14	保持合适的身体姿势,注意节力原则				1	
M15	过程自然流畅,规定时间内完成所有任务				2	
J	主观评价				15	
序号	主观方面	差	一般	良好	优秀	分值
J1	职业素养	0	1	2	3	3
J2	专业素养	0	1	2	3	3
J3	沟通能力	0	1	2	3	3
J4	解决问题能力	0	1	2	3	3
J5	人文关怀能力	0	1	2	3	3
总分值						

【评价】

1.被评估者理解操作的目的并主动配合。

2.评估者操作规范、熟练,动作轻巧。

3.与被评估者沟通有效,彼此需要得到满足。

五、要点提示

1.应以被评估者为中心,要关心、体贴,要有高度的责任感和良好的医德修养。

2.环境要安静,实施前胸叩诊时,被评估者可取仰卧位或坐位,背部叩诊时可取端坐位,头稍前倾,两手下垂或置于膝上,但不宜交叉以避免肌肉的紧张影响叩诊。

3.评估时应左右对称,按以下顺序进行:肺尖、前胸、侧胸、背部,由上方逐渐移到下方。

4.评估过程中,应注意避免交叉感染。

5.评估者应仪表端庄,举止大方,态度诚恳和蔼。

6.评估者应站在被评估者右侧。评估前,应向患者做自我介绍,取得被评估者密切配合。评估结束应对被评估者的配合与协作表示感谢。

7.评估时光线适当,室内温暖,环境安静;评估手法规范轻柔;被评估部位暴露充分,并注意保护隐私。

8.在体格评估过程中,应注意左、右的对照评估。

9.应根据病情变化及时进行复查,这样才能有助于病情观察,有助于补充和修正诊断。

任务四 心脏和血管评估

一、学习目标

【知识目标】

1.掌握心脏触诊、叩诊的内容及方法。

2.熟悉血管的评估方法。

3.了解正常心尖搏动位置、强弱、性质和范围。

【技能目标】

1.能熟练进行心脏和血管的评估。

2.能正确指出正常心尖搏动位置、强弱、性质和范围。

【素质目标】

1.具有良好的沟通能力、综合分析问题及处理问题的能力。

2.具有细心、爱心、耐心、责任心。

3.培养尊重被评估者,认真、严谨的工作作风与合作精神。

二、任务导入

文先生,70岁。发作性胸痛2年,双下肢水肿伴气短半年,喘憋1天。2年前患者劳累时突发胸痛,当地医院诊为"急性前壁心肌梗死",住院保守治疗2周。此后间断发作胸痛,多与劳累、饱餐有关,休息5 min左右可自行缓解,未予药物治疗。半年前开始无明显诱因出现双下肢水肿伴乏力、气短,夜尿3~4次,近期气短逐渐加重,夜间时有不能平卧,1天前夜间突发喘憋,大汗,咳粉红色泡沫样痰。患病以来精神、食欲欠佳,无发热,睡眠差,大便正常。既往否认糖尿病、高血压病史,无外伤、手术史,无药物过敏史,无家族疾病史。吸烟50余年,20支/天,不饮酒。

三、任务要求

根据上述案例,请确定被评估者目前存在的主要问题,对文先生应重点评估哪些部位、哪些内容?心脏评估的具体内容都有哪些?制订可行的评估计划,并根据评估计划完成实践操作任务。

四、任务实施

【评估】

1.视诊 被评估者取坐位或仰卧位,暴露心前区,面对光亮处。

(1)观察心前区有无隆起:正常对称平坦。

(2)观察心尖搏动最强点的位置和范围:正常心尖搏动点位于左侧第五肋间锁骨中线内侧0.5~1 cm处;搏动范围直径为2.0~2.5 cm。

(3)观察心前区其他部位有无搏动。

2.触诊 用全掌心、手掌尺侧或指尖触诊,触诊时压力要适当,以免影响效果。

(1)心尖搏动:互相验证视诊所见的位置,搏动的强度。

(2)触诊:各瓣膜区有无震颤及心前区有无心包摩擦感。

3.叩诊

(1)体位:取坐位或仰卧位。

(2)叩诊法:用间接叩诊法,板指应与心脏边缘平行,采取轻叩诊。

(3)叩诊顺序:心左界叩诊,先确定心尖搏动位置,在心尖搏动外1~2 cm处开始叩诊,叩出清音转变为浊音的分界点,以笔标记。自下而上叩至第二肋间止。应沿肋间隙由外向内进行叩诊。心右界叩诊,先叩出肝浊音界,在肝浊音界上一肋间进行叩诊,依次自下而上叩至第二肋间止。见图8-3。

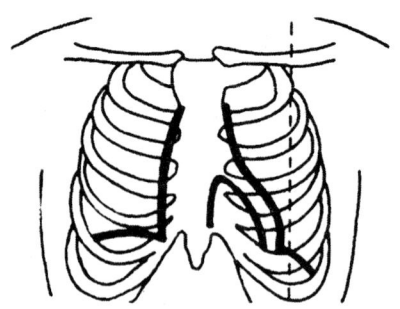

图8-3 正常成人心脏相对浊音界

(4)测量:测量锁骨中线与前正中线距离,以cm表示。见表8-4。

表8-4 正常心脏相对浊音界

心右界(cm)	肋间	心左界(cm)
2~3	Ⅱ	2~3
2~3	Ⅲ	3.5~4.5
3~4	Ⅳ	5~6
	Ⅴ	7~9

注:正常成人锁骨中线至前正中线的距离为8~10 cm

4.听诊

心脏听诊是评估心脏的重要方法,对心脏病的诊断有很大价值。听诊时,患者多取卧位或坐位。对疑有二尖瓣狭窄者,应左侧卧位进行听诊;疑有主动脉关闭不全者,宜取坐位前倾位。另外,注意不能隔衣进行听诊。

(1)心脏瓣膜听诊区:心脏各瓣膜开放或关闭时产生的声音传导至体表,听诊最清楚的部位,称瓣膜听诊区。瓣膜听诊区是根据各瓣膜产生的声音沿血流方向传导到胸壁的不同部位来确定的,因而与各瓣膜的解剖位置并不完全一致,常用的心脏瓣膜听诊区为4个瓣膜5个区。①二尖瓣区:正常在心尖部,即位于左锁骨中线内侧第5肋间处。心脏增大时,心尖发生移位时选择心尖冲动最强点为二尖瓣听诊区。②主动脉瓣区:位于胸骨右缘第2肋间隙,为主动脉第一听诊区。③主动脉第二听诊区:位于胸骨左缘第3肋间。又称Erb区,主动脉关闭不全的舒张期杂音,常在此听诊区最响亮。④肺动脉瓣区:在胸骨左缘第2肋间。⑤三尖瓣区:在胸骨下端左缘,即胸骨左缘第4、5肋间。

(2)听诊的顺序:通常从心尖区开始,按逆时针方向,即二尖瓣区、肺动脉瓣区、主动脉瓣区、主动脉瓣第二听诊区、三尖瓣区。见图8-4。

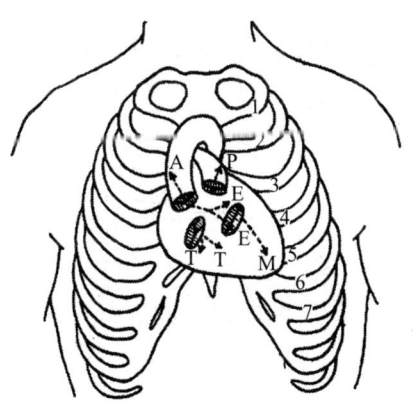

图8-4 心脏瓣膜听诊区

注:M.二尖瓣听诊区　P.肺动脉瓣听诊区　A.主动脉听诊区
　　E.主动脉瓣第二听诊区　　T.三尖瓣听诊区

(3)听诊的内容:包括心率、心律、心音、额外心音、杂音和心包摩擦音。

1)心率:指每分钟心跳的次数。正常人的心率为60~100次/min,大多数为70~80次/min。女性的心率稍快于男性,老年人稍慢,3岁以下的婴幼儿常超过100次/min。成人心率超过100次/min或婴幼儿超过150次/min者,称为窦性心动过速。成人心率低于60次/min者,称为窦性心动过缓。

2)心律:是指心脏搏动的节律。正常成人心律规整,青年和儿童心律稍有不齐,表现为吸气时心率增快,呼气时心率减慢称为窦性心律不齐,一般无临床意义。临床上最常见的心律失常为期前收缩和心房颤动。

3)心音:有4个,按其出现的先后顺序称为第一心音(S_1)、第二心音(S_2)、第三心音(S_3)和第四心音(S_4),一般听到的是S_1和S_2,在儿童和青少年时期可听到S_3,正常情况下听不到S_4,如果能听到多为病理性。

4)杂音:指除心音和额外心音之外,在心脏收缩或舒张时出现的一种具有不同频率、不同强度,持续时间较长的夹杂声音。它可与心音分开或相连续,甚至完全遮盖心音。杂音对心脏疾病的诊断具有非常重要的意义。

5)心包摩擦音:正常的心包膜表面光滑,在心包脏、壁两层之间有少量的液体起润滑作用。由于生物性或理化性因素致使心包因纤维蛋白沉积而变粗,在心脏搏动时产生摩擦,发生振动,听诊特点为音调高、音质粗糙、搔抓样、很近耳、类似纸张摩擦的声音,与心博一致。发生在收缩期与舒张期常呈来回性,与呼吸无关,屏住呼吸时摩擦音仍存在,可据此与胸膜摩擦音鉴别,常见于感染性心包炎,也可见于急性心肌梗死、尿毒症等,当心包腔有一定量积液后,摩擦音可消失。

5.血管评估

(1)脉搏触诊:一般选用桡动脉,注意其频率(以每分钟计算)、节律、强弱、紧张度,动脉管壁之弹性,有无变硬及弯曲,有无脉搏短绌、水冲脉、交替脉、奇脉。

(2)周围血管征

1)水冲脉:将被评估者手臂抬高过头并紧握其手腕掌面,脉搏如水浪冲过。

2)枪击音:将听诊器体件放在浅表大动脉(股动脉或肱动脉)处,听到"ta-ta"音。如稍加压力,可闻及收缩期和舒张期吹风样杂音。

3)毛细血管搏动征:用手指轻压被评估者指甲甲床末端,如出现红白交替的节律微血管搏动现象。

【计划】

1.被评估者准备　取坐位或仰卧位,充分暴露评估部位,保持肌肉松弛。

2.评估者准备　评估者的手必须温暖、轻柔;必要时,可边交谈边评估,以分散被评估者的注意力,手脑并用,边评估边思考。仪表端庄,态度认真,修剪指甲。

3.用物准备　直尺、标记笔等。

4.环境准备　整洁、安静,光线充足,温湿度适宜。

【实施】　见表8-5。

表8-5 心脏评估操作考核评分标准

分值:实操(85%)+主观(15%)

评分类型 M=客观测量 J=主观评价	项目描述	分值	得分
M	操作步骤	85	
M1	评估者准备:仪表端庄,服装整洁,指甲已修剪;光线充足,室温及手温适宜	2	
M2	物品准备:物品准备齐全,摆放合理	2	
M3	沟通:问候被评估者,自我介绍;核对被评估者;解释来访目的,征得被评估者同意后,方可开始评估;询问被评估者有无其他需求(如厕等)	4	
M4	体位:被评估者仰卧或坐位,正确暴露胸部,上至颈以下,下至中上腹,两侧至腋中线	2	
M5	心脏视诊:评估者站在被评估者右侧,其视线与胸部同一水平开始视诊,仔细观察心前区有无隆起及异常搏动,然后俯视整个前胸,观察心尖搏动位置与范围	8	
M6	心脏触诊:评估者与被评估者位置正确,被评估者仰卧,评估者站在被评估者右侧。评估者用右手全手掌开始评估,置被评估者心前区,然后用手掌尺侧(小鱼际)或示指、中指及环指指腹并拢同时触诊,也可用单一指腹触诊	10	
M7	心尖搏动最强点在第几肋间,在锁骨中线内侧还是外侧(正常人心尖搏动在左侧第五肋间锁骨中线内0.5~1.0 cm)	10	
M8	心脏震颤:评估者用手掌或手掌尺侧小鱼际平贴于心前区各个部位,以触有无细微的震动感 心包摩擦感触诊在心前区或胸骨左侧第3~4肋间触诊,能说出使触诊满意的条件:被评估者前倾位,收缩期,呼气末	10	
M9	评估者以左手中指的第一、二指节作为叩诊板指,平置于心前区拟叩诊的部位,板指与肋间平行,右手指自然弯曲,以中指指端叩击左手中指(板指)第二指骨的前端,叩击方向与叩诊部位的体表垂直,叩击时应以腕关节和指关节的活动为主,叩击动作要灵活、短促,富有弹性。叩击后右手中指立即抬起,在同一部位叩诊可连续2~3下。 ①心左界叩诊:心尖搏动外2~3 cm处开始叩诊,由外向内至浊音出现,逐个肋间向上,直至第2肋间; ②心右界叩诊:先叩出肝上界,然后由其上一肋间由外向内至浊音止,逐个肋间向上,直至第2肋间	20	

续表5

评分类型 M=客观测量 J=主观评价	项目描述	分值	得分
分值:实操(85%)+主观(15%)			
M10	提问:①左心室增大,心尖搏动向什么地方移位(向左、向下)?②什么是梨形心?常见于什么病变(心腰消失或膨出,见于二尖瓣狭窄)	5	
M11	询问被评估者有无不适,总结以取得反馈	1	
M12	正确处理垃圾,整理用物	2	
M13	按照《医务人员手卫生规范(WS/T 313—2019)》,认真洗手	2	
M14	记录(至少包含被评估者主要问题)	4	
M15	保持合适的身体姿势,注意节力原则	1	
M16	过程自然流畅,规定时间内完成所有任务	2	
J	主观评价	15	

序号	主观方面	差	一般	良好	优秀	分值
J1	职业素养	0	1	2	3	3
J2	专业素养	0	1	2	3	3
J3	沟通能力	0	1	2	3	3
J4	解决问题能力	0	1	2	3	3
J5	人文关怀能力	0	1	2	3	3
总分值						

【评价】

1.被评估者理解操作的目的并主动配合。

2.评估者操作规范、熟练,动作轻巧。

3.与被评估者沟通有效,彼此需要得到满足。

五、注意事项

1.应以被评估者为中心,要关心、体贴,要有高度的责任感和良好的医德修养。

2.评估过程中,应注意避免交叉感染。

3.评估者应仪表端庄,举止大方,态度诚恳和蔼。

4.评估者应站在被评估者右侧。评估前,应向患者做自我介绍,取得被评估者密切配合。评估结束应对被评估者的配合与协作表示感谢。

5.评估时光线适当,室内温暖,环境应安静;评估手法规范轻柔;被评估部位暴露充分,注意保护隐私。

6.在体格评估过程中,应注意左、右的对照评估。

7.应根据病情变化及时进行复查,这样才能有助于病情观察,有助于补充和修正诊断。

任务五 腹部评估

一、学习目标

【知识目标】

1.掌握腹部评估的内容及方法。

2.熟悉腹部的体表标志和分区。

3.了解腹部听诊的内容。

【技能目标】

1.能熟练进行腹部的触诊评估。

2.能正确指出腹部的体表标志和分区。

【素质目标】

1.具有良好的沟通能力、综合分析问题及处理问题的能力。

2.具有细心、爱心、耐心、责任心。

3.培养尊重被评估者,认真、严谨的工作作风与合作精神。

二、任务导入

韩先生,36岁。因持续腹痛3天急诊入院。3天前无明显诱因出现腹痛,以脐周为著,疼痛为钝痛,无放射,无发热,无恶心、呕吐。12 h后腹痛渐加剧,出现全腹疼痛,以右下腹为重,为绞痛,无放射,伴恶心、呕吐,发热最高达38.6 ℃。当时查血 WBC:14×10^9/L,B超未见异常。予以抗炎补液治疗。自发病以来,精神、睡眠和食欲均不好。大小便如常。体重无明显变化,无药物过敏史。

三、任务要求

根据上述案例,请确定被评估者目前存在的主要问题,对韩先生应重点评估哪些部位、哪些内容?腹部评估的具体内容都有哪些?制订可行的评估计划,并根据评估计划完成实践操作任务。

四、任务实施

【评估】

1.腹部分区

(1)四区法:用经过脐的两条交叉垂直线,将腹部分为右上腹、右下腹、左上腹、左下腹四区。

(2)九区法:采用两条水平线和两条垂直线,将腹部分为九个区。上水平线为肋弓线,即横贯第十肋骨下缘的连线,下水平线为髂棘线,即两侧髂前上棘的连线,左、右两条垂直线是在髂前上棘至腹正中线的水平线的中点上所做的垂直线。九个区即上腹部,中腹部,下腹部,左、右上腹部,左、右侧腹部及左、右下腹部。

2.视诊

(1)腹部视诊前,嘱被评估者排空膀胱,取仰卧位,充分暴露腹部。光线宜充足而柔和,以利于腹部表面的脏器轮廓、包块及蠕动波观察。评估者立于被评估者的右侧,自上而下视诊,有时为观察腹部细小隆起或蠕动波,评估者需将视线降低至腹平面,从侧面呈切线方向观察。

(2)腹部视诊内容:腹部外形,注意腹部外形是否对称,有无隆起或凹陷;注意呼吸运动是胸式还是腹式,有无腹式运动呼吸减弱或消失;注意有无腹壁静脉曲张,如有应评估血流方向;注意有无胃肠型及蠕动波。

3.触诊

触诊时,要求被评估者排尿后取仰卧位,两臂自然放于身体两侧,两腿屈曲稍分开,使腹部放松,作张口缓慢腹式呼吸。评估者立于被评估者右侧,手要温暖,动作要轻柔,一般自左下腹开始以逆时针方向评估。原则是先触健侧再触患侧。边触诊边观察被评估者的反应与表情,并与之交谈,可转移其注意力而减少腹肌紧张。腹部触诊的主要内容如下:

(1)腹壁紧张度:采用浅部触诊法,使腹壁压陷约 1 cm 进行评估。注意腹壁是否柔软,有无腹肌紧张度增加或减弱。

(2)压痛和反跳痛

1)压痛:采用深部触诊法,使腹壁压陷至少 2 cm 进行评估。如有压痛,注意其部位,并注意鉴别是腹壁还是腹腔病变引起;注意腹腔内脏器常见病变的压痛点,如 McBurney 点、胆囊压痛点等。

2)反跳痛:评估者的手指在触诊压痛处稍停片刻,使压痛感觉趋于稳定,然后将手指迅速抬起,若被评估者感觉疼痛骤然加剧,并伴有痛苦表情或呻吟,称为反跳痛。反跳痛为腹内脏器病变累及邻近壁层腹膜的标志,出现反跳痛时要注意其部位、范围,并注意有无其他腹膜刺激征。

(3) 肝脏触诊：嘱被评估者仰卧位，两膝关节屈曲，腹壁放松，并做深而均匀的腹式呼吸以使肝脏随膈肌上下移动。

1) 触诊方法

单手触诊法：较为常用，评估者将右手平放于右锁骨中线估计肝下缘的下方（根据估计肝下缘的位置，可选择从右上腹、脐右侧、右下腹开始），四指并拢，掌指关节伸直，用示指前外侧指腹触诊肝脏。深吸气时，手指向上迎触下移的肝脏；深呼气时，指端随之压向腹深部。如此反复，自下而上逐渐触向肋缘，直到触及肝缘或肋缘为止。同法在前正中线上，触诊肝左叶。触及肝者，需分别测量和记录在右锁骨中线及前正中线上，肝缘至肋缘或剑突根部的距离（厘米）。

双手触诊法：评估者右手位置同单手法，同时左手置于被评估者右腰部。触诊时，左手向上托起，使肝下缘紧贴前腹壁，并限制右下胸扩张，以增加膈肌下移的幅度，使吸气时下移的肝更易于被触及。

2) 肝触诊评估内容

大小：正常成人肝脏，一般在肋缘下触不到，少数可触及，但应在 1 cm 以内。剑突下可触及者，多在 3 cm 以内。肝下缘超过上述标准，如肝上界正常或升高，提示肝大。

质地：肝质地分为质软、质韧和质硬三级。Ⅰ度，质软如触口唇；Ⅱ度，质韧如触鼻尖；Ⅲ度，质硬如触前额。

表面及边缘：正常肝表面光滑，边缘整齐、厚薄一致。

压痛：正常肝无压痛。

(4) 脾脏触诊：根据脾大的情况不同，可采用单手或双手触诊。明显脾大且位置较表浅时，单手触诊轻用力即可触及。轻度脾大，位置较深时，则需采用双手触诊法。被评估者仰卧，双腿稍屈曲，评估者位于被评估者右侧，左手掌置于左胸下部第 9~11 肋处，将脾脏由后向前托起。右手掌平放于脐部，与肋弓大致呈垂直方向，同触诊肝脏一样，配合呼吸，直至触到脾缘或左肋缘为止。轻度脾大而仰卧位不易触及时，可嘱被评估者取右侧卧位，右下肢伸直，左下肢屈曲、屈膝，此时采用双手触诊法较易触。触到脾脏后，应注意大小、质地、表面情况、有无压痛及摩擦感等。

(5) 胆囊触诊：正常情况下，胆囊隐藏于肝下面的胆囊窝内，不能被触及。胆囊肥大时，可超出肝缘及肋缘而在右肋下腹直肌外缘处触及。胆囊触诊可采用单手滑行触诊法或钩指触诊法。肿大的胆囊一般呈梨形或卵圆形，张力较高，随呼吸而上下移动。急性胆囊炎早期，胆囊肥大不明显而未达肋缘以下者，则不能触及胆囊，但此时可探及胆囊触痛。方法为评估者将左手掌平放于被评估者的右胸下部，拇指指腹勾压于胆囊点处，嘱其缓慢深吸气。在吸气过程中，有炎症的胆囊下移时碰到用力按压的拇指，即可引起疼痛或因剧烈疼痛而突然屏气，称为 Murphy 征阳性（胆囊触痛征）。

(6) 膀胱触诊：正常膀胱空虚时隐于盆腔内，不易触及。只有在膀胱积尿充盈增大时，方可越过耻骨联合上缘在下腹部触及。膀胱触诊多采用单手滑动触诊法，被评估者仰卧,双下肢屈曲,评估者以右手自脐开始向耻骨联合方向触摸。膀胱增大多由尿液潴留所致,触之呈扁圆形或圆形,有囊性感,不能用手推移,按压时有憋胀感及尿意,排尿或导尿后缩小或消失,借此可与妊娠子宫、卵巢囊肿等其他肿物鉴别。

(7)肾脏触诊:评估时宜采用双手触诊法。被评估者可采用仰卧位或立位。正常人的肾一般不易触及,如触及肾应注意其大小、形状、质地、表面状况。当肾或尿路有炎症时,要评估相应部位的压痛点:季肋点、上输尿管点、中输尿管点、肋脊点和肋腰点。

(8)腹部肿块触诊:评估时宜采用深部滑行触诊法。如腹部触及肿块,应注意其部位、大小、形状、质地、压痛、活动度、搏动、与邻近器官的关系。

4.叩诊

(1)肝浊音界:沿右锁骨中线自第2肋间向下逐一肋间叩诊,至叩诊音由清音变为相对浊音的肋间为肝上界。正常肝上界在第五肋间,肝下界叩诊不如触诊准确,常以触诊为主,也可两者互相配合引证。如触及肝下缘时,记录肝上缘至下缘之距离(厘米)。并评估有无肝区叩击痛。

(2)移动性浊音:如腹内有中等量腹水时,被评估者取侧卧位,则下侧腹部呈浊音,上侧腹部呈鼓音,转向另一侧卧位时,原浊音与鼓音区随体位转变而发生移动。

5.听诊

(1)肠鸣音:用听诊器置于脐周,听诊1分钟,以次/分记录,并判断肠鸣有无增强,减弱或消失。

(2)振水音:被评估者仰卧位,将听诊器放在上腹部,评估者用稍弯曲之手指在被评估者上腹部作连续迅速的冲击动作,如胃内有液体存在,可听到振水音。

6.腹围 以软尺,通过脐围绕腹部一周测量,以厘米记录。

【计划】

1.被评估者准备 取仰卧位,两腿屈曲,避免腹肌紧张;嘱患者做缓慢腹式呼吸,腹部肌肉松弛。

2.评估者准备 评估者的手必须温暖、轻柔;必要时,可边交谈边评估,以分散被评估者的注意力,手脑并用,边评估边思考。仪表端庄,态度认真,修剪指甲。

3.用物准备 听诊器、皮尺、标记笔、直尺等。

4.环境准备 整洁、安静,光线充足,温湿度适宜。

【实施】 见表8-6。

表8-6 腹部评估操作考核评分标准

分值:实操(85%)+主观(15%)

评分类型 M=客观测量 J=主观评价	项目描述	分值	得分
M	操作步骤	85	
M1	评估者准备:仪表端庄,服装整洁,指甲已修剪;光线充足,室温及手温适宜	2	
M2	物品准备:物品准备齐全,摆放合理	2	
M3	沟通:问候被评估者,自我介绍;核对被评估者;解释来访目的,征得被评估者同意后,方可开始评估;询问被评估者有无其他需求(如厕等)	4	
M4	体位:被评估者仰卧或坐位,正确暴露胸部,上至颈以下,下至中上腹,两侧至腋中线	2	
M5	被评估者排尿后低枕仰卧位,两臂自然放于身体两侧,两腿屈曲稍分开,使腹部放松,作张口缓慢腹式呼吸。评估者立于被评估者右侧,手要温暖,动作要轻柔,一般自左下腹开始以逆时针方向评估。原则是先触健侧再触患侧。边触诊边观察被评估者的反应与表情,并与之交谈,可转移其注意力而减少腹肌紧张。触诊腹壁紧张度、压痛、反跳痛	9	
M6	肝脏触诊:嘱被评估者仰卧位,两膝关节屈曲,腹壁放松,并做深而均匀的腹式呼吸以使肝脏随膈肌上下移动。①单手触诊法:评估者将右手平放于右锁骨中线估计肝下缘的下方(根据估计肝下缘的位置,可选择从右上腹、脐右侧、右下腹开始),四指并拢,掌指关节伸直,用示指前外侧指腹触诊肝脏。②双手触诊法:评估者右手位置同单手法,同时左手置于被评估者右腰部。触诊时,左手向上托起,使肝下缘紧贴前腹壁,并限制右下胸扩张,以增加膈肌下移的幅度。触诊内容:大小、质地、表面及边缘、压痛	20	
M7	脾脏触诊:被评估者仰卧,双腿稍屈曲,评估者位于被评估者右侧,左手掌置于左胸下部第9~11肋处,将脾脏由后向前托起。右手掌平放于脐部,与肋弓大致呈垂直方向,同触诊肝脏一样,配合呼吸,直至触到脾缘或左肋缘为止。触到脾脏后,应注意大小、质地、表面情况、有无压痛及摩擦感等	10	

续表6

分值:实操(85%)+主观(15%)			
评分类型 M = 客观测量 J = 主观评价	项目描述	分值	得分
M8	胆囊触诊:评估者将左手掌平放于被评估者的右胸下部,拇指指腹勾压于胆囊点处,嘱其缓慢深吸气。在吸气过程中,有炎症的胆囊下移时碰到用力按压的拇指,即可引起疼痛或因剧烈疼痛而突然屏气,称为 Murphy 征阳性(胆囊触痛征)	10	
M9	移动性浊音:嘱被评估者仰卧,暴露腹部,两腿稍屈并微分开立于评估床上,评估者立于被评估者右侧。采用间接叩诊法(方法、力量、次数)。先从脐部开始,顺势在脐平面向左叩诊,如叩诊音变为浊音,叩诊板指固定,嘱右侧卧位重新叩诊该部位,听取音响有无改变。再向右侧移动叩诊,直达浊音区,板指固定,嘱左侧卧位,重新叩诊,听取音响有无改变	10	
M10	提问:①出现移动性浊音的临床意义;②阑尾压痛的临床意义	5	
M11	询问被评估者有无不适,总结以取得反馈	1	
M12	正确处理垃圾,整理用物	2	
M13	按照《医务人员手卫生规范(WS/T 313—2019)》,认真洗手	2	
M14	记录(至少包含被评估者主要问题)	4	
M15	保持合适的身体姿势,注意节力原则	1	
M16	过程自然流畅,规定时间内完成所有任务	2	
J	主观评价	15	

序号	主观方面	差	一般	良好	优秀	分值
J1	职业素养	0	1	2	3	3
J2	专业素养	0	1	2	3	3
J3	沟通能力	0	1	2	3	3
J4	解决问题能力	0	1	2	3	3
J5	人文关怀能力	0	1	2	3	3
总分值						

【评价】
1. 被评估者理解操作的目的并主动配合。
2. 评估者操作规范、熟练,动作轻巧。
3. 与被评估者沟通有效,彼此需要得到满足。

五、注意事项

1. 应以被评估者为中心,要关心、体贴,要有高度的责任感和良好的医德修养。
2. 评估过程中,应注意避免交叉感染。
3. 评估者应仪表端庄,举止大方,态度诚恳和蔼。
4. 评估者应站在被评估者右侧。评估前,应向患者做自我介绍,取得被评估者密切配合。评估结束应对被评估者的配合与协作表示感谢。
5. 评估时光线适当,室内温暖,环境安静;评估手法规范轻柔;被评估部位暴露充分,注意保护隐私。
6. 在体格评估过程中,应注意左、右的对照评估。
7. 应根据病情变化及时进行复查,这样才能有助于病情观察,有助于补充和修正诊断。

任务六　脊柱、四肢和神经系统评估

一、学习目标

【知识目标】
1. 掌握脊柱活动度、脊柱压痛和叩击痛的评估方法及其临床意义。
2. 熟悉脊柱、四肢评估的一般顺序、基本方法、各项评估内容的正常状态、常见阳性体征和临床意义。
3. 了解脊柱、四肢评估的注意事项。

【技能目标】
1. 能熟练进行神经系统评估。
2. 学会运用规范的手法对患者进行系统的评估,能识别阳性体征并分析其临床意义。

【素质目标】
1. 具有良好的沟通能力、综合分析问题及处理问题的能力。
2. 具有细心、爱心、耐心、责任心。
3. 具有尊重患者、爱护患者、保护患者隐私意识;具有良好的沟通能力与团结协作的意识及临床逻辑思维能力,培养敬业精神和伦理道德行为。

二、任务导入

孙先生,68岁。退休工人。突发右侧肢体无力伴麻木2 h。患者今晨排便时用力屏气数次后感一阵麻木,自右侧头面部放射扩散至右半身和右侧肢体。数分钟后感到头昏,右手不灵活,无法折叠手纸。站起时右下肢开步无力,行走拖步,站立摇晃,行动踉跄,扶墙走回床平卧。3 h后有头痛,右上肢上举困难,无法下床。急送入医院。既往近20年有高血压史,一直用复方降压片治疗,血压有波动,最高时达155/94 mmHg。无糖尿病、关节病、慢性腹泻、水肿和心脏疾病史,无药物过敏史。个人史:已婚,老伴健在。无冶游史。从未去过农牧区。家族史:父有高血压。

三、任务要求

根据上述案例,请确定被评估者目前存在的主要问题,对孙先生应重点评估哪些部位、哪些内容?神经系统评估的具体内容都有哪些?制订可行的评估计划,并根据评估计划完成实践操作任务。

四、任务实施

【评估】

脊柱评估

1.脊柱弯曲度

(1)评估方法:被评估者坐位或直立位,双臂自然下垂,以手指沿脊柱以适当的压力自上而下划,至皮肤呈一道红色充血线,以此观察脊柱有无畸形。

(2)脊柱有生理弯曲及病理弯曲:病理弯曲包括脊柱后凸、脊柱前凸、脊柱侧凸。

2.脊柱活动度 评估者嘱被评估者做前屈、后伸、侧弯及旋转动作,即可观察到脊柱活动度有无异常。

3.脊柱压痛及叩击痛

(1)压痛:被评估者取端坐位,身体稍前倾。评估者以右手拇指自上而下逐个按压棘突及椎旁肌肉。

(2)叩击痛:有直接叩击法及间接叩击法。

四肢评估

1.形态异常 匙状指、杵状指、指关节变形、腕关节变形、膝关节变形、膝内、外翻畸形、足内、外翻畸形、肌肉萎缩、下肢静脉曲张。见图8-5。

2.运动功能障碍 嘱被评估者做主动或被动运动,观察各关节的活动幅度。常见的运动功能障碍有神经肌肉的损害及关节损害。

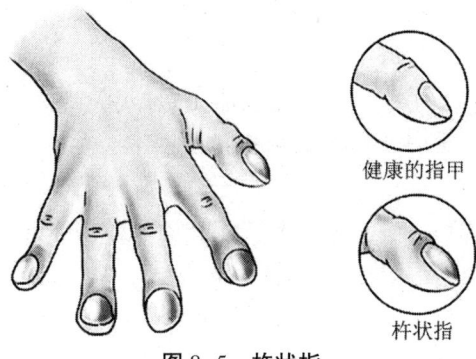

图 8-5 杵状指

神经反射评估

神经反射是神经系统活动的一个基本形式。评估各种反射,有助于发现神经系统的病变和判断其损害的部位和障碍程度。有些反射在正常人身上可以引出来,叫作生理反射,如出现异常反射叫作病理反射。

1.肌力　分6级。

0级　完全瘫痪。

1级　可见肌肉收缩,但无肢体运动。

2级　有肢体运动,但不能克服地心引力。即肢体能在床上轻微移动,不能离开床面。

3级　能克服地心引力而自主运动。即肢体能抬离床面,但不能抵抗阻力。

4级　能做抵抗阻力的运动,但肌力弱。

5级　正常肌力。

2.神经反射

(1)浅反射

1)角膜反射:嘱被评估者睁眼并向内上方注视,用棉花轻触角膜,则引起被评估者眼睑闭合(直接角膜反射),刺激后对侧的眼睑也会闭合(间接角膜反射)。

2)腹壁反射:嘱被评估者取仰卧位,使腹壁放松、用较尖锐的器具在腹壁上由外向内轻划,可看到该处腹肌收缩。见图8-6。

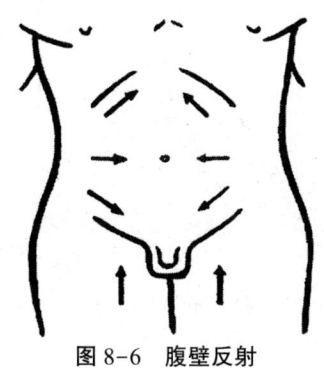

图 8-6 腹壁反射

3)提睾反射:用叩诊锤柄或竹签轻划(由下向上)男性被评估者大腿上部内侧皮肤时,则同侧睾丸上提。

4)跖反射:嘱被评估者仰卧位,两下肢伸直,用钝头竹签由后向前划足底外侧至小趾掌关节处再转向拇趾侧,刺激后足趾向跖面屈曲。

(2)深反射

1)肱二头肌反射(颈5~6):被评估者上肢肘关节处稍屈曲状,评估者用左手托住被检查者的肘关节,将左手大拇指放在肱二头肌腱上,右手持叩诊锤叩击拇指时,引起前臂屈曲。见图8-7。

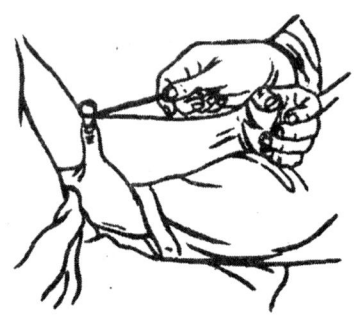

图8-7 肱二头肌反射

2)肱三头肌反射(颈7~8):被评估者上肢肘关节处呈屈曲状,评估者用一手托住前臂及肘关节,用另一手持叩诊锤叩击尺骨鹰嘴上方三头肌腱附着部,表现为前臂伸展。

3)膝腱反射(腰2~4):被评估者取坐位,两小腿自然下垂;取卧位时,膝关节稍屈曲,评估者用手托住膝部,叩击髌骨下方股四头肌肌腱,引起小腿伸展。

4)跟腱反射(腰5,骶1~2):被评估者取仰卧位,髋关节及膝关节稍屈曲,下肢外旋外展位,评估者一手将其足部背屈成直角,另一手持叩诊锤叩击跟腱,刺激后腓肠肌收缩,足向跖面屈曲。

(3)病理反射

1)巴宾斯基征:用钝尖物由足跟开始沿足底外侧面向前轻划,至小趾处再移向内侧,正常时可引起拇趾及其他四趾屈曲,如表现趾背屈,其他四趾扇形分开,则为巴宾斯基征阳性。见图8-8。

2)查多克征:用钝头竹签划外踝下方及足背外缘,阳性表现同巴宾斯基征。

3)奥本汉姆征:用拇指和示指沿被评估者胫骨前缘由上向下用力滑压,阳性表现同巴宾斯基征。

4)戈登征:用一定力量挤压被评估者的腓肠肌,阳性表现同巴宾斯基征。

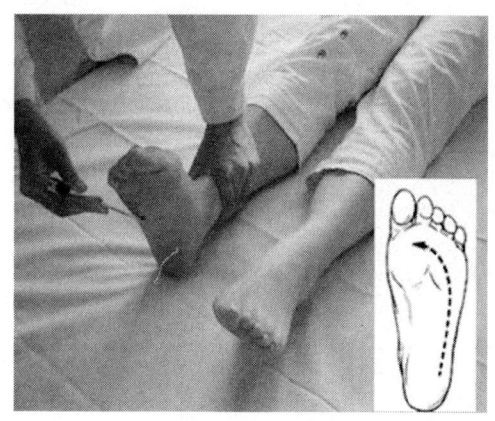

图 8-8 巴宾斯基征

(4)脑膜刺激征

1)颈强直:被动屈颈时有明显抵抗者称颈强直。

2)凯尔尼格征:嘱被评估者仰卧位,先将髋关节屈曲成直角,然后用手抬高小腿,如在 135°角内出现抵抗及沿坐骨神经发生疼痛者为阳性。

3)布鲁津斯基征:嘱被评估者仰卧,两下肢自然伸直,用手抬起患者头部屈颈时,双下肢出现屈曲者为阳性。

【计划】

1.被评估者准备　取仰卧位,充分暴露评估部位,保持肌肉放松,需要时保暖。

2.评估者准备　评估者的手必须温暖、轻柔;必要时,可边交谈边评估,以分散被评估者的注意力,手脑并用,边评估边思考。仪表端庄,态度认真,修剪指甲。

3.用物准备　叩诊锤、棉签等。

4.环境准备　整洁、安静,光线充足,温湿度适宜。

【实施】　见表 8-7。

表 8-7 脊柱、四肢和神经系统评估操作考核评分标准

分值:实操(85%)+主观(15%)			
评分类型 M=客观测量 J=主观评价	项目描述	分值	得分
M	操作步骤	85	
M1	评估者准备:仪表端庄,服装整洁,指甲修剪;光线充足,室温及手温适宜	2	
M2	物品准:物品准备齐全,摆放合理	2	

续表

评分类型 M=客观测量 J=主观评价	项目描述	分值	得分
	分值:实操(85%)+主观(15%)		
M3	沟通:问候被评估者,自我介绍;核对被评估者;解释来访目的,征得被评估者同意后,方可开始评估;询问被评估者有无其他需求(如厕等)	5	
M4	腹壁反射:被评估者仰卧,下肢稍屈曲,使腹壁松弛,然后用钝头竹签分别沿肋缘下、平脐及腹股沟上的平行方向,由外向内轻划腹壁皮肤,左右均做。正常反应是局部腹肌收缩	8	
M5	肱二头肌反射:被评估者站位或坐位,前臂屈曲90°,评估者以左拇指置于被评估者肘部肱二头肌腱上,然后右手持叩诊锤叩左拇指指甲,可使肱二头肌收缩,引出屈肘动作	8	
M6	膝反射:坐位评估时,被评估者小腿完全松弛下垂(仰卧位评估时,被评估者仰卧,评估者以左手托起其膝关节使之屈曲约120°),右手持叩诊锤叩膝盖髌骨下方股四头肌腱,可引出小腿伸展	8	
M7	巴宾斯基征:用钝头竹签沿患者足底外侧缘,由后向前划至小趾跟部并转向内侧,阳性反应为踇趾背伸,其余四趾呈扇形展开	8	
M8	奥本汉姆征:被评估者仰卧位,双下肢伸直,评估者用拇指及示指沿被评估者胫骨前缘用力由上向下滑压,阳性表现同巴宾斯基征	7	
M9	戈登征:被评估者仰卧位,双下肢伸直,评估时用手以一定力量捏压被评估者腓肠肌中部,阳性表现同巴宾斯基征	4	
M10	查多克征:被评估者仰卧位,双下肢伸直,用钝头竹签划外踝下方及足背外缘,阳性表现同巴宾斯基征	4	
M11	脑膜刺激征: ①颈强直:被评估者仰卧,颈部放松,评估者左手托被评估者枕部,右手置于前胸上部,以左手力量托起枕部作屈颈动作评估; ②Kernig征:被评估者仰卧位,评估者抬起被评估者一侧下肢,使髋关节屈成直角后,当膝关节也在近乎直角状态时,评估者左手按住其膝关节,右手将被评估者小腿抬高至伸膝,正常人膝关节可伸达135°以上,若伸膝受阻,屈肌痉挛或疼痛为阳性; ③Brudzinski征:被评估者仰卧,双下肢伸直,评估者右手按于被评估者胸前,左手托起其枕部,作头部前屈动作时,观察髋关节、膝关节是否会有屈曲状	12	

续表

分值:实操(85%)+主观(15%)					
评分类型 M=客观测量 J=主观评价	项目描述			分值	得分
M12	提问:①正常成人脊柱有哪几个生理弯曲;其凸起方向如何;②脑膜刺激征的临床意义			5	
M13	询问被评估者有无不适,总结以取得反馈			1	
M14	正确处理垃圾,整理用物			2	
M15	按照《医务人员手卫生规范(WS/T 313—2019)》,认真洗手			2	
M16	记录(至少包含被评估者主要问题)			4	
M17	保持合适的身体姿势,注意节力原则			1	
M18	过程自然流畅,规定时间内完成所有任务			2	
J	主观评价			15	
序号	主观方面	差	一般	良好	优秀	分值
J1	职业素养	0	1	2	3	3
J2	专业素养	0	1	2	3	3
J3	沟通能力	0	1	2	3	3
J4	解决问题能力	0	1	2	3	3
J5	人文关怀能力	0	1	2	3	3
	总分值					

【评价】

1.被评估者理解操作的目的并主动配合。

2.评估者操作规范、熟练,动作轻巧。

3.与被评估者沟通有效,彼此需要得到满足。

五、注意事项

1.应以被评估者为中心,要关心、体贴,要有高度的责任感和良好的医德修养。

2.评估过程中,应注意避免交叉感染。

3.评估者应仪表端庄,举止大方,态度诚恳和蔼。

4.评估者应站在被评估者右侧。评估前,应向患者做自我介绍,取得被评估者密切配合。评估结束应对被评估者的配合与协作表示感谢。

5.评估时光线适当,室内温暖,环境安静;评估手法规范轻柔;被评估部位暴露充分。

6.在体格评估过程中,应注意左、右的对照评估。

7.应根据病情变化及时进行复查,这样才能有助于病情观察,有助于补充和修正诊断。

任务七 心电图描记

一、学习目标

【知识目标】

1.掌握连接心电图各导联的方法。

2.熟悉心电图各波、段和间期。

3.了解心率的计算方法。

【技能目标】

1.能够正确连接心电图各导联。

2.能够规范描记心电图。

3.能够准确测量心电图各波、段和间期。

【素质目标】

1.具有良好的沟通能力、综合分析问题及处理问题的能力。

2.具有细心、爱心、耐心、责任心。

3.具有尊重患者、爱护患者、保护患者隐私意识;具有良好的沟通能力与团结协作的意识及临床逻辑思维能力,培养敬业精神和伦理道德行为。

二、任务导入

刘先生,60岁。阵发性胸痛1个月,再发3 h来急诊。患者2个月前出现活动后心前区压榨样疼痛,放散至左肩部,伴出汗,持续15余分钟后自行好转,未予诊治。5 h前上楼时再发心前区疼痛,有压迫感。伴胸闷、大汗、恶心、呕吐,被家人送来急诊。患病以来无咯血,大、小便正常。有冠心病家族史。无糖尿病、高血压病史,无药物过敏史,吸烟30年,20支/天,少量饮酒。

三、任务要求

根据上述案例,请确定被评估者目前存在的主要问题,对刘先生应重点评估哪些部位、哪些内容？心电图描记的具体步骤是什么？制订可行的评估计划，并根据评估计划完成实践操作任务。

四、任务实施

【评估】

评估方法

1.被评估者准备　被评估者取平卧位，暴露电极安放部位，取下金属饰品及手表，呼吸平稳，肌肉放松，避免躯体与四肢移动或接触铁床。

2.安置导联　在被评估者两上肢腕关节上方屈侧和两下肢内踝上用布擦净皮肤后涂导电糊，也可涂乙醇盐水，电极板紧贴皮肤并固定，保持松紧适度。分别将红、黄、绿、黑颜色标记的导线与右上肢、左上肢、左下肢、右下肢各部位的电极板连接。胸部按 $C_1 \sim C_6$ 标记或红、黄、绿、褐、黑、紫颜色标记的导线分别安置在 $V_1 \sim V_6$ 相应部位。具体连接位置如下：V_1 为胸骨右缘第4肋间；V_2 为胸骨左缘第4肋间；V_3 位于 V_2 与 V_4 连线的中点；V_4 为左侧锁骨中线与第5肋间相交处；V_5 为左侧腋前线，与 V_4 在同一水平线上；V_6 为左侧腋中线，与 V_4 在同一水平线上。

3.描记前准备　接通心电图机电源和地线（使用蓄电池或充电源时可不用地线），开启心电图机电源开关，将描记笔调至记录纸中间，调节灵敏度控制器及抗干扰开关，设定常规走纸速度25 mm/s，标准电压为1 mV=10 mm。记录心电图按导联选择键，依次记录Ⅰ、Ⅱ、Ⅲ、aVR、aVL、aVF、$V_1 \sim V_6$ 导联或同步记录12个导联中某几个导联的心电图。一般各导联记录3~5个心动周期即可。描记完毕将导联选择开关回至"0"点，关闭电源开关，并将被评估者局部皮肤擦拭干净，帮助被评估者整衣下床。取下描记好的心电图纸，在心电图纸上标明被评估者的姓名、性别、年龄、科别、床号、描记日期、时间及各导联名称。

心电图的分析程序

分析心电图前应详细评估所录图形有无技术性错误，电压高度是否合适，然后仔细观察每一导联随意的图形并做下列的分析：

1.心律　先看有无P波，有无R波，再评估P-R间期，P-P或R-R间期是否规则，P波与QRS波的方向及其关系是否正常，以决定为何种心律。

2.心率

$$HR = \frac{60}{P\text{-}P 或 R\text{-}R 间期}$$

3.P-R间期的时限。

4.QRS综合波的时限。

5.Q-T间期的时限。

6.评估心电图中各部的变化　①P、QRS 及 T 波振幅方向是否正常,形状有否特殊,时限是否延长;②S-T 段是否偏移(向上、向下);③评估各导联中有无其他的特殊改变。

7.综合以上所得结论(应结合临床情况)做出心电图诊断。心电图纸上下距离代表电压,当输入定准电压为 1 mV 使曲线移位 10 mm 时,每小格(1 mm)为 0.1 毫伏(mV)。横距代表时间,当心电图纸移动的速度为每秒 25 mm 时,每一小格(1 mm)为 0.04 s(以上标准电压及走纸速度可按实际需要作适当高速,故每次评估应先行定标)。见图 8-9。

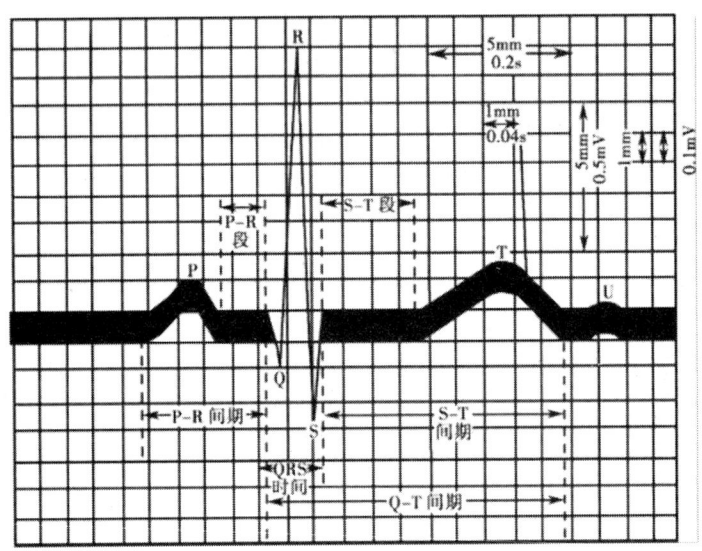

图 8-9　电压和时间的测量

【计划】

1.被评估者准备　取仰卧位,充分暴露评估部位,保持肌肉放松。

2.评估者准备　评估者的手必须温暖、轻柔;必要时,可边交谈边评估,以分散被评估者的注意力,手脑并用,边评估边思考。仪表端庄,态度认真,修剪指甲。

3.用物准备　心电图机、75%酒精、棉球、分规、血管钳、酒精缸等。

4.环境准备　整洁、安静,光线充足,温湿度适宜。

【实施】 见表8-8。

表8-8 心电图描记操作考核评分标准

分值:实操(85%)+主观(15%)

评分类型 M=客观测量 J=主观评价	项目描述	分值	得分
M	操作步骤	85	
M1	仪表端庄,服装整洁,指甲修剪;光线充足,室温及手温适宜	2	
M2	物品准备齐全:物品准备齐全,摆放合理	2	
M3	沟通:问候被评估者,自我介绍;核对被评估者;解释来访目的,征得被评估者同意后,方可开始评估;询问被评估者有无其他需求(如厕等)	4	
M4	要求:被评估者取平卧位,暴露电极安放部位,取下金属饰品及手表,呼吸平稳,肌肉放松,避免躯体与四肢移动或接触铁床	3	
M5	调试心电图机:接通电源,开启心电图机电源开关,调节灵敏度控制器及抗干扰开关,设定常规走纸速度25 mm/s,标准电压为1 mV=10 mm	4	
M6	导联连接:安置导联在被评估者两上肢腕关节上方屈侧和两下肢内踝上布擦净皮肤后涂导电糊,也可涂乙醇盐水,电极板紧贴皮肤并固定,保持松紧适度。分别将红、黄、绿、黑颜色标记的导线与右上肢、左上肢、左下肢、右下肢各部位的电极板连接。胸部按$C_1 \sim C_6$标记或红黄绿棕黑紫颜色标记的导线分别安置在$V_1 \sim V_6$相应部位(V_1为胸骨右缘第4肋间;V_2为胸骨左缘第4肋间;V_3位于V_2与V_4连线的中点;V_4为左侧锁骨中线与第5肋间相交处;V_5为左侧腋前线,与V_4在同一水平线上;V_6为左侧腋中线,与V_4在同一水平线上)	12	
M7	描记录心电图:按导联选择键,依次记录Ⅰ、Ⅱ、Ⅲ、aVR、aVL、aVF、$V_1 \sim V_6$导联或同步记录12个导联中某几个导联的心电图。一般各导联记录3~5个心动周期即可	4	
M8	整理用物:描记完毕关闭电源开关,并将被评估者局部皮肤擦拭干净,帮助被评估者整衣下床	4	
M9	记录:在心电图纸上标明被评估者的姓名、性别、年龄、科别、床号、描记日期、时间	4	

续表

分值:实操(85%)+主观(15%)						
评分类型 M=客观测量 J=主观评价	项目描述				分值	得分
M10	分析心电图前应详细分析所描记图形有无技术性错误,电压高度是否合适				4	
M11	命名各波型:P波、P-R间期、QRS波、S-T段、T波、Q-T间期、U波。判断心律是否规整				4	
M12	测算心率:HR=60/P-R或R-R				5	
M13	询问被评估者有无不适,总结以取得反馈				1	
M14	正确处理垃圾,整理用物				2	
M15	按照《医务人员手卫生规范(WS/T 313—2019)》,认真洗手				2	
M16	记录(至少包含被评估者主要问题)				4	
M17	保持合适的身体姿势,注意节力原则				1	
M18	过程自然流畅,规定时间内完成所有任务				2	
J	主观评价				15	
序号	主观方面	差	一般	良好	优秀	分值
J1	职业素养	0	1	2	3	3
J2	专业素养	0	1	2	3	3
J3	沟通能力	0	1	2	3	3
J4	解决问题能力	0	1	2	3	3
J5	人文关怀能力	0	1	2	3	3
总分值						

【评价】

1.被评估者理解操作的目的并主动配合。

2.评估者操作规范、熟练,动作轻巧。

3.与被评估者沟通有效,彼此需要得到满足。

五、注意事项

1.应以被评估者为中心,要关心、体贴,要有高度的责任感和良好的医德修养。

2.评估过程中,应注意避免交叉感染。

3.评估者应仪表端庄,举止大方,态度诚恳和蔼。

4.评估者应站在被评估者右侧。评估前,应向患者做自我介绍,取得被评估者密切配合。评估结束应对被评估者的配合与协作表示感谢。

5.评估时光线适当,室内温暖,环境安静;评估手法规范轻柔;被评估部位暴露充分。

6.在体格评估过程中,应观察评估者,应注意左、右的对照评估。

7.应根据病情变化及时进行复查,这样才能有助于病情观察,有助于补充和修正诊断。

(杨峥　王华一)

第九章 康复护理

任务一 良肢位的摆放

一、学习目标

【知识目标】

1. 掌握脑卒中患者急性期良肢位的摆放(仰卧位、患侧卧位与健侧卧位)。
2. 熟悉床上体位与肢体位置摆放的原则。
3. 了解床上体位与肢体位置摆放的注意事项。

【技能目标】

1. 根据患者情况防止压疮等现象的发生,能定时为患者进行体位摆放。
2. 能为脑卒中急性期患者选择正确有益的肢体摆放体位。
3. 根据患者的情况合理制订照护计划。

【素质目标】

1. 具有孝老精神,尊重、关爱患者。
2. 具有良好的沟通能力、综合分析问题及处理问题的能力。
3. 具有细心、爱心、耐心、责任心。
4. 将安全照护、心理支持、人文关怀、职业安全与防护等贯穿于康复护理服务全过程。

二、任务导入

张奶奶,70岁。因"突发右侧肢体无力"入院。无明显诱因下突发右侧肢体无力,不能站立、持物及步行。拟诊断为"脑梗死急性期"收入院。自发病以来,精神一般,食欲一般,睡眠较差,二便正常,体力状况较差,目前卧床治疗。

查体:神清,言语清晰,认知功能未见明显异常,进食无呛咳。心肺听诊未见明显异常。右侧鼻唇沟变浅,伸舌右偏。右侧肢体肌张力无,肌力:左上肢1级,左下肢1级。右侧肢体病理征(+)。

三、任务要求

根据上述案例,请确定患者目前存在的主要功能问题,并实施脑卒中急性期患者的肢体摆放实践操作任务。

四、任务实施

【评估】
1.评估患者的精神状态、功能障碍、合作程度等。
2.评估患者的运动能力等。

【计划】
1.患者准备　了解操作的目的、方法及配合要点,能配合操作。
2.护士准备　衣帽整洁,修剪指甲,洗手,戴口罩。
3.用物准备　软枕、毛巾、分指板等。
4.环境准备　整洁、安静,光线充足,温湿度适宜。

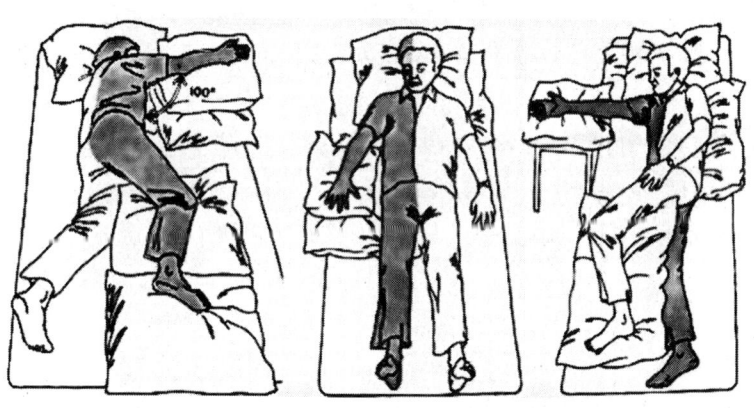

图 9-1　良肢位的摆放

【实施】见表 9-1。

表 9-1　良肢位的摆放操作考核评分标准

评分类型 M=客观测量 J=主观评价	项目描述	分值	得分
分值:实操(85%)+主观(15%)			
M	操作步骤	85	
M1	护理人员要求:仪表端庄,服装整洁,无长指甲,接触患者前正确洗手,戴口罩	1	

续表

分值：实操（85%）+主观（15%）			
评分类型 M=客观测量 J=主观评价	项目描述	分值	得分
M2	物品准备：物品准备齐全，摆放合理	1	
M3	沟通：问候患者，自我介绍；使用姓名和出生日期来核对患者；解释来访目的，征得患者或家属同意后，方可实施护理；询问患者有无其他需求（如厕等）	4	
M4	评估患者肢体情况及合作程度；环境是否符合要求	2	
M5	告知操作的目的、步骤、配合操作的方法，如有不适，应及时告诉护理人员	2	
M6	仰卧位		
M6.1	患侧肩胛骨下垫一软枕，使肩关节处于上抬、前挺状态	2	
M6.2	患侧上臂外旋并外展45°；肘、腕关节下方垫一软枕，使肘、腕关节伸展为0°；前臂旋后；掌心向上，手指伸展略分开，拇指外展	7	
M6.3	患侧髋关节下方垫一软枕，髋关节稍内旋；患侧膝关节下方垫一软枕，使其微屈并向内	7	
M6.4	患侧臀部、大腿和小腿中部外侧均放置沙袋或软枕，以防髋关节屈曲、外展、外旋；患侧踝关节保持90°，足尖向上	7	
M7	患侧卧位		
M7.1	患肩向前，越过身体中线，保持侧卧姿势，患肩后、下方垫一被子或软枕；背后垫被子或软枕，防止身体向后倾斜	8	
M7.2	肩关节前屈90°，肘关节伸展；掌心向上，手指分开，拇指稍外展	8	
M7.3	健侧下肢屈曲向前搭在被子或软枕上；患侧下肢伸展髋关节、屈曲膝关节，使踝关节保持90°	8	
M8	健侧卧位		
M8.1	背部垫一软枕，患肩在上，保持侧卧姿势	4	
M8.2	患肩放松并前伸，上肢下方垫被子或软枕，高度应高于心脏；肘关节伸展为0°，掌心向下，手指分开	8	
M8.3	患侧下肢垫软枕，放松前伸；健侧下肢在下方，呈自然伸髋、屈膝位	8	

续表

分值:实操(85%)+主观(15%)				
评分类型 M=客观测量 J=主观评价	项目描述			分值	得分
M9	洗手			2	
M10	记录(至少包含患者主要问题、干预措施、实施目的等,每提到一个关键点得1分,最高3分)			3	
M11	操作时应保持合适的身体姿势,注意节力原则			1	
M12	过程自然流畅,规定时间内完成所有任务			2	
J	主观评价			15	
序号	主观方面	差	一般	良好	优秀	分值
J1	职业素养	0	1	2	3	3
J2	专业素养	0	1	2	3	3
J3	沟通能力	0	1	2	3	3
J4	解决问题能力	0	1	2	3	3
J5	人文关怀能力	0	1	2	3	3
总分值						

【评价】

1.患者或家属理解操作的目的并积极配合。

2.护士操作规范、熟练,动作轻巧。

3.与患者沟通有效,彼此需要得到满足。

五、要点提示

1.操作中注意在卧位摆放的过程中,应始终让患者保持抗痉挛模式。

2.在卧位摆放的过程中,注意患者肩关节不能内旋,髋关节不能外旋,各种卧位应循环交替。

3.尽量减少患者仰卧位时间,因其受颈紧张性反射和迷路反射的影响,异常反射活动最强,而且该体位下骶尾部、足跟和外踝等处发生压疮的危险性较大。

4.动作要轻,当遇到患者抵抗时,切不可硬来。

任务二 体位转移

一、学习目标

【知识目标】
1. 掌握偏瘫患者床上翻身、卧位到床边坐位、轮椅转移方法。
2. 熟悉转移训练的注意事项。
3. 了解体位转移在脑卒中患者康复中的应用。

【技能目标】
1. 在护理人员的指导下,患者能主动完成体位转移活动。
2. 指导患者及家属能够正确进行体位的转移。
3. 根据患者的情况合理制订转移训练计划。

【素质目标】
1. 具有孝老精神,尊重、关爱患者。
2. 具有良好的沟通能力、综合分析问题及处理问题的能力。
3. 具有细心、爱心、耐心、责任心。
4. 将安全照护、心理支持、人文关怀、职业安全与防护等贯穿于康复护理服务全过程。

二、任务导入

李爷爷,75岁。目前患者言语清,无饮水呛咳,右侧肢体仍乏力,不能完成持筷、扣纽扣等动作,独站不稳,现为进一步康复来我院就医,拟诊断为"脑出血恢复期"收入院。患者自起病以来,精神、食欲一般,睡眠较差,二便正常,体重无明显改变。患者既往有原发性高血压病病史10余年,家属诉血压控制情况良好。心肺听诊未见明显异常。右侧鼻唇沟变浅,伸舌偏右。四肢肌张力正常,肌力:左侧肢体正常,右侧上下肢肌群均为4级(MMT)。Brunnstrom分期:右侧上下肢及手均为Ⅴ期。可独立翻身,辅助下可进行卧坐转移、坐站转移及站立,行走不能。右侧指鼻试验、拍打试验、跟膝胫试验完成欠准确。双腿站立平衡1级,右腿单腿站立平衡不能。右侧肢体病理征(+)。功能独立性评定(FIM)量表得分90分。

三、任务要求

根据上述案例,请确定患者目前存在的主要康复护理问题,并根据患者情况完成体位转移的实践操作任务。

四、任务实施

【评估】
1. 评估患者的精神状态、自理能力、合作程度等。
2. 评估患者的肢体活动度、肌力、运动能力等。

【计划】
1. 患者准备　了解操作的目的、方法及配合要点，能配合操作。
2. 护士准备　衣帽整洁，修剪指甲，洗手，戴口罩。
3. 用物准备　轮椅、手消液等。
4. 环境准备　整洁、安静，光线充足，温湿度适宜。

【实施】 见表9-2。

表9-2　体位转移操作考核评分标准

分值：实操（85%）+主观（15%）

评分类型 M=客观测量 J=主观评价	项目描述	分值	得分
M	操作步骤	85	
M1	护理人员要求：仪表端庄，服装整洁，无长指甲，接触患者前正确洗手，戴口罩	1	
M2	物品准备：物品准备齐全，摆放合理	1	
M3	沟通：问候患者，自我介绍；使用姓名和出生日期来核对患者；解释来访目的，征得患者或家属同意后，方可实施护理；询问患者有无其他需求（如厕等）	3	
M4	评估患者肢体情况及合作程度；环境是否符合要求	2	
M5	告知患者操作的目的、步骤、配合操作的方法，如有不适，应及时告诉护理人员	2	
M6	床上翻身		
M6.1	指导主动向健侧翻身：仰卧位，双手Bobath握手（即双手交叉相握，患手拇指置于健手拇指上方），健腿插入患腿下方，双上肢伸直举向上方做水平惯性摆动，当双上肢摆至健侧时，健腿钩住患腿顺势翻向健侧	8	
M6.2	指导主动向患侧翻身：仰卧位，双手Bobath握手，健侧下肢屈曲置于床上，双上肢伸直举向上方做水平惯性摆动，当双上肢摆至患侧时，健侧下肢用力蹬床，顺势翻向患侧	8	

续表

分值:实操(85%)+主观(15%)			
评分类型 M=客观测量 J=主观评价	项目描述	分值	得分
M7	卧位到床边坐位		
M7.1	独立从患侧坐起:患侧卧位,健腿插到患腿下方,将患腿勾置于床缘下,利用健侧上肢横过胸前置于床面上支撑的同时,头、颈和躯干向上方侧屈,使躯干直立、坐正	8	
M7.2	指导患者独立从健侧坐起:健侧卧位,健腿插到患腿下方,将患腿勾置于床缘下,利用健侧上肢支撑自己的体重,头、颈和躯干向上方侧屈,使躯干直立、坐正	8	
M7.3	辅助患者坐起:侧卧位,两膝屈曲。协助其将双腿放于床边,然后一手托住位于下方的腋下或肩部,另一手按着患者位于上方的骨盆或两膝后方,指导患者向上侧屈头部的同时,以骨盆为枢纽使其转移成坐位	8	
M8	轮椅转移		
M8.1	指导患者从床到轮椅的转移:患者坐于床缘,轮椅置于患者健侧,与床成45°夹角,制动	8	
M8.2	指导或帮助患者抬起脚踏板。患足位于健足稍后方,健手支撑于轮椅远侧扶手,患者向前倾斜躯干,抬起臀部,以健侧下肢为支点旋转身体,直至背靠轮椅	8	
M8.3	协助患者调整姿势	2	
M8.4	指导患者从轮椅到床的转移:轮椅斜向床边,以健侧临近床缘,制动	4	
M8.5	指导或帮助患者抬起脚踏板。健手支撑站起,再用健手扶床,边转身边坐下	4	
M8.6	协助患者调整姿势	2	
M9	洗手	2	
M10	记录(至少包含患者主要问题、干预措施、转移目的,每提到一个关键点得1分,最高3分)	3	
M11	保持合适的身体姿势,注意节力原则	1	
M12	过程自然流畅,规定时间内完成所有任务	2	

续表

分值:实操(85%)+主观(15%)							
评分类型 M = 客观测量 J = 主观评价	项目描述						分值	得分
J	主观评价						15	
序号	主观方面	差	一般	良好	优秀	分值	
J1	职业素养	0	1	2	3	3	
J2	专业素养	0	1	2	3	3	
J3	沟通能力	0	1	2	3	3	
J4	解决问题能力	0	1	2	3	3	
J5	人文关怀能力	0	1	2	3	3	
总分值								

【评价】

1.患者或家属理解操作的目的并主动配合。

2.护士操作规范、熟练,动作轻巧。

3.与患者沟通有效,彼此需要得到满足。

五、要点提示

1.患者神志清,生命体征稳定,体能有所恢复后,宜尽早进行床上运动训练。

2.严格按照床上翻身、卧坐转移、轮椅转移等实训操作步骤进行。

3.操作过程中,加强对患者的保护,使患者充满安全感,才能自主训练,达到良好的训练效果。

4.体位转移要综合考量实施的先后顺序及合理性。

5.告知患者及家属注意事项。

任务三　步行功能训练

一、学习目标

【知识目标】
1. 掌握偏瘫患者的站立步行训练方法和要点。
2. 熟悉步行功能训练时助行器的使用方法。
3. 了解步态分析参数与时相、常见异常步态及临床意义。

【技能目标】
1. 在护理人员的指导下,患者能完成步行功能训练。
2. 指导患者及家属能够正确进行步行功能训练,纠正异常步态。
3. 根据患者的情况合理制订步行训练计划。

【素质目标】
1. 具有孝老精神,尊重、关爱患者。
2. 具有良好的沟通能力、综合分析问题及处理问题的能力。
3. 具有细心、爱心、耐心、责任心。
4. 将安全照护、心理支持、人文关怀、职业安全与防护等贯穿于康复护理服务全过程。

二、任务导入

孙爷爷,63岁。右侧肢体乏力3月余。目前患者仍遗留右侧肢体乏力,拟诊断为"脑梗死恢复期"收入院并进行康复治疗。既往高血压史10余年,控制平稳。生命体征平稳,神清,认知功能正常,言语欠流利,进食无呛咳。右侧鼻唇沟变浅,伸舌偏右。心肺听诊未见明显异常。左侧肢体肌张力正常,右上肢屈肌张力1级,右下肢伸肌张力1级(改良Ashworth)。右侧上肢-手-下肢Brunnstrom分期分别为Ⅳ-Ⅱ-Ⅳ期。可独立完成翻身、卧坐转移、坐站转移及站立,使用拐杖可独立步行,偏瘫步态。双腿站立平衡2级,右腿单腿站立不稳,改良巴氏指数评分72分。

三、任务要求

根据上述案例,请确定患者目前存在的主要康复护理问题,并根据患者情况完成步行训练的实践操作任务。

四、任务实施

【评估】
1.评估患者的精神状态、自理能力、合作程度等。
2.评估患者的肢体活动度、肌力、运动能力等。

【计划】
1.患者准备　了解操作的目的、方法及配合要点,能配合操作。
2.护士准备　衣帽整洁,修剪指甲,洗手,戴口罩。
3.用物准备　功率车、平行杠、助行器、障碍物、阶梯等。
4.环境准备　整洁、安静、光线充足,温湿度适宜。

【实施】见表9-3。

表9-3　步行功能训练操作考核评分标准

评分类型 M＝客观测量 J＝主观评价	项目描述	分值	得分
	分值:实操(85%)+主观(15%)		
M	操作步骤	85	
M1	护理人员要求:仪表端庄,服装整洁,无长指甲,接触患者前正确洗手,戴口罩	2	
M2	物品准备:物品准备齐全,摆放合理	2	
M3	沟通:问候患者,自我介绍;使用姓名和出生日期来核对患者;解释来访目的,征得患者或家属同意后,方可实施护理;询问患者有无其他需求(如厕等)	4	
M4	评估患者肢体情况及合作程度;环境是否符合要求	2	
M5	告知患者操作的目的、步骤、配合操作的方法,如有不适,应及时告诉护理人员	2	
M6	步行前准备		
M6.1	在步行训练前,先训练双腿交替前后迈步和重心的转移。首先进行扶持步行或平行杠内步行,再进行患者独立徒手步行。但也有部分患者不必经过平行杠内步行训练期(需根据患者情况而定),可直接进行监视下或少许扶持下步行训练	1.5	

分值:实操(85%)+主观(15%)

评分类型 M=客观测量 J=主观评价	项目描述	分值	得分
M6.2	重心左右转移方法:①患者双足分开,与肩同宽,两眼平视前方,自然站于姿势镜前。②护理人员站在患者身后,双手扶于患者两髋上,帮助患者左右转移重心,先向健侧,后向患侧。注意:在训练时,患者上身要保持正直,防止躯干侧弯和足跟离地	1.5	
M6.3	重心前后转移方法:①患者患足在前,健足在后,两眼平视前方,自然站于姿势镜前。②护理人员站在患者身后,一手扶在患侧髋部,一手扶在患侧肩部,帮助患者前后转移重心。在训练时,患者上身要保持正直,防止躯干前后摆动;重心向前时要避免患腿突然打软或膝过伸,重心向后移动要避免患足的拖动。之后,可训练健足在前,患足在后的前后重心转移	1.5	
M6.4	低迈步训练方法:①患者双足平行,两眼平视前方,自然站于姿势镜前。②护理人员蹲于患者的患侧,一手扶在患侧髋部,一手扶在患侧足尖,帮助患者向前迈步。注意:在训练时者上身要保持正直,向前迈步时,训练者一手要控制髋部,防止患者过度提髋,一手要控制足尖,防止足尖先着地	1.5	
M6.5	健侧支撑迈步方法:①患者健足在前,患足在后,两眼平视前方,自然站于姿势镜前。②护理人员站在患者身后,双手扶于患者两髋上,让患者做前后迈步。注意:在训练患者上身要保持正直,训练者要控制好患者的髋部,避免过度提髋,身体过度侧倾	1.5	
M6.6	患侧支撑迈步方法:①患者患足在前,健足在后,两眼平视前方,自然站于姿势镜前。②护理人员站在患者身后,双手扶于患者两髋上,让患者做前后迈步。注意:在训练时,患者上身要保持正直,并避免膝关节突然打弯或过伸	1.5	
M6.7	后方扶持步行训练方法:在规范的步态训练区域,护理人员站在患者身后,双手扶住患者的髋部,让其向前连续迈步。注意:在训练时,患者上身要保持正直,步幅要均等,不要忽大忽小,避免划圈步态和低头步行	0.5	

续表

分值:实操(85%)+主观(15%)

评分类型 M=客观测量 J=主观评价	项目描述	分值	得分
M6.8	侧方扶持步行训练方法:对于上肢肌肉张力较高的患者可采用侧方扶持步行训练,即护理人员站在其患侧,一手抵住其肩部,一手控制其患手,使其患侧上肢处于伸肘、伸腕、伸指位,让其向前连续迈步。注意:在训练时,患者上身要保持正直,步幅要均等,不要忽大忽小,避免划圈步态和低头步行	0.5	
M7	扶持步行		
M7.1	护士站在患者患侧,护理人员一手握住患手,另一手从患侧腋下穿出置于胸前,与患者一起缓慢向前步行	5	
M7.2	训练时要正确指导患者按照正确的步行动作行走,或平行杠内行走	2	
M7.3	当患者稳定性差,平衡功能差时可选择扶四脚杖进行步行,可避免患者出现危险	2	
M7.4	扶杖四脚杖进行步行稳定良好时,患者的平衡功能较之前有所提高后,可扶三脚杖进行步行	2	
M7.5	扶三脚杖步行稳定后可开始扶单脚杖进行步行	2	
M7.6	当患者无平衡功能障碍,可进行徒手步行	2	
M8	改善步态训练		
M8.1	应针对性地进行膝关节控制训练,重心转移、平衡训练等	5	
M8.2	指导患者走直线,绕圈走,转换方向,跨越障碍,各种速度和节律的步行以及训练步行耐力,增加下肢力量(加上斜坡),训练步行稳定性(如在窄步道上步行)和协调性(如踏功率车)	10	
M9	上下楼梯训练		
M9.1	上楼梯训练的原则是健腿先上	4	
M9.2	护士站在患侧后方,一手协助控制膝关节,另一手扶持健侧腰部,帮助将重心转移至患侧,健足先登上一层台阶	3	
M9.3	待健侧下肢支撑稳定后,重心充分前移	3	
M9.4	护士一手固定患者腰部,另一手协助患足抬起,髋关节屈曲,将患足置于高一层台阶。如此反复练习,逐渐减少帮助,最终达到独立完成上楼	3	

续表

分值:实操(85%)+主观(15%)			
评分类型 M=客观测量 J=主观评价	项目描述	分值	得分
M9.5	下楼梯训练的原则是患腿先下	4	
M9.6	患者在训练楼梯上站立,健手抓握楼梯扶手,训练者立于患者患侧方,右手固定控制住患者患侧膝关节防止突然屈曲,左手控制患者健侧躯干,使患者身体重心向健侧转移	3	
M9.7	训练者右手从患者患侧膝关节上方转移至内侧方,用手指勾住辅助患者患侧下肢屈髋、屈膝,将患侧下肢向下迈一层楼梯,并全足底稳定踩地	3	
M10	洗手	2	
M11	记录(至少包含患者主要问题、步行训练步骤、步行训练目的、步行训练注意事项,每提到一个关键点得1分,最高4分)	4	
M12	保持合适的身体姿势,注意节力原则	2	
M13	过程自然流畅,规定时间内完成所有任务	2	
J	主观评价 ||| 15	

序号	主观方面	差	一般	良好	优秀	分值
J1	职业素养	0	1	2	3	3
J2	专业素养	0	1	2	3	3
J3	沟通能力	0	1	2	3	3
J4	解决问题能力	0	1	2	3	3
J5	人文关怀能力	0	1	2	3	3
总分值						

【评价】

1.患者或家属理解操作的目的并主动配合。

2.护士操作规范、熟练,动作轻巧。

3.与患者沟通有效,彼此需要得到满足。

五、要点提示

1.严格按照实训操作步骤进行。

2.注意对患者的保护,注意患者的安全。

3.遵循循序渐进的原则,训练由易到难,时长由短到长。

4.施加外力时注意力量,不能超过患者可调节的力量。

5.如果患者步行不稳,站立平衡功能障碍者在进行步行训练时,要注意对患者进行保护,防止跌倒和继发性损伤。

(赵宿睿　陈燕芳)

第十章 社区护理

任务一 社区健康教育

一、学习目标

【知识目标】
1. 掌握社区健康教育的内容及方法。
2. 熟悉社区健康教育的概念、对象及健康教育计划设计的程序。
3. 了解社区健康教育的目的与意义。

【技能目标】
1. 能够运用所学知识做好社区健康评估,正确地选择宣教对象及题目。
2. 能够采取正确的方法实施健康教育,提高居民保健意识和自我保健能力。

【素质目标】
1. 具有良好的沟通能力、综合分析问题及处理问题的能力。
2. 具有细心、爱心、耐心、责任心。
3. 树立良好的卫生服务形象。

二、任务导入

李奶奶,68岁。老伴健在,诊断为原发性高血压病5年,喜吃咸食,不能规律用药,对高血压相关知识不了解。李奶奶的子女工作较忙,无暇照顾。经与街道居委会沟通后,社区内还有许多和李奶奶一样情况的老人。根据病例,你认为李奶奶存在什么问题?应如何对和李奶奶存在相同情况的老人开展健康教育?

三、任务要求

根据上述案例,请确定和李奶奶情况一样的社区居民的健康教育问题,能够正确的对其进行评估,明确健康教育诊断,制订健康教育计划并正确有效地实施。

四、任务实施

【评估】

1. 评估教育对象的一般资料、生活方式、学习能力等。
2. 评估教育对象的健康问题和危险因素。
3. 评估教育者教学能力、教学态度。
4. 评估健康教育的学习环境。

【计划】

1. 受教育者准备　了解活动的目的，能够配合活动的开展。
2. 护士准备　衣帽整洁，修剪指甲，洗手，戴口罩。
3. 用物准备　笔、笔记本、健康教育资料等。
4. 环境准备　适宜的健康教育环境，和谐的人际环境。

【实施】 见表10-1。

表10-1　社区健康教育操作考核评分标准

评分类型 M=客观测量 J=主观评价	项目描述	分值	得分
	分值:实操(85%)+主观(15%)		
M	操作步骤	85	
M1	社区健康教育评估		
M1.1	教育对象的一般资料:性别、年龄、健康状况等	2	
M1.2	教育对象的生活方式:吸烟、酗酒、饮食、睡眠等	3	
M1.3	教育对象的学习能力及对健康知识的掌握情况	2	
M2	社区健康教育诊断		
M2.1	饮食习惯不良:李奶奶喜吃咸食	3	
M2.2	服药依从性差:诊断原发性高血压病5年,不能规律用药	3	
M2.3	缺乏疾病与用药相关知识:对高血压相关知识不了解	3	
M3	社区健康教育计划		
M3.1	患者能够改变不良饮食习惯,低盐饮食	3	
M3.2	提高患者用药依从性,能够遵医嘱服药	3	
M3.3	患者获得有关疾病的相关知识(饮食、用药护理、运动等)	3	

续表

分值:实操(85%)+主观(15%)			
评分类型 M=客观测量 J=主观评价	项目描述	分值	得分
M4	社区健康教育实施		
M4.1	护理人员要求:仪表端庄,服装整洁,无长指甲	5	
M4.2	物品准备齐全(笔、本、健康教育资料等)	5	
M4.3	沟通:问候患者,自我介绍;解释来访目的,征得患者同意后,方可实施健康教育	5	
M4.4	选择合适的方式开展健康教育(至少选择以下2种方式):个别咨询、健康教育讲座、小组讨论、健康教育文字资料等	20	
M4.5	健康教育的要点包括:①饮食方面:低盐、低脂、少糖饮食,鼓励多进食含纤维素丰富的食物,避免进食过于油腻的食物,戒烟限酒。②科学运动锻炼。③调整工作或生活压力,改善睡眠。④在正规医院医生指导下规范服用降压药物,定期门诊复查尿常规、肾功能、眼底、心脏超声、心电图等	20	
M5	社区健康教育评价		
M5.1	过程评价;近期效果评价;远期效果评价(任选一种进行)	5	
J	主观评价	15	
序号	主观方面	差	一般	良好	优秀	分值
J1	职业素养	0	1	2	3	3
J2	专业素养	0	1	2	3	3
J3	沟通能力	0	1	2	3	3
J4	解决问题能力	0	1	2	3	3
J5	人文关怀能力	0	1	2	3	3
	总分值					

【评价】

1.受教育者掌握疾病的相关知识。

2.受教育者能够积极主动采取措施维持健康、促进健康。

3.与受教育者沟通有效,彼此需求得到满足。

五、要点提示

1. 实施健康教育前要做好社区健康教育评估。
2. 健康教育内容要通俗易懂。
3. 要和受教育者讲清楚现在的医疗政策。

任务二 慢性病患者的康复与护理

一、学习目标

【知识目标】
1. 掌握社区康复护理的服务对象及工作内容。
2. 熟悉社区康复护理的概念、服务特点及原则。
3. 了解慢性病的流行病学特点和社区管理原则。

【技能目标】
1. 能够运用所学知识为社区心脑血管意外等患者提供康复护理。
2. 运用所学知识对患者进行健康教育,提高患者自我保健能力。

【素质目标】
1. 具有良好的沟通能力、综合分析问题及处理问题的能力。
2. 具有细心、爱心、耐心、责任心。

二、任务导入

李先生,66岁。高血压史15年。两周前因晨起突发右侧肢体无力,无法行走,并伴有言语不清、头晕等症状就诊,医院以"急性脑梗死"收入院治疗。患者近日出院回家。李先生妻子患有腰椎间盘突出症,只能从事简单家务,不能承担李先生后期康复工作。社区护士小王家访时发现李先生目前右侧肢体偏瘫,生活无法自理。为了帮助李先生促进和恢复生活自理能力,护士小王可以指导李先生进行哪些生活活动能力训练?

三、任务要求

根据上述案例,请确定患者的健康问题,指导患者进行更衣训练及用餐训练。

四、任务实施

【评估】
1. 评估患者的肌力、关节活动度和感知觉能力。

2.评估患者口腔情况(咀嚼能力、有无活动义齿等)、视力情况、精神状态等。
3.评估患者是否掌握坐位平衡技能。

【计划】
1.患者准备　了解操作的目的,能够配合。
2.护士准备　衣帽整洁,修剪指甲,洗手,戴口罩。
3.用物准备　上衣、裤子、袜子、鞋、餐具、食物等。
4.环境准备　安静、整洁、舒适、安全。

【实施】　见表10-2。

表10-2　慢性病患者的康复与护理操作考核评分标准

分值:实操(85%)+主观(15%)

评分类型 M=客观测量 J=主观评价	项目描述	分值	得分
M	操作步骤	85	
M1	护理人员要求:仪表端庄,服装整洁,无长指甲,接触患者前正确洗手,戴口罩	5	
M2	物品准备:物品准备齐全,摆放合理	5	
M3	沟通:问候患者,自我介绍;解释来访目的,征得患者同意后,方可实施护理;询问患者有无其他需求(如厕等)	5	
M4	穿脱开襟上衣训练		
M4.1	协助患者取坐位,指导患者用健侧手将衣服的衣领朝前铺在双腿上	5	
M4.2	健侧手先协助患侧手伸入袖内,拉衣领至肩上后,转到身后将另一侧衣袖拉到健侧斜上方,再穿入健侧上肢,系好衣扣	5	
M4.3	脱上衣时,健侧手抓住衣领将患侧脱至肩以下	3	
M4.4	健侧手脱掉整个衣袖,再将患侧衣袖脱出	2	
M5	穿脱裤子训练		
M5.1	协助患者取坐位,将患腿屈膝、屈髋放在健侧腿上	5	
M5.2	健侧手穿上患侧裤腿,向上提拉至膝上,放下患腿,穿上健侧裤腿	6	
M5.3	协助患者站起,用健侧手将裤子提至腰部并整理好裤子	5	
M5.4	脱裤子时,用健侧手先脱健侧裤子,再脱患侧裤子	5	

续表

分值:实操(85%)+主观(15%)			
评分类型 M＝客观测量 J＝主观评价	项目描述	分值	得分
M6	穿脱鞋袜训练		
M6.1	穿鞋袜时协助患者取坐位,将患侧腿屈膝、屈髋放在健侧腿上,用健侧手为患侧足穿上袜子和鞋	6	
M6.2	放下患侧腿,将健侧腿放在患侧腿上方,穿好健侧鞋袜	5	
M6.3	脱鞋袜时将健侧腿放在患侧腿上方,脱掉健侧鞋袜,之后将患侧腿屈膝、屈髋放在健侧腿上,脱掉患侧鞋袜	5	
M7	用餐训练		
M7.1	指导患者用健侧手肘力量坐起;若患者无法坐起,指导患者采取健侧卧位	5	
M7.2	先训练手部动作,开始可抓握木条或橡皮,继之用匙	5	
M7.3	将餐具及食物放在便于患者使用的位置,指导患者用健侧手把食物放在患侧手中,再由患侧手将食物放入口中,达到训练两侧手的转换的目的	8	
J	主观评价	15	

序号	主观方面	差	一般	良好	优秀	分值
J1	职业素养	0	1	2	3	3
J2	专业素养	0	1	2	3	3
J3	沟通能力	0	1	2	3	3
J4	解决问题能力	0	1	2	3	3
J5	人文关怀能力	0	1	2	3	3
总分值					

【评价】

1.患者基本掌握穿脱衣服、裤子、鞋袜的方法。

2.训练过程中未出现呛咳、跌倒等意外。

3.护患沟通良好,患者能够积极主动配合。

五、要点提示

1.偏瘫患者穿脱衣原则:先穿患侧,再穿健侧;先脱健侧,再脱患侧。
2.活动受限的患者,应选择宽大、前后开合式衣服。
3.对手指协调性差的患者,可选择带按扣、搭扣的衣服。
4.用餐训练中,应密切观察患者的进食情况,不可离开患者,防止食物误吸的发生。

(王玲玲　吕东霞)

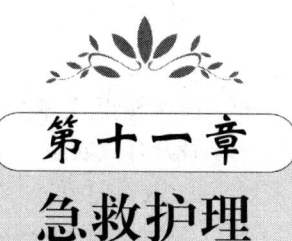

第十一章 急救护理

任务一 心肺复苏术

一、学习目标

【知识目标】

1.掌握现场心肺复苏的操作方法。

2.熟悉常用开放气道的方法。

3.了解心肺复苏术操作前准备工作的重要性。

【技能目标】

1.根据患者情况可快速识别心脏骤停。

2.可熟练且规范完成心肺复苏术操作。

【素质目标】

1.具有急救意识。

2.具有观察、分析、处理病情的能力。

3.具有细心、爱心、耐心、责任心。

二、任务导入

患者王某,男性,45岁。20 min前骑车时,感觉胸部不适,由家人陪同到急诊科就诊。既往曾有类似"胸痛"症状,但心电图未见明显异常,之后未进行系统检查与治疗。分诊护士接诊后,立即用轮椅将患者推至诊查床旁,准备测量生命体征,并通知医生为其诊查。当协助其到诊查床上时,患者突然发生抽搐,意识丧失,瘫倒在诊查床上。

三、任务要求

根据上述案例,明确该患者发生了何种情况?制订可行的现场抢救措施,并根据抢救措施完成现场心肺复苏的实践操作任务。

四、任务实施

【评估】
1. 评估患者的意识状况。
2. 评估患者颈动脉搏动和呼吸情况。

【计划】
1. 患者准备　去枕,仰卧于硬质平面上,解开患者领口、领带、腰带等束缚物。
2. 护士准备　正确判断患者意识、呼吸、颈动脉搏动情况,识别心搏骤停。熟悉现场心肺复苏的操作和抢救程序。
3. 用物准备　纱布2块、弯盘2个、手电筒、有条件的准备AED、听诊器、血压计、心电监护仪等。
4. 环境准备　确认周围环境安全。

【实施】见表11-1。

表11-1　心肺复苏术操作考核评分标准

分值:实操(85%)+主观(15%)

评分类型 M=客观测量 J=主观评价	项目描述	分值	得分
M	操作步骤	85	
M1	护理人员要求:仪表端庄,衣帽整洁	2	
M2	物品准备齐全,摆放合理	2	
M3	举手示意,计时开始	1	
M4	评估环境安全	2	
M5	识别心搏骤停:轻拍患者双肩,并在双耳旁分别大声呼喊:"喂,你怎么了?"同时判断大动脉搏动和呼吸(5~10 s)	5	
M6	呼救:启动急救反应系统,呼叫他人帮忙,并取AED	2	
M7	体位:将患者去枕仰卧于硬质平面上,护士站于或跪于患者右肩侧,解开患者衣领及裤带,暴露胸腹部	3	

续表

分值:实操(85%)+主观(15%)			
评分类型 M=客观测量 J=主观评价	项目描述	分值	得分
M8	胸外心脏按压: ①部位:成人和儿童以两乳头连线中点的胸骨处为按压点;婴儿在两乳头连线中点下一指处按压;	5	
	②方法:一手掌根部紧贴按压部位,另一手掌根叠放其上,双手十指交叉相扣,定位手的五指向上翘起,按压者双肘关节伸直,应用上半身的力量垂直向下施加压力;儿童可用单手按压,婴儿用两个手指按压;	10	
	③按压与放松时间:每次按压后迅速放松,按压和放松时间相等,保证胸廓完全回弹;按压者不能倚靠在患者身上,且掌根部不能离开胸壁;连续按压30次;尽量不要按压中断,中断时间控制在10 s内;	3	
	④按压频率:每分钟100~120次;	5	
	⑤按压深度:成人5~6 cm,儿童及婴儿达胸廓前后径的1/3,儿童大约5 cm,婴儿大约4 cm	5	
M9	开放气道:清除口鼻腔、气道内分泌物或异物,有义齿者取下。 打开气道方法(颈椎无损伤者,任做一种即可): ①仰头抬颏法:左手肘关节着地,小鱼际置于患者前额,向后压使其头后仰,右手示指、中指置于下颌骨下方,向上向前抬起下颏,使患者张口; ②托下颌法(颈椎有损伤者):双肘置于患者头部两侧,双手同时将患者两侧下颌角托起,使其头后仰	10	
M10	立即进行口对口人工呼吸:立即送气2次,送气时间为1 s,无漏气,见明显的胸廓隆起即可。连续吹气两次:在患者口鼻部盖一单层纱布/隔离膜,用置于前额的拇指、示指捏紧患者鼻孔,术者正常吸气后,将患者的口完全包在操作者的口中,均匀将气吹入持续1 s,看到患者胸部上抬。一次吹气完毕后,松手、离口,面向胸部,可见患者胸部复原,紧接着做第二次吹气	10	
M11	心脏按压与人工呼吸的比例: 单人法30:2(按压30次,连续吹气2次)。连续做5个循环,以吹气结束一个循环	5	

续表

分值:实操(85%)+主观(15%)					
评分类型 M = 客观测量 J = 主观评价	项目描述			分值	得分
M12	心肺复苏有效指征(操作完毕后口述): ①颈动脉搏动恢复; ②自主呼吸出现; ③瞳孔由散大开始回缩; ④面色、口唇、甲床和皮肤色泽转为红润; ⑤有眼球运动,睫毛反射与对光反射出现。 (复苏成功)举手示意,操作结束,停止计时			5	
M13	操作熟练,沉着冷静,手法正确			5	
M14	规定时间内完成			5	
J	主观评价			15	
序号	主观方面	差	一般	良好	优秀	分值
J1	职业素养	0	1	2	3	3
J2	专业素养	0	1	2	3	3
J3	沟通能力	0	1	2	3	3
J4	解决问题能力	0	1	2	3	3
J5	人文关怀能力	0	1	2	3	3
总分值					

【评价】

1.患者出现心肺复苏有效的指征。

2.护士操作规范、熟练,手法正确,动作迅速。

3.患者无并发症发生。

五、要点提示

1.保证按压频率和按压深度。

2.按压期间,保证胸廓完全回弹,按压者不能倚靠在患者身上,且手掌根部不能离开胸壁。

3.尽量减少胸外按压中断,或尽可能将中断时间控制在10 s内。

4.不要过度通气,预防胃胀气。

5.为保证高质量的胸外按压,有两个或多个施救者时,应每 2 min 改变按压和通气角色。有 AED 时,提示"分析心律"时交换角色。换人时间应在 5s 内完成,以减少胸部按压间断的时间。

6.抢救成功后要继续给予高级生命支持。

7.记录抢救时间及过程。

任务二　心电监护技术

一、学习目标

【知识目标】

1.掌握心电监护技术的操作方法、操作要点及注意事项。

2.熟悉心电图正常波形与常见异常波形。

3.了解心电监护的适用范围。

【技能目标】

1.根据病情调整参数,设置合理报警上下限。

2.可熟练且规范完成心电监护操作。

3.根据患者心电监护情况制订合理的照护计划。

【素质目标】

1.尊重、关爱患者,操作过程中注意保护患者的隐私。

2.具有良好的沟通能力、综合分析问题及处理问题的能力。

3.具有细心、爱心、耐心、责任心。

二、任务导入

患者,女,60 岁。既往冠心病史 5 年,有高血压,此次因"心前区疼痛 10 h"拟急性心梗急诊收入 CCU。入院后查体 T 36.0 ℃,P 62 次/分,R 18 次/分,BP 150/70 mmHg。医嘱予以心电、血压、血氧饱和度监测。

三、任务要求

根据上述案例,请确定该患者目前存在的主要护理问题,制订可行的护理计划,并根据护理计划完成心电、血压、血氧饱和度监测的实践操作任务。

四、任务实施

【评估】
1.评估患者病情、意识状态、皮肤情况、指甲情况、有无过敏史、有无起搏器等。
2.评估患者周围环境、光照情况及有无电磁波干扰。

【计划】
1.患者准备　了解心电监护的目的、方法、注意事项及配合要点;体位舒适,情绪稳定,愿意配合。
2.护士准备　衣帽整洁,修剪指甲,洗手,戴口罩。熟练心电监护技术的操作方法,向患者解释心电监护技术的重要性、目的、方法和注意事项。
3.用物准备　器械车、心电监护仪、电源线、导联线、电极片7片(其中2个备用)、弯盘2个、干纱布3块、生理盐水纱布,备皮刀、配电盘、手消毒液、医疗垃圾桶、生活垃圾桶等。
4.环境准备　整洁、安静,光线充足,周围无电磁波干扰。

【实施】见表11-2。

表11-2　心电监护技术操作考核评分标准

分值:实操(85%)+主观(15%)

评分类型 M=客观测量 J=主观评价	项目描述	分值	得分
M	操作步骤	85	
M1	护理人员要求:仪表端庄,服装整洁,无长指甲,规范洗手,戴口罩	2	
M2	物品准备齐全,摆放合理	2	
M3	检查监护仪性能	5	
M4	备齐用物,携用物至患者床旁,核对床号、姓名,说明目的、方法及配合方式	3	
M5	评估周围环境、光照情况及有无电磁波干扰,评估患者意识及皮肤情况,根据患者病情协助患者取平卧位或半卧位	5	
M6	接通电源,打开监护仪开关,将电极片连接在监护导联线上	6	
M7	暴露患者胸部,选择电极片安放的位置,避开伤口、瘢痕、中心静脉置管、起搏器的位置,清洁患者皮肤,有胸毛者剔除,保证电极与皮肤表面接触良好	5	

续表

评分类型 M = 客观测量 J = 主观评价	项目描述	分值	得分
分值:实操(85%)+主观(15%)			
M8	正确粘贴电极片:RA,胸骨右缘锁骨中线第一肋间;LA,胸骨左缘锁骨中线第一肋间;RL,右锁骨中线剑突水平处;LL,左锁骨中线剑突水平处;C,胸骨左缘第四肋间	20	
M9	将血压计袖带平整地缠于上臂中部,其下缘距肘窝2~3 cm,松紧以能伸入一指为宜	6	
M10	将血氧饱和度探头正确安放于患者的指端或耳郭处,使其光源透过局部组织,保证接触良好	5	
M11	根据医嘱或病情调整各参数(保证检测信号波形清晰,无干扰),设置合理的报警上下限,开始监护	5	
M12	整理床单位及用物,协助患者取舒适体位,交代注意事项	3	
M13	规范洗手记录	3	
M14	停止心电监护: ①核对,解释,关闭机器开关; ②分离导联线,摘除电极片,用干纱布擦拭粘贴电极片处皮肤; ③协助患者穿好衣服,取舒适体位,整理床铺; ④拔下电源线,清洁设备,整理用物; ⑤按照《医务人员手卫生规范(WS/T 313—2019)》,认真洗手,记录	15	
J	主观评价	15	

序号	主观方面	差	一般	良好	优秀	分值	
J1	职业素养	0	1	2	3	3	
J2	专业素养	0	1	2	3	3	
J3	沟通能力	0	1	2	3	3	
J4	解决问题能力	0	1	2	3	3	
J5	人文关怀能力	0	1	2	3	3	
			总分值				

【评价】

1.操作者技术熟练,安全意识强。

2.心电监护电极片安放正确,导联选择合适。
3.及时发现和处理患者的心律失常。

五、要点提示

1.密切观察心电图波形,必要时记录,能够及时处理干扰和电极脱落。正确设定报警界限,监护中不可关闭报警声音。

2.每日应检查电极片安放位置的皮肤,若出现过敏现象,需改变安放位置,电极片松脱应及时更换。对躁动不安的患者,应妥善固定好电极和导线,必要时使用约束装置。

3.对长时间连续监测血氧饱和度患者,应每 2 h 检查监测部位的皮肤和末梢循环情况,如有不良改变,应及时更换监测部位。注意避免影响血氧饱和度监测结果的因素:患者发生休克、体温过低、使用血管活性药物及贫血、患者涂抹指甲油、环境光线过强、电磁干扰等。

4.为确保指甲正对血氧探头光源射出的光线,不可在一侧肢体上同时进行血氧饱和度和血压的监测。

5.停止心电监护时,应先断开电源,再取下电极片,并用纱布或棉球清洁患者贴电极片处皮肤,最后清洁消毒监护仪机壳和各导联线,并将各导联线顺势盘绕、妥善固定。

任务三　吸痰术

一、学习目标

【知识目标】
1.掌握吸痰术的操作方法,操作要点及注意事项。
2.熟悉吸痰适用范围及操作目的。
3.了解患者呼吸道分泌物情况。

【技能目标】
1.指导患者正确配合吸痰操作。
2.可熟练且规范完成吸痰操作。
3.吸痰过程中若患者出现病情变化能够快速、准确识别,并进行紧急处理。

【素质目标】
1.具有无菌观念和爱伤意识。
2.具有病情观察的能力。
3.具有细心、爱心、耐心、责任心。

二、任务导入

患者,男,65岁。吸烟40余年,反复咳嗽咳痰30年,气喘2年,加重半天入院,诊断为慢性支气管炎急性发作。目前,患者口唇发绀,呼吸急促,可闻及痰鸣音,心电监护示血氧饱和度86%。该如何处理?

三、任务要求

根据上述案例,请确定该患者目前存在的主要护理问题,制订可行的护理计划,并根据护理计划完成相关实践操作任务。

四、任务实施

【评估】

1.评估患者的年龄、病情、意识状况、治疗情况、心理反应、合作程度。

2.评估呼吸道分泌物的量、黏稠度、部位及患者排痰能力,目前患者的血氧饱和度。

【计划】

1.患者准备　了解吸痰的目的、方法、注意事项及配合要点,体位舒适,情绪稳定。

2.护士准备　衣帽整洁,修剪指甲,洗手,戴口罩。

3.用物准备

(1)治疗盘内备:有盖罐2只(试吸罐和冲洗罐,内盛无菌生理盐水)、一次性无菌吸痰管数根、无菌纱布、无菌血管钳或镊子、无菌手套、弯盘等。

(2)治疗盘外备:电动吸引器或中心吸引器。必要时备压舌板、开口器、舌钳、电插板等。

4.环境准备　室温适宜,光线充足,环境安静。

【实施】见表11-3。

表11-3　吸痰术操作考核评分标准

评分类型 M=客观测量 J=主观评价	项目描述	分值	得分
分值:实操(85%)+主观(15%)			
M	操作步骤	85	
M1	护理人员要求:仪表端庄,衣帽整洁,无长指甲,规范洗手,戴口罩	2	
M2	物品准备齐全,摆放合理	2	
M3	核对:携用物至患者床旁,核对患者床号、姓名、腕带	3	

续表

分值:实操(85%)+主观(15%)

评分类型 M = 客观测量 J = 主观评价	项目描述	分值	得分
M4	体位:患者头部偏向一侧,面向操作者	3	
M5	检查患者口、鼻腔,取下活动义齿	3	
M6	调节:接通电源,打开开关,检查吸引器性能,调节负压	6	
M7	连接负压:选择型号合适的吸痰管,一手戴无菌手套,将吸痰管取出并盘绕在手中,开口端与负压管连接	8	
M8	试吸:用戴手套的手持吸痰管前端,试吸少量生理盐水,检查导管是否通畅	10	
M9	吸痰:戴手套的手持吸痰管前端,另一手反折导管末端,插入口咽部(10~15 cm),然后放松导管末端,边旋转边吸引并边向上提拉吸痰管	15	
M10	抽吸:吸痰管退出时,在冲洗罐中抽吸生理盐水进行冲洗	6	
M11	观察:气道是否通畅;患者的反应,如面色、呼吸、心率、血压等;吸出液的色、质、量	10	
M12	安置患者:擦拭口鼻处分泌物,协助患者取舒适体位,整理床单元	5	
M13	整理用物:吸痰管按一次性用物处理,储液瓶内的液体及时倾倒,并进行清洗、消毒	6	
M14	记录:洗手后记录痰液的量、颜色、黏稠度、气味、患者的反应等	6	
J	主观评价	15	

序号	主观方面	差	一般	良好	优秀	分值
J1	职业素养	0	1	2	3	3
J2	专业素养	0	1	2	3	3
J3	沟通能力	0	1	2	3	3
J4	解决问题能力	0	1	2	3	3
J5	人文关怀能力	0	1	2	3	3
	总分值					

【评价】

1.患者理解操作的目的并主动配合。

2.护士操作规范、熟练,动作轻稳。

3.与患者沟通有效,彼此需要得到满足。

五、要点提示

1.吸痰前检查电动吸引器性能是否良好,连接是否正确。

2.严格执行无菌操作,每次吸痰应更换吸痰管。

3.每次吸痰时间<15 s,以免造成缺氧。缺氧患者可提前吸氧,吸氧后及时吸痰。

4.吸痰动作轻柔,防止损伤呼吸道黏膜。

5.痰液黏稠时,可配合叩击、蒸汽吸入、雾化吸入,提高吸痰效果。

6.成人和儿童使用的吸痰管直径要小于所使用气管插管直径的50%,婴儿则要小于70%。

任务四 电除颤

一、学习目标

【知识目标】

1.掌握电除颤中电极板放置的部位及两电极板间距离。

2.熟悉常见心律失常的心电图波形特点。

3.了解电除颤前的用物准备以及电除颤后的处理。

【技能目标】

1.能根据患者的心电图类型,判断是否需要除颤。

2.可熟练且规范进行电除颤操作。

3.根据患者电除颤后的情况合理制订照护计划。

4.将安全照护、心理支持、人文关怀、职业安全与保护等贯穿于照护服务全过程。

【素质目标】

1.具有急救意识。

2.具有良好的应急反应能力及团队协作能力。

3.具有细心、爱心、耐心、责任心。

二、任务导入

患者赵某,男性,70岁。阵发性胸闷气短10余年,于1 h前情绪波动后突然感到持续性胸骨后压榨性疼痛就诊,就诊时患者突发抽搐、意识丧失、血压测不到,心电监护示各导联 QRS 波群消失,出现形态、振幅各异的心电波形,频率为 320 次/分。

三、任务要求

根据上述案例,请确定患者目前最有可能的心律失常类型,并针对此心律失常采取最恰当的急救措施,完成心脏除颤的实践操作任务。

四、任务实施

【评估】

1. 评估患者的意识、病情,监测、分析患者心律,确认需要除颤。
2. 评估除颤部位有无潮湿、敷料、是否安装起搏器。

【计划】

1. 患者准备　除颤仪未到前对患者进行高质量 CPR,除颤仪到后确保患者去枕平卧于硬质平面上,检查并去除身上的金属及导电物质,松开衣扣,暴露胸部,有胸毛者剔除。若汗液多,用纱布擦净胸壁汗液。
2. 护士准备　衣帽整洁,修剪指甲,洗手,戴口罩。
3. 用物准备　除颤仪、导电糊或 4~6 层生理盐水纱布、简易呼吸器、吸氧、急救药品等抢救物品。
4. 环境准备　清洁、安静,光线充足。

【实施】 见表 11-4。

表 11-4　电除颤操作考核评分标准

分值:实操(85%)+主观(15%)			
评分类型 M=客观测量 J=主观评价	项目描述	分值	得分
M	操作步骤	85	
M1	护理人员要求:仪表端庄,服装整洁,无长指甲,洗手,戴口罩	2	
M2	物品准备齐全,摆放合理	2	
M3	检查及调试除颤仪	4	
M4	监测、分析患者心律,确认除颤指征,呼救,记录抢救时间	8	
M5	快速将用物推至患者床旁,使患者平卧于硬板床上,除去身上导电物品,暴露胸部,检查有无安装起搏器	5	

续表

	分值:实操(85%)+主观(15%)		
评分类型 M = 客观测量 J = 主观评价	项目描述	分值	得分
M6	连接电源,开机,将旋钮调至"ON"位置,机器设置默认"非同步"状态	4	
M7	选择能量:根据不同除颤仪选择合适的能量,单相波除颤仪为360 J,双相波除颤仪为120~200 J,或根据厂家推荐;如不清楚厂家推荐,选择可调的最高功率。儿童2 J/kg,第二次可增加至4 J/kg	8	
M8	准备电极板:将专用导电糊涂于电极板上,或每个电极板垫以4~6层生理盐水湿纱布	4	
M9	正确放置电极板。①前-侧位:A(Apex)电极板放在左乳头外下方或左腋前线第5肋间(心尖部),S(Sternum)电极板放在胸骨右缘锁骨下或2~3肋间(心底部),此法因迅速便利而更为常用。适用于紧急情况。②前-后位:A电极板在左侧心前区标准位置,而S电极板置于左/右背部肩胛下区,此方法适用于电极贴片	10	
M10	充分接触:两电极板充分接触皮肤并稍加压(如涂有导电糊,应轻微转动电极板,使导电糊分布均匀),压力约5 kg(电极板指示灯显示绿色)	6	
M11	再次评估心电示波:确认是否存在心室颤动、心室扑动或无脉性室性心动过速	3	
M12	充电:按下"充电"按钮,将除颤仪充电至所选择的能量	2	
M13	放电前安全确认:高喊"大家离开",并查看自己与病床周围,确保操作者与周围人无直接或间接与病床或患者接触	5	
M14	放电:操作者两手拇指同时按压电极板"放电"按钮进行电击。注意电极板不要立即离开胸壁,应稍停留片刻	4	
M15	立即胸外按压:除颤后大多数患者会出现数秒钟的非灌流心律,需立即给予5个循环的高质量胸外心脏按压,增加组织灌流	6	
M16	观察除颤效果:再次观察心电示波,心律转为窦性心律时,除颤成功	4	

续表

分值:实操(85%)+主观(15%)					
评分类型 M=客观测量 J=主观评价	项目描述				分值	得分
M17	除颤后处理: ①擦净患者胸壁的导电糊,取舒适卧位,整理床单位; ②关闭开关,断开电源。清洁电极板,更换电极板外覆盖纱布,除颤器充电备用; ③保留并标记除颤时自动描记的心电图纸; ④整理用物,按照《医务人员手卫生规范(WS/T 313—2019)》,认真洗手,记录				8	
J	主观评价				15	
序号	主观方面	差	一般	良好	优秀	分值
J1	职业素养	0	1	2	3	3
J2	专业素养	0	1	2	3	3
J3	沟通能力	0	1	2	3	3
J4	解决问题能力	0	1	2	3	3
J5	人文关怀能力	0	1	2	3	3
总分值					

【评价】

1.操作中随时观察患者的心电监护和病情变化情况。

2.电极板位置正确,用后处理及时,并用乙醇擦拭消毒。

3.指征掌握准确,充电量正确。

4.操作熟练、规范,过程安全。

5.除颤时,电极板避开电极片及导联线。

五、要点提示

1.除颤前要识别心电图类型,以正确选择除颤方式,以及正确功率。

2.电极板放置部位要准确,如带有植入性起搏器,应避开起搏器部位至少10 cm。

3.导电糊涂抹均匀,两块电极板之间的距离应超过10 cm。不可用耦合剂替代导电糊。

4.电极板与患者皮肤密切接触,两电极板之间的皮肤应保持干燥,以免灼伤。

5.放电前一定确保任何人不得接触患者、病床及与患者接触的物品,以免触电。
6.除颤仪开机时默认心电示波为P导联,操作者可根据实际需要对导联进行调节。
7.除颤要与心肺复苏配合使用,抢救成功后要继续给予高级生命支持。

(任梦园 禹瑞)

第十二章 中医护理

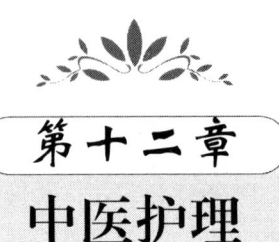

任务一 艾灸法

一、学习目标

【知识目标】

1. 掌握艾灸的分类方法及治疗作用。
2. 熟悉艾灸操作的注意事项。
3. 了解艾灸的适用范围。

【技能目标】

1. 在实施艾灸操作前,根据不同治疗方法,将艾灸用物按要求准备齐全。
2. 能够根据患者病情,选择适合的灸法并熟练进行操作。
3. 对艾灸过程中出现的异常情况,能快速、正确分析,并进行紧急处理。

【素质目标】

1. 具有减轻患者症状的能力。
2. 具有良好的沟通能力、综合分析问题及处理问题的能力。
3. 具有细心、爱心、耐心、责任心。

二、任务导入

吴某,57岁。3个月前因外感风寒,引起咳嗽,近一个月逐渐加重,某医院诊为慢性支气管炎。半个月前曾口服中成药,效果不佳。现患者咳嗽频繁,咳痰色白,气急胸闷,舌红苔薄白,脉浮。患者既往体健,平日嗜食肥甘厚味,吸烟史30年。请护士根据案例情景完成艾灸治疗。

三、任务要求

根据上述案例,请确定患者目前存在的主要问题,遵医嘱取穴,制订艾灸治疗方案,根据方案完成艾灸操作前的准备工作,帮助患者选择合适的体位,并实施艾灸实践操作任务,注意对在艾灸过程中随时出现的问题进行及时处理。

四、任务实施

【评估】
1. 评估患者的精神状态、合作程度。
2. 评估治疗室内环境、温度和湿度。

【计划】
1. 患者准备 了解操作的目的、方法及配合要点,能配合操作。
2. 护士准备 衣帽整洁,修剪指甲,洗手,戴口罩。
3. 用物准备 艾条、艾炷(或艾绒)、酒精灯、火柴、凡士林、棉签、镊子、弯盘、治疗盘、灭火瓶、手消液等。间接灸时需备用食盐、附子饼、姜片、蒜片等。
4. 环境准备 整洁、安静,光线充足,温湿度适宜。

【实施】 见表12-1。

表12-1 艾灸法操作考核评分标准

分值:实操(85%)+主观(15%)

评分类型 M=客观测量 J=主观评价	项目描述	分值	得分
M	操作步骤	85	
M1	护理人员要求:仪表端庄,服装整洁,无长指甲,接触患者前正确洗手,戴口罩	4	
M2	物品准备:物品准备齐全,摆放合理	4	
M3	沟通:问候患者,自我介绍;使用姓名和出生日期来核对患者;解释来访目的,征得患者同意,并消除紧张情绪后,方可实施操作;询问患者有无其他需求(如厕等)	4	
M4	评估患者情况及合作程度;环境是否符合要求	5	
M5	告知患者配合操作的方法,如有不适,及时告诉护理人员	5	
M6	协助患者选取正确体位,使患者保持体位舒适,并注意保暖	5	

续表

分值:实操(85%)+主观(15%)			
评分类型 M = 客观测量 J = 主观评价	项目描述	分值	得分
M7	艾条灸法		
M7.1	温和灸:遵医嘱取穴,护理人员持艾条,将其一端点燃,对准施灸的穴位,约距皮肤 2~3 cm 进行操作,使患者局部有温热感,但并不灼痛。一般每穴灸 10~15 min,以皮肤红晕为度。护理人员可将自己的示指和中指置于患者施灸穴位的两侧,方便护理人员感受患者施灸部位的受热程度,可以随时调节距离,防止烫伤患者	6	
M7.2	雀啄灸:施灸时护理人员持艾条,艾条点燃的一端像鸟雀啄食一般,在施灸穴位处上下移动,反复进行操作	6	
M7.3	回旋灸:施灸时护理人员持艾条,将艾条点燃的一端与患者皮肤保持一定的距离,在施灸部位处向左右方向移动或旋转施灸,反复进行操作	6	
M8	艾炷灸法		
M8.1	无瘢痕灸:护理人员先将患者施灸部位涂上少量凡士林,再放置艾炷,将上端点燃,待艾炷已燃 3/5 时,用镊子将艾炷夹去,换炷再灸。一般灸 3~7 针,以艾灸部位皮肤充血、红晕为度; 瘢痕灸:护理人员在患者施灸部位涂少量大蒜汁、葱汁,再放置艾炷,从艾炷上端点燃,待其燃尽,以湿纱布除去灰烬,复加艾炷再灸,一般灸 5~10 壮	6	
M8.2	间接灸:将间隔物品(隔姜、隔蒜、隔盐、隔附子饼)放置在皮肤上,将艾炷点燃进行治疗	6	
M9	熄灭艾炷或艾条,投入灭火瓶,清洁局部皮肤	2	
M10	在操作过程中,要注意防止艾火脱落,以免造成皮肤及衣物的烧损。灸后若局部出现水泡,只要不擦破,可任其自然吸收。若水泡过大,可用无菌针头从泡底刺破,放出水液后,再涂碘伏	5	
M11	艾灸过程中随时问问患者有无不适,并密切关注,以取得反馈	3	
M12	进行健康教育。①指导患者健康饮食,少食肥甘厚味;②指导患者戒除烟酒	4	
M13	正确处理垃圾,整理用物	2	

续表

评分类型 M=客观测量 J=主观评价	项目描述				分值	得分
分值:实操(85%)+主观(15%)						
M14	按照《医务人员手卫生规范(WS/T 313—2019)》,认真洗手				2	
M15	记录(至少包含患者主要问题、干预措施及治疗效果)				2	
M16	护理人员态度和蔼,语言轻柔				4	
M17	过程自然流畅,规定时间内完成所有任务				4	
J	主观评价				15	
序号	主观方面	差	一般	良好	优秀	分值
J1	职业素养	0	1	2	3	3
J2	专业素养	0	1	2	3	3
J3	沟通能力	0	1	2	3	3
J4	解决问题能力	0	1	2	3	3
J5	人文关怀能力	0	1	2	3	3
总分值						

【评价】

1.患者理解操作的目的并主动配合。

2.护士操作规范、熟练,动作轻巧,安全意识强。

3.与患者沟通有效,患者症状得到缓解。

五、要点提示

1.操作中注意患者的头面部、会阴部、大血管分布等部位不宜选用灸法,尤其是直接灸法,妊娠期妇女的腹部及腰骶部不宜施灸。

2.进行瘢痕灸前,护理人员必须在操作前告知患者灸后会留下瘢痕,在征求患者同意,并愿意配合护理人员操作的情况下才可施灸。在施灸时如患者感受到疼痛,护理人员可在施灸部位周围用手轻轻拍打,以减轻患者疼痛。灸疮化脓期间,要注意局部清洁,每天换药一次,避免出现继发感染的情况。对于身体过于虚弱、有糖尿病、皮肤病的患者忌用瘢痕灸。

3.操作中如遇晕灸应立即停止艾灸,并即刻通知医生,让患者平卧于空气流通处,松开领口,给予温开水,闭目休息,重者在进行上述操作的基础上,应进行其他急救措施。

4.凡高热、大量吐血、中风闭证及肝阳头痛等症,禁用灸法。对于过饱、过饥、过劳、醉酒、大渴、大惊、大恐、大怒者,慎用灸法。

5.在治疗后,应确保灸炷完全熄灭,防止火灾发生。

任务二　针刺法

一、学习目标

【知识目标】

1.掌握针刺法的临床作用。

2.熟悉针刺法异常情况的处理。

3.了解针刺的注意事项。

【技能目标】

1.能够掌握毫针法的基本操作。

2.根据患者病情需要,熟练掌握进针、行针的操作方法。

3.熟练掌握针刺补泻手法。

【素质目标】

1.具有减轻患者症状的能力。

2.具有良好的沟通能力、综合分析问题及处理问题的能力。

3.具有细心、爱心、耐心、责任心。

二、任务导入

李某,女,25岁。2月前因疲劳过度出现疲倦、烦躁、神情恍惚、彻夜不寐。夜间只能假寐片刻,日间常感头晕头痛,耳鸣,影响工作和生活。请护士根据案例情景完成针刺治疗。

三、任务要求

根据上述案例,请确定患者目前存在的主要问题,遵医嘱取穴,制订实施针刺治疗方案,根据方案完成针刺操作前的准备工作,帮助患者选择合适的体位,并实施针刺实践操作任务,注意对在针刺过程中随时出现的问题进行及时处理。

四、任务实施

【评估】

1.评估患者的精神状态、合作程度。

2.评估治疗室内环境、温度和湿度。

【计划】

1. 患者准备　患者了解操作的目的、方法及配合要点，能配合操作。体位的选择应以护理人员能够正确取穴和施术方便，患者感到舒适自然，并能持久留针为原则。临床上针刺时的常用体位主要有：仰卧位、俯卧位、侧卧位、仰靠坐位、侧伏坐位、俯伏坐位。

2. 护士准备　衣帽整洁，修剪指甲，洗手，戴口罩。

3. 用物准备

(1) 治疗车上层：针具、皮肤消毒液、棉签、手消液、弯盘。

(2) 治疗车下层：利器盒、医疗废物装放容器。

4. 环境准备　整洁、安静、光线充足、温湿度适宜。

【实施】见表 12-2。

表 12-2　针刺法操作考核评分标准

分值：实操(85%)+主观(15%)

评分类型 M=客观测量 J=主观评价	项目描述	分值	得分
M	操作步骤	85	
M1	护理人员要求：仪表端庄，服装整洁，无长指甲，接触患者前正确洗手，戴口罩	3	
M2	物品准备：物品准备齐全，摆放合理	3	
M3	沟通：问候患者，自我介绍；使用姓名和出生日期来核对患者；解释来访目的，征得患者同意，并消除紧张情绪后，方可实施操作；询问患者有无其他需求(如厕等)	5	
M4	评估患者情况及合作程度；环境是否符合要求	2	
M5	告知患者配合操作的方法，如有不适，及时告诉护理人员	4	
M6	协助患者选取正确体位，使患者保持体位舒适，并注意保暖。根据患者性别、年龄、体质、体型、病位、取穴的部位等相关因素，选择合适的针具	4	
M7	取穴后，在施术部位处消毒，护理人员双手消毒	4	
M8	取出毫针，惯用手持针	4	
M9	进针法		
M9.1	指切进针法：以左手拇指指甲或示指端切按在腧穴旁，右手持针紧靠左手指甲面将针刺入腧穴	5	

续表

	分值:实操(85%)+主观(15%)		
评分类型 M=客观测量 J=主观评价	项目描述	分值	得分
M9.2	舒张进针法:如患者皮肤松弛,可以用左手拇、食两指将针刺部位的皮肤向两边撑开,使皮肤绷紧,右手持针,使针从左手拇、食两指的中间刺入	5	
M9.3	提捏进针法:如针刺穴位处皮肤浅薄,用左手拇、食两指将针刺部位的皮肤提起,右手持针,从捏起皮肤的上端将针刺入	5	
M9.4	夹持进针法:如穴位处皮肤肌肉丰厚,可用一手拇、食两指持捏消毒干棉球,夹住针身下端,露出针尖,将针尖固定在所刺腧穴的皮肤表面位置,另一手捻动针柄,将针刺入腧穴	5	
M10	行针		
M10.1	提插法:将针刺入腧穴一定深度后,施行上下、进退的操作	4	
M10.2	捻转法:将针刺入腧穴一定深度后,以刺手拇和食、中指持住针柄,进行向前向后捻转动作	4	
M11	待患者取得针感(酸、麻、沉、胀)后,留针10~30 min,随时询问患者有无不适	4	
M12	以一手拇、食两指持棉签轻轻按压在针刺部位,刺手持针做轻微的小幅度捻转,并随势将针缓慢提至皮下,静留片刻,迅速拔出,出针后注意是否有出血和血肿的情况	4	
M13	检查针数,以防漏针,将取出的针弃至利器盒中	4	
M14	在操作过程中,要注意有无晕针、滞针、弯针、断针,密切关注患者情况,总结以取得反馈	4	
M15	正确处理垃圾,整理用物	2	
M16	按照《医务人员手卫生规范(WS/T 313—2019)》,认真洗手	2	
M17	记录(至少包含患者主要问题、干预措施及治疗效果)	2	
M18	护理人员态度和蔼,语言轻柔	3	
M19	过程自然流畅,规定时间内完成所有任务	3	

续表

评分类型 M=客观测量 J=主观评价	项目描述				分值	得分
分值:实操(85%)+主观(15%)						
J	主观评价				15	
序号	主观方面	差	一般	良好	优秀	分值
J1	职业素养	0	1	2	3	3
J2	专业素养	0	1	2	3	3
J3	沟通能力	0	1	2	3	3
J4	解决问题能力	0	1	2	3	3
J5	人文关怀能力	0	1	2	3	3
总分值						

【评价】

1.患者理解操作的目的并主动配合。

2.护理人员操作规范、熟练,动作轻巧,安全意识强。

3.与患者沟通有效,患者症状得到缓解。

五、要点提示

1.治疗室内要保持清洁和空气流通,定期使用紫外线进行空气消毒。

2.治疗前,护理人员要做好患者及家属的思想工作。患者在饥饿、过饱、醉酒、过度疲劳、精神紧张等情况下,不宜进行针刺治疗。对体弱者进行治疗时,不宜进行强刺激。治疗过程中,护理人员应密切观察,注意患者的反应,如有意外情况发生,应及时上报并处理。

3.治疗前应检查好针具,严格无菌操作,治疗前应对毫针、患者皮肤、操作者手指进行消毒。

4.患者皮肤有感染、湿疹、溃疡、出血倾向、瘢痕及肿瘤者,局部不宜进行针刺。

5.患者胸、背部不宜深刺,也尽量避免直刺,以免损伤心肺。妊娠期妇女在进行选穴时,下腹部的腧穴禁用或慎用。小儿囟门未闭合时禁刺。

6.常用的补泻操作方法

(1)补法:操作手法是进针较慢,针刺较浅,力度轻,行针时提插、捻转幅度较小,频率慢,留针时不捻转。临床多用于治疗虚证时使用。

（2）泻法：操作手法是进针较快，针刺较深，力度重，行针时提插、捻转幅度较大，频率快，留针时反复进行捻转。临床多用于治疗实证使用。

7.在行针、留针时，不宜将针身全部刺入皮肤内。进针、行针的动作不宜过猛过急，以免弯针、断针。

8.如遇患者晕针，应立即停止针刺，迅速将已经刺入的针具取出。扶患者平卧，头部放低，松解衣带，并注意保暖。轻者静卧，饮温开水，片刻后可恢复。若未能缓解者，用指掐或针刺急救穴，如水沟、合谷等，也可灸百会、气海、神阙等，必要时配合现代急救措施。

9.遇到滞针时，护理人员应向患者做好解释工作，消除患者紧张的情绪，使局部肌肉放松。护理人员可用手指在邻近部位做循按动作，或弹动针柄，或在附近再刺1针。若因手法不当，单向捻针而致者，需反向将针捻回。

10.出现弯针后，切忌拔针过猛。若轻度弯曲，可按一般拔针法，将针慢慢退出。若针身弯曲较大，可顺应弯曲的方向将针退出。如果针出现多处弯曲，必须根据扭转倾斜的方向，逐渐分段退出。如果因患者体位改变而出现弯针，应叮嘱患者恢复原来的体位，再进行退针。

11.遇到断针的紧急情况，护理人员保持冷静，叮嘱患者不要惊慌，保持原来的体位，防止断针残端进一步深入。如果皮肤还露有残端，可使用镊子将其钳出。如果残端与皮肤相平或稍低，却依旧可见残端时，可用左手拇、食两指在针旁按压皮肤，待残端露出皮肤之外时，右手持镊子将针拔出。如果折断部完全没于皮内，应使用X线进行定位，行外科手术将其完全取出。

12.出针后有出血时，可用消毒干棉球按压止血，如果少量皮下出血，一般不必处理，可自行消退。如果局部肿胀疼痛剧烈，影响活动功能，可先采用冷敷，待止血后再进行局部热敷帮助瘀血吸收，缓解疼痛。

13.留针时间若较长应注意保暖，同时保护患者隐私。

任务三　穴位按摩法

一、学习目标

【知识目标】

1.掌握穴位按摩手法的操作要领。
2.熟悉按摩手法的作用。
3.了解穴位按摩法的分类。

第十二章 中医护理

【技能目标】
1. 熟练掌握推法、按法、摩法、揉法、捏法等手法的基本操作。
2. 掌握穴位按摩的基本流程和操作步骤。
3. 了解穴位按摩法的各种适应证。

【素质目标】
1. 具有减轻患者症状的能力。
2. 具有良好的沟通能力、综合分析问题及处理问题的能力。
3. 具有细心、爱心、耐心、责任心。

二、任务导入

王某,女,34岁。5年前无明显诱因引起头痛。头痛时轻时重,严重时头重昏沉,不思饮食,面色无华,倦怠懒言,乏力气短,舌色白苔薄,脉弱。脑血流图显示:神经紧张度增高。中医诊断为气血虚弱型头痛。请护士根据案例情景完成穴位按摩法治疗。

三、任务要求

根据上述案例,请确定患者目前存在的主要问题,遵医嘱取穴,根据不同穴位选择相应的按摩手法实施按摩治疗,根据方案完成按摩操作前的准备工作,帮助患者选择合适的体位,并实施穴位按摩实践操作任务,注意对在按摩过程中随时出现的问题进行及时处理。

四、任务实施

【评估】
1. 评估患者的精神状态、主要症状、发病部位、既往史及心理状况及合作程度。
2. 评估患者体质及按摩部位皮肤情况。
3. 评估治疗室内温度、环境,必要时屏风遮挡。

【计划】
1. **患者准备** 患者了解操作的目的、方法及配合要点,能配合操作。体位的选择应以护理人员能够正确取穴和施术方便,患者感到舒适自然为原则。
2. **护士准备** 衣帽整洁,修剪指甲,洗手,戴口罩。
3. **用物准备** 治疗单、手消液、介质(按摩膏、药酒、滑石粉)、治疗盘、屏风。
4. **环境准备** 整洁、安静,光线充足,温湿度适宜。

护理综合性实训指导

【实施】 见表12-3。

表12-3 穴位按摩法操作考核评分标准

分值:实操(85%)+主观(15%)

评分类型 M=客观测量 J=主观评价	项目描述	分值	得分
M	操作步骤	85	
M1	护理人员要求:仪表端庄,服装整洁,无长指甲,接触患者前正确洗手,戴口罩	2	
M2	物品准备:物品准备齐全,摆放合理	4	
M3	沟通:问候患者,自我介绍;使用姓名和出生日期来核对患者;解释来访目的,告知患者按摩时会有局部酸胀感,消除其紧张情绪;询问患者有无其他需求(如厕等)	6	
M4	评估患者情况及合作程度;环境是否符合要求	4	
M5	协助患者选取正确体位,使患者保持体位舒适,并注意保暖	4	
M6	保证双手温热,征得患者同意后方可施术,遵医嘱确定穴位及推拿方法	4	
M7	推法		
M7.1	拇指推法:护理人员用拇指指面在穴位上着力,做内收运动,使拇指做直线推动,其余四指与拇指分开并助力,常用于肩背部、胸腹部、腰臀部和四肢穴位	4	
M7.2	掌推法:护理人员指用手掌或者掌根在穴位上着力,以掌根为主,前臂施力沿一定方向推进,常用于腰背部、胸腹部和大腿部	4	
M7.3	肘推法:护理人员用肘尖(尺骨鹰嘴突起)在一定的治疗部位着力,沿一定方向推进,肘推法常用于华佗夹脊穴、大腿后侧	4	
M8	拿法:护理人员拇指与示、中两指,或用拇指与其余四指相对用力在穴位上进行一紧一松、有节律性的提拿	5	
M9	按法:护理人员用手指、手掌部位着力于穴位,逐渐用力下按,按而留之	5	
M10	摩法:护理人员用手指指面或者手掌掌面着力于穴位,以腕关节做环形的、有节律地摩动	5	

续表

评分类型 M = 客观测量 J = 主观评价	项目描述	分值	得分
	分值:实操(85%)+主观(15%)		
M11	揉法:护理人员用大鱼际、掌根着力于穴位,做轻柔和缓的环旋转动,并带动该处的皮下组织	5	
M12	捏法:护理人员用拇指与其他手指指腹夹住施术部位,相对用力作对称性挤压,可逐渐移动部位	5	
M13	抖法:护理人员用双手或单手握住患者肢体远端,稍用力做小幅度、连续、频率较快的上下颤动	5	
M14	操作时要密切观察患者的反应,随时调整手法,如有不适应,应停止按摩并做好相应的处理	4	
M15	正确处理垃圾,整理用物	3	
M16	按照《医务人员手卫生规范(WS/T 313—2019)》,认真洗手	3	
M17	记录(至少包含患者主要问题、干预措施及治疗效果)	3	
M18	护理人员态度和蔼,语言轻柔	3	
M19	过程自然流畅,规定时间内完成所有任务	3	
J	主观评价	15	

序号	主观方面	差	一般	良好	优秀	分值
J1	职业素养	0	1	2	3	3
J2	专业素养	0	1	2	3	3
J3	沟通能力	0	1	2	3	3
J4	解决问题能力	0	1	2	3	3
J5	人文关怀能力	0	1	2	3	3
	总分值					

【评价】

1.患者理解操作的目的并主动配合。

2.护理人员操作规范、熟练,动作轻巧,安全意识强。

3.与患者沟通有效,患者症状得到缓解。

五、要点提示

1.治疗室内要保持环境整洁、空气流通,定期进行紫外线空气消毒,按摩床和治疗巾要保持干净、卫生、柔软。

2.穴位按摩法是用于人体体表的特定部位或经络、腧穴,从而达到预防保健、治疗疾病的一种外治方法。具有疏通经脉、调和气血、通畅气机、散瘀止痛、扶正祛邪、强筋壮骨等作用。

3.操作时用力要渗透、均匀、柔和,动作灵活,时间符合要求,注意为患者保暖及保护隐私。根据患者的症状、发病部位、年龄及耐受性,选用适宜的手法和刺激强度进行按摩,禁用暴力。

4.根据患者不同肤质、病情情况选择不同介质,例如滑石粉、按摩膏或药酒。

5.推法在操作时,护理人员的指、掌或肘要紧贴患者体表,用力要渗透、平稳,速度宜缓慢、均匀,方向不可歪斜。施术时可使用介质,利于手法操作,避免患者皮肤破损。推法具有温经活络、消瘀散结、健脾和胃、调和气血的功效,适用于人体各部。临床上常用来治疗肌肉损伤、颈椎病、腰肌劳损、肩周炎等病症。

6.拿法在操作时,护理人员肩、肘、腕关节要放松,着力面为手指罗纹面,不可用指端或者爪甲内扣,力度应由轻渐重,再由重渐轻,动作需连续并有节奏,不可突然施力。拿法具有疏通经络、解表发汗、醒神开窍等功效,常用于颈项、肩部和四肢,以治疗头痛、感冒和肌肉酸痛等。

7.按法在操作时,护理人员应注意按压方向要垂直向下,用力要由轻到重,使刺激充分透达组织深部,并且要保持力度,按而留之,操作结束时要逐渐撤力。切忌突然施力或突然撤力。该手法具有较强的疏通经脉、行气活血、止痛的功效,适用于全身各部。

8.摩法在操作时,护理人员应肘关节微曲,在120°~150°之间,腕关节放松,着力部位紧贴体表做顺时针或逆时针方向的转动,施术时要压力均匀,动作轻柔,频率为100~120次/分。摩法具有温经通络、行气活血、消肿止痛、健脾和胃的功效,适用于全身各部,胸腹部和胁肋部最常用。临床主要用于治疗胸腹胀满、脘腹疼痛、泄泻、便秘、月经不调等。

9.揉法在操作时,护理人员用力要灵活,并注意吸定,如不吸定,就会与施术部位产生摩擦。同时动作要协调有节律,要带动皮下组织一起运动,频率为120~160次/分。揉法具有活血散瘀、消肿止痛等功效,适用于全身各部。常用于治疗头痛、失眠、脘腹胀痛以及腰背、四肢软组织损伤等。

10.捏法在操作时,护理人员要动作灵活,用力要均匀、有节奏。移动时要沿着患者肌肉轮廓的顺序依次进行,动作要连贯。捏法具有疏通经络、行气活血的功效,适用于头部、颈项部、四肢及背脊,用于治疗肢体或局部疼痛。

11.抖法在操作时,抖动幅度要小,频率要快,动作要有连续性和节奏感,频率为160~180次/分。抖法具有疏通经络、滑利关节、消除粘连的作用,适用于四肢部位。常用于肩、肘、腕关节疼痛与功能障碍等,也通常作为推拿结束手法。

12.操作前应明确穴位按摩法的适用范围,以免造成不良后果。患有出血性疾病、严重心脏病、感染性疾病、急性传染病、癌症者禁止按摩;骨折、皮肤损伤等部位禁止按摩;女性在生理期时,孕妇的腰腹部都禁止按摩。

13.异性患者在按摩时需有第三人同时在场陪护。

任务四　拔罐法

一、学习目标

【知识目标】
1.掌握拔罐法的操作方法。
2.熟悉拔罐法的作用和注意事项。
3.了解拔罐法的适用范围。

【技能目标】
1.根据患者病情、病位,选择合适的火罐,进行拔罐操作前准备工作。
2.掌握闪罐、走罐、留罐、起罐的操作方法。
3.根据患者的情况,合理选择拔罐的方法。
4.掌握拔罐时异常情况的处理方法。

【素质目标】
1.具有减轻患者症状的能力。
2.具有良好的沟通能力、综合分析问题及处理问题的能力。
3.具有细心、爱心、耐心、责任心。

二、任务导入

李某,男,47岁。10天前因骑车未注意保暖,感受风寒侵袭,出现口角歪向右侧,左侧鼻唇沟变浅,左眼不能闭,不能皱眉,说话漏风,言语不清,咀嚼不利,舌红苔白,脉弦。诊断为:口眼㖞斜(面瘫周围性)。请护理人员根据案例情景完成拔罐治疗。

三、任务要求

根据上述案例,请确定患者目前存在的主要问题,遵医嘱实施拔罐治疗,根据方案完成拔罐操作前的准备工作,帮助患者选择合适的体位,并实施拔罐实践操作任务,注意对在拔罐过程中随时出现的问题进行及时处理。

四、任务实施

【评估】

1. 评估患者的精神状态、合作程度。
2. 评估治疗室内环境、温度和湿度,必要时用屏风遮挡。
3. 评估拔罐部位皮肤情况。

【计划】

1. 患者准备　患者了解操作的目的、方法及配合要点,能配合操作。
2. 护士准备　衣帽整洁,修剪指甲,洗手,戴口罩。
3. 用物准备　准备罐具、止血钳、棉球、95%酒精、棉签、火柴(或打火机)、治疗盘、凡士林等。检查罐口是否平整。
4. 环境准备　整洁、安静,光线充足,温度保持在20°左右。

【实施】 见表12-4。

表12-4　拔罐法操作考核评分标准

分值:实操(85%)+主观(15%)			
评分类型 M=客观测量 J=主观评价	项目描述	分值	得分
M	操作步骤	85	
M1	护理人员要求:仪表端庄,服装整洁,无长指甲,接触患者前正确洗手,戴口罩	4	
M2	物品准备:物品准备齐全,摆放合理	5	
M3	沟通:问候患者,自我介绍;使用姓名和出生日期来核对患者;解释来访目的,征得患者同意,并消除紧张情绪后,方可实施操作;询问患者有无其他需求(如厕等)	5	
M4	评估患者情况及合作程度,告知配合操作的方法,如有不适,及时告诉护理人员	5	
M5	协助患者选取正确体位,使患者保持体位舒适,暴露出拔罐部位,并注意保暖,核对拔罐部位	5	
M6	吸拔方法:再次核对穴位,护理人员用止血钳夹住95%酒精棉球,点燃后在火罐内转动1到2圈,迅速将罐口扣在穴位上,确认火罐是否吸紧	6	

续表

分值:实操(85%)+主观(15%)			
评分类型 M=客观测量 J=主观评价	项目描述	分值	得分
M7	拔罐法		
M7.1	留罐法:拔罐后将火罐留置10~15 min。在此过程中,要注意随时检查火罐吸附的情况,避免吸附过紧或火罐掉落	4	
M7.2	闪罐法:将火罐拔在穴位上后迅速取下,反复操作,以皮肤潮红为度	4	
M7.3	走罐法:在患者皮肤上涂抹适量凡士林,将火罐拔在穴位后,护理人员一手握住罐底,在穴位附近推拉移动,以皮肤潮红为度	4	
M7.4	刺血拔罐法:穴位处消毒后,用无菌三棱针刺破小血管或用皮肤针叩打皮肤出血后,以火罐吸拔在所刺出血处,留罐15~20 min	5	
M7.5	留针拔罐法:先以针刺穴位,得气后以针刺处为中心拔罐,并留针留罐5~10 min	4	
M8	起罐法:护理人员一手拿住火罐,另一手将火罐口边缘的皮肤向下按,待空气进入罐后,即可将火罐取下。不可强力拔除,以免损伤患者皮肤。若行留针拔罐法,操作结束后切记要将针灸针拔出,弃于利器盒中	6	
M9	拔罐过程中随时询问患者有无不适,并密切关注,以取得反馈	4	
M10	叮嘱患者拔罐后应避风寒,注意保暖	4	
M11	协助患者穿衣,整理治疗床,正确处理垃圾,火罐消毒保存	4	
M12	按照《医务人员手卫生规范(WS/T 313—2019)》,认真洗手	4	
M13	记录(至少包含患者主要问题、干预措施及治疗效果)	4	
M14	护理人员态度和蔼,语言轻柔	4	
M15	过程自然流畅,规定时间内完成所有任务	4	
J	主观评价	15	
序号	主观方面	差	一般	良好	优秀	分值
J1	职业素养	0	1	2	3	3
J2	专业素养	0	1	2	3	3
J3	沟通能力	0	1	2	3	3

续表

分值:实操(85%)+主观(15%)					
评分类型 M=客观测量 J=主观评价	项目描述				分值	得分
序号	主观方面	差	一般	良好	优秀	分值
J4	解决问题能力	0	1	2	3	3
J5	人文关怀能力	0	1	2	3	3
总分值					

【评价】

1.患者理解操作的目的并主动配合。

2.护士操作规范、熟练,动作轻巧,安全意识强。

3.与患者沟通有效,患者症状得到缓解。

五、要点提示

1.拔罐法具有通经活络、祛风散寒、行气活血、消肿止痛等作用,主要通过负压和温热作用,对机体产生良性刺激,促进血液循环,加强局部耐受性,增进机体的抵抗力,从而达到促进疾病康复的目的。临床上常用来治疗呼吸系统疾病,如感冒、发热、咳嗽、哮喘等;消化系统疾病,如胃痛、腹痛、腹泻;急性或慢性软组织损伤,痹症,落枕;妇科疾病,如痛经、盆腔炎以及面瘫、肥胖症等。

2.夏季使用留罐法时,应注意不可留罐过久,否则容易起泡造成皮肤损伤。若火罐吸拔力度过强,也应适当缩短留罐时间。

3.闪罐法适用于肌肉较松弛的部位,火罐吸拔力度不强,患处留罐有难度时也可使用。临床上常用于治疗皮肤麻木或功能减退。

4.走罐法适用于面积较大、肌肉较丰厚处,比如脊背部、腰部、大腿等处。

5.刺血拔罐法常应用于治疗神经性皮炎、痤疮、皮肤瘙痒、哮喘等症。

6.拔罐前护理人员应根据患者体型和所拔部位的面积大小,选择大小合适的火罐。

7.检查患者皮肤是否有过敏、水肿、溃疡、出血,大血管分布处不适合拔罐。在骨骼凸起、凹陷、毛发密集的部位不宜拔罐。患者出现高热惊厥时,以及孕妇的腹部、腰骶部,均不宜拔罐。

8.使用火罐时,要注意棉球不应蘸取过多酒精,操作时小心谨慎,避免烫伤。

9.使用火罐时应注意切不可灼伤皮肤。如留罐时间太长导致皮肤起水泡,水泡较小可不需处理,无菌纱布轻轻覆盖在患处,防止擦破,如水泡较大,可用无菌针头挑破,再涂碘伏,保持局部清洁,以防感染。

10.酒精棉球不可在罐内停留时间过长,避免罐体过热灼伤皮肤,棉球用过及时扑灭,预防火灾。

11.刺血拔罐一定要做好无菌操作。

任务五　耳穴压豆法

一、学习目标

【知识目标】

1.掌握耳穴的定位和主治。

2.熟悉耳穴压豆法操作的注意事项。

3.了解耳穴压豆法的适用范围。

【技能目标】

1.熟练掌握耳穴压豆法操作前准备工作,进行胶布、压丸等用物的选择和制备。

2.熟练掌握耳穴压豆法的操作流程。

3.能指导患者对压丸进行正确、适当的刺激。

【素质目标】

1.具有减轻患者症状的能力。

2.具有良好的沟通能力、综合分析问题及处理问题的能力。

3.具有细心、爱心、耐心、责任心。

二、任务导入

赵某,42岁。眩晕5年。5年前无明显诱因出现头晕,如坐舟船,甚则恶心呕吐,平时常自觉头重如裹,胸闷恶心,神疲倦怠,多寐,舌胖苔白腻,脉濡。近一周加重,遂来就诊。诊断:眩晕(痰湿中阻证)。现遵医嘱进行耳穴压豆法辅助治疗,请护理人员根据案例情景完成耳穴压豆法操作。

三、任务要求

根据上述案例,请确定患者目前存在的主要问题,遵医嘱取穴,实施耳穴压豆法操作。根据方案完成操作前的准备工作,帮助患者选择合适的体位,并实施耳穴压豆法实践操作任务,注意对在操作过程中随时出现的问题进行及时处理。

四、任务实施

【评估】

1. 评估患者的精神状态、合作程度。
2. 评估治疗室内环境、温度和湿度。

【计划】

1. 患者准备　患者了解操作的目的、方法及配合要点,能配合操作。
2. 护士准备　衣帽整洁,修剪指甲,洗手,戴口罩。
3. 用物准备　治疗盘、压丸(如王不留行籽、白芥子等)或磁珠、75%酒精、消毒棉球、镊子、胶布、剪刀、弯盘等。
4. 环境准备　整洁、安静,光线充足,温湿度适宜。

【实施】 见表12-5。

表12-5　耳穴压豆法操作考核评分标准

分值:实操(85%)+主观(15%)

评分类型 M=客观测量 J=主观评价	项目描述	分值	得分
M	操作步骤	85	
M1	护理人员要求:仪表端庄,服装整洁,无长指甲,接触患者前正确洗手,戴口罩	4	
M2	物品准备:物品准备齐全,摆放合理	4	
M3	沟通:问候患者,自我介绍;使用姓名和出生日期来核对患者;解释来访目的;询问患者有无其他需求(如厕等),在操作过程中如有不适及时告知护理人员	5	
M4	评估患者耳部皮肤情况及合作程度,环境是否符合要求	3	
M5	协助患者选取正确体位,使患者保持体位舒适,并注意保暖,征求对方同意后方可开始操作	3	
M6	压丸制备		
M6.1	选用有机玻璃板,划成0.6×0.6 cm² 大小的方格,每小格中央钻1 mm深、直径2 mm的凹陷	4	
M6.2	将王不留行籽铺在每小格中央的凹陷中,再用有机玻璃一般大的胶布平贴在玻璃板上并压紧,用刀按玻璃板上的划线将胶布切割开,备用	4	

续表

分值:实操(85%)+主观(15%)			
评分类型 M=客观测量 J=主观评价	项目描述	分值	得分
M7	进行耳穴探查,找出阳性反应点,并结合病情进行辨证,明确方案,选取穴位	8	
M8	用75%的酒精棉球消毒耳郭前面和耳背1~2遍	8	
M9	护理人员从患者对耳轮下方轮4起,沿耳轮、对耳轮、对耳轮上脚、耳舟方向从下向上,从内向外进行按摩	8	
M10	护理人员左手固定托持患者耳郭,右手用镊子夹取准备好的带有王不留行籽的方块胶布取下,对准穴位贴压,并根据患者病情进行不同强度的按压刺激	8	
M11	护理人员在操作时应随时观察患者的反应和询问患者的感受,操作结束后应叮嘱患者每日自行按摩3~5次,每次每穴按压30~60 s,两耳交替按摩,3~5天后复诊更换	6	
M12	正确处理垃圾,整理用物	4	
M13	按照《医务人员手卫生规范(WS/T 313—2019)》,认真洗手	4	
M14	记录(至少包含患者主要问题、干预措施及治疗效果)	4	
M15	护理人员态度和蔼,语言轻柔	4	
M16	过程自然流畅,规定时间内完成所有任务	4	
J	主观评价	15	
序号	主观方面	差	一般	良好	优秀	分值
J1	职业素养	0	1	2	3	3
J2	专业素养	0	1	2	3	3
J3	沟通能力	0	1	2	3	3
J4	解决问题能力	0	1	2	3	3
J5	人文关怀能力	0	1	2	3	3
	总分值					

【评价】

1.患者理解操作的目的并主动配合。

2.护士操作规范、熟练,动作轻巧,安全意识强。

3.与患者沟通有效,患者症状得到缓解。

五、要点提示

1.耳穴压豆法是指用压丸在耳穴表面贴敷,并用胶布固定,对耳穴进行持续刺激而起到治疗疾病的方法。压丸的种类较多,常选用王不留行籽,同时还可用白芥子、莱菔子,也可用药丸,如人丹、喉症丸、六神丸等。耳穴压豆法简便易行,安全,无副作用,适用于年老体弱、儿童、怯痛和不便每日就诊者使用。

2.采用耳穴压豆法常用来治疗

(1)各种疼痛型病症,如偏头痛、三叉神经痛、肋间神经痛、带状疱疹、坐骨神经痛、扭伤、挫伤等外伤导致的疼痛,外科手术后伤口所产生的疼痛,泌尿系结石、胃痛、胆石症、腰痛等疼痛。

(2)各种炎症性病症,如扁桃体炎、中耳炎、牙周炎、气管炎、面神经炎、风湿性关节炎等。

(3)过敏性疾病,如过敏性鼻炎、哮喘、荨麻疹等。

(4)功能紊乱性疾病,如眩晕、高血压、月经不调、遗尿等。

(5)各种慢性病,如肩周炎、消化不良、颈肩腰腿痛等,还可以用来预防感冒、晕船、晕车、戒烟、减肥。

3.操作时要严格消毒,避免发生感染,如出现感染应立即采取相应措施。

4.防止胶布潮湿,以免降低贴敷的黏度。有对氧化锌胶布过敏者,会出现局部的粟粒样丘疹,并出现红肿和瘙痒,应立即取下胶布,对症治疗。

5.夏季多汗,故贴敷时间不宜过长。耳郭上有炎症、湿疹、溃疡、冻疮者不采用耳穴压豆法进行贴敷治疗。

6.妇女妊娠期间慎用耳穴压豆法,尤其是有习惯性流产的女性更应慎用。

7.耳穴压豆法选穴不宜过多,一般5~7穴为宜。贴敷后患者自行按摩时,应以按压为主,不可揉搓,以免破溃引发感染。

8.按摩强度应依据患者情况和病情而定,老年人、儿童和久病体弱者,按摩时力度要轻,急性疼痛性疾病力度应大,刺激应重。

任务六 刮痧法

一、学习目标

【知识目标】
1. 掌握刮痧法的作用。
2. 熟悉刮痧法操作的注意事项。
3. 了解刮痧法的适用范围。

【技能目标】
1. 能根据患者病情及所施术部位等原因,做好刮痧操作前准备工作。
2. 根据患者病情正确进行刮痧操作。

【素质目标】
1. 具有减轻患者症状的能力。
2. 具有良好的沟通能力、综合分析问题及处理问题的能力。
3. 具有细心、爱心、耐心、责任心。

二、任务导入

赵某,6岁。发热3天。3天前因饮食不节出现发热,最高38.2 ℃,入夜热甚,伴腹痛腹胀,呕吐酸腐宿食,大便干,小便短赤。现遵医嘱进行刮痧法治疗,请护理人员根据案例情景完成刮痧法操作。

三、任务要求

根据上述案例,请确定患者目前存在的主要问题,遵医嘱取穴,实施刮痧法操作。根据方案完成操作前的准备工作,帮助患者选择合适的体位,并实施刮痧法实践操作任务,注意对在操作过程中随时出现的问题进行及时处理。

四、任务实施

【评估】
1. 评估患者的精神状态、合作程度。
2. 评估治疗室内环境、温度和湿度。

【计划】
1. 患者准备　患者了解操作的目的、方法及配合要点,能配合操作。
2. 护士准备　衣帽整洁,修剪指甲,洗手,戴口罩。

3.用物准备 刮痧板、治疗盘、手消液、治疗巾、屏风、浴巾、介质(清水、刮痧油、药液、香油、液状石蜡、麻油均可)等。

4.环境准备 整洁、安静,光线充足,温湿度适宜。

【实施】 见表 12-6。

表 12-6 刮痧法操作考核评分标准

分值:实操(85%)+主观(15%)

评分类型 M=客观测量 J=主观评价	项目描述	分值	得分
M	操作步骤	85	
M1	护理人员要求:仪表端庄,服装整洁,无长指甲,接触患者前正确洗手,戴口罩	5	
M2	物品准备:物品准备齐全,摆放合理	5	
M3	沟通:问候患者,自我介绍;使用姓名和出生日期来核对患者;解释来访目的;询问患者有无其他需求(如厕等),在操作过程中如有不适及时告知护理人员	5	
M4	评估患者皮肤情况及合作程度,检查刮痧板边缘是否齐整,环境是否符合要求	5	
M5	协助患者选取正确体位,使患者保持体位舒适,暴露出操作部位并注意保暖,征求对方同意后方可开始操作	5	
M6	护理人员在刮痧部位涂抹刮痧介质	5	
M7	根据情况选择45°至90°倾斜度,依穴位分布从上至下、由内至外,顺次刮拭	6	
M8	刮拭时力度应均匀、柔和,以患者可以忍受为度,不可暴力刮拭,不强求出痧	8	
M9	治疗时间一般在20 min,或根据病情和患者承受程度酌情缩短或延长	8	
M10	操作结束后,清洁局部皮肤,协助患者衣着,安置舒适卧位,告知患者避风寒,饮温开水	8	
M11	清理用物,正确处理垃圾,整理用物,刮痧板消毒备用	5	
M12	按照《医务人员手卫生规范(WS/T 313—2019)》,认真洗手	5	
M13	记录(至少包含患者主要问题、干预措施及治疗效果)	5	

续表

分值:实操(85%)+主观(15%)							
评分类型 M=客观测量 J=主观评价	项目描述						分值	得分
M14	护理人员态度和蔼,语言轻柔						5	
M15	过程自然流畅,规定时间内完成所有任务						5	
J	主观评价						15	
序号	主观方面	差	一般	良好	优秀	分值	
J1	职业素养	0	1	2	3	3	
J2	专业素养	0	1	2	3	3	
J3	沟通能力	0	1	2	3	3	
J4	解决问题能力	0	1	2	3	3	
J5	人文关怀能力	0	1	2	3	3	
总分值								

【评价】

1.患者理解操作的目的并主动配合。

2.护士操作规范、熟练,动作轻巧,安全意识强。

3.与患者沟通有效,患者症状得到缓解。

五、要点提示

1.刮痧法是一种中医特色的外治技术,是中医临床护理特色技能之一。刮痧法根据中医经络的循行及特点,借助刮痧工具的作用通过刺激机体经络穴位,达到疏通经络,增强脏腑功能的作用。

2.刮痧法有活血化瘀,舒筋通络,软坚散结,清热解毒,安神定惊,扶正祛邪,调整阴阳的作用,在临床上常用来治疗各种急慢性疾病,比如呼吸道疾病,如感冒、发烧、咳嗽等;内分泌系统疾病,如高血脂、高血压、糖尿病等;还常用来治疗乳腺增生、失眠、眩晕、颈椎病、腰椎间盘突出等一系列疾病。因为刮痧疗法副作用小,易于操作,所以儿科常用刮痧法来退热、治疗便秘、厌食等。刮痧疗法在治未病中也有广泛运用,起到防病保健的作用,为调控亚健康起到推动作用。

3.刮痧的介质 常用的介质有水剂,如温开水或凉开水,植物油、刮痧油、血竭、白芷、红花、麝香、穿山甲等药物成分的活血剂,也可以使用液状石蜡、滑石粉、凡士林等。

4.刮痧的手法

（1）角刮：使用刮痧板的边角进行刮拭，适合在面积较小的部位使用。

（2）斜刮：使用刮痧板的平边，在施术部位斜向刮拭，适用于不能进行平刮或竖刮的部位。

（3）竖刮：使用刮痧板的平边，在施术部位上下方向刮拭，适用于大面积的部位。

（4）平刮：使用刮痧板的平边，在施术部位左右方向刮拭，适用于大面积的部位。

5.刮痧的补泻方法

（1）刮痧的补法，多用于年老、体弱、久病、重病的虚证患者：①刺激时间短、作用浅；②刮拭速度较缓；③刮拭的方向要顺应经脉走行的方向；④刮拭后加温灸。

（2）刮痧的泻法，多用于年轻、体壮、新病、急病的实证患者：①刺激时间长、作用深；②刮拭速度较快；③刮拭的方向要逆行经脉走行的方向；④刮拭后加拔罐。

（3）刮痧的平补平泻法，常用于保健、病情较轻、虚实不明显者：①刮拭的速度快，压力小；②刮拭的速度慢，压力大；③刮拭力度及速度适中。

6.刮痧时应注意保暖，刮痧后避免感受风寒，禁食生冷、油腻、刺激之品。

7.刮痧力度应适中，不必强求出痧。

8.形体过于消瘦、有皮肤病变、瘢痕部位、乳房、五官孔窍、骨折部位不宜用刮痧疗法，凝血功能障碍性疾病、恶性肿瘤、月经期、孕妇的腹部和腰骶部禁止刮痧。

9.刮痧过程中，密切观察患者病情，如出现胸闷、面色苍白、冷汗不止等明显不适症状，立即停止刮痧，给予对症处理。

10.注意两次刮痧之间的间隔，应以痧痕消退为准，不宜过频，一般间隔3~6天。

11.刮痧部位出现微痒感、痛感、蚁行感均为正常现象。

12.儿童进行刮痧疗法时，时间应严格把控，不可过久，如遇患儿皮肤娇嫩，可在施术部位上覆盖手帕，再轻轻刮拭，以保护皮肤。

任务七　湿敷法

一、学习目标

【知识目标】

1.掌握湿敷法的作用。

2.熟悉湿敷法操作的注意事项。

3.了解湿敷法的适用范围。

【技能目标】
1.根据患者病情进行湿敷法操作前准备工作。
2.熟练掌握湿敷法的操作流程。
【素质目标】
1.具有减轻患者症状的能力。
2.具有良好的沟通能力、综合分析问题及处理问题的能力。
3.具有细心、爱心、耐心、责任心。

二、任务导入

赵某,49岁。腹痛3天。3天前早饭后腹部突然剧痛,呕吐,于当地社区医院就诊。查体示麦氏点压痛、反跳痛,给予氨苄西林、甲硝唑等抗生素治疗3天,症状改善不明显。来诊时患者痛苦面容,腹部阵发性疼痛,发热,大便4天未行,腹内可触及鸡卵大小包块。舌红苔黄厚腻。诊断:慢性阑尾炎急性发作。现遵医嘱进行湿敷法治疗,请护理人员根据案例情景完成湿敷法操作。

三、任务要求

根据上述案例,请确定患者目前存在的主要问题,遵医嘱实施湿敷法操作。根据方案完成操作前的准备工作,帮助患者选择合适的体位,并实施湿敷法实践操作任务,注意对在操作过程中随时出现的问题进行及时处理。

四、任务实施

【评估】
1.评估患者用药史、过敏史、禁忌证、精神状态及合作程度。
2.评估治疗室内环境、温度和湿度。
【计划】
1.患者准备 患者了解操作的目的、方法及配合要点,能配合操作。
2.护士准备 衣帽整洁,修剪指甲,洗手,戴口罩。
3.用物准备 治疗车、药液、容器、敷布、凡士林、治疗盘、镊子、止血钳、弯盘、纱布、橡胶单、中单、屏风、浴巾、热水袋或冰袋。
4.环境准备 整洁、安静,光线充足,温湿度适宜。

【实施】见表12-7。

表12-7 湿敷法操作考核评分标准

分值:实操(85%)+主观(15%)

评分类型 M=客观测量 J=主观评价	项目描述	分值	得分
M	操作步骤	85	
M1	护理人员要求:仪表端庄,服装整洁,无长指甲,接触患者前正确洗手,戴口罩	5	
M2	物品准备:物品准备齐全,摆放合理	6	
M3	沟通:问候患者,自我介绍;使用姓名和出生日期来核对患者;解释来访目的;询问患者有无其他需求(如厕等),在操作过程中如有不适及时告知护理人员	8	
M4	协助患者选取正确体位,使患者保持体位舒适	6	
M5	准备中单铺在相应位置,暴露出位置并注意保暖,注意保护患者隐私,评估患者皮肤情况及合作程度,征求对方同意后方可开始操作	6	
M6	将药液倒入容器中,浸入大小合适的敷布,使敷布完全被浸透	6	
M7	敷药法		
M7.1	冷湿敷法:药液温度为4~15 ℃。用镊子拧取敷布至不滴水,将其敷在治疗部位,每3~5 min更换一次敷布,或频频淋湿敷布,时间约为15~20 min。必要时可用冰袋保持温度	8	
M7.2	热湿敷法:药液温度一般控制在50~60 ℃。涂凡士林于施术部位,将敷布完全浸透药液后用镊子拧取至不滴水,将其敷在治疗部位,询问患者的感受、注意患者的表情,然后用橡胶单包住敷布及躯体,避免温度过快降低,每3~5 min更换一次敷布,时间约为15~20 min。必要时可用热水袋保持温度	8	
M8	操作结束后,将敷布取开,用毛巾或纱布清洁局部皮肤,协助患者整理衣物,安置舒适卧位	6	
M9	清理用物,正确处理垃圾,整理用物,清洁消毒	6	
M10	按照《医务人员手卫生规范(WS/T 313—2019)》,认真洗手	5	
M11	记录(至少包含患者主要问题、干预措施及治疗效果)	5	
M12	护理人员态度和蔼,语言轻柔	5	

续表

分值：实操(85%)+主观(15%)							
评分类型 M=客观测量 J=主观评价	项目描述						分值	得分
M13	过程自然流畅，规定时间内完成所有任务						5	
J	主观评价						15	
序号	主观方面	差	一般	良好	优秀	分值	
J1	职业素养	0	1	2	3	3	
J2	专业素养	0	1	2	3	3	
J3	沟通能力	0	1	2	3	3	
J4	解决问题能力	0	1	2	3	3	
J5	人文关怀能力	0	1	2	3	3	
总分值								

【评价】

1.患者理解操作的目的并主动配合。

2.护士操作规范、熟练，动作轻巧，安全意识强。

3.与患者沟通有效，患者症状得到缓解。

五、要点提示

1.湿敷法是指运用不同药液，根据病情需要采用不同的温度，湿敷在体表的一定部位或腧穴，通过经络腧穴的作用，以达到防治疾病的一种方法。通过药物本身热或冷刺激对皮肤的作用，首先达到开泄腠理的目的，通过温经散寒、活血化瘀、消肿止痛、清热解毒的功效，最终达到疏通经络、调理脏腑功能的目的。和熏蒸法相比，湿敷法治疗的有效部位相对更为局限。

2.湿敷法适用于多种疾病，如丹毒、脱疽、关节炎、手足癣、筋骨关节损伤、虫咬螫伤、带状疱疹、湿疹、剥脱性皮炎、小儿麻疹、睑腺炎等。

3.湿敷过程中，尤其是热湿敷时要随时询问患者有无灼痛感，注意了解患者对温度的耐受程度。

4.注意观察患者病情变化，了解患者心理和生理感受。

5.用物注意专人专用，用后需消毒，避免交叉感染。

6.注意药液温度，防止烫伤。

7.注意保暖,防止受凉。尤其是进行面部温敷的患者,30 min 后才可外出。

8.操作过程中观察局部皮肤反应,如出现苍白、水泡、红疹、痒痛或破溃等症状时,立即停止治疗,给予处理。

9.操作中出现头晕、口麻、恶心呕吐等,应立即停药动态观察,该反应常出现在大面积使用湿敷中药的患者中。

10.疮疡脓肿迅速扩散、大疱性皮肤病、表皮剥脱松解、有出血倾向的、女性经期、孕妇等不宜湿敷。

任务八　涂药法

一、学习目标

【知识目标】

1.掌握涂药法的作用。

2.熟悉涂药法操作的注意事项。

3.了解涂药法的适用范围。

【技能目标】

1.做好涂药法操作前准备工作。

2.能熟练进行涂药法的操作。

【素质目标】

1.具有减轻患者症状的能力。

2.具有良好的沟通能力、综合分析问题及处理问题的能力。

3.具有细心、爱心、耐心、责任心。

二、任务导入

董某,65岁。患者长期卧床,臀部出现压疮,创面部分真皮受损,局部皮肤溃疡呈浅表性,伤口为粉红色,没有腐肉。诊断:压疮Ⅱ期。为防止压疮进一步发展,现遵医嘱用紫草制剂进行涂药法治疗,请护理人员根据案例情景完成涂药法操作。

三、任务要求

根据上述案例,请确定患者目前存在的主要问题,遵医嘱实施涂药法操作。根据方案完成操作前的准备工作,帮助患者选择合适的体位,并实施涂药法实践操作任务,注意对在操作过程中随时出现的问题进行及时处理。

四、任务实施

【评估】

1. 评估患者的精神状态、合作程度。
2. 评估治疗室内环境、温度和湿度。

【计划】

1. **患者准备** 患者了解操作的目的、方法及配合要点,能配合操作。
2. **护士准备** 衣帽整洁,修剪指甲,洗手,戴口罩。
3. **用物准备** 治疗盘、遵医嘱配制的药物、弯盘、棉签、镊子、盐水棉球、干棉球、纱布、胶布、绷带、橡胶单、中单、一次性治疗巾、弯盘、屏风。
4. **环境准备** 整洁、安静,光线充足,温湿度适宜。

【实施】见表12-8。

表12-8 涂药法操作考核评分标准

分值:实操(85%)+主观(15%)

评分类型 M=客观测量 J=主观评价	项目描述	分值	得分
M	操作步骤	85	
M1	护理人员要求:仪表端庄,服装整洁,无长指甲,接触患者前正确洗手,戴口罩	5	
M2	物品准备:物品准备齐全,摆放合理	6	
M3	沟通:问候患者,自我介绍;使用姓名和出生日期来核对患者;解释来访目的;询问患者有无其他需求(如厕等),在操作过程中如有不适及时告知护理人员	6	
M4	评估患者皮肤情况及合作程度	6	
M5	协助患者选取正确体位,使患者保持体位舒适,暴露涂药部位,并注意保暖,征求对方同意后方可开始操作	8	
M6	患处下方铺一次性治疗巾,用盐水棉球清洁患者局部皮肤	6	
M7	将配制的药物用棉签均匀地涂于患处,患处面积较大时,用镊子夹干棉球蘸取药物进行涂抹。蘸药干湿度应适宜,涂药厚薄需均匀。如有需要可用纱布覆盖,再用胶布固定	10	
M8	操作结束后,协助患者衣着,安置舒适卧位	8	

续表

分值:实操(85%)+主观(15%)					
评分类型 M＝客观测量 J＝主观评价	项目描述				分值	得分
M9	清理用物,正确处理垃圾,整理用物				6	
M10	按照《医务人员手卫生规范(WS/T 313—2019)》,认真洗手				6	
M11	记录(至少包含患者主要问题、干预措施及治疗效果)				6	
M12	护理人员态度和蔼,语言轻柔				6	
M13	过程自然流畅,规定时间内完成所有任务				6	
J	主观评价				15	
序号	主观方面	差	一般	良好	优秀	分值
J1	职业素养	0	1	2	3	3
J2	专业素养	0	1	2	3	3
J3	沟通能力	0	1	2	3	3
J4	解决问题能力	0	1	2	3	3
J5	人文关怀能力	0	1	2	3	3
总分值					

【评价】

1.患者理解操作的目的并主动配合。

2.护士操作规范、熟练,动作轻巧,安全意识强。

3.与患者沟通有效,患者症状得到缓解。

五、要点提示

1.涂药法是一种常用的外治疗法,将各种外用药物直接涂于患处或穴位上,以达到祛风除湿、解毒消肿、止痒镇痛的效果,在临床上常用于治疗疮疡、跌打损伤、虫咬伤、烫伤、烧伤、痔瘘等病症。常用的药物剂型有水剂、酊剂、油剂、膏剂。

2.涂药次数应依病情和药物而定。

3.要提前告知患者,局部涂药后可能会留下药物颜色,属于正常现象,不必惊慌。

4.混悬液在使用前应先摇匀,混合均匀后再涂药。水剂、酊剂使用完毕应将瓶盖盖紧,以防挥发。

5.涂抹霜剂后应用手掌或手指反复进行擦抹,使药剂能更好地渗入肌肤。

6.涂药要均匀,不宜过厚、过多,防止堵塞毛孔。操作时应注意不污染患者衣物。

7.刺激性较强的药物,不可涂于面部。婴幼儿忌用。

8.涂药后护理人员应注意观察患者局部皮肤,如有丘疹、奇痒或局部肿胀等过敏现象时,应停止用药,并将药物拭净或清洗,遵医嘱内服或外用抗过敏药物。

9.告知患者涂药后注意事项,不适随诊。

任务九 熏洗法

一、学习目标

【知识目标】

1.掌握熏洗法的作用。

2.熟悉熏洗法操作的注意事项。

3.了解熏洗法的适用范围。

【技能目标】

1.掌握熏洗法操作前准备工作。熏蒸前煎煮药液,并能根据患者病情和所熏洗部位选择合适的器具。

2.能熟练进行熏洗法操作。

【素质目标】

1.具有减轻患者症状的能力。

2.具有良好的沟通能力、综合分析问题及处理问题的能力。

3.具有细心、爱心、耐心、责任心。

二、任务导入

胡某,男,70岁。既往糖尿病10余年,四肢麻木、疼痛4年余,双下肢尤甚。当地医院诊断为糖尿病周围神经病变,给予营养神经等治疗,效果不佳,遂来诊。症见:畏寒肢冷,腰膝酸软,四肢麻木,痛如针刺,纳眠可,二便尚调。舌暗苔黄腻,脉沉细无力。诊断:消渴病痹证(脾肾阳虚,挟湿挟瘀证)。现遵医嘱进行熏洗法治疗,请护理人员根据案例情景完成熏洗法操作。

三、任务要求

根据上述案例,请确定患者目前存在的主要问题,遵医嘱实施熏洗法操作。根据方案完成操作前的准备工作,帮助患者选择合适的体位,并实施熏洗法实践操作任务,注意对在操作过程中随时出现的问题进行及时处理。

四、任务实施

【评估】
1.评估患者的精神状态、合作程度。
2.评估治疗室内环境、温度和湿度。

【计划】
1.患者准备　患者了解操作的目的、方法及配合要点,能配合操作。
2.护士准备　衣帽整洁,修剪指甲,洗手,戴口罩。
3.用物准备　治疗盘、熏洗药液(随用随煎)、熏洗用盆(根据熏洗部位的不同选择,如治疗碗、坐浴椅、有孔木盖浴盆)、浴巾、橡胶单、镊子、毛巾、垫枕、水温计、弯盘、纱布、绷带、胶布,必要时备屏风、毛毯。
4.环境准备　整洁、安静,光线充足,室温20 ℃。

【实施】见表12-9

表12-9　熏洗法操作考核评分标准

分值:实操(85%)+主观(15%)

评分类型 M=客观测量 J=主观评价	项目描述	分值	得分
M	操作步骤	85	
M1	护理人员要求:仪表端庄,服装整洁,无长指甲,接触患者前正确洗手,戴口罩	5	
M2	物品准备:物品准备齐全,摆放合理	6	
M3	沟通:问候患者,自我介绍;使用姓名和出生日期来核对患者;解释来访目的;询问患者有无其他需求(如厕等),在操作过程中如有不适及时告知护理人员	6	
M4	协助患者选取正确体位,使患者保持体位舒适,暴露熏洗部位,并注意保暖,必要时屏风遮挡,征求对方同意后方可开始操作	6	
M5	眼部熏洗时,将煎好的药液趁热倒入治疗碗,眼部对准碗口进行熏蒸,并用纱布蘸药液频频淋洗,稍凉即换	8	
M6	四肢熏洗时,将药液趁热倒入盆内,将橡胶单垫于盆下,患肢架于盆上,用浴巾围患肢及盆,使药液之蒸气熏蒸患部,待药温至38~45 ℃时揭去浴巾,将患肢置于药液中泡洗	6	

续表

评分类型 M=客观测量 J=主观评价	项目描述	分值	得分
分值:实操(85%)+主观(15%)			
M7	坐浴时,药液趁热倒入盆内,上置带孔木盖,协助患者脱去内裤,坐在木盖上熏蒸,待药温至38~45℃时,拿掉木盖,坐入盆中泡洗	10	
M8	熏洗中护理人员要随时观察患者情况,叮嘱其活动局部筋骨,定时测量药液温度	6	
M9	熏洗完毕,清洁局部皮肤,协助患者穿好衣服,安置舒适卧位	4	
M10	清理用物,正确处理垃圾,整理用物	6	
M11	按照《医务人员手卫生规范(WS/T 313—2019)》,认真洗手	6	
M12	记录(至少包含患者主要问题、干预措施及治疗效果)	6	
M13	护理人员态度和蔼,语言轻柔	4	
M14	过程自然流畅,规定时间内完成所有任务	6	
J	主观评价	15	

序号	主观方面	差	一般	良好	优秀	分值	
J1	职业素养	0	1	2	3	3	
J2	专业素养	0	1	2	3	3	
J3	沟通能力	0	1	2	3	3	
J4	解决问题能力	0	1	2	3	3	
J5	人文关怀能力	0	1	2	3	3	
总分值							

【评价】

1.患者理解操作的目的并主动配合。

2.护士操作规范、熟练,动作轻巧,安全意识强。

3.与患者沟通有效,患者症状得到缓解。

五、要点提示

1.熏洗法是将药物煎汤,趁热在患处熏蒸、淋洗和浸浴,使药力渗透到人体皮肤、毛窍、经络乃至深层组织,以达到疏通腠理、祛风除湿、消毒解热、杀虫止痒的一种外治方法。可分为全身熏洗法和局部熏洗法。

2.熏洗法常用来治疗风寒痹症、风寒感冒、中风偏瘫、跌打损伤、关节炎、皮肤病、水肿、妇科疾病、肛门疾病等,注意保护患者隐私。

3.冬季注意保暖,避风寒,暴露部位尽量加盖衣被。

4.熏洗药液不宜过热,一般为50~70 ℃,以防烫伤。老年人、儿童、反应较差者,药液温度不宜超过 50 ℃,以 35~40 ℃为宜,药液偏凉时,应及时更换。

5.在伤口部位进行熏洗、浸泡时,注意消毒。

6.根据熏洗部位选用不同的容器。

7.包扎部位熏洗时,应揭去敷料。熏洗完毕后,按外科换药法,更换消毒敷料。

8.所用物品需清洁消毒,每人 1 份,避免交叉感染。

9.熏洗一般每日 1 次,每次 20~30 min,视病情也可每日 2 次。

10.眼部、颜面部熏洗者,需熏洗完毕半小时以后才能外出,以防感冒。

11.操作中观察患者局部及全身的情况,若有不适,立即报告医师,遵医嘱处理。

12.妇女月经期和孕妇禁用坐浴及外阴部熏洗。

(王华一 杨峥 豆银霞)

第十三章 口腔护理

任务一 口腔综合治疗台的维护与保养

一、学习目标

【知识目标】

1. 掌握口腔综合治疗台的使用方法、结构组成和维护与保养技术。
2. 熟悉口腔综合治疗台的故障排除技术。
3. 了解口腔综合治疗台的工作机制。

【技能目标】

1. 能正确使用并独立完成口腔综合治疗台日常维护和保养。
2. 能在与口腔医生配合过程中,排除常见故障。
3. 能结合口腔综合治疗台结构组成及患者特性,引导患者安全完成所有配合项目。

【素质目标】

1. 具有爱伤观念,尊重、关爱患者。
2. 具有良好的沟通能力、综合分析问题及处理问题的能力。
3. 具有细心、爱心、耐心、责任心。

二、任务导入

张某,37岁。因"右下后牙进食甜食发酸一周"入院。一周前患者进食甜食后自觉右下后牙酸软,晨起刷牙漱口时也偶有酸感。否认自发痛及夜间痛,今来诊求治。拟诊断为"46中龋"。

口腔检查:6̄(右下6牙齿标记)颊面沟及窝沟牙体色黑,探针可探入,表面粗糙,探诊略有酸感。冷诊同对照牙,但冷水进入窝沟有轻微不适。叩诊(-),龈缘少量软垢,色红。

三、任务要求

根据上述案例,请引导患者安全、舒适地坐到口腔综合治疗台(图13-1)上,根据患者龋齿位置,将牙椅调至正确位置。四手配合中能根据治疗需要及时正确调节患者体位及灯光。患者就诊后能独立完成设备日常维护。

四、任务实施

【评估】

1.评估患者的精神状态、合作程度等。

2.评估患者疼痛等级、对龋病相关知识的了解程度等。

【计划】

1.患者准备　了解操作的目的、方法及配合要点,能配合操作。

2.护士准备　衣帽整洁,修剪指甲,洗手,戴口罩。

3.用物准备　口腔检查基本器械、小棉球、龋齿充填相关材料、高速手机、去腐及抛光调合车针、洁牙手机等。

4.环境准备　整洁、安静,光线充足,温湿度适宜。

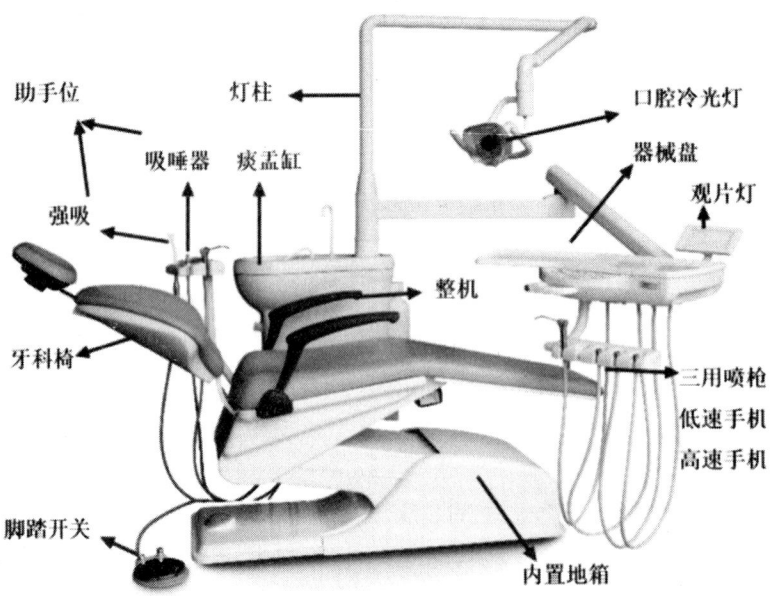

图13-1　口腔综合治疗台

【实施】见表13-1。

表13-1 口腔综合治疗台的维护与保养操作考核评分标准

分值:实操(85%)+主观(15%)

评分类型 M=客观测量 J=主观评价	项目描述	分值	得分
M	操作步骤	85	
M1	护理人员要求:仪表端庄、服装整洁,无长指甲,接触患者前正确洗手,戴口罩	1	
M2	物品准备:物品准备齐全,摆放合理	3	
M3	沟通:问候患者,自我介绍	2	
M4	评估患者牙齿疼痛情况及合作程度;环境是否符合要求	2	
M5	告知操作的目的、步骤;配合操作的方法,如有不适,及时告诉护理人员	2	
M6	识别结构组成		
M6.1	外部机构——牙科椅。包括底板、支架、椅垫、椅背、扶手、头托	4	
M6.2	外部机构——治疗机。①地糟:是口腔综合治疗台的水、气、电、下水与外部提供的水、气、电、下水条件的接触处;②附体箱:水路、气路、电路、漱口水加热器、污物收集器;③器械盘及手机支架:器械盘上有手机架,放置治疗盘及药品和小器械;④手术灯:分强弱两档;⑤吸唾及漱口系统:水杯注水器、强吸器、吸唾器、痰盂、三用枪	5	
M6.3	外部机构——脚控开关。设置有限位保险装置及记忆装置,上升高度为51~76 cm。设置有保护装置:如遇到阻力后自动停止并上抬一段	5	
M6.4	内部机构——气路系统。供气系统流程:气源→过滤器→调压阀→压力表→电磁阀→组合阀→手机和气枪	5	
M6.5	内部机构——水路系统。包括储水器、压水器、水管、气水接头及调水阀	5	
M6.6	内部机构——电路系统。包括主电路及控制电路,冷光手术灯、读片机、加热系统、手机、光固灯、洁牙机及电刀等均需电路供应。所有医护人员接触电压均为36伏的安全电压	5	

续表

分值:实操(85%)+主观(15%)			
评分类型 M=客观测量 J=主观评价	项目描述	分值	得分
M7	使用和维护、保养		
M7.1	使用方法:①打开设备电源开关;②引导患者安全舒适上椅位,调整患者座椅,并设定患者体位;③调整患侧扶手,调整头靠;④患者治疗完毕后,将椅位恢复到初始位,关闭设备电源	5	
M7.2	维护、保养方法:①每日早上出诊前,使用专用消毒剂擦洗治疗台;②口腔综合治疗台人造革垫需每周都进行皮革保养;③设备超过24 h未使用的,必须进行全系统消毒及循环后方可使用;④痰盂过滤网由配合护士及保洁员随时清洗;⑤强弱吸唾器每次使用完毕后用1升清水吸一次,每天使用消毒水过滤一次;⑥每1~2月,联系技术人员清洗一次治疗台水、气过滤器	15	
M8	故障排除		
M8.1	台面按键无反应,喷枪有压力。①如墙面供电正常,按键整体无反应,考虑按键板故障;②如打开按键面板后手动短接连接线的各功能正常,考虑治疗台原装的碳膜按键面板故障。可将按键区解开后使用普通触发按键代替,更换后试机正常	4	
M8.2	强、弱吸不进行工作。①存在的因素:管路连接错误、污物堵塞管道以及挂架盒所对应的孔位位置大小不对等;②处理措施:更换已损坏零件的部位,检查并修复电路,或采取对强、弱吸总阀进行清洗等措施	5	
M8.3	水路系统故障。①存在的因素:过滤器堵塞,管路老化等,直接供水法的设备排查开关及电磁阀;气压控制法供水设备,排查组合阀模块;②处理措施:清洗过滤器;逐步排查水路不畅的管路,特别是毛细管路;更换开关或对电磁阀阀座进行清洁;清理组合阀模块	5	
M8.4	气路系统故障。①气源压力不达标:根据产品说明及要求调整气源压力;②内部固定调整压力漂移:通过调压阀调整压力;③如气压正常,但使用医师反馈气压低,高速手机切削力度不够,往往是高速手机的问题,如车针钝化,高速轴承损坏,持针器夹持力不够等	5	
M9	按照《医务人员手卫生规范(WS/T 313—2019)》,认真洗手	2	
M10	记录	3	

续表

评分类型 M = 客观测量 J = 主观评价	项目描述		分值:实操(85%)+主观(15%)			分值	得分
M11	过程自然流畅,规定时间内完成所有任务					2	
J	主观评价					15	
序号	主观方面	差	一般	良好	优秀	分值	
J1	职业素养	0	1	2	3	3	
J2	专业素养	0	1	2	3	3	
J3	沟通能力	0	1	2	3	3	
J4	解决问题能力	0	1	2	3	3	
J5	人文关怀能力	0	1	2	3	3	
总分值							

【评价】

1.患者或家属理解操作的目的,并能根据提示积极调整配合体位。

2.护士操作规范、熟练,动作轻巧。

3.与患者沟通有效,彼此需要得到满足。

五、要点提示

1.供电电压保持平稳,220±10% V。

2.保持水质清洁:选用蒸馏水罐(须定期清洗、消毒)或为自来水水源加过滤器。

3.吸唾系统使用完毕后要吸入一定量的清水,以清洁管道,每天消毒过滤。

4.部分牙椅器械盘处有气锁装置,移动时须先解锁。

5.牙椅使用后,日结时必须将水、电、气节门关闭。

任务二　口腔门诊常用器械的认知

一、学习目标

【知识目标】

1.掌握牙体牙髓科、牙周科、口腔修复科、口腔颌面外科、口腔种植科、口腔正畸科常用器械的识别。

2.熟悉口腔各科常用器械的功能与用途。

3.了解口腔各科常用器械的保养和维修。

【技能目标】

1.能正确识别牙体牙髓科、牙周科、口腔修复科、口腔种植科、口腔正畸科、口腔颌面外科常用器械。

2.在四手护理配合过程中,能准确、迅速传递并交换所需器械。

3.将安全照护、心理支持、人文关怀、职业安全与保护等贯穿于口腔护理服务全过程。

【素质目标】

1.具有主人翁精神,爱惜各类器械。

2.具有良好的沟通能力、综合分析问题及协调处理问题的能力。

3.具有细心、爱心、耐心、责任心。

二、任务导入

王某,42岁。因"右下后牙疼痛3个月,疼痛加重3天"入院。3个月前患者发现右下后牙有洞,时有食物嵌入洞内,并有少许不适感。患者自觉可以忍受,故未曾治疗。后右下后牙逐渐出现咬合不适,傍晚症状更明显。晨起用凉水漱口也会有刺激痛。3天前患牙疼痛加剧,夜不能寐。今因剧痛而来求诊。自诉有时牙痛可伴有右侧耳颞部疼痛。拟诊断为"急性牙髓炎"。

口腔检查:$\overline{6}$远中𬌗面窝沟可见深大龋洞,内含大量软腐及食物残渣。探针探入有轻微疼痛,可探及穿髓孔。冷诊疼痛明显,叩诊(±),龈缘少量软垢,色红。

三、任务要求

根据上述案例,明确牙体牙髓炎治疗过程中所需使用的器械,能在与口腔医师四手配合过程中,迅速、准确地传递各操作步骤中所需器械。(口腔门诊常用器械见图13-2)

四、任务实施

【评估】

1.评估患者的精神状态、合作程度等。

2.评估患者疼痛等级、对牙体牙髓炎相关知识的了解程度等。

【计划】

1.患者准备　戴胸巾,漱口,了解操作的目的、方法及配合要点,能配合操作。

2.护士准备　衣帽整洁,修剪指甲,洗手,戴口罩;查看器械灭菌有效期,查对药品或材料名称、品质,检查综合治疗台等治疗仪器的性能。

3.用物准备　牙体牙髓科、牙周科、口腔修复科、口腔种植科、口腔正畸科、口腔颌面外科等门诊常用器械。

4.环境准备　整洁、安静,光线充足,温湿度适宜。

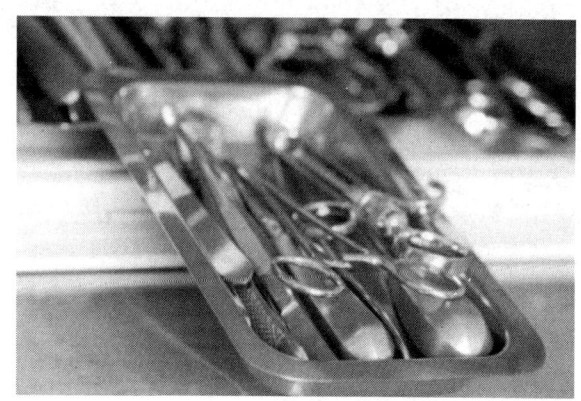

图 13-2　口腔门诊常用器械

【实施】见表 13-2。

表 13-2　口腔护理口腔门诊常用器械的认知操作考核评分标准

评分类型 M=客观测量 J=主观评价	项目描述	分值	得分
	分值:实操(85%)+主观(15%)		
M	操作步骤	85	
M1	护理人员要求:仪表端庄,服装整洁,无长指甲,接触患者前正确洗手,戴口罩	1	
M2	物品准备:物品准备齐全,摆放合理	3	

续表

	分值:实操(85%)+主观(15%)		
评分类型 M=客观测量 J=主观评价	项目描述	分值	得分
M3	沟通:问候患者,自我介绍	2	
M4	评估患者牙齿疼痛情况及合作程度;环境是否符合要求	2	
M5	告知操作的目的、步骤;配合操作的方法,如有不适,及时告诉护理人员。护士在操作中迅速、准确地传递器械	2	
M6	牙体牙髓科门诊常用器械		
M6.1	口腔检查基本器械。①口镜:反射并聚光于被检查部位,也可以用来牵拉或拨压唇、颊、舌等软组织,口镜柄可进行叩诊;②探针:探查牙体缺损的范围、深度及硬度,探测牙齿、皮肤或黏膜的感觉功能;③镊子:探测牙齿松动度,去除腐败组织或异物,夹取敷料、器械、药物等	7	
M6.2	根管治疗器械。①开髓器:高速手机、低速手机、高速开髓钻、高速裂钻、高速求钻、高速倒锥钻;②根管预备器械:髓针、根管扩大针、K型锉、H型锉、G型扩孔钻、镍钛根管锉、镍钛马达、超声根管治疗仪、根尖定位仪、根管测量直尺、根管测量座尺;③根管充填器械:螺旋填充器、侧方加压器、垂直填充器、电携热器、热牙胶注射系统;④根管手术显微镜:用于根管治疗	9	
M6.3	橡皮障隔湿器械。①橡皮障:常用 12.7 mm×12.7 cm 和 15.2 mm×15.2 cm 两种型号,中等厚度橡皮障;②橡皮障架:撑开并固定橡皮障口外部分;③打孔器:用于橡皮障打孔,头部穿孔有大小不同的圆孔供选择;④橡皮障夹:用于夹紧套在牙齿上的橡皮障,防止滑脱;⑤橡皮障钳:安放、调整和去除橡皮障夹	9	
M6.4	牙体修复器械。包括黏固粉调拌刀、挖匙、水门汀填充器、雕刻刀、银汞合金充填器、研光器、银汞合金传送器、成型片夹及成形片	9	
M7	牙周科门诊常用器械		
M7.1	手用洁治器(龈上洁治器)。分为锄形洁治器、前牙锄形洁治器、后牙锄形洁治器	5	
M7.2	手用刮治器(龈下刮治器)。包括匙形刮治器、锄形刮治器、专用刮治器、根面锉、超声龈上工作尖、超声龈下工作尖、牙龈切除刀(斧形刀、柳叶刀)、橡皮杯、牙周探针、超声治疗仪、喷砂机、喷砂枪、高频电刀	5	

续表

分值:实操(85%)+主观(15%)			
评分类型 M=客观测量 J=主观评价	项目描述	分值	得分
M8	口腔修复科门诊常用器械		
M8.1	①技工钳:制作可摘局部义齿及各类矫治器的主要工具;②去冠器:又称脱冠器,可脱掉冠桥或难以取下的义齿;③托盘:盛装印模材料,直接放入患者口内采集印模;④垂直距离尺:确定全口义齿位关系时,测量患者鼻底至颌下的高度;⑤平面规:又称合牙平面板,用于全口义齿堤在口内形成平面;⑥雕刻刀:用于切割蜡片及雕刻蜡型;⑦大蜡刀:烤热后用于位记录时制作堤、排列人工牙及制作义齿蜡型;⑧柳叶蜡刀:烤热后用于制作桩核及嵌体、冠桥蜡型;⑨各型磨石:用于调磨各类修复体或牙体预备;⑩金刚砂车针:用于基牙预备、调、固定义齿调磨等;⑪橡皮碗、调拌刀:用于调拌各类印模材料及模型材料;⑫架:能固定上下模型,以提供人工牙的排列、雕刻及义齿其他部分的制作	5	
M9	口腔种植科门诊常用器械		
M9.1	①各类钻针(如枪钻、侧切钻、逐级扩孔钻、颈部成型钻、攻丝钻等):制备种植窝;②各种植体装卸器:放入种植体;③各种螺丝刀:取或上愈合帽及基桩;④延长器:延长钻针;⑤深度测量仪:测量种植窝的深度;⑥鼓锤:用于敲击;⑦骨提升器:用于上颌窦内提升;⑧微创拔牙器械:用于微创拔牙以便即刻种植	5	
M10	口腔颌面外科门诊常用器械		
M10.1	拔牙器械。①牙钳:夹持牙冠及牙颈部分,将牙拔出;②牙挺:断裂牙周膜和挺松牙根的作用;③牙龈分离器:分离牙龈;④双头刮匙:刮除牙槽窝内的肉芽组织、异物、碎片等;⑤颊拉钩:牵拉患者口角及牙龈瓣;⑥高速涡轮机:切割牙冠、分根、去骨和去除阻生牙冠的阻挡等;⑦不锈钢吸引器:牵拉口角,吸除患者口内及牙槽窝内的血液、肉芽组织、牙齿及牙齿碎片等,使术野保持清晰;⑧开口颌垫、开口器:放入一侧后磨牙区,撑开后固定	5	

续表

分值:实操(85%)+主观(15%)			
评分类型 M＝客观测量 J＝主观评价	项目描述	分值	得分
M10.2	牙槽骨修整器械。①骨膜分离器:分离骨膜;②骨凿:分大、中、小三种,用于去骨或凿平骨尖;③骨挫:挫平骨尖;④咬骨钳:咬平突出的骨尖;⑤颊拉钩:牵拉患者口角及牙龈瓣;⑥高速涡轮机:切割牙冠、分根、去骨和去除阻生牙冠的阻挡等;⑦不锈钢吸引器:牵拉口角,吸除患者口内及牙槽窝内的血液、肉芽组织、牙齿及牙齿碎片等,使术野保持清晰;⑧开口颌垫、开口器:放入一侧后磨牙区,撑开后固定	5	
M11	口腔正畸科门诊常用器械		
M11.1	第一组。持针钳(结扎或拆除弓丝);金冠剪(剪断结扎丝,修整带环边缘);细丝弯制钳(用于弓丝的各种曲的精细弯制);末端切断钳(切断过长的弓丝末端);方丝地转矩(弯制正畸方丝的转矩);去托槽钳(拆除前、后牙托槽);带环去除钳(去除带环);黏结剂去除钳(刮除牙面正畸黏结剂);牵引钩专用钳(锁定游离牵引钩在弓丝的某一位置上);梯形钳(弯制粗弓丝);日月钳(弯制细弓丝);霍氏钳(夹持弓丝插入颊面管中,结扎弓丝、前牙带环成形等);Kim 钳(弯制多曲方丝弓);颊面管掀盖钳(用于颊面管掀盖,去除颊面);三齿钳(弯制粗钢丝、牵引装置的调整和造型);末端回弯钳(弯曲矫治方丝末端);细丝切断钳(从各种角度剪断结扎丝。最大限度用于 0.30 mm 结扎丝) 第二组。带环推压器(将带环推压就位);带环就位器(将带环咬压就位);方丝成形器(使直方丝弯制成弓形,有与方丝尺寸匹配的槽沟);托槽定位尺(黏结托槽时测量托槽至牙齿切缘的距离);焊枪(用于银焊的点火加温);测力计(用于测量矫治力值的大小)	5	
M12	按照《医务人员手卫生规范(WS/T 313—2019)》,认真洗手	2	
M13	记录	2	
M14	过程自然流畅,规定时间内完成所有任务	2	
J	主观评价			15

序号	主观方面	差	一般	良好	优秀	分值
J1	职业素养	0	1	2	3	3
J2	专业素养	0	1	2	3	3

续表

分值:实操(85%)+主观(15%)

评分类型 M=客观测量 J=主观评价	项目描述					分值	得分
序号	主观方面	差	一般	良好	优秀	分值	
J3	沟通能力	0	1	2	3	3	
J4	解决问题能力	0	1	2	3	3	
J5	人文关怀能力	0	1	2	3	3	
	总分值						

【评价】

1.能在口腔内科门诊诊治过程中,熟练掌握并运用各种器械。

2.护士操作规范、熟练,动作轻巧。

3.与患者沟通有效,彼此需要得到满足。

五、要点提示

1.注意牙体牙髓科锐小器械操作中的安全防护,规范传递,避免职业暴露。

2.带齿类夹持器械,需保持工作端槽沟的正常性能与清洁。

3.剪刀、刀片、刮治类器械,使用前确保刃端锐利。

4.成对使用器械,注意识别正确的方向。

5.牵引钩专用钳,需保持夹持力。

6.焊枪,调节好火焰。

7.使用测力计时,需看清最大值和分格值。

任务三　口腔四手操作技术

一、学习目标

【知识目标】

1.掌握器械传递交换、吸引器的使用方法。

2.熟悉医生、护士、患者的位置关系和体位。

3.了解开展四手操作的意义和原则。

【技能目标】

1.能指导患者位于正确的位置和处于舒适的体位。

2.能在与口腔医生四手配台过程中:准确、迅速传递并交换所需器械;及时准确吸唾。

【素质目标】

1.具有爱伤观念,关爱关注患者。

2.具有良好的沟通能力、综合分析问题及处理问题的能力。

3.具有细心、爱心、耐心、责任心。

二、任务导入

赵某,32岁。因"右下后牙反复肿痛1年,不敢咬物1个月"入院。患者1年前右下牙开始出现肿胀和疼痛,口服消炎药后好转。此后每隔1~2月发作一次,均可在消炎治疗后好转。近1个月右下后牙又出现肿胀和疼痛,不能咀嚼,故来院诊治。拟诊断为"慢性根尖周炎"。

口腔检查:6|远中𬌗面窝沟可见深大龋洞,内含大量软腐及食物残渣。可探及穿髓孔,无探痛。冷诊无反应,叩诊(+),龈缘少量软垢,色红。颊侧前庭沟略红肿,扪诊不适感。6|根尖部可见一窦道。

三、任务要求

根据上述案例,明确慢性根尖周炎治疗过程中所需器械。能在与口腔医师配台过程中,迅速、准确地传递并交换各操作步骤中所需器械,及时准确吸唾。(见图13-3)

四、任务实施

【评估】

1.评估患者的精神状态、合作程度等。

2.评估患者心理状态、对疾病的认识、就诊目的的了解等。

【计划】

1.患者准备　戴胸巾,漱口,了解操作的目的、方法及配合要点,能配合操作。

2.护士准备　衣帽整洁,修剪指甲,洗手,戴口罩;备齐用品,放置合理。根据治疗牙位调节椅位、灯光。

3.用物准备　综合治疗牙椅、医生座椅、护士座椅、医生操作台、护士操作台、治疗所需物品。

4.环境准备　整洁、安静,光线充足,温湿度适宜,综合治疗台功能正常。

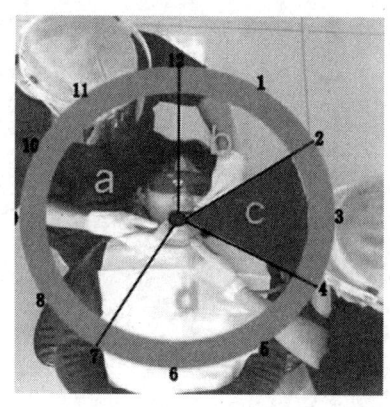

图 13-3　口腔四手操作中医护患位置关系
a:医师工作区,b:静止区,c:护士工作区,d:传递区

【实施】见表 13-3。

表 13-3　口腔四手操作技术操作考核评分标准

分值:实操(85%)+主观(15%)			
评分类型 M=客观测量 J=主观评价	项目描述	分值	得分
M	操作步骤	85	
M1	护理人员要求:仪表端庄,服装整洁,无长指甲,接触患者前正确洗手,戴口罩	1	
M2	物品准备:物品准备齐全,摆放合理	1	
M3	沟通:问候患者,自我介绍	4	
M4	评估患者牙齿疼痛情况及合作程度;环境是否符合要求	2	
M5	告知操作的目的、步骤;配合操作的方法,如有不适,及时告诉护理人员。护士在操作中与医生做好配合	2	
M6	医护患的位置		
M6.1	医生工作区。位于时钟 7~12 点。上颌操作多选 12 点,下颌操作多选 7~9 点,通常用 11 点,此区为较理想的诊断入口及最清晰的操作视野	7	
M6.2	静止区。位于时钟 12~2 点。此区可放置活动器械柜	6	

续表

分值:实操(85%)+主观(15%)

评分类型 M=客观测量 J=主观评价	项目描述	分值	得分
M6.3	护士工作区。位于时钟2~4点,通常选3点处,便于护士在传递区与静止区之间的操作	8	
M6.4	传递区。位于时钟4~7点,是医护四手操作和患者躯干所在区域	8	
M7	医护患的体位		
M7.1	医生体位。医生采取平稳舒适的坐位,大腿与地面平行,身体长轴垂直,肘部靠近躯体,双手位于心脏水平。医生的眼与患者口腔距离为36~46 cm	5	
M7.2	护士体位。护士面对医生,座位比医生高10~15 cm,双脚放在座椅地盘脚踏上,座椅扶手位于肋下区。座椅前位于患者口腔的水平线上,尽可能靠近患者。髋部与患者肩部平齐,大腿与地面平行,左腿靠近综合治疗牙椅,并与其边缘平行(勿垂直于牙椅)	5	
M7.3	患者体位。患者采用舒适的仰卧位,综合治疗椅的靠背呈水平位或抬高7°~15°脊柱完全放松,头部位置舒适。当医生的头部和眼睛正确地向前倾斜时,口腔部应在医生眼睛的正下方。患者头部必须靠于头托端部	5	
M8	器械传递方法		
M8.1	①方法:握笔式直接传递法、掌-拇握式传递法、掌式握持传递法。最常用的方法为握笔式直接传递法,即医师以拇指和示指握住器械工作端的2/3部位,中指置于器械下面作为支持;②要求:传递时要求时间准确,位置恰当,传递器械无误。器械在传递区的位置方向与患者额部平行,肘部平行传递于医师手中。医师从患者口中拿出器械时,护士左手保持在传递区,正确接过器械,部位是在非工作端	10	
M9	器械交换方法		
M9.1	①方法:双手器械交换法、平行器械交换法和旋转器械交换法。最常用的方法为平行器械交换法,即护士以左手拇指、示指及中指递送消毒好的器械,以无名指和小指接过使用后的器械;②意义:实行正确的器械交换是缩短患者治疗时间、保证医疗质量的前提	10	

续表

评分类型 M=客观测量 J=主观评价	项目描述				分值	得分
分值:实操(85%)+主观(15%)						
M10	吸引器的使用					
M10.1	①意义:吸引器的正确使用可保持手术视野的清晰,及时吸净口腔内的水、雾、粉末碎屑及唾液;②要求:护士在进行操作时,应以不影响医师的视线以及保持治疗区域清楚、明晰为原则;③方法:吸引器应放入治疗部位附近区域,以确保口腔内操作空间。如左侧上颌磨牙区治疗时,吸引器前端位于左侧磨牙颊侧与黏膜间上颌结节附近,吸引器弯曲部应与口角接触				5	
M11	按照《医务人员手卫生规范(WS/T 313—2019)》,认真洗手				2	
M12	记录				2	
M13	过程自然流畅,规定时间内完成所有任务				2	
J	主观评价				15	
序号	主观方面	差	一般	良好	优秀	分值
J1	职业素养	0	1	2	3	3
J2	专业素养	0	1	2	3	3
J3	沟通能力	0	1	2	3	3
J4	解决问题能力	0	1	2	3	3
J5	人文关怀能力	0	1	2	3	3
总分值						

【评价】

1.能在与医生配台过程中,合理安排操作前事项,并熟练掌握各种器械的传递和交换。

2.能掌握吸唾原则,及时正确吸唾,保持操作范围内的整洁,确保视野清晰。

3.护士操作规范、熟练,动作轻巧。

4.与患者沟通有效,彼此需要得到满足。

五、要点提示

1.禁止在患者头面部传递器械,以确保患者治疗安全。

2.传递细小器械要准确、平稳,防止误伤。
3.护士应提前了解病情及治疗程序,准时、正确交换医师所需器械。
4.器械交换过程中,护士应注意握持器械的部位及方法,以保证器械交换顺利,无污染,无碰撞。
5.吸引器头勿紧贴黏膜,以避免损伤黏膜和封闭管口;避免在敏感区域放置,以免造成患者恶心呕吐。及时吸净口腔内的液体。

任务四　材料调拌技术

一、学习目标

【知识目标】
1.掌握玻璃离子水门汀、磷酸锌水门汀调拌步骤和方法。
2.熟悉玻璃离子水门汀、磷酸锌水门汀不同用途的粉液比。
3.了解玻璃离子水门汀、磷酸锌水门汀的性能。

【技能目标】
1.能在规定时间内,按使用要求成功调拌出玻璃离子水门汀、磷酸锌水门汀材料。
2.能根据材料性质和用途的不同,快速调拌出性状合适的材料。

【素质目标】
1.具有爱伤观念,关爱关注患者。
2.具有良好的沟通能力、综合分析问题及处理问题的能力。
3.具有细心、爱心、耐心、责任心。

二、任务导入

刘某,30岁。因"右下后牙喝冷水疼痛1周,不敢咬物2天"来就诊。1周前患者喝冷水后突然出现右下后牙疼痛,吐出冷水后疼痛立即缓解。患者未进行治疗。2天前,患者进食时右下后牙再次疼痛,并且不敢再咬物,故来院诊治。拟诊断为"深龋"。

口腔检查:$\overline{6}$远中𬌗面窝沟可见深大龋洞,内含大量软腐及食物残渣。探针探入有轻微不适,未探及穿髓孔。冷诊同对照牙,叩诊(±),龈缘少量软垢,色红。X-ray示:$\overline{6}$远中龋坏透影未达髓腔,余未见异常。

三、任务要求

根据上述案例,明确患者的主要口腔问题,并根据医嘱完成调制垫底用玻璃离子水门汀材料的实践操作任务。

四、任务实施

【评估】
1. 评估患者的精神状态、合作程度等。
2. 评估患者心理状态及患牙情况。

【计划】
1. 患者准备　戴胸巾,漱口,了解操作的目的、方法及配合要点,能配合操作。
2. 护士准备　衣帽整洁,修剪指甲,洗手,戴口罩;备齐用品,放置合理。明确调拌目的、手法及注意事项。
3. 用物准备　遵医嘱选择材料、金属和塑料调拌刀、调拌纸板、玻璃板、一次性口腔检查包。
4. 环境准备　整洁、安静,光线充足,适宜的温度和湿度。

【实施】见表13-4。

表13-4　口腔护理材料调拌技术操作考核评分标准

分值:实操(85%)+主观(15%)

评分类型 M=客观测量 J=主观评价	项目描述	分值	得分
M	操作步骤	85	
M1	护理人员要求:仪表端庄,服装整洁,无长指甲,接触患者前正确洗手,戴口罩	1	
M2	物品准备:物品准备齐全,摆放合理	1	
M3	沟通:问候患者,自我介绍	4	
M4	评估患者牙齿疼痛情况及合作程度;环境是否符合要求	2	
M5	告知操作的目的、步骤;配合操作的方法,如有不适,及时告诉护理人员。护士在操作中根据医嘱调拌玻璃离子水门汀或磷酸锌水门汀	2	
M6	玻璃离子水门汀调拌技术		
M6.1	取无菌塑料调拌刀,核对灭菌日期,将调拌纸板平放于治疗巾上,塑料调拌刀工作端放于调拌纸上	3	
M6.2	调试粉液分比。①粉液比为3.6 g/1.0 g,1量勺粉对1滴液体;②为了更精确的分配粉,可以用手轻拍瓶身进行松粉,但不要震荡和倒置。用配套的塑料小匙取适量的粉剂放置于调拌纸的一端,旋紧瓶盖放回原位;③直倒立液体瓶,排气并且轻轻挤压,滴出适量的液体于调拌纸的另一端,两者距离1~2 cm,用干纱布擦拭瓶口,旋紧瓶盖放回原位	10	

续表

	分值:实操(85%)+主观(15%)		
评分类型 M=客观测量 J=主观评价	项目描述	分值	得分
M6.3	调拌。①左手固定调拌纸,右手握持调拌刀非工作端前 1/2~2/3;②用塑料调拌刀将粉均匀的分为两部分;③先将第一部分粉剂全加入液中朝向同一方向旋转推开,混合研磨 10 s(调拌刀的前 1/2~1/3 紧贴纸板,调拌刀与纸板的角度小于 5°);④再将余下的部分加入混合调研 15~20 s。调研时间不超过 30 s;⑤用旋转推开法或 8 字法将粉液充分调拌成面团状;⑥用折叠法将材料收拢递给医生使用	15	
M6.4	整理用物。丢弃已用的纸板,用 75% 酒精棉球擦拭塑料调刀,分类放置	3	
M7	磷酸锌水门汀调拌技术		
M7.1	黏固材料使用前,配合医生对窝洞、牙体进行清洁、消毒、干燥处理,切不可被唾液污染	5	
M7.2	将调拌纸板平放于治疗巾上,塑料调拌刀工作端放于调拌纸上。根据治疗需要取适量的粉置于玻璃板的上端,液体滴于玻璃板的下端,两者相距约 1~2 cm。粉液比例(窝洞衬垫:0.95~1.1 g:0.4 mL,调成面团状;暂时填充:1.2~1.5 g:0.5 mL,调成稀糊状;黏结修复体:1.0~1.3 g:0.5 mL,调成拉丝状)	15	
M7.3	调拌。①用调拌刀将粉剂分成 1/2、1/4、1/4 三份;②调和时用左手固定玻璃板,右手持调拌刀,将粉逐份加入液体中,用旋转推开法或 8 字法将粉液充分混合,直至调成所需性状,调拌时间为 1 min;③用折叠法将材料收拢递给医生使用	15	
M7.4	黏固剂使用后及时用清水清洗调拌用具,消毒备用,避免用其他锐利器械刮调拌刀,以免刮掉调拌刀上的保护膜	3	
M8	按照《医务人员手卫生规范(WS/T 313—2019)》,认真洗手	2	
M9	记录	2	
M10	过程自然流畅,规定时间内完成所有任务	2	
J	主观评价	15	
序号	主观方面	差	一般	良好	优秀	分值	
J1	职业素养	0	1	2	3	3	

续表

评分类型 M=客观测量 J=主观评价	项目描述				分值	得分
分值:实操(85%)+主观(15%)						
序号	主观方面	差	一般	良好	优秀	分值	
J2	专业素养	0	1	2	3	3	
J3	沟通能力	0	1	2	3	3	
J4	解决问题能力	0	1	2	3	3	
J5	人文关怀能力	0	1	2	3	3	
总分值							

【评价】

1.调拌成品符合要求,方便医生使用。

2.护士操作规范、熟练,动作轻巧。

3.与患者沟通有效,彼此需要得到满足。

五、要点提示

1.玻璃板、调拌纸板

(1)玻璃板、调拌纸板的大小可以根据需要来设计,可减少浪费。

(2)玻璃板的清洁、消毒与灭菌:使用前要求玻璃板灭菌、干燥、表面光滑、平整,压力蒸汽灭菌后,自然降温至室内温度方可使用,以免影响材料的理化性能。每次使用后用75%酒精棉球擦净剩余材料,做好椅旁预清洁,减少清洗成本,延长使用寿命。

(3)使用调拌纸板应一用一弃,剩余的用密封袋包装保存。

2.调拌方法

(1)调拌技术操作遵守无菌操作原则。

(2)准备材料:应根据病情需要,与医生认真核实,选择合适材料;调拌前应认真检查材料的有效期、颜色、品质;根据窝洞的大小、形态按粉、液比例适当取材,置于玻璃板或调拌纸板上,粉、液相距1~2 cm。

(3)调拌时只能将粉逐次加入液体中,而不能将液体加于粉剂中。

(4)调拌刀工作端前1/2~2/3紧贴玻璃板或调拌纸板表面(角度小于5°),以同一方向匀速旋转把粉、液推开,以减少气泡形成,提高调拌技术质量。

3.磷酸锌水门汀调拌注意事项

(1)严格遵守无菌操作原则。

（2）调拌刀、玻璃板要求无菌、干燥、表面光滑、平整、温度适宜。
（3）注意查对材料的名称、有效期、颜色、性状。
（4）调拌时只能将粉逐次加入液体中，而不能加液体于粉剂中。
（5）用于窝洞衬垫时，调成面团状；暂时充填时，调成稠糊状；黏结修复体时，调成拉丝状。
（6）调拌时间为 1 min 左右，要求现调现用。

4.玻璃离子黏固剂调拌注意事项

（1）玻璃离子抗压和耐磨强度不高，对水敏感，使用时应保持局部干燥，充填后予凡士林或用产品配套专用材料涂抹隔湿。
（2）现调现用。

任务五　口腔器械清洗消毒灭菌技术

一、学习目标

【知识目标】

1.掌握常用口腔器械清洗步骤和方法。
2.熟悉口腔器械分类和常用器械清洗消毒灭菌流程。
3.了解口腔器械处理原则。

【技能目标】

1.能根据口腔器械处理原则正确分类。
2.能正确清洗常用口腔器械。

【素质目标】

1.具有无菌观念。
2.具有良好的沟通能力、综合分析问题及处理问题的能力。
3.具有细心、爱心、耐心、责任心。

二、任务导入

李某，男，45 岁。右下后牙反复肿痛 1 年，不敢咬物 1 个月，被诊断为慢性根尖周炎。近期右下后牙再次出现肿胀、疼痛，不能咀嚼，来院就诊。医生给予开髓、拔髓、手扩、根管预备等处理，嘱患者 1 周后复诊继续治疗。

三、任务要求

根据上述案例，明确患者主要的口腔问题，做好诊治前中后准备、配合工作，完成诊治所用器械的清洗、消毒、灭菌的实践操作任务。

四、任务实施

【评估】
1. 评估患者的精神状态、合作程度等。
2. 评估口腔卫生状况及卫生习惯
3. 评估患者心理状态及患牙情况。

【计划】
1. 患者准备　术前洁牙。
2. 护士准备　衣帽整洁,修剪指甲,洗手,戴口罩;备齐用品,放置合理。
3. 用物准备　遵医嘱备局麻药、牙周塞治剂、手术器械、开口器、快速和慢速手机及车针。
4. 环境准备　整洁、安静,光线充足,适宜的温度和湿度。

【实施】见表13-5。

表13-5　口腔器械消毒灭菌技术操作考核评分标准

评分类型 M＝客观测量 J＝主观评价	项目描述	分值	得分
M	操作步骤	85	
M1	护理人员要求:仪表端庄,服装整洁,无长指甲,接触患者前正确洗手,戴口罩	1	
M2	物品准备:物品准备齐全,摆放合理	1	
M3	沟通:问候患者,自我介绍	4	
M4	评估患者牙齿疼痛情况及合作程度;环境是否符合要求	2	
M5	告知操作的目的、步骤;配合操作的方法,如有不适,及时告诉护理人员。操作结束后护士整理器械进行清洗、消毒、灭菌处理	2	
M6	口腔器械分类		
M6.1	高度危险口腔器械。穿透软组织、接触骨、进入或接触血液或其他正常无菌组织的口腔器械。①拔牙器械:拔牙钳、牙挺、牙龈分离器、牙齿分离器、凿;②牙周器械:牙洁治器、刮治器、牙周探针、超声工作尖;③根管器具:根管扩大器、种类根管锉、种类根管扩孔钻、根管充填器;④手术器械:种植牙、牙周手术、牙槽外科手术用器械、种植牙用和拔牙用牙科手机;⑤其他器械:牙科车针、排龈器、刮匙、挖匙、电刀头等	3	

续表

评分类型 M=客观测量 J=主观评价	项目描述	分值	得分
分值：实操(85%)+主观(15%)			
M6.2	中度危险口腔器械：接触黏膜或受损皮肤，不穿透软组织、不接触骨、不进入或接触血液或其他正常无菌组织的口腔器械。①检查器械：口镜、镊子、器械盘等；②正畸用器械：正畸钳、带环推子、取带环钳子、金冠剪等；③修复用器械：去冠器、拆冠钳、印模托盘、垂直距离测量尺等；④各类充填器：银汞合金输送器；⑤其他器械：牙科手机、卡局式注射器、研光器、吸唾器、用于舌、屏、颊的牵引器、三用枪头、成形器、开口器、金属反光板、拉钩、挂钩、橡皮障夹、橡皮障夹钳等	3	
M6.3	低度危险口腔器械：不接触患者口腔或间接接触患者口腔，参与口腔诊疗服务，虽有微生物污染，但在一般情况下无害，只有受到一定量的病原微生物污染时才造成危害的口腔器械。如调刀（模型雕刻刀、钢调刀、蜡刀等）、橡皮调拌碗、橡皮障架、打孔器、牙锤、聚醚枪、卡尺、抛光布轮、技工钳等	3	
M7	口腔器械处理原则		
M7.1	①凡重复使用的口腔器械，应达到"一人一用一消毒或灭菌"；②高度危险口腔器械应达到灭菌；③中度危险口腔器械应达到高水平消毒或灭菌；④低度危险口腔器械应达到中等或低水平消毒	7	
M8	口腔常用器械清洗、消毒、灭菌		
M8.1	牙科手机清洗、消毒与灭菌。①个人防护：按标准预防措施，附加防护面罩；②椅旁预清洁：治疗完毕后及时踩脚闸冲洗管腔30 s，用敷料或75%酒精棉球擦拭，及时去除手机表面肉眼可见的污物，放入专用的回收盒暂存；③回收：按不同医生分别放置，密闭运送到消毒室；④清洗、漂洗；⑤干燥：手工清洗（用专用的高压气枪吹干手机内腔及表面）；全自动清洗机清洗自动烘干；⑥养护：检查手机的洁净度，选择带气泵的手机注油机完成注油保养程序或手工注油擦去多余养护；⑦包装：选用纸塑袋包装，封口或符合规范的包装材料包装，标记消毒日期及有效期；⑧灭菌：首选预真空压力蒸汽灭菌法灭菌，或采用卡式灭菌器裸露灭菌；⑨监测：检查灭菌监测指标合格，发放	15	

续表

	分值:实操(85%)+主观(15%)		
评分类型 M=客观测量 J=主观评价	项目描述	分值	得分
M8.2	超声波洁牙手机清洗、消毒与灭菌。①个人防护:按标准预防措施,附加防护面罩;②椅旁预清洁:治疗完后及时用75%酒精纱布擦拭,去除表面肉眼可见的污物及血液,盖上保护套,放入专用的回收盒保湿暂存;③回收:按不同医生分别放置,密闭运送到消毒室;④手工清洗、漂洗:取下保护套,使用专用的卸针器分离工作尖及手柄,工作尖使用超声波清洗。手柄用含酶或专用的清洁剂进行表面清洗,手柄与工作尖连接处使用专用的小刷子,在水面下进行彻底的刷洗,在流动水下漂洗,再纯水漂洗;⑤干燥:使用专用的高压气枪吹干手柄的内腔及表面或用清洁纱布擦拭干燥;⑥检查养护:检查手柄及工作尖的洁净度及性能;⑦包装:拧紧工作尖,使之为工作状态,盖上保护套。选用纸塑袋包装、封口或符合规范的包装材料包装,标记消毒日期及有效日期;⑧灭菌:首选预真空压力蒸汽灭菌法灭菌,或采用卡式灭菌器裸露灭菌;⑨监测:检查灭菌监测指标合格,发放	15	
M8.3	口腔科小器械清洗、消毒与灭菌。①个人防护:按标准预防措施,附加防护面罩;②椅旁预清洁:使用后的细小器械用75%酒精棉球擦干净,扩大针类可采用盛有根管冲洗液的海绵或纱布器皿,椅旁护士手持扩大针柄上下提插去除污物的方法,治疗完后放入盛有多酶清洗液的回收清洗架,并置于器械回收盒暂存;③回收器械:按不同医生分别放置,每椅位设器械回收盒,密闭运送到消毒室;④预消毒:用500 mg/L的含氯消毒液浸泡30 min预消毒处理;⑤清洗:细小器械连同清洗架放入超声波清洗槽内,加入适量常水或软水,按比例加入多酶清洗剂,加盖,超声波清洗2~5 min或按操作手册说明;⑥漂洗:在流动水下漂洗,再纯水漂洗;⑦干燥:烘干;⑧质控:检查器械的洁净度、性能;⑨包装:用专用消毒盒装载或使用纸塑包装,封口,标记消毒日期及有效期;⑩灭菌:打开盒盖,正确放置于压力蒸汽灭菌器灭菌;⑪监测:检查灭菌监测指标合格,发放	13	

续表

分值:实操(85%)+主观(15%)			
评分类型 M=客观测量 J=主观评价	项目描述	分值	得分
M8.4	口腔可重复使用器械清洗、消毒与灭菌。①个人防护:按标准预防措施,附加防护面罩;②椅旁预清洁:使用后器械及时用敷料或75%酒精棉球擦拭器械的工作端,去除表面肉眼可见的污物,治疗完毕后放入专用的器械回收盒暂存;③回收器械:每椅位设器械回收盒,保湿、密闭运送到消毒室;④预消毒:手工清洗:用500 mg/L的含氯消毒液浸泡30 min做预消毒后,用多酶清洗液进行水面下刷洗;全自动清洗机清洗:将器械分类后,分别置于专用的清洗篮筐或清洗架清洗;⑤清洗:细小器械连同清洗架放入超声波清洗槽内,加入适量常水或软水,按比例加入多酶清洗剂,加盖,超声波清洗2~5 min或按操作手册说明;⑥漂洗:手工清洗:在流动水下漂洗,再纯水漂洗;全自动清洗机清洗:自动完成漂洗、消毒、上油过程;⑦干燥:机械烘干,或用清洁纱布擦拭干燥;⑧质控:检查器械的洁净度、性能,根据器械情况选择是否需上油;⑨包装:选用纸塑袋包装,封口或符合规范的包装材料包装,标记消毒日期及有效日期;⑩灭菌:选用压力蒸汽灭菌法灭菌,空腔器械选用预真空压力蒸汽灭菌法;⑪监测:检查灭菌监测指标合格,发放	10	
M9	按照《医务人员手卫生规范(WS/T 313—2019)》,认真洗手	2	
M10	记录	2	
M11	过程自然流畅,规定时间内完成所有任务	2	
J	主观评价	15	

序号	主观方面	差	一般	良好	优秀	分值
J1	职业素养	0	1	2	3	3
J2	专业素养	0	1	2	3	3
J3	沟通能力	0	1	2	3	3
J4	解决问题能力	0	1	2	3	3
J5	人文关怀能力	0	1	2	3	3
			总分值			

【评价】

1.口腔器械分类正确、清洗消毒灭菌方法正确。

2.护士操作规范、熟练,动作轻巧。

3.与患者沟通有效,彼此需要得到满足。

五、要点提示

1.牙科手机清洗、消毒与灭菌

(1)回收手机时采用使用后手机与灭菌后手机等量交换,便于手机的管理。

(2)收集手机等操作过程中,注意小心轻放,防碰撞及跌落地面。

(3)回收手机时要注意保湿并密闭运送。

(4)全自动清洗机清洗时,注意选用无泡多酶清洗液清洗。

(5)注油首选带气泵的手机注油机进行注油养护,尤其是手工清洗的手机。由于带气泵的注油机,气压相对较大,注油经过吹清—注油—吹清三个程序,注油均匀并能自动弃去多余油。

(6)操作过程注意做好标准预防,特别在注油及包装过程,要避免经过清洁、消毒、干燥后的手机受到二次污染。

(7)灭菌装载时不能堆放,采用包装时应处于竖立位置,包与包之间应间隔一定的距离,防止超载及"小装量效应"。

(8)采用裸露灭菌法灭菌的手机,灭菌后存放在无菌容器中备用。一经打开使用有效时间不超过4 h。

(9)灭菌温度不超过136 ℃,时间不超过4 min。

2.超声波洁牙手机清洗、消毒与灭菌

(1)回收手机头时采用使用后机头与灭菌后机头等量交换,便于手机头的管理。

(2)收集手机头及清洗过程中,注意小心轻放,防碰撞及跌落地面。

(3)做好椅旁预清洁,并注意保湿,防止血液及污物干固,增加清洗难度。

(4)清洗时,要分离工作尖及手柄,并注意对工作尖接口处进行彻底的清洗。

(5)洁牙手机由于带小电机,不能采用浸泡的方法进行清洗。

(6)操作中注意防止锐器意外伤,并掌握锐器伤的应急处理,操作后及时盖上保护套。

(7)灭菌装载时不能堆放,采用包装时应处于竖立位置,包与包之间应间隔一定的距离,防止超载及"小装量效应"。

(8)采用裸露灭菌法灭菌的洁牙手机,灭菌后存放在无菌容器中备用。一经打开使用有效时间不超过4 h。

3.口腔科小器械清洗、消毒与灭菌

(1)小器械包括各类根管器械(如扩大针、镍钛锉、充填针等)、各类车针、超声洁牙机工作尖、各类磨头等体积较小的器械,回收时注意防丢失,防职业暴露。

(2)椅旁预清洁时注意防锐器刺伤,禁止用手直接接触锐器的尖端。

(3)回收器械时要注意保湿并密闭运送到消毒室。

(4)如果采用封闭式全自动超声清洗机清洗时,不用做预消毒处理,但小器械要放置于专用清洗架或篮筐清洗,防止器械变形、跌落。

(5)超声波清洗时,要先开机空运转 5~10 min,排除溶解的空气。

(6)采用裸露灭菌法灭菌的器械,灭菌后存放在无菌容器中备用。一经打开,保存时间不超过 4 h。

(7)器械的包装、灭菌装载要符合规范。

4.口腔科重复使用器械清洗、消毒与灭菌

(1)清洗工作人员要做好个人防护。

(2)遵循器械的清洗从使用后开始,做好椅旁预清洁,防止残留材料及污物干固,增加清洗难度。

(3)椅旁清洁时注意防锐器刺伤,禁止用手直接接触锐器的尖端。

(4)器械暂存盒需加入少许含酶清洗液,对回收器械进行保湿并密闭运送。

(5)手工清洗时,要使用专门的刷子或海绵,用后清洁消毒晾干。避免使用钢丝球、百洁布等粗糙清洁工具清洗器械,以减少外力的物理摩擦,造成器械的损坏,减少因器械光滑面损坏而引起的污物积聚,增加清洗难度。

(6)手工清洗时,注意选用低泡或无泡多酶清洗剂,在流动水中进行冲洗,在清洗液面下进行刷洗,防止或减少气溶胶的形成。

(7)有锈的器械必须先除锈再进行清洗。

(8)清洗时应将器械轴节完全打开;机械清洗时按操作说明装载,不可超载;容器、管状类器械置于专用冲洗架上清洗;保证清洗质量。

(9)做好有关节器械的上油保养工作,防止锈蚀,不能使用液状石蜡进行器械保养和润滑。

(10)器械的包装、灭菌装载要符合规范。

(11)工作人员在工作中和器械清洗时,必须按要求做好自我防护,同时每个患者治疗前必须做相应的检查。

(姚秀翠　赵宿睿　陈燕芳)

参考文献

[1] 孙建萍,张先庚.老年护理学[M].4版.北京:人民卫生出版社,2019.
[2] 冯晓丽,李勇.养老服务职业技能培训教材·老年照护(初级)[M].1版.北京:中国人口出版社,2019.
[3] 冯晓丽,王立军.养老服务职业技能培训教材·老年照护(中级)[M].1版.北京:中国人口出版社,2019.
[4] 冯晓丽,许虹.养老服务职业技能培训教材·老年照护(高级)[M].1版.北京:中国人口出版社,2019.
[5] 徐国辉.社区护理学[M].4版.北京:人民卫生出版社,2019.
[6] 冯丽华,史铁英.内科护理学[M].4版.北京:人民卫生出版社,2018.
[7] 孙玉梅,张立力,张彩虹.健康评估[M].5版.北京:人民卫生出版社,2021.
[8] 刘成玉.健康评估[M].4版.北京:人民卫生出版社,2018.
[9] 秦东华.护理礼仪与人际沟通[M].2版.北京:人民卫生出版社,2019.
[10] 李晓松,章晓幸.护理学导论[M].4版.北京:人民卫生出版社,2018.
[11] 熊云新,叶国英.外科护理学[M].4版.北京:人民卫生出版社,2018.
[12] 李乐之,路潜.外科护理学[M].6版.北京:人民卫生出版社,2017.
[13] 李宏伟,王风云.外科学.妇产科学实训指导[M].1版.上海:第二军医大学出版社,2011.
[14] 皮红英,丁炎明,郑一宁,等.外科护理技能实训[M].1版.北京:科学出版社,2014.
[15] 张连辉,邓翠珍.基础护理学[M].4版.北京:人民卫生出版社,2019.
[16] 江智霞,王万玲,张咏梅.护理技能实训与综合性设计性实验[M].1版.北京:人民军医出版社,2017.
[17] 张吉生.康复护理技术培训教程[M].1版.湖北:湖北科学技术出版社,2021.
[18] 王左生,谭工.康复护理技术[M].1版.北京:人民卫生出版社,2016.
[19] 章稼,王于领.运动治疗技术[M].3版.北京:人民卫生出版社,2020.
[20] 燕铁斌.康复护理学[M].4版.北京:人民卫生出版社,2017.
[21] 张波,桂莉.急危重症护理学[M].4版.北京:人民卫生出版社,2017.
[22] 夏海鸥.妇产科护理学[M].4版.北京:人民卫生出版社,2019.
[23] 郑修霞.妇产科护理学[M].5版.北京:人民卫生出版社,2012.
[24] 谢幸,孔北华,段涛.妇产科学[M].9版.北京:人民卫生出版社,2018.

[25]李小寒,尚少梅.基础护理学[M].6版.北京:人民卫生出版社,2018.
[26]张玉兰,王玉香.儿科护理学[M].4版.北京:人民卫生出版社,2018.
[27]陈丽霞.优生优育与母婴保健[M].2版.北京:人民卫生出版社,2018.
[28]温茂兴,屈玉明,郭宝云.中医护理学[M].4版.北京:人民卫生出版社,2018.
[29]尤黎明,吴瑛.内科护理学[M].6版.北京:人民卫生出版社,2017.